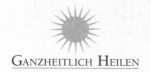

GANZHEITLICH HEILEN

Buch

Optimale Ernährung ist die Medizin der Zukunft. Der englische Ernährungsforscher Patrick Holford legt dar, wie durch optimale Ernährung Krankheiten vermieden, die Fitneß erhöht, das Immunsystem gestärkt, der Alterungsprozeß verlangsamt und sogar Intelligenz und Gedächtniskraft gesteigert werden können. Sein Buch ist ein umfassender Ratgeber mit vielen praktischen Tips und Informationen, der alle Aspekte der Ernährung behandelt. Diskutiert werden die Vorgänge der Verdauung, die Wirkung von Vitaminen, Mineralstoffen und Spurenelementen sowie das ideale Verhältnis von Fett, Kohlenhydraten und Eiweiß. Eine Reihe von Tests bietet dem Leser die Möglichkeit, Schritt für Schritt sein optimales Ernährungsprogramm zusammenzustellen.

Autor

Patrick Holford ist Englands führender Ernährungsforscher und Gründer des Institute for Optimum Nutrition. Er veröffentlichte zahlreiche Bücher zu den Themen Ernährung und Gesundheit und ist Herausgeber der Zeitschrift »Optimum Nutrition«.

PATRICK HOLFORD

OPTIMALE ERNÄHRUNG

Mit Tests für Ihr
individuelles Nahrungs- und
Vitaminprogramm

Aus dem Englischen von Rita Höner

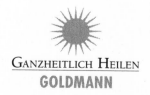

GANZHEITLICH HEILEN

GOLDMANN

Die englische Originalausgabe erschien 1997
unter dem Titel »The Optimum Nutrition Bible«
bei Judy Piatkus (Publishers) Ltd., London

*Dieses Buch ist Ihnen gewidmet –
dem Förderer Ihrer Gesundheit*

Umwelthinweis:
Alle bedruckten Materialien dieses Taschenbuches
sind chlorfrei und umweltschonend.
Das Papier enthält Recycling-Anteile.

Deutsche Erstausgabe April 2000
© 2000 der deutschsprachigen Ausgabe
Wilhelm Goldmann Verlag, München,
in der Verlagsgruppe Bertelsmann GmbH
© 1997 Patrick Holford
Published by Arrangement with Judy Piatkus (Publishers) Ltd.
Illustrationen von Rodney Paull, Jonathan Phillips,
Christopher Quayle und Dick Vine
Umschlaggestaltung: Design Team München
Umschlagfoto: Premium, Maximilian
Satz: Barbara Rabus, Sonthofen
Druck: Graphischer Großbetrieb Pößneck GmbH
Verlagsnummer: 14174
Redaktion: Ulrike Schöber
WL · Herstellung: Stefan Hansen
Made in Germany
ISBN 3-442-14174-5

1. Auflage

Inhalt

Akne · Alkoholismus · Allergien · Angina pectoris und Athero-
sklerose · Arthritis · Asthma · Blasenentzündung · Bluthochdruck ·
Brandwunden, Schnittwunden und blaue Flecken · Bronchitis ·
Brustkrebs · Candida-Mykose · Chronische Erschöpfung · Dick-

darmentzündung · Depression · Dermatitis · Diabetes · Divertikulitis · Ekzeme · Entzündungen · Erkältungen und Grippe · Fettleibigkeit · Gallensteine · Gicht · Haarprobleme · Heuschnupfen · Infektionen · Kater · Kopfschmerzen und Migräne · Krampfadern ·
Krebs · Magengeschwüre · Muskelschmerzen und -krämpfe ·
Nebenhöhlenentzündung · Ohrinfektionen · Osteoporose · Prämenstruelles Syndrom · Prostatabeschwerden · Reizdarm · Schilddrüsenprobleme · Schizophrenie · Schlafstörungen · Schuppenflechte · Senilität · Unfruchtbarkeit · Verdauungsstörungen · Verstopfung · Wechseljahrsbeschwerden

Hinweise

Abkürzungen und Maßangaben

1 Gramm (g) = 1000 Milligramm (mg) = 1 000 000 Mikrogramm (mcg bzw. µg).

Die meisten Vitamine werden in Milligramm oder Mikrogramm gemessen. Die Vitamine A, D und E werden in Internationalen Einheiten (IE) gemessen; dieses Maß soll die verschiedenen Formen dieser Vitamine, die eine unterschiedliche Potenz besitzen, standardisieren.

1 µg Retinol (µg RE) =   3,3 IE Vitamin A

1 µg RE Beta-Carotin = 6 µg Beta-Carotin

100 IE Vitamin D =   2,5 µg

100 IE Vitamin E =   67 mg

In diesem Buch sind mit »Kalorien« Kilokalorien (kcal.) gemeint.

Sonstige Abkürzungen:

DHA =   Docosahexaensäure

DMAE = Dimethylaminoethanol

EPA =   Eicosapentaensäure

GLA =   Gammalinolensäure

HCA =   Hydroxyzitronensäure

ION =   Institute for Optimum Nutrition, Institut für Optimale Ernährung

SONA = Empfehlungen zur optimalen Nährstoffzufuhr

Referenzen und weitere Informationsquellen

In die Abfassung dieses Buches sind Hunderte von Referenzen aus angesehenen wissenschaftlichen Veröffentlichungen eingegangen. Diese sowie weitere unterstützende Forschungen werden durch die Bibliothek am Institute for Optimum Nutrition (ION) zur Verfügung gestellt (siehe S. 531), dessen Mitglieder dort freien Zugang haben. Das ION bietet für Leser, die die wissenschaftliche Literatur zu einem bestimmten Thema einsehen wollen, auch Informationsdienste einschließlich Literaturrecherchen und Bibliothekssuche.

Einführung

1977 lernte ich zwei ungewöhnliche Ernährungswissenschaftler kennen, Brian und Celia Wright. Bei einer riesigen Schüssel Salat und mehreren »Soja-Würstchen«, gefolgt von einer Handvoll Vitaminpillen, erklärten sie mir, daß die meisten Krankheiten die Folge einer schlechten Ernährung seien. An dieser Aussage hatte ich zu knabbern, aber als abenteuerlustiger Mensch bat ich sie, einen Ernährungsplan für mich zusammenzustellen. Und so aß ich, ein Student der Psychologie, eine weizenfreie, praktisch vegetarische Kost mit Unmengen Obst und Gemüse und einer Handvoll Nahrungsergänzungsmitteln, die damals mit dem Schiff aus Amerika kamen, weil sie in Großbritannien nicht erhältlich waren. Von der üblichen Currywurst mit Fritten und Bier war diese Ernährung meilenweit entfernt. Kollegen, Freunde und Familienangehörige hielten mich für verrückt. Aber ich machte weiter.

Innerhalb von zwei Monaten verlor ich 14 Pfund Gewicht, die nie wiedergekommen sind. Meine Haut, die vorher einer Mondlandschaft geglichen hatte, wurde klarer und glatter. Meine regelmäßigen Migräneanfälle verschwanden praktisch völlig. Am bemerkenswertesten aber war der Energieschub: Ich brauchte nicht mehr so viel Schlaf, mein Verstand war schärfer und mein Körper vitaler. Ich begann, mich mit dieser »optimalen Ernährung« zu beschäftigen. Als Psychologiestudent sah ich mir vor allem die Forschungen zum damals größten Problem im Bereich der psychischen Gesundheit an, der Schizophrenie. Und dort, in den wissenschaftlichen Fachblättern, wurde eindeutig belegt, daß die »optimale Ernährung« zu besseren Ergebnissen führte als Medikamente und Psychotherapie zusammen. Der amerikanische Psychiater

Dr. Carl Pfeiffer, ein Pionier auf diesem Gebiet, sprach von einer Remissionsquote von 80 %. Ich war fasziniert, und bald darauf ging ich nach Amerika, um mir ein eigenes Bild zu machen.

Pfeiffer, ein brillanter Mensch, der den Großteil seines Lebens mit der Erforschung der Hirnchemie zubrachte, hatte als Fünfzigjähriger einen schweren Herzinfarkt. Seine Lebenserwartung war sehr gering – zehn Jahre allerhöchstens, und das auch nur mit Herzschrittmacher. Er entschied sich gegen diesen Eingriff und verfolgte und erforschte in den nächsten dreißig Jahren die optimale Ernährung weiter. »Ich bin fest davon überzeugt«, sagte er mir, »daß es die meisten chronischen Krankheiten nicht gäbe, wenn wir genügend Mikro-Nährstoffe zu uns nehmen würden – essentielle Substanzen, die wir für unsere Ernährung brauchen. Eine gute Ernährungstherapie ist die Medizin der Zukunft. Sie ist schon lange überfällig.«

Die Methode der optimalen Ernährung ist nicht neu; viele große visionäre Denker haben sie vertreten. Hippokrates meinte schon 390 v. Chr.: »Laß Nahrung Deine Medizin und Medizin Deine Nahrung sein.« Edison äußerte Anfang des 20. Jahrhunderts: »Der Arzt der Zukunft wird keine Medikamente verabreichen, sondern seine Patienten für den Körper, die Ernährung und die Ursache und Vorbeugung von Krankheiten interessieren.« 1960 prägte eines der Genies unserer Zeit, der Nobelpreisträger Dr. Linus Pauling, den Ausdruck »orthomolekulare Ernährung«. Er meinte, die meisten Krankheiten würden verschwinden, wenn man dem Körper die richtigen (ortho) Moleküle zuführen würde. »Die optimale Ernährung«, sagte er, »ist die Medizin von morgen.«

1984 gründete ich das Institut für optimale Ernährung in London, um diesen Gedanken zu erforschen und publik zu machen. Wir sangen das Loblied einer gesunden Ernährung und der Einnahme von Vitaminpillen; wir warnten vor den Gefahren von Blei im Benzin, Zusatzstoffen in der Nahrung, Schadstoffen im Wasser, vorgebratenen Speisen und freien Radikalen; wir erklärten die Vorzüge der antioxidativen Vitamine A, C und E, der Mineralstoffe Selen und Zink sowie die Verbindung zwischen Ernährung, psychischer Gesundheit und Verhalten. Viele dieser Vorstellungen werden inzwischen ernstgenommen, und das ist schön zu sehen. Blei im Benzin und Zusatzstoffe in der Nahrung sind »out«, strengere Kontrollen bei Schadstoffen im Wasser »in«. Heute finanzieren Regierungen Forschungen über die optimale Aufnahme der Vitamine A, C und E zur Vorbeugung gegen Krebs und Herzkrankheiten. Immer öfter steht das Thema »Ernährung« auf der Tagesordnung, wenn es um Probleme der psychischen Gesundheit einschließlich eines kriminellen Verhaltens geht. Optimale Ernährung ist ganz offensichtlich eine Idee, deren Zeit gekommen ist.

In diesem Buch möchte ich Ihnen zeigen, wie Sie mit Hilfe einer optimalen Ernährung strahlend gesund und widerstandsfähig gegen Krankheiten werden. Teil I erklärt die Grundlagen der optimalen Ernährung, die eine ganz neue Definition von Gesundheit, Gesundheitsfürsorge und Medizin erfordern. Teil II beschreibt die perfekte Ernährung – die nicht über Nacht zu verwirklichen ist, aber doch als leuchtendes Ziel vor uns stehen sollte. Die Teile III, IV und V belegen die Vorteile einer optimalen Ernährung anhand der jüngsten Durchbrüche in der Ernährungswissenschaft. Teil VI zeigt Ihnen, wie Sie Ihre Ernährung verbessern, die optimale Ernährung Schritt für Schritt in die Praxis umsetzen und Nahrungsergänzungsmittel individuell zusammenstellen können. Teil VII erläutert von A bis Z verschiedene gesundheitliche Störungen und ihre Heilung durch eine optimale Ernährung. In Teil VIII sind die Nährstoffe alphabetisch aufgelistet: Ihre Wirkung, Anzeichen und Ursachen eines Mangels, in welchen Lebensmitteln sie vorkommen und was Sie zusätzlich nehmen sollten. Teil IX führt Fakten und Tabellen über Nahrungsmittel auf, die Ihnen helfen, die optimale Ernährung in die Praxis umzusetzen.

Zwanzig Jahre sind vergangen, seit ich die optimale Ernährung entdeckt habe. Seitdem sind Tausende von wissenschaftlichen Abhandlungen veröffentlicht worden, die ihre Wirksamkeit beweisen, und praktisch keine, die sie negiert. Heute bin ich absolut davon überzeugt, daß der Ansatz der optimalen Ernährung der größte Fortschritt in der Medizin dieses Jahrhunderts ist: Wird sie von klein auf praktiziert, garantiert sie ein langes und gesundes Leben.

TEIL I
WAS IST OPTIMAL?

1. Gesundheit – wollen Sie durchschnittlich sein?

Dieses Buch will Ihnen helfen, ein Ziel zu erreichen – Gesundheit. Damit meine ich nicht nur die Abwesenheit von Krankheit, sondern wirkliche Vitalität. Diese positive Gesundheit, die auch als funktionale Gesundheit bezeichnet wird, läßt sich messen an:

- Leistungsfähigkeit – der körperliche und geistig-seelische Zustand
- Abwesenheit von schlechter Gesundheit, das heißt von Krankheitsanzeichen und -symptomen
- Langlebigkeit, also der gesunden Lebensspanne.

Ich glaube, daß jeder echtes Wohlbefinden erreichen kann. Die Kennzeichen sind eine konstant klare, hohe Energie, emotionales Gleichgewicht, ein scharfer Verstand, der Wunsch, körperlich fit zu bleiben, und das unmittelbare Wissen um das, was unserem Körper bekommt, was unsere Gesundheit verbessert und welche Bedürfnisse wir haben. Eine solche Gesundheit beinhaltet, daß wir Infektionskrankheiten gegenüber widerstandsfähig und vor den Haupt-Killer-Krankheiten wie Herzkrankheiten und Krebs geschützt sind. Die Folge sind eine Verlangsamung des Alterungsprozesses und ein langes, gesundes Leben. Letztlich ist Gesundheit

nicht nur die Abwesenheit von Schmerz oder Anspannung, sondern Lebensfreude und die dankbare Wertschätzung für einen gesunden Körper, mit dem wir die vielen Annehmlichkeiten dieser
Welt wahrnehmen können. Das glaube ich nicht nur, das habe ich
selbst erlebt und bei vielen anderen Menschen beobachtet, mit denen ich im Lauf der Jahre gearbeitet habe. Gesundheit war für
mich nie etwas Statisches, sondern eine endlose Reise, auf der ich
durch meine Krankheiten und Unpäßlichkeiten etwas über mich
erfahren und immer höhere und klarere Energieebenen entdeckt
habe. Aufgrund dieser Erfahrungen und der Arbeit mit Tausenden
von Menschen, die unter allen möglichen Krankheiten litten, bin
ich absolut davon überzeugt, daß praktisch alle Beschwerden ohne
Medikamente oder Operationen beseitigt werden können, wenn
wir uns optimal ernähren, Sport treiben, in der richtigen Umgebung leben und bereit sind, überholte, spannungs- und streßerzeu-
gende Ansichten und Verhaltensmuster zu ändern.

Gesundheitsfürsorge – das am schnellsten wachsende ergebnislose Geschäft

Niemand in der westlichen Gesellschaft lehrt uns einen Weg zur
Gesundheit. Außer den paar Weisheiten, die unsere – im Alter
meist schmerzgeplagten – Eltern uns vermittelt haben, wurde uns
weder in der Schule noch an der Universität, noch durch die Medien beigebracht, wie wir gesund sein und bleiben können. Amtliche Kampagnen warnen vor Nikotin- und Alkoholkonsum, aber
wirkliche Anleitung oder zufriedenstellende Ergebnisse gibt es
kaum. Allein in Großbritannien werden 200 Millionen alkoholische Drinks und 83 Milliarden Zigaretten jährlich konsumiert.

Was wir »Gesundheitsfürsorge« nennen, ist in Wirklichkeit eine
»Krankheitsfürsorge«. Dr. Emanuel Cheraskin, ein emeritierter
Professor an der medizinischen Fakultät der Universität Alabama,

beschrieb die moderne Medizin als »das am schnellsten wachsende ergebnislose Geschäft«. Denn sie stellt keine echte Gesundheitsfürsorge zur Verfügung – und macht damit eine Menge Geld. Wie Cheraskin sagt, betreibt sie »primär Vorbeugung gegen eine Verschlechterung der Gesundheit«.

Nehmen wir zum Beispiel die Herzkrankheiten. Derzeit stehen die Chancen 50 : 50, daß Sie herzkrank werden. Herzkrankheiten sind bei Menschen unter 65 Jahren für ein Viertel aller Todesfälle verantwortlich, und einer von vier Männern hat einen Herzinfarkt, bevor er in Rente geht. Es ist allgemein bekannt, daß Bluthochdruck das maßgebliche Warnzeichen für schwere Herz- und Gefäßleiden ist. Die Schulmedizin empfiehlt eine Gewichtsreduktion und Medikamente zur Blutdrucksenkung, aber die vielen diätetischen Faktoren, die dieses Ziel bekanntlich ebenfalls erreichen, werden kaum beachtet. Schon 1000 mg Vitamin C können hohen Blutdruck signifikant senken, aber dies wird selten empfohlen. 500 mg Vitamin E reduzieren das Herzinfarkt-Risiko bei Personen mit Herz- und Gefäßleiden um 75 %, wie ein großangelegter, placebo-kontrollierter Versuch an der medizinischen Fakultät der Universität Cambridge ergab.[1]

Entgegen der landläufigen Meinung nimmt das Risiko zu, an einer der vielen häufigen Krebsarten zu sterben. Brustkrebs zum Beispiel macht bei Frauen ein Drittel aller diagnostizierten Krebsfälle aus. Wenn die Behandlung effizient wäre, würden Frauen mit Brustkrebs länger leben und seltener daran sterben. Man sagt uns, in den letzten 30 Jahren sei die Überlebensquote von 60 auf 75 % gestiegen. Die Zahl der durch Krebs verursachten Todesfälle hat sich im selben Zeitraum jedoch stetig erhöht. Was ist da passiert? Der Krebs wird nur früher diagnostiziert, und deshalb scheinen die Frauen länger zu leben. Im Kampf gegen den Krebs sind wir jedoch die Verlierer, nicht die Gewinner.

Der Medizinexperte Dr. John Lee meint, daß Brustkrebs im Vergleich zu Mitte der 80er Jahre heute häufiger und früher auftritt. Mammogramme zeigen Mikroverkalkungen in den Brüsten, die vorher nicht sichtbar gewesen waren. Die übliche Behandlung besteht in einer Operation mit nachfolgender Verabreichung des Medikaments Tamoxifen. Aber medikamentös behandelte und nicht medikamentös behandelte Patientinnen erholen sich gleich gut. Dr. Lee vermutet »nicht-opponiertes Östrogen« als Hauptursache für Brustkrebs (Östrogen wird im Körper normalerweise durch Progesteron ausgeglichen), und dieser Zustand kann durch viele Faktoren herbeigeführt werden. Streß zum Beispiel führt zu einer vermehrten Ausschüttung des Hormons Kortisol, das mit Progesteron konkurriert. Xeno-Östrogene in der Umwelt, etwa in Pestiziden und Plastik, können Gewebe schädigen und später zu einem erhöhten Krebsrisiko führen. Ganz sicher sind auch diätetische Faktoren zu berücksichtigen. Trotzdem verschreiben Ärzte Frauen bei einer Hormontherapie immer noch nicht-opponiertes Östrogen. Eine Studie von Dr. Bergfist in Skandinavien hat gezeigt, daß das Brustkrebsrisiko bei Frauen, die länger als fünf Jahre eine Hormonersatztherapie machen, doppelt so hoch ist.[2] Eine Untersuchung an der *Emery University School of Public Health* beobachtete 240 000 Frauen über einen Zeitraum von acht Jahren und stellte fest, daß das Risiko eines tödlichen Eierstockkrebses bei Frauen, die Östrogen bekamen, um 72 % erhöht war.[3]

Sehen wir uns ein anderes Beispiel an. Neun von zehn Sechzigjährigen haben Arthritis. Wenn die Schmerzen unerträglich sind, werden den Patienten steroidale oder nichtsteroidale entzündungshemmende Medikamente empfohlen. Beide Medikamentenarten lassen die Schmerzen und die Schwellung abklingen, beschleunigen aber auch das Fortschreiten der Krankheit. In den USA sind nicht-steroidale entzündungshemmende Medikamente eine 9,5-Milliarden-Dollar-Industrie – 5 Milliarden gehen auf das Konto der Medikamente und 4,5 Milliarden auf die Behandlung der Nebenwirkungen. Tausende von Menschen sterben an den Nebenwirkungen allein dieser Arzneimittel. Dabei existieren bewährte, unbedenkliche Alternativen aus dem Nahrungsmittelbereich, die genauso entzündungshemmend wirken, aber keine schädlichen Nebenwirkungen haben.

Wenn wir solche und andere Risiken in die Gesundheitsgleichung einsetzen, wird verständlich, warum der Durchschnittsbürger heute kümmerliche 75 Jahre alt wird, von denen er die letzten 20 Jahre noch nicht einmal richtig gesund ist. Dabei ist es eine erwiesene medizinische Tatsache, daß ein gesundes Menschenleben mindestens 100 Jahre dauern sollte. Traurige Wahrheit ist auch, daß die Statistiken nicht besser werden. Trotz aller Fortschritte in bezug auf Medikamente, chirurgische Verfahren und medizinische Technologien hat ein 45jähriger Mann heute nur eine um zwei Jahre längere Lebenserwartung als derselbe Mann 1920; er wird 74, statt 72. Konventionelle Ansätze zur Gesundheitsfürsorge sind eindeutig auf dem falschen Weg. Vielleicht benötigen wir einen neuen Ansatz?

Eine neue Auffassung von Gesundheit

Anstatt den Körper als Maschine und Krankheit als Sand im Getriebe zu sehen, der medikamentös oder operativ entfernt oder zerstört werden muß, fangen Mediziner an, den Menschen als »komplexes adaptives System« zu betrachten, das eher einem sich selbst organisierenden Dschungel als einem komplizierten Computer gleicht. Statt die Gesundheit eines Menschen bis ins letzte zu steuern, indem man mit Hilfe der High-Tech-Medizin Gott spielt, entwickelt sich eine neue Auffassung von Gesundheit. Sie sieht den Menschen als Ganzes mit Geist, Körper und Seele in einer

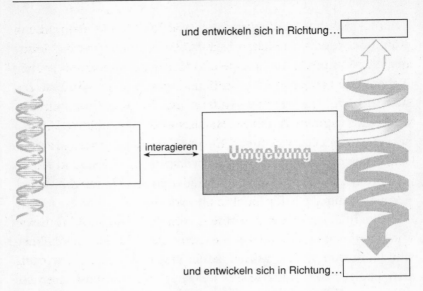

und entwickeln sich in Richtung…

interagieren

Umgebung

und entwickeln sich in Richtung…

Der Weg zu Gesundheit oder Krankheit

Wechselwirkung, die sich bei den richtigen Umständen in Richtung Gesundheit orientieren.

Diese Anpassungsfähigkeit ist natürlich nicht bei jedem gleich. Unsere Stärken, unsere Schwächen und unsere Regenerationsfähigkeit sind von Geburt an verschieden; manche haben »gute Gene« oder kommen aus einem »guten Stall«, wie man so sagt, und andere nicht. Dieser neuen Auffassung zufolge ist unsere Gesundheit das Ergebnis der Wechselwirkung zwischen unserer ererbten Anpassungsfähigkeit und unseren individuellen Lebensumständen. Auf der Ebene der Körperchemie findet diese Wechselwirkung zwischen unseren Genen und unserem Umfeld statt. Wenn das Umfeld ein bestimmtes Maß an Feindseligkeit aufweist (schlechte Ernährung, Umweltschadstoffe, Vorhandensein von Viren, Allergenen etc.), überfordern wir unsere Anpassungsfähigkeit und werden krank.

Zurück zum Krebs: Wir wissen, daß das Risiko einer Erkrankung größer ist, wenn wir rauchen, regelmäßig Alkohol trinken, Fleisch essen, bestimmte Medikamente und Hormone einnehmen – sowie Abgasen und anderen Schadstoffen ausgesetzt sind –, um nur ein paar Faktoren zu nennen. Andererseits ist das Risiko kleiner, wenn wir bestimmte Gemüse, Ballaststoffe, antioxidative Vitamine – etwa Beta-Carotin, C und E – in ausreichender Menge zu uns nehmen und in einer nicht umweltverschmutzten Gegend leben. Fest steht, daß die Gesundheit wiederhergestellt werden kann, wenn die Plus- die Minuspunkte überwiegen.

Mit den Genen und dem Umfeld verhält es sich so ähnlich wie mit der Henne und dem Ei. Wissenschaftlich ist erwiesen, daß unsere Gene von der Umgebung beeinflußt werden, in der wir uns entwickelt haben. Andererseits hängt es von unseren Genen ab, wie wir mit unserer Umwelt interagieren – ob wir zum Beispiel bestimmte Nährstoffe verdauen können. Ich glaube, daß die Medizin der Zukunft sich zur Beeinflussung der Gesundheit vor allem auf die Genetik und das Umfeld konzentrieren wird – in dem die Ernährung eine wichtige Rolle spielt. Gene sind jedoch schwieriger zu verändern als die Ernährung; deshalb wird wahrscheinlich die Ernährung für das neue Konzept der Gesundheitsfürsorge mehr Bedeutung haben – zusammen mit Strategien zur Reduzierung der »Anti-Nährstoffe«: Substanzen wie zum Beispiel Umweltschadstoffe, Pestizide und synthetische Nahrungsmittelzusätze, die die Wirkung der Nährstoffe beeinträchtigen.

Denken Sie daran: Herausgefordert wird unsere Gesundheit ständig – durch die Erkältung des Nachbarn genauso wie durch unvermeidliche Abgase. Aber das, was wir in unseren Körper hineinlassen – gesunde Lebensmittel, Getränke und Heilmittel, oder aber minderwertige Nahrung –, kann unsere Fähigkeit, gesund zu bleiben, entscheidend beeinflussen.

2. Faktoren einer optimalen Nährstoffzufuhr

Viele von uns absolvieren unabsichtlich eine »Frühstücks-Ernährungsschule«. Jeden Morgen sehen wir das Paket mit Müsli, Cornflakes oder Getreideflocken vor uns, lesen: »... Empfehlungen zur Nährstoffzufuhr ... eine Portion enthält ... Thiamin, Riboflavin, Niacin« und glauben, diese vernünftige, ausgewogene Ernährung würde uns alles geben, was wir brauchen. Das ist jedoch die größte Lüge der heutigen Gesundheitsfürsorge – eine Überzeugung, die auf Fehlinformationen und einer völlig falschen Auffassung vom Wesen des menschlichen Körpers beruht.

Der Mensch als Maschine

Die Vorstellung vom Körper als Maschine geht zurück auf die Philosophien von Newton und Descartes und das Weltbild der industriellen Revolution, für die das Universum ein Uhrwerk und der Mensch eine denkende Maschine war. Bis vor etwa zweihundert Jahren hatten unsere Vorfahren Millionen Jahre als Sammler und Jäger und zehntausend Jahre als Kleinbauern gelebt, bis sie in die neuen Klein- und Großstädte getrieben wurden, um den zunehmenden Bedarf der wachsenden Industrie an Arbeitskräften zu decken. Die Ernährung für die neuen Industriearbeiter bestand aus Fett, Zucker und Weißmehl. Brötchen und Kuchen sind dafür gute Beispiele. Das Mehl wurde ausgemahlen und industriell bearbeitet, damit es keine Getreidekäfer enthielt und genausowenig verdarb wie raffinierter Zucker und gesättigtes Fett. Diese billigen Energielieferanten wurden genauso wie das Benzin, das ein Auto braucht, als »Treibstoff« betrachtet. Es überrascht nicht, daß es mit der Gesundheit bergab ging. Ab etwa 1900 waren die Menschen kleiner als in früheren Generationen. Dies führte zur Entdeckung des Proteins – dem Ernährungsfaktor, der für das Wachstum gebraucht wird. Zucker für die Energie, Protein für die Muskeln. Damit war die zucker-, fett- und proteinreiche westliche Ernährung geboren.

Aber die Menschen wurden trotzdem krank, und nacheinander behob man die klassischen Vitaminmangel-Krankheiten wie Skorbut und Rachitis, als neue Vitamine entdeckt wurden. Auch die Wichtigkeit der Mineralstoffe wurde nachgewiesen, aber der Umgang mit diesen lebenswichtigen Nährstoffen erfolgte immer noch rein mechanisch. Alles, was der Mensch brauchte, war die offiziell empfohlene tägliche Zufuhr der einzelnen Nährstoffe – die Menge, die als ausreichend betrachtet wurde, um den Körper vor Mangelkrankheiten zu schützen.

Der weltbekannte Ernährungs-Biochemiker und Ex-Chemie-Professor Dr. Jeffrey Bland dagegen meint, daß »die offiziellen Empfehlungen für die Nährstoffzufuhr für die Festlegung des Nährstoffbedarfs des einzelnen absolut irrelevant sind. Sie sind Normwerte, die den Bedarf praktisch aller gesunden Personen decken sollen, damit die bekannten Ernährungsstörungen Beriberi, Pellagra, Skorbut, Kwaschiorkor, Rachitis und Marasmus verhindert werden. Mit den üblichen Beschwerden der westlichen Gesellschaften haben sie nichts zu tun«.

Nahrung, Gene, Umwelt und Krankheit

Ihr Körper besteht ausschließlich aus Molekülen, die aus der Nahrung stammen. Die 100 Tonnen Nahrungsmittel, die Sie im Lauf Ihres Lebens essen, werden durch enzymreiche Sekrete im Verdauungstrakt aufgespalten, von denen etwa zehn Liter am Tag produziert werden. Makro-Nährstoffe (Fett, Protein, Kohlenhydrate) und Mikro-Nährstoffe (Vitamine, Mineralstoffe) werden über den Verdauungstrakt resorbiert; dessen Gesundheit und Funktionalität hängen ganz von dem ab, was Sie essen. Ihr Ernährungszustand bestimmt sehr wesentlich Ihre Fähigkeit, sich an wechselnde Umweltbedingungen anzupassen und gesund zu bleiben. Biochemische Störungen aufgrund einer nicht optimalen Ernährung über Generationen hinweg werden gespeichert und äußern sich genetisch als Stärken und Schwächen bestimmter Körperprozesse. Ihre Gene entfalten sich in Ihrer bestimmten Umgebung (Nahrung, Luft, Wasser etc.). Wenn diese Umgebung zu feindselig ist, können Sie sich nicht an veränderte Bedingungen anpassen und werden krank. Wenn dagegen Ihre Umgebung dem Körper zuträglich ist, sind Sie widerstandsfähiger gegen Krankheiten und erleben mit größerer Wahrscheinlichkeit Gesundheit und Vitalität.

Was bedeutet »optimale Ernährung«?

Optimale Ernährung bedeutet, daß Sie die für Sie besten Nährstoffe aufnehmen, damit Ihr Körper so gesund wie möglich existieren und funktionieren kann. Optimale Ernährung ist nicht an bestimmte Vorschriften gebunden. Sie müssen kein Vegetarier werden, keine Nahrungsergänzungsmittel nehmen oder auf bestimmte Lebensmittel verzichten – obwohl dies für manche Menschen empfehlenswert wäre. Ihr Bedarf ist individuell und abhängig von unterschiedlichen Faktoren: von angeborenen Stärken und Schwächen bis zum Einfluß Ihrer aktuellen Umgebung. Wenn Sie sich ansehen, wie unterschiedlich wir in puncto Aussehen, Fähigkeiten und Persönlichkeit sind, wird schnell klar, daß auch unser Nährstoffbedarf wahrscheinlich nicht identisch sein kann. Keine Ernährungsform paßt für jeden, auch wenn ein paar allgemeine Richtlinien für uns alle gelten. Ihre optimale Ernährung ist eine Nährstoffaufnahme, die

- Ihre geistige Leistungsfähigkeit und Ihr emotionales Gleichgewicht optimal fördert
- Ihre körperliche Leistungsfähigkeit bestmöglichst unterstützt
- gesundheitliche Störungen auf ein Minimum reduziert
- die gesunde Lebensspanne maximal verlängert.

Bislang sind 50 Nährstoffe identifiziert worden, die für die Gesundheit essentiell sind. Ihre Gesundheit kann gefördert und auf einem sehr hohen Niveau gehalten werden, wenn Sie jeden Tag jeden Nährstoff in der für Sie optimalen Menge aufnehmen. So wird nach und nach Ihr gesamter Körper, auch Ihre Knochen, neu aufgebaut und verjüngt. Durch eine optimale Ernährung können Sie

- Ihre geistige Klarheit und Ihre Konzentration verbessern
- Ihren IQ erhöhen
- Ihre körperliche Leistungsfähigkeit steigern
- die Qualität Ihres Schlafs verbessern
- Ihre Widerstandskraft gegen Infektionen verbessern
- sich vor Krankheiten schützen
- Ihre gesunde Lebensspanne verlängern.

Diese plakativen Behauptungen sind alle durch wissenschaftliche Forschungen belegt. Vor kurzem telefonierte ich mit zwei Ärzten, die jahrelang als Allgemeinmediziner tätig waren, bevor sie die Methode der optimalen Ernährung entdeckten. Der eine meinte: »Ich bin fest davon überzeugt, daß die Ernährung in absehbarer Zukunft ein bedeutender Bereich der Medizin sein wird. Mit der Ernährung und Nahrungsergänzungsmitteln erziele ich wesentlich bessere Ergebnisse als früher mit Medikamenten.« Der andere sagte: »Für die Ernährungstherapie spricht inzwischen so viel, daß die Ernährungsexperten die Ärzte von morgen sein werden, wenn die heutigen Ärzte nicht zu Ernährungsexperten werden.«

Die fünfzig essentiellen Nährstoffe

Fette	*Aminosäuren*	*Mineralstoffe*	*Vitamine*	*und außerdem*
Linolsäure	Leucin	Kalzium	A (Retinol)	Kohlenhydrate
Linolensäure	Lysin	Magnesium	B_1(Thiamin)	Ballaststoffe
	Isoleucin	Phosphor	B_2 (Riboflavin)	Licht
	Threonin	Kalium	B_3 (Niacin)	Sauerstoff
	Tryptophan	Natrium	B_5 (Pantothen-	Wasser
	Methionin	Schwefel	säure)	
	Valin	Eisen	B_6 (Pyridoxin)	
	Phenylalanin	Zink	B_{12} (Cyanoco-	
	Histidin	Kupfer	balamin)	
		Mangan	Folsäure	
		Chrom	Biotin	
		Selen	C	
		Kobalt	D	
		Fluor	E	
		Silikon	K	
		Iod		
		Molybdän		
		Vanadium?		
		Arsen?		
		Nickel?		
		Zinn?		

Anm.: Die mit Fragezeichen versehenen Mineralstoffe gelten als essentiell, auch wenn Studien dies noch nicht bestätigt haben.

Entdecken Sie Ihre optimale Ernährung

Ältere Ernährungskonzepte bestimmen Ihren Nährstoffbedarf, indem sie analysieren, was Sie essen, und dies mit den offiziell empfohlenen Nährstoffmengen vergleichen. Diese Methode ist aus verschiedenen Gründen sehr beschränkt:

1. Es gibt für eine Reihe wichtiger Nährstoffe keine offiziellen Empfehlungen.

2. Diese Mengen haben nicht eine optimale Gesundheit zum Ziel.

3. Sie berücksichtigen weder die Bandbreite des individuellen

Bedarfs noch bedarfsverändernde Faktoren der Lebensweise (Umweltschadstoffe, Streß, sportliche Betätigung etc.).

Dieses Buch ermöglicht Ihnen, anhand von drei bewährten Methoden Ihren optimalen Nährstoffbedarf herauszufinden. Jede ist ein Puzzlestück bei der Berechnung Ihres Bedarfs. Je mehr Methoden zum Einsatz kommen, desto wirksamer wird der Ernährungsplan sein. Ernährungsberater können mit Hilfe biochemischer Tests Ihren Nährstoffbedarf noch genauer bestimmen. Die unten aufgeführten drei Methoden berücksichtigen außerdem vier grundlegende Faktoren einer optimalen Ernährung, die in den folgenden Kapiteln erklärt werden: Die evolutionäre Dynamik, die biochemische Individualität, die »Teamarbeit« der verschiedenen Komponenten und die Umweltbelastung.

Symptom-Analyse

Sie ermöglicht Ihnen, anhand von Symptomen (Energiemangel, Mundgeschwüre, Muskelkrämpfe, schnell blaue Flecken, schwache Erinnerung an Träume etc.) zu erkennen, welche Nährstoffe Ihnen möglicherweise fehlen.

Lebensstil-Analyse

Mit ihrer Hilfe können Sie die Faktoren in Ihrem Leben erkennen, die Ihren Nährstoffbedarf verändern (Sport, Streß, Umweltverschmutzung etc.)

Ernährungs-Analyse

Sie vergleicht Ihre Ernährung nicht mit offiziell empfohlenen, sondern mit optimalen Nährstoffmengen und berücksichtigt auch die von Ihnen konsumierten »Anti-Nährstoffe« – Substanzen, die dem Körper Nährstoffe entziehen.

3. Vom Affen zum Menschen –
Ernährung und Evolution

Sie sind älter, als Sie denken. Der menschliche Körper, in dem Sie sich bewegen, ist das Ergebnis einer Millionen Jahre dauernden Entwicklung. Lebensweise und Ernährung waren die meiste Zeit ganz anders als heute. Ein Blick auf unsere Evolution kann uns wertvolle Hinweise zur Förderung unserer Gesundheit geben.

Vitamin C – ja oder nein?
Betrachten Sie das Vitamin C. Praktisch alle Tiere stellen es in ihrem Körper her, sie müssen es also nicht essen. Die Ausnahmen sind Meerschweinchen, Früchte fressende Fledermäuse, der Rotsteißbülbül (Pycnonotus cafer) und die Primaten einschließlich des Menschen. Die meisten Tiere produzieren das Äquivalent von 3000 bis 16 000 mg täglich – was etwas ganz anderes ist als die offiziell empfohlenen 60 mg und eher den Mengen entspricht, die bekanntermaßen die Abwehrkraft stärken und das Krebsrisiko minimieren. Tatsächlich sind Vitamin-C-produzierende Tiere gegen manche Krebsarten und Viruserkrankungen immun.

Linus Pauling behauptet, daß wir früher Vitamin C produziert haben, diese Fähigkeit aber verloren, weil wir viel Obst aßen, das uns ausreichend mit ihm versorgte. Tatsächlich ist uns und anderen Arten, die diese Fähigkeit verloren haben, ein ehedem hoher Obstkonsum gemeinsam. Heute leben die meisten Menschen jedoch eher in einem Dschungel aus Beton und neigen zu einem Vitamin-C-Mangel, wie die weite Verbreitung von Infektionen und Immunschwäche-Krankheiten zeigt. Während ein Gorilla unter Umständen 3000 mg (66 Orangen) täglich ißt, essen Kinder im Schnitt ein

Stück Obst pro Woche; die durchschnittliche Vitamin-C-Aufnahme eines Erwachsenen liegt bei etwa 50 mg. Diese geringe Menge stimmt nicht mit unserer evolutionären Veranlagung überein und ist für eine optimale Gesundheit einfach nicht genug. Da Menschen kleiner als Gorillas sind, wären 22 Orangen wahrscheinlich angemessen; allerdings ist es sehr viel einfacher, 1 Gramm Vitamin C in Tablettenform zu nehmen.

Homo aquaticus

Eins der großen Geheimnisse der menschlichen Evolution ist die Frage, wie es dazu kam, daß wir aufrecht gehen lernten und ein komplexes Gehirn, manuelle Geschicklichkeit sowie die Fähigkeit der Sprachverwendung entwickelt haben. Unser Gehirn ist im Verhältnis zur Körpermasse zehnmal größer als das fast aller anderen Tiere, neben denen wir uns entwickelt haben. Während allgemein anerkannt ist, daß wir viele Eigenschaften mit den baumbewohnenden Primaten gemeinsam haben – den Greifreflex zum Beispiel, der für das Schwingen von Ast zu Ast notwendig ist, haben junge Schimpansen genauso wie Menschenkinder –, bleibt die Frage, wie wir die Eigenschaften entwickelt haben, die uns zu Menschen machen.

Eine Theorie, die in wissenschaftlichen Kreisen zunehmend an Glaubwürdigkeit gewinnt, geht davon aus, daß unsere frühen Vorfahren sich in puncto Ernährung die beste Umgebung ausgesucht haben. Professor Michael Crawford und David Marsh, die Autoren von *Nutrition and Evolution*, meinen, daß die Umgebung, in der eine Spezies sich entwickelt, ein zentraler Faktor für den Verlauf ihrer Evolution ist. So glaubt Derek Ellis, Professor für Biologie an der Universität von Victoria in Kanada, daß unsere Vorfahren in einer entscheidenden Phase ihrer Evolution die nährstoffreichen Zonen im Uferbereich als Nahrungsquelle nutzten und

Schalen- und Krustentiere sowie Fisch konsumierten; so führten sie sich die großen Mengen an essentiellen Fetten und Nährstoffen zu, die zur Entwicklung des komplexen Gehirns und Nervensystems erforderlich sind, das der moderne Mensch hat und das nur bei Wasser-Säugetieren eine Entsprechung findet.[4]

Dies würde den einen großen chemischen Unterschied zwischen dem Gehirn des Menschen und dem anderer Tiere erklären – die hohe Konzentration an komplexen essentiellen Fettsäuren, aus denen ein Großteil des menschlichen Gehirns besteht. Elaine Morgan und Marc Verhaegen meinen, daß dies auch erklären könnte, warum wir eine aufrechte Haltung angenommen, unsere Körperbehaarung verloren und eine subkutane Fettschicht entwickelt haben, die den Menschen zu einer der wenigen Arten macht, die zu Fettleibigkeit neigen.[5] Die genannten Experten glauben, daß der frühe Mensch im Wasser herumwaten mußte, um sich seine Nahrung zu beschaffen. Im Lauf der Zeit konnte er dank der genannten Eigenschaften in einer semi-aquatischen Umgebung besser überleben.

Diese Theorie kann auch den erstaunlichen Tauchreflex von Säuglingen in den ersten sechs Lebensmonaten erklären. Ein ins Wasser gefallener Säugling taucht unter, hört auf zu atmen, verlangsamt seine Herzfrequenz, taucht dann wieder auf, dreht seinen Kopf zur Seite, atmet wieder und taucht wieder unter. Dieser Reflex gleicht dem von im Wasser lebenden Säugetieren, zum Beispiel Delphinen – deren Flossen übrigens genau dieselben Knochen aufweisen wie unsere Arme und Hände. Einiges läßt vermuten, daß sie sich an Land entwickelten, dann aber ins Meer zurückkehrten und dort blieben.

Hinweise aus der Vergangenheit –
Hoffnung für die Zukunft

Obwohl diese Theorien noch nicht allgemein anerkannt sind, haben Verfechter der Homo-aquaticus-Hypothese, etwa der jetzt auf Biochemie des Gehirns spezialisierte Zoologie-Professor Michael Crawford, gezeigt, daß Kleinkinder sehr große Mengen der in Fisch vorkommenden essentiellen Fettsäuren benötigen, damit ihr Gehirn sich richtig entwickelt. Diese Fettsäuren, die früher aus der adaptierten Fertigmilch für Säuglinge entfernt wurden, werden ihr nach einer entsprechenden Empfehlung der Weltgesundheitsorganisation jetzt wieder zugesetzt. Andere Quellen für diese essentiellen Fettsäuren sind Samen und deren Öle; sie sind für die Kinder und ihre Mütter lebenswichtig. Stillende Mütter, die aus Angst vor dem Dickwerden eine Fett-Phobie haben, müssen Meerestiere oder Samen und deren Öle essen, um selbst gesund zu bleiben und die Hirnentwicklung ihres Kindes zu fördern.

Gegen die Natur?

Das moderne Leben steht auf vielerlei Weise im Widerspruch zu den Jahrmillionen der Evolution. Wenn Sie zum Beispiel morgens aus dem Bett springen, weil der Wecker klingelt, in die Küche stürzen und – obwohl weder Ihr Gehirn noch Ihr Körper dafür empfänglich sind – eine Tasse starken Kaffee trinken oder eine Zigarette rauchen und nebenbei ein Marmeladenbrötchen in sich hineinschlingen, dann leben Sie gegen Ihre natürliche Veranlagung genauso wie die meisten Menschen. Das Ergebnis können Konzentrationsmangel, Schlaflosigkeit, starke Stimmungsschwankungen, »Energie-Löcher«, Eßgelüste, Gewichtsschwankungen, Streßgefühle und – zwangsläufig – lebensbedrohliche Krankheiten sein.

Unsere Vorfahren hatten keinen Wecker. Bei Tagesanbruch dringt Licht durch die Augen und lichtdurchlässige Bereiche des

Schädels ein und stimuliert die Zirbel- und die Hirnanhangsdrüse, die wiederum die Nebennieren zur Ausschüttung von Adrenalin ins Blut anregen. Wenn der Adrenalinspiegel steigt, wachen wir auf natürliche Weise erfrischt und munter auf. Das ist nicht der Fall, wenn Sie im Dunkeln vom Klingeln des Weckers aufwachen. Statt den Körper natürlich reagieren zu lassen, schieben wir ein Stimulans ein – Koffein oder Nikotin. Dies hat zur Folge, daß der Körper mit Adrenalin überlastet ist. Sie werden wach – aber die Körperchemie »rotiert«, um Hormone wie Insulin und Glukagon zu produzieren, die den gestiegenen Blutzuckerspiegel wieder stabilisieren sollen. Die Devise für mehr Energie lautet also: Licht hereinlassen und früh aufstehen.

Grasen oder schlingen?

Genauso wenig entspricht es unserer Natur, sofort nach dem Aufwachen zu essen. Wenn der Körper geschlafen hat, wird kaum etwas verdaut. Es ist besser, erst zu essen, wenn Sie vollkommen wach sind, das heißt etwa eine Stunde nach dem Aufwachen. Auch ein kurzes kaltes Abduschen nach dem Warmduschen hilft dem Körper beim Aufwachen und regt Kreislauf und Verdauung an. Aber selbst dann bekommt den meisten Leuten ein leicht verdauliches Frühstück auf der Basis von Kohlenhydraten – zum Beispiel Obst oder Getreide – besser als ein proteinreiches gekochtes Frühstück.

Das Frühstück sollte leicht sein – wie eigentlich alle Mahlzeiten. Wir sind auf »Grasen« programmiert, nicht auf »Schlingen«. Große Mahlzeiten sind schwer verdaulich und können zu Verdauungsstörungen und Schläfrigkeit führen. Unsere Vorfahren aßen, wenn sie hungrig waren, nicht zu festgelegten Zeiten und schon gar nicht, um irgend etwas zu kompensieren. Studien, die die Auswirkungen des Wenig-und-oft-Essens mit dem Verzehr von zwei oder drei großen

Mahlzeiten am Tag verglichen haben, sind durchgängig zu dem Schluß gekommen, daß kleine, häufige Mahlzeiten zu einer besseren Gesundheit führen.[6] Wie unsere Vorfahren im Dschungel sollten wir immer mal wieder ein Stück frisches Obst essen – drei bis vier Mal am Tag zwischen (kleinen) Mahlzeiten. Das trägt außerdem dazu bei, daß der Blutzuckerspiegel konstant bleibt, was wiederum zu einem gleichmäßigen Energie-, Stimmungs- und Konzentrationspegel führt. Auch körperliche Bewegung stabilisiert den Appetit sehr gut. Leute mit sitzender Lebensweise neigen dazu, ihren Appetit schlecht steuern zu können, und nehmen im Vergleich zu ihrem Verbrauch mehr Kalorien auf als Menschen mit aktiver Lebensweise. Körperliche Aktivität scheint bedeutsam zu sein, damit unser Appetit dem entspricht, was unser Körper braucht.

Gegen Zucker und Getreide

Nicht nur die Eßgewohnheiten des modernen Menschen haben sich völlig verändert, auch die Nahrung, die er wählt. Von ihrer Anlage her brauchen Primaten Kohlenhydrate als »Treibstoff« und sind von Natur aus Süßschnäbel. Aber wir haben gelernt, der Natur ein Schnippchen zu schlagen und die Süße, den Zucker, von den Lebensmitteln zu isolieren und Nahrungsmittel mit konzentrierter Süße zu konsumieren, zum Beispiel Saft, Trockenobst und Honig. Diese Nahrungsmittel sind zu süß, als daß der Körper sie verarbeiten könnte. Eine natürliche Ernährung schränkt alle konzentrierten Zucker – egal ob Honig, Maltose oder Saccharose – ein, wählt Vollwert-Lebensmittel mit unverändertem Süßgehalt und akzeptiert getrocknete Früchte nur, wenn sie eingeweicht wurden oder in kleinen Mengen mit einem langsam resorbierenden Kohlenhydrat-Lebensmittel gegessen werden, zum Beispiel Hafer. Auch Fruchtsäfte werden am besten entweder limitiert oder mit Wasser verdünnt.

Unsere frühen Vorfahren konsumierten weder Milchprodukte noch Getreide. Der Anbau von Getreide begann erst vor zehntausend Jahren, und manche Wissenschaftler glauben, daß wir uns noch nicht soweit daran angepaßt haben, daß wir Getreide vertragen – im Gegensatz zu den Widerkäuern, die von Gräsern und Getreiden leben. Dies könnte erklären, warum Getreideallergien so verbreitet sind. Missetäter Nummer Eins ist dabei der Weizen, der außerdem von dem Weizen, der in der Bronzezeit wuchs, sehr verschieden ist. Eine Substanz namens Gluten, die einen Darmreizstoff namens Gliadin enthält, macht in modernem Weizen 78 % des gesamten Proteingehalts aus. Wenn Hefe mit Zucker reagiert, wird das Gluten aktiviert – das Brot geht besser auf. Das ist eine gute Nachricht für die Großbäckereien, denn die Materialkosten sind geringer, aber eine schlechte Nachricht für unseren Darm. Unerwünschte Reaktionen auf Brot sind sehr viel weiter verbreitet als auf Nudeln, die aus Hartweizen hergestellt werden, der einen geringeren Gluten-Gehalt hat.

Roh oder gekocht?

Ein anderes relativ neues küchentechnisches Verfahren ist die Hitzezufuhr. Die Menschheit entdeckte das Feuer vor 400 000 Jahren, aß aber trotzdem die meisten Lebensmittel weiterhin roh. In den Millionen Jahren davor war alles roh. Das Kochen verändert die Moleküle der Lebensmittel und zerstört viele wertvolle Nährstoffe und Enzyme, die die Speisen in Bestandteile zerlegen, die der Körper verwerten kann; eine natürliche Ernährung weist deshalb sehr viele rohe oder nur leicht gekochte Speisen auf. Rohe Lebensmittel müssen besser gekaut werden. Das Kauen spaltet die Nahrung nicht nur auf und vermischt sie mit Verdauungsenzymen im Mund, sondern sendet auch Signale an den Verdauungstrakt, damit je nach dem, was im Mund ist, der richtige Cocktail an

Verdauungsenzymen produziert werden kann. Fastfood ist meist weich und braucht nur minimal gekaut zu werden; dies hat dazu geführt, daß der Kiefer des modernen Menschen kleiner ist als der seiner Vorfahren.

Evolutionsgemäße Ernährung

Was Sie gerade gelesen haben, waren nur ein paar Beispiele für das Prinzip der *evolutionären Dynamik,* die Grundlage der optimalen Ernährung. Die Beispiele verdeutlichen auch, daß der moderne Mensch sich mit Messer und Gabel sein eigenes Grab schaufelt, wenn er zucker- und fettreiche, industriell stark bearbeitete und synthetische Nahrungsmittel wählt.

Wenn wir untersuchen, was unsere Vorfahren gegessen haben und wie unser Körper sich an diese Lebensmittel angepaßt hat, erhalten wir entscheidende Hinweise, welche Ernährung unsere Gesundheit wahrscheinlich fördert. Aktuelle Theorien meinen, daß die Entwicklung der frühen Primaten im Dschungel stattfand, der eine kohlenhydratreiche Ernährung aus Früchten und anderen Pflanzen zur Verfügung stellte. Diese Kost lieferte wahrscheinlich wesentlich größere Mengen an Vitaminen und Mineralstoffen als unsere moderne Ernährung. Zum Beispiel lag die geschätzte Vitamin-A-Aufnahme (hauptsächlich aus Beta-Carotin) damals bei etwa 50 000 IE täglich, war also zwanzigmal höher als der heutige Durchschnitt.

Durch die Beschäftigung mit der Evolution wird auch klar, daß die Umgebung, die wir wählen, unsere Ernährung bestimmt. Das verändert unsere Veranlagung und bestimmt unsere Aussichten auf ein Überleben. Die Menschheit kann die Umwelt mit nachhaltigen Auswirkungen manipulieren, und wir können uns genau aussuchen, was wir essen. Entscheiden wir uns für eine Ernährung, die die Ressourcen der Erde nicht plündert? Oder machen wir weiter mit Umweltverschmutzung, Überbevölkerung und Raubbau? Wenn wir uns für letzteres entscheiden, werden die Erde sowie die Arten, die an die Veränderungen am besten angepaßt sind, weiterexistieren, die Menschheit aber vielleicht nicht. Wenn wir die erste Alternative wählen, können wir eine wundervolle Welt schaffen. Menschengemäße Planeten sind schließlich nicht so leicht zu finden.

Mit den folgenden einfachen Tips können Sie sich naturgemäß ernähren:

- Stehen Sie in Übereinstimmung mit dem Sonnenlicht im Sommer früher und im Winter später auf. Essen Sie nicht spät abends oder bevor Sie ganz wach sind.
- Essen Sie, wenn Sie hungrig sind, nicht aus Gewohnheit. »Grasen« Sie, statt zu schlingen. Essen Sie wenig und oft, mit viel Obst als Zwischenmahlzeit.
- Ernähren Sie sich überwiegend pflanzlich: Die Hälfte Ihrer Kost sollte aus Obst, Gemüse, Keimlingen, Nüssen und Samen bestehen. Falls Sie Fleisch essen: Vermeiden Sie hochgezüchtete Tierarten. Wählen Sie statt dessen Fisch oder Wild. Essen Sie diese Nahrungsmittel immer mit Gemüsen.
- Essen Sie Lebensmittel so roh und unbearbeitet wie möglich. Meiden Sie synthetische Substanzen.
- Meiden Sie konzentrierte Nahrungsmittel, zum Beispiel Zucker und Süßungsmittel. Verdünnen Sie Fruchtsäfte. Trinken Sie viel Wasser.
- Reduzieren Sie den Verzehr von Milchprodukten, ausgemahlenem Weizen und Getreide auf ein Minimum.
- Treiben Sie häufig Sport und bleiben Sie aktiv.

4. Sie sind einzigartig

Niemand ist so wie Sie. Viele Prinzipien gelten für uns alle, einfach weil wir der menschlichen Rasse angehören – zum Beispiel brauchen wir alle Vitamine. Aber die Menge, die wir für gute Leistungen benötigen, ist von Mensch zu Mensch unterschiedlich. Sie hängt zum einen von der evolutionären Dynamik ab, die Sie genauso wie genetisch ererbte Stärken und Schwächen von Ihren Eltern mitbekommen haben, und zum anderen von der Wechselwirkung zwischen genetischer Veranlagung und Umgebung durch die Entwicklung im Mutterleib und die frühe Kindheit. Die komplexe Interaktion dieser Faktoren sorgt dafür, daß jeder Mensch von Geburt an biochemisch einzigartig ist, auch wenn Ähnlichkeiten mit anderen Menschen bestehen.

Dieses Prinzip, die sogenannte biochemische Individualität, wurde zum ersten Mal 1956 von Dr. Roger Williams zur Sprache gebracht. Er entdeckte das Vitamin B_5 (Pantothensäure) und arbeitete an seiner Isolierung mit. Williams war einer der »Väter« der optimalen Ernährung. Seinem System entsprechend, lehrte, schrieb und forschte er noch mit über 90 Jahren. In seinem Buch Biochemical Individuality belegte er, daß Form und Größe der Organe, der Enzymspiegel und der Bedarf an Protein, Vitaminen und Mineralstoffen bei jedem von uns verschieden sind. Es ist nicht ungewöhnlich, daß ein Mensch zehnmal mehr Vitamine benötigt als ein anderer. Ein Vergleich des Vitamin-A-Spiegels im Blut von 92 Testpersonen, die sich fast alle ähnlich ernährten, ergab Unterschiede bis zum Dreißigfachen. Wiederholte Tests zeigten, daß der Vitamin-A-Spiegel im Blut eines Probanden erstaunlich konstant blieb, auch wenn seine absolute Höhe von Mensch zu Mensch beträchtlich schwankte.[7] Dies läßt auf einen stark variierenden Vitamin-A-Bedarf schließen.

Manche Leute haben Schwierigkeiten mit der Protein- oder Fett-Verdauung oder brauchen von einem bestimmten Vitamin mehr, als die Durchschnittskost liefern kann. Ein gutes Beispiel dafür ist die Vitaminmangel-Krankheit Pellagra, zu deren Symptomen geistige und psychische Störungen und manchmal auch Verdauungs- und Hautprobleme gehören. Bei den meisten Menschen verhindern 10 mg Vitamin B_3 (Niacin) Pellagra. Diese Menge findet sich in einer Portion Reis oder einer Handvoll Erdnüsse. Allerdings hat Dr. Abram Hoffer, psychiatrischer Forschungsleiter für einen Teil Kanadas, festgestellt, daß der Zustand vieler Schizophrener sich nur dann besserte und stabil blieb, wenn sie 1000 mg oder mehr pro Tag erhielten. Sie brauchten also hundertmal mehr als die Durchschnittsmenge, um gesund zu bleiben.

Solche Informationen machen die offiziellen Empfehlungen für die tägliche Nährstoffzufuhr zu einer Farce. Woher wissen Sie, ob diese offiziellen Durchschnittsmengen, die sich schon von Land zu Land unterscheiden, für Sie richtig sind?

Von der Wiege bis zur Bahre

Was in der Schwangerschaft und in der frühen Kindheit passiert, hat für die Gesundheit im späteren Leben weitreichende Folgen. Studien von Professor Barker vom Medizinischen Forschungsrat der Abteilung für Umweltepidemiologie in Southampton ergaben, daß das Risiko für Herz- und Gefäßerkrankungen bei Menschen mit niedrigem Geburtsgewicht wesentlich höher ist.[9] Professor Derek Bryce-Smith von der Universität Reading hat festgestellt, daß er anhand einer Analyse des Blei-, Kadmium- und Zinkspiegels im Placenta-Gewebe das Geburtsgewicht und den Kopfumfang neugeborener Babys erstaunlich genau vorhersagen konnte.[10] Das bedeutet, daß es nicht spurlos an Ihnen vorübergegangen ist, wenn Ihre Mutter bleihaltigen Abgasen oder kadmiumhaltigem Zigarettenrauch ausgesetzt war oder einen Zinkmangel hatte. Bryce-Smith kam aufgrund seiner Untersuchung zu der Schlußfolgerung, daß jedes Kind mit einem Geburtsgewicht von unter 6,2 Pfund auf eine suboptimale Ernährung hin untersucht werden sollte.

Was für den einen Nahrung ist ...

Dem Königlichen Ärztekolleg in Großbritannien zufolge leidet eine von zehn Personen an Allergien. In Wirklichkeit liegt das Verhältnis wahrscheinlich eher bei 1 : 3, und Nahrungsmittel lösen am häufigsten allergische Symptome aus. Lukrez meinte schon 50 v. Chr.: »Was für den einen Nahrung ist, ist für den anderen Gift.«

Die meisten Symptome treten nicht sofort nach dem Verzehr eines schädigenden Nahrungsmittels auf, sondern entwickeln sich schleichend – im Verlauf von 24 Stunden. Deshalb kann es leicht sein, daß jemand jahrelang gar nicht weiß, daß ihm ein bestimmtes Nahrungsmittel nicht bekommt. Und noch häufiger haben viele Menschen nie gespürt, wie es ist, richtig gesund zu sein: Sie wissen deshalb gar nicht, daß sie hinter ihren Möglichkeiten zurückbleiben.

Schon diese wenigen Beispiele machen deutlich, daß die optimale Ernährung bei jedem Menschen anders aussieht. Mit Hilfe dieses Buches können Sie zentrale Faktoren Ihrer Lebensweise erkennen, die Ihren Nährstoffbedarf beeinflussen, und diesen anhand Ihrer Symptome und nicht anhand willkürlicher allgemeiner Richtlinien bestimmen. Dann können Sie gezielt ausprobieren, bei welchen Nahrungsmitteln Sie sich gut fühlen und welche Ihnen Energie abziehen.

Symptome von Lebensmittelallergien

Angst	Chronisches	Diabetes	Mandelentzündung
Arthritis	Erschöpfungs-	Durchfall	Multiple Sklerose
Asthma	syndrom	Ekzeme	Ohrinfektionen
Aufmerksamkeits-	Chrohnsche	Heuschnupfen	Schlaflosigkeit
störungen	Krankheit	Kolitis	Schlafstörungen
Bettnässen	Depression	Kopfschmerzen	Schnupfen
Bronchitis	Dermatitis	Lernstörungen	Sprue, einheimische

Diese Tips helfen Ihnen, mit Ihrer biochemischen Individualität zusammenzuarbeiten:

- Beobachten Sie, nach welchen Mahlzeiten Sie sich schlechter fühlen. Haben diese Mahlzeiten ein Nahrungsmittel gemeinsam? Lassen Sie es zwei Wochen lang weg und registrieren Sie, wie Sie sich dann fühlen.

- Die Tatsache, daß Menschen bestimmte Lebensmittel vertragen, bedeutet nicht, daß Sie sie auch vertragen.

- Bestimmen Sie Ihren individuellen Nährstoffbedarf (siehe Teil VI) und führen Sie die empfohlenen Nährstoffe zusätzlich zu, bis Sie sich gesund, energiegeladen und symptomfrei fühlen.

- Finden Sie heraus, welche Lebensweise für Sie am besten ist, und verändern Sie Ihr Leben entsprechend.

- Wenn in Ihrer Familie bestimmte Gesundheitsprobleme aufgetreten sind, sollten Sie die in diesem Buch genannten vorbeugenden Hinweise besonders beachten und Ihre Ernährung entsprechend umstellen.

- Hören Sie auf Ihren Körper. Er sagt Ihnen mehr als alle Experten.

5. Synergie – das Ganze ist mehr als die Summe seiner Teile

Die Science-fiction der 60er Jahre stellte uns eine Zukunft vor, in der wir durch Pillen und Pülverchen genau die Nährstoffe aufnehmen, die die Maschine Mensch zum Funktionieren braucht. De facto wird jedoch mit jedem Jahrzehnt deutlicher, wie komplex der menschliche Körper und die Ernährung sind. Alle 50 derzeit bekannten essentiellen Nährstoffe (siehe S. 26) interagieren mit anderen Nährstoffen: Sie arbeiten als Team zusammen. Wissenschaftlich wird das als Synergie bezeichnet.

Angesichts dieses Wissens wäre es wirklichkeitsfremd, dem Körper zu Versuchszwecken einen Nährstoff vorzuenthalten oder zur Behandlung einer Krankheit nur einen einzigen Nährstoff zu verschreiben. Zu Anämie zum Beispiel kann ein Mangel an den Vitaminen B_6, B_{12} und Folsäure sowie Eisen, Zink und Mangan beitragen. In manchen Fällen kann die Verordnung eines einzigen Nährstoffs sogar den Mangel an einem anderen verschärfen. Eisen zum Beispiel ist ein Zink-Gegenspieler. Häufig sind beide defizitär. Die Verordnung einer sehr hohen Eisen-Aufnahme verschlimmert einen nicht diagnostizierten oder -behandelten Zinkmangel. Da Zink ein entscheidender Nährstoff für die Entwicklung des Fötus ist, kann dies in der Schwangerschaft schwere Schäden beim Kind zur Folge haben.

Mehr als die Summe der Teile
Manche Nährstoffe bleiben ohne ihre »Teamkollegen« einfach wirkungslos. Vitamin B_6 (Pyridoxin) wird im Körper erst verwertet, wenn es in Pyridoxal-5-phosphat umgewandelt wurde. Diese

Aufgabe erledigt ein auf Zink angewiesenes Enzym. Wenn Sie einen Zinkmangel haben und zur Linderung prämenstrueller Beschwerden Vitamin-B_6-Pillen nehmen, ist deren Wirkung gleich Null. Studien haben gezeigt, daß die Gabe von Zink plus Vitamin B_6 den prämenstruellen Symptomkomplex sehr viel effizienter lindert.

Trotzdem untersucht die überwältigende Mehrheit der Ernährungsstudien die gesundheitliche Wirkung eines einzigen Nährstoffs. Die Ergebnisse sind nicht vergleichbar mit denen einer optimalen Ernährung, das heißt mit dem richtigen Gleichgewicht aller essentiellen Nährstoffe. Es gibt zum Beispiel kaum Hinweise darauf, daß einzelne Vitamine oder Mineralstoffe den IQ von Kindern erhöhen. Dagegen hat die Kombination aller Vitamine und Mineralstoffe auch dann, wenn nur die offiziell empfohlenen Zufuhrmengen verabreicht wurden, die IQ-Werte von Kindern durchgängig um vier bis fünf Punkte verbessert.[11]

Vitamin E kann das Herzinfarkt-Risiko um 75 % reduzieren, wie Professor Morris Brown von der medizinischen Fakultät der Universität Cambridge zeigte, aber wie sähe erst das Ergebnis aus, wenn gefährdete Personen eine optimale Ernährung erhielten, das heißt, die ideale Kost plus Nahrungsergänzungsmittel einschließlich aller Nährstoffe, die bekanntermaßen die Herz- und Gefäßgesundheit verbessern? Eine Zehn-Jahres-Studie, die 11 178 Menschen zwischen 67 und 105 Jahren begleitete, stellte fest, daß die zusätzliche Aufnahme von Vitamin E die allgemeine Sterblichkeitsrate um 33 % und das Risiko, an einem Herzinfarkt zu sterben, um 47 % senkte.[12] Diejenigen, die Vitamin E und Vitamin C zusätzlich nahmen, hatten eine um 42 % reduzierte allgemeine Sterblichkeitsrate und ein um 52 % vermindertes Risiko, an einem Herzinfarkt zu sterben. Studien, die die Auswirkungen von Multinährstoffprogrammen auf die Gesundheit gemessen haben, sind

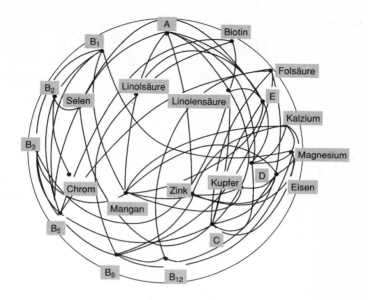

Welche Nährstoffe arbeiten zusammen?

durchgängig zu besseren Ergebnissen gekommen als solche mit nur einem Nährstoff.

Tatsächlich kann der Nährstoffbedarf erheblich geringer sein, wenn die Kombination stimmt. Dies zeigt das folgende Experiment, mit dem die gedächtnisverbessernde Wirkung von zwei Nährstoffen getestet wurde: Cholin und Piracetam, ein Derivat der Aminosäure Pyroglutamat, das als Arzneimittel im Handel ist.[13] Unter der Leitung von Raymond Bartus arbeiteten die Forscher mit älteren Ratten, die als vergeßlich bekannt sind.

Die Ratten wurden in vier Gruppen eingeteilt, die ein Placebo, Cholin (100 µg/kg), Piracetam (100 mg/kg) oder beides erhielten. Sie kamen dann in einen Käfig mit zwei Kammern, einer hellen und einer dunklen. Ratten ziehen die dunkle Kammer vor und benötigen normalerweise weniger als zwanzig Sekunden, um hineinzuhuschen. Bei der vorliegenden Versuchsanordnung erhielten sie beim Betreten der Kammer einen leichten elektrischen Schlag in die Füße. Nach der Rückkehr in den Käfig brauchten die, die Cholin oder Piracetam bekamen, zum Hineinhuschen in die dunkle Kammer nur etwas länger, was eine nur geringfügige Verbesserung ihres Gedächtnisses anzeigt. Die Ratten, die Cholin und Piracetam bekamen, benötigten dagegen fast dreimal so lange, bis sie in der dunklen Kammer waren. Das Experiment wurde mit der doppelten Dosis Cholin oder Piracetam wiederholt, aber die Ergebnisse waren nicht annähernd so gut wie bei der Verbindung dieser beiden Nährstoffe in der niedrigeren Dosis. Die Kombination war mehr als die Summe der Teile.

Das Prinzip der Synergie ist ein grundlegender Aspekt der optimalen Ernährung. Mit Hilfe dieses Buches können Sie Ihren Nährstoffbedarf unter Berücksichtigung dieses Prinzips bestimmen. Möglicherweise erzielen Sie durch die Aufnahme der richtigen Lebensmittel und der richtigen Nährstoffkombination in einer niedrigeren Dosis bessere Ergebnisse als vorher mit der höheren. Das ist die Kraft des synergetischen Effekts von Nährstoffen.

Hier ein paar Tips, die Sie sich einprägen sollten:

- Es gibt keinen Ersatz für vollwertige Lebensmittel, die Hunderte von gesundheitsfördernden Substanzen enthalten, deren Wichtigkeit wir in vielen Fällen noch entdecken müssen.
- Ernähren Sie sich abwechslungsreich und wählen Sie aus einer breiten Palette unterschiedlicher Lebensmittelarten.
- Ergänzen Sie Ihre Ernährung nicht mit einzelnen Nährstoffen, ohne gleichzeitig ein gutes Allround-Multivitamin- und Mineralstoffpräparat zu nehmen.
- Nehmen Sie ein B-Vitamin nicht isoliert in großen Mengen, ohne auch ein B-Komplex- oder Multivitaminpräparat zu nehmen.

• Ergänzen Sie Ihre Ernährung nicht mit großen Mengen eines antioxidativen Nährstoffs (zum Beispiel Vitamin C oder E), ohne außerdem ein gutes Allround-Antioxidanzien-Präparat zu nehmen.

6. Anti-Nährstoffe – Vitaminräuber meiden

Bei der optimalen Ernährung geht es nicht nur um das, was Sie essen – genauso wichtig ist das, was Sie nicht essen. Seit den 50er Jahren haben über 3500 synthetische Chemikalien ihren Weg in bearbeitete Nahrungsmittel gefunden und ebenso Pestizide, Antibiotika und Hormonrückstände aus gängigen Lebensmitteln wie etwa Getreide und Fleisch. Viele dieser chemischen Substanzen sind Anti-Nährstoffe: Sie verhindern, daß Nährstoffe resorbiert und verwertet werden, oder fördern deren Ausscheidung.

Die Zeiten sind vorbei, in denen gesund essen einfach bedeutete, daß die tägliche Kost das richtige Nährstoffgleichgewicht lieferte. Die Vermeidung schädlicher chemischer Substanzen und der Schutz vor denen, die sich nicht vermeiden lassen, macht heute einen genauso wichtigen Teil der Gleichung aus. Viele aktuelle Krankheiten werden durch einen Überschuß an Anti-Nährstoffen genauso ausgelöst wie durch Nährstoffmangel. Nehmen wir zum Beispiel Krebs. Drei Viertel aller Krebsarten werden mit dem Vorhandensein zu vieler Anti-Nährstoffe in Verbindung gebracht: Dazu gehören krebsauslösende Chemikalien genauso wie zu viele freie Radikale infolge des Rauchens. Viele Gesundheitsprobleme von Arthritis bis chronischer Erschöpfung können das Ergebnis einer Überlastung des Körpers mit Anti-Nährstoffen sein – er kommt mit dem Entgiften einfach nicht mehr nach. Wenn diese Schwelle überschritten ist, sammeln sich im Fettgewebe Toxine an, zum Beispiel Pestizidrückstände. Gängige Drogen von Alkohol bis Schmerzmitteln vergiften den Körper weiter, und sogar die ansonsten harmlosen Nebenprodukte des Körpers, die aus Kohlenhydraten Energie herstellen, sammeln sich an und bereiten Muskelschmerzen.

Heute werden allein in Großbritannien jedes Jahr sage und schreibe eine Viertelmillion Tonnen Lebensmittelchemikalien, 200 Millionen Drinks mit Alkohol und 83 Milliarden Zigaretten konsumiert sowie 80 Millionen Rezepte für Schmerzmittel und 50 Milliarden Rezepte für Antibiotika ausgestellt. Zusätzlich entläßt die Industrie 50 000 Chemikalien in die Umwelt, und 400 Millionen Liter Pestizide und Herbizide werden auf Lebensmittel und Weiden gesprüht. Dieser geballte Angriff durch künstliche Chemikalien und Schadstoffe hat für die generelle Gesundheit und die Umwelt natürlich Folgen.

Ausgleich von Defiziten
Auch industriell bearbeitete Nahrungsmittel ohne synthetische Zusätze sind nicht neutral. Alle konsumierten Nahrungsmittel, die zur Verwertung durch den Körper mehr Nährstoffe brauchen, als sie liefern, sind de facto Anti-Nährstoffe. Wenn Sie auf Dauer solche Nahrungsmittel essen, werden dem Körper nach und nach lebenswichtige Nährstoffe entzogen. Im Westen stammen zwei Drittel aller Kalorien, die der Durchschnittsbürger aufnimmt, von solchen Nahrungsmitteln. Das bedeutet, daß ein Drittel der Ernährung nicht nur genügend Nährstoffe liefern muß, damit wir überhaupt gesund bleiben, sondern auch soviel, daß das Nährstoff-Defizit der übrigen Ernährung ausgeglichen und sonstige durch Autoabgase oder Pestizide auftretende Anti-Nährstoffe neutralisiert werden.

Die exakte Zufuhrhöhe der Schlüssel-Nährstoffe, die wir zur Bekämpfung von Anti-Nährstoffen brauchen, ist nicht bekannt, liegt aber sicher weit über den offiziell empfohlenen Werten. Wieviel Vitamin C muß beispielsweise ein Raucher täglich aufnehmen, um den gleichen Vitamin-C-Spiegel im Blut zu haben wie ein Nichtraucher, wenn beide über die Ernährung die offiziell empfohlene Menge abdecken? Nach Forschungen von Schectman und Kollegen am Medical College von Wisconsin sind es mehr als 200 mg, etwa das Vierfache der offiziell empfohlenen Menge.[14] Ähnlich verhält es sich, wenn Sie starke Trinker mit Abstinenzlern vergleichen. Ein starker Trinker muß pro Tag mindestens 500 mg Vitamin C aufnehmen, das heißt sechsmal soviel wie die offiziell empfohlene Menge, um denselben Vitamin-C-Spiegel wie ein Nicht-Trinker im Blut zu haben. Und die Umweltverschmutzung? Welchen Schutz durch Antioxidanzien brauchen Sie, wenn Sie in der Innenstadt leben oder arbeiten? Sicher einen höheren als die offiziell empfohlenen Mengen. Im Fall des Vitamin C, das über 50 unerwünschte Substanzen einschließlich Abgasen neutralisiert, ist eine tägliche Aufnahme von 1000 mg (1 g) wahrscheinlich eher optimal.

Chemische Selbstverteidigung

Synthetische Chemikalien waren in der Nahrungskette meist so lange erlaubt, wie sie nicht mit gesundheitlichen Risiken in Verbindung gebracht wurden. Daß sie Anti-Nährstoffe sind, wurde nie problematisiert. Tartrazin bzw. E 102, einer der häufigsten Lebensmittelfarbstoffe, ist dafür ein gutes Beispiel. Seit langem ist bekannt, daß es bei empfindlichen Kindern allergische Reaktionen und Hyperaktivität auslöst. Dr. Neil Ward und sein Team an der Universität von Surrey wollten wissen, warum das so ist.[15] Sie gaben zwei Gruppen von Kindern Getränke, die gleich aussahen und schmeckten, von denen aber das eine Tartrazin enthielt. Sie maßen den Mineralstoffspiegel der Kinder vor und nach dem Konsum des Getränks. Diejenigen, die das mit Tartrazin versetzte Getränk bekommen hatten, wurden hyperaktiv; der Zinkspiegel in ihrem Blut fiel, und die Menge des mit dem Urin ausgeschiedenen Zink nahm zu. Damit war erwiesen, daß Tartrazin den Zinkspeicher der Kinder leerte – ein Mangel, der mit einem erhöhten Risiko für Verhaltens- und Immunstörungen assoziiert wird.

Tartrazin war die erste von Hunderten von Lebensmittelchemikalien, die auf diese Weise getestet werden sollten. Dies wirft natürlich die Frage auf, welche Unbedenklichkeitskriterien eine synthetische Substanz erfüllen muß, bevor sie für die Nahrungskette zugelassen wird. Oder gelten neue synthetische Substanzen bis zum Beweis des Gegenteils als unschuldig? Obwohl die Gesetzgebung neue Nahrungsmittel (»novel food«) genauer unter die Lupe nimmt, werden diese noch nicht auf ihre Anti-Nährstoff-Wirkung getestet.

Das Pestizid-Problem

Die Angaben zu den Inhaltsstoffen auf der Lebensmittelpackung sagen Ihnen nicht alles. Wenn Sie nicht ausschließlich biologisch Erzeugtes essen, enthalten die meisten Lebensmittel Spuren von Pestiziden. Auf der vom Durchschnittsbürger pro Jahr verzehrten Obst- und Gemüsemenge zum Beispiel befinden sich 4,5 Liter Pestizide.

Die erste Pestizid-Generation waren die Organochlorine. Sie erwiesen sich als dermaßen toxisch und biologisch nicht abbaubar, daß die meisten verboten wurden. An ihre Stelle traten die Organophosphate, von denen etwa hundert Arten im Handel sind. Allein in Großbritannien werden jährlich über 400 Millionen Pfund Sterling für diese Pestizide ausgegeben. Damit kann man 23,5 Tonnen kaufen, das heißt 420 g pro Person.

Wie von der Vorläufergeneration ist auch von den Organophosphaten bekannt, daß sie krebserregend, genverändernd und toxisch für Gehirn und Nervensystem sind. 4 % der Ende des

20. Jahrhunderts verwendeten Pestizide sind erwiesenermaßen krebsfördernd und mit angeborenen kindlichen Defekten oder verminderter Fruchtbarkeit verbunden. Der Kontakt mit Pestiziden steht mit Depressionen, Gedächtnisverschlechterung, Stimmungsschwankungen, aggressiven Ausbrüchen und Parkinson in Verbindung, Professor William Rea zufolge auch mit Asthma, Ekzemen, Migräne, Reizdarm und Schnupfen. Ein intensiver Pestizid-Kontakt ist häufiger, als man uns weismachen will. 1994 ergab eine Überprüfung von Karotten, daß die Rückstände bei manchen um das 25fache über der Unbedenklichkeitsgrenze lagen. 1995 wurden bei 10 % der Salatköpfe Werte über der Unbedenklichkeitsgrenze festgestellt.

Genetisch veränderte Nahrungsmittel

Die langfristigen Folgen genveränderter Nahrungsmittel auf das Ökosystem und unsere Gesundheit sind nicht bekannt. Eins der Hauptziele der Gen-Technologen besteht darin, Pflanzen wie Soja gegen bestimmte Arten von Pestiziden resistent zu machen. Mit anderen Worten: Die Soja-Pflanze wird eingesprüht, die Insekten sterben, die Pflanze wird kontaminiert und der Ertrag höher. Den Preis dafür zahlen wir, die Verbraucher, während die Bauern und die agrochemische Industrie (die das Patent für die neue Soja-Sorte hat und für das Pestizid, gegen das sie resistent ist) den Profit machen und uns gesagt wird, dieser technologische Fortschritt würde dem Wohl der Menschheit dienen. Verbraucherschutzgruppen kämpfen für eine klare Kennzeichnung, aus der ersichtlich ist, wenn ein Nahrungsmittel gentechnisch veränderte Bestandteile enthält. Umweltbewußten Verbrauchern wird geraten, solche Produkte zu meiden.

Ist Ihr Wasser trinkbar?

Wasser ist nicht einfach H_2O. Natürliches Wasser enthält große Mengen Mineralstoffe: typisches Quellwasser zum Beispiel liefert pro Liter 100 mg Kalzium. Empfohlen wird, täglich mindestens 1 Liter Wasser zu trinken und 600 mg Kalzium aufzunehmen. Natürliches Quellwasser kann also ein Sechstel Ihres Tagesbedarfs an Kalzium decken. Aber nicht jedes in Flaschen abgefüllte Wasser ist Quellwasser, und künstlich mit Kohlensäure versetztes Wasser entzieht uns sogar Mineralstoffe. Die Kohlenstoff-Moleküle in natürlich kohlensäurehaltigem Wasser sind an Mineralien im Fels gebunden und geben diese an unseren Körper weiter, während der Kohlenstoff in künstlich mit Kohlensäure versetzten Getränken nicht gebunden ist, sich mit Mineralstoffen in uns verbindet und sie so dem Körper entzieht. Aus diesem Grund haben Menschen, die mit Kohlensäure versetzte Getränke in großen Mengen trinken, oft weniger dichte Knochen als die, die dies nicht tun.

Leitungswasser in Landstrichen mit weichem Wasser liefert nur 30 mg Kalzium pro Tag. Leitungswasser enthält außerdem große Mengen Nitrate, Trihalomethane, Blei und Aluminium – alles Anti-Nährstoffe. In weiten Teilen Großbritanniens und der USA liegt der Spiegel dieser Anti-Nährstoffe über der Unbedenklichkeitsschwelle. Etwa ein Viertel des gesamten britischen Leitungswassers enthält Pestizide in einer Menge, die über den zulässigen Maximalkonzentrationen liegt, die von der EU zu unserer Sicherheit festgelegt wurden. Aus Besorgnis über Schadstoffe im Wasser sind viele dazu übergegangen, in Flaschen abgefülltes, destilliertes oder gefiltertes Wasser zu verwenden. Das Filtern oder Destillieren entfernt jedoch nicht nur die Unreinheiten aus dem Wasser, sondern auch viele natürlich vorhandenen Mineralien. Auch dies treibt den Bedarf an Mineralstoffen aus der Nahrung in die Höhe.

Weg von der Bratpfanne

Was wir Lebensmitteln in der Küche antun, kann das Gleichgewicht zwischen Nährstoffen und Anti-Nährstoffen verändern. Das Braten von Lebensmitteln in Öl führt zur Entstehung der sogenannten freien Radikalen, extrem reaktionsbereiten chemischen Substanzen, die essentielle Fettsäuren in Lebensmitteln zerstören und Zellen schädigen können; dies erhöht das Risiko für Krebs, Herzkrankheiten und vorzeitige Alterungsprozesse. Außerdem zerstört Braten auch die Nährstoffe, die uns vor diesen gefährlichen Substanzen schützen, zum Beispiel die Vitamine A und E.

Die schädliche Wirkung des Bratens hängt vom verwendeten Öl, der Temperatur und der Dauer ab. Ironischerweise sind es die »guten« mehrfach ungesättigten Öle (siehe S. 59), die am schnellsten oxidieren und so zu unerwünschten »Trans«-Fettsäuren werden. Deshalb ist das Braten in Butter (gesättigte Fettsäure) oder Olivenöl (einfach ungesättigte Fettsäure) gesundheitlich unbedenklicher. Starkes Brutzeln ist sehr viel schlimmer, als ein Gericht zwei Minuten kurz anzubraten, anschließend eine Soße auf Wasserbasis zuzufügen und einen Deckel auf den Topf zu geben, damit das Gericht bei einer viel niedrigeren Temperatur eher dünstet. Grillen, Dünsten, Kochen oder Backen sind bessere Erhitzungs-Methoden als jede Form des Bratens. Jede Wärmezufuhr über den Garpunkt hinaus vermindert außerdem zunehmend den Nährstoffgehalt der Speisen.

Wichtig ist nicht nur, was *in* Ihren Lebensmitteln ist, sondern auch, *worin* sie sich befinden. Die Mitte der 90er Jahre aufgetauchte Angst vor den Phthalaten – Substanzen zum Weichmachen von Plastik, die sich in neun Sorten Säuglingsnahrung fanden – warf die Frage auf, wie es möglich ist, daß große Mengen dieser hormonschädigenden Chemikalien den Weg in die Nahrungskette finden konnten. Aber sehen Sie sich einen vollgepackten Ein-

Wie hoch ist Ihre Anti-Nährstoff-Belastung?

Jede »Ja«-Antwort bekommt 1 Punkt.

_____ Trinken Sie Leitungswasser?

_____ Ist über die Hälfte der Nahrungsmittel, die Sie essen, nicht biologisch?

_____ Verbringen Sie täglich eine Stunde oder mehr im Verkehr? Leben Sie in einer Stadt?

_____ Rauchen Sie, leben oder arbeiten Sie mit Rauchern zusammen?

_____ Essen Sie oft Gebratenes?

_____ Nehmen Sie mehr als zwanzig Schmerztabletten im Jahr? Nehmen Sie im Durchschnitt einmal im Jahr eine Antibiotika-Serie ein?

_____ Sind die meisten Lebensmittel, die Sie essen oder trinken, in Kontakt mit weichem Kunststoff oder Frischhaltefolie?

_____ Nehmen Sie an den meisten Tagen Alkoholika zu sich?

_____ Gesamtpunktzahl

Das ideale Ergebnis ist 0. Ein Ergebnis von 5 oder mehr Punkten bedeutet, daß Sie Anti-Nährstoffe in erheblichem Umfang zu sich nehmen. Jede Ja-Antwort verweist auf Bereiche Ihrer Ernährung und Ihrer Lebensweise, denen Sie mehr Aufmerksamkeit schenken sollten.

kaufswagen an. Nicht nur frische landwirtschaftliche Produkte werden normalerweise in Weichplastik eingeschlagen, auch die Kartons, in denen sich Getränke befinden, sind innen mit Kunststoff ausgekleidet. Die Analyse von zwanzig Sorten Nahrungsmitteln in Dosen, die jetzt ebenfalls mit Kunststoff ausgekleidet sind, ergab einen hohen Bisphenol-A-Spiegel – er war ungefähr 27mal höher als die Werte, von denen bekannt ist, daß sie die Vermehrung von Brustkrebszellen auslösen.

Leider wird von den Kunststoffherstellern nicht verlangt, daß sie angeben, welche chemischen Substanzen sich in ihren Produkten befinden. Und obwohl die Liste der hormonschädigenden chemischen Stoffe immer länger wird, gibt es bis heute keine definitive Übersicht über die Substanzen, die wir meiden sollten, und die

Stoffe, die unbedenklich sind. Im Augenblick besteht der beste Rat darin, die Menge der Nahrungsmittel, die Sie in direktem Kontakt mit weichem Kunststoff kaufen, auf ein Minimum zu beschränken, besonders wenn diese Nahrungsmittel feucht oder fett sind. Das bedeutet, daß Glasflaschen besser als Plastikflaschen oder mit Kunststoff ausgekleidete Kartons sind und Papiertüten besser als Plastiktüten. Hartplastik ist wahrscheinlich weniger problematisch. Bewahren Sie zum Beispiel Käse deshalb eher in einem Plastikbehälter auf, als ihn in Plastikfolie einzuschlagen.

Weniger Medikamente

Viele gängige Arzneimittel sind ebenfalls Anti-Nährstoffe. In Großbritannien werden jedes Jahr 461 Millionen Rezepte zu einem Gesamtpreis von 3,5 Milliarden Pfund Sterling ausgestellt; die jährlichen Kosten für Medikamente in den USA betragen 58 Milliarden Dollar. In Großbritannien werden allein 577 Millionen Pfund Sterling jährlich für Schmerzmittel wie Aspirin und Paracetamol ausgegeben.

Salicylsäure, der Wirkstoff in Aspirin und anderen Schmerzmitteln, reizt den Magen-Darm-Trakt, weil er die Durchlässigkeit der Darmwand erhöht. Dies wiederum stört die Resorption der Nährstoffe, so daß unvollständig verdaute Nahrungspartikel ins Blut gelangen, was das Immunsystem in Alarmbereitschaft versetzt und allergische Reaktionen auf gängige Lebensmittel auslöst. Auf lange Sicht schwächt dies die Abwehrkraft, fördert Entzündungen und verbrennt lebenswichtige Vitamine und Mineralstoffe, die für ein gesundes Immunsystem erforderlich sind; außerdem werden Darmblutungen ausgelöst.

Die Alternative ist Paracetamol, von dem weltweit jährlich 4 Milliarden Tabletten geschluckt werden. Paracetamol reizt zwar nicht so wie Aspirin den Darm, ist aber nicht besonders zuträglich für die Leber. Deshalb kommen allein in Großbritannien jährlich 30 000 Menschen ins Krankenhaus. 1994 wurden in Großbritannien 115 mit Paracetamol in Verbindung stehende Todesfälle gemeldet. Professor Sir David Carter von der Universität Edinburgh meint, daß eine von zehn Lebertransplantationen wegen der durch eine Paracetamol-Überdosis verursachten Schäden notwendig ist. Zwanzig Tabletten Paracetamol können Sie umbringen, aber schon bei einer einzigen Tablette muß die Leber Extra-Arbeit leisten. Wenn jemand sechs Tabletten täglich nimmt und einen Mangel an den Nährstoffen hat, die der Leber beim Entgiften helfen, kann es sein, daß sie mit anderen Toxinen, zum Beispiel Alkohol, nicht mehr fertig wird. Die Kombination von Alkohol und Paracetamol ist besonders gefährlich; Paracetamol produziert ein toxisches Nebenprodukt, das die Leber nur aufspalten kann, wenn der Körper einen ausreichenden Vorrat an Glutathion hat, einer Aminosäure. Wenn diese fehlt, kommt es zu Problemen.

Viele verbreitete Medikamente haben eine direkte oder indirekte Wirkung auf Ihren Ernährungszustand. Antibiotika zum Beispiel schwemmen die körperfreundlichen Darmbakterien aus, die große Mengen an B-Vitaminen herstellen. Sie ebnen auch der Vermehrung schädlicher Bakterien den Weg, was das Infektionsrisiko erhöht und durch die Belastung des Immunsystems den Nährstoffmangel weiter verschärft. Die US-Gesundheitsbehörden schätzen, daß im Jahr 2000 weltweit jährlich 50 000 Tonnen Antibiotika verwendet werden.

Zusammenfassend läßt sich sagen, daß das 20. Jahrhundert das chemische Umfeld aller bestehenden Arten grundlegend verändert hat. Wir können nur hoffen, daß das 21. Jahrhundert diese Misere mit demselben Eifer beseitigt. In puncto Ernährung werden wir alle uns überlegen müssen, was eine »optimale Ernährung« ist – nicht nur im Hinblick auf das, was der Körper braucht, um gesund zu sein, sondern auch im Hinblick auf das, was er zusätzlich braucht, um sich vor Anti-Nährstoffen zu schützen. Ein grundlegendes Prinzip der optimalen Ernährung besteht darin, Ernährung und Lebensweise so zu verändern, daß die umweltbedingte Belastung eingeschränkt wird.

Mit folgenden Tips können Sie die umweltbedingte Belastung Ihres Körpers reduzieren:

- Leisten Sie sich einen guten, in der Leitung fest installierten Wasserfilter, und tauschen Sie die Kartusche alle sechs Monate aus. Auch Kannenfilter sind gut, wenn Sie die Kartusche nach Anweisung austauschen.
- Kaufen Sie biologisch. Wenn das nicht möglich ist, sollten Sie Obst und Gemüse waschen und schälen.
- Braten Sie Lebensmittel nie stark, und gehen Sie vom kurzen, scharfen Braten zum Dünsten über.
- Kaufen Sie Getränke nicht in Plastikbehältern oder Kartons, sondern in Glasflaschen, und recyceln Sie diese.
- Richten Sie Ihren Tagesablauf so ein, daß Sie möglichst wenig Zeit im Verkehr verbringen.
- Trinken Sie Alkohol nur sehr selten, und meiden Sie verrauchte Orte.
- Meiden Sie Medikamente, es sei denn, sie sind die einzig gangbare Möglichkeit zur Behandlung eines gesundheitlichen Problems. Suchen Sie die zugrundeliegende Ursache, wenn Sie häufig Infektionen oder Schmerzen haben, und verlassen Sie sich nicht auf Schmerzmittel oder Antibiotika.

Teil II
Grundlagen einer perfekten Ernährung

7. Der Mythos von der ausgewogenen Ernährung

Ein Mensch besteht aus ungefähr 63 % Wasser, 22 % Protein, 13 % Fett und 2 % Mineralien und Vitaminen. Jedes einzelne Molekül stammt aus der Nahrung, die Sie essen, und dem Wasser, das Sie trinken. Wenn Sie die qualitativ hochwertigsten Lebensmittel in den richtigen Mengen essen, hilft Ihnen dies, Ihr maximales Potential an Gesundheit, Vitalität und Freiheit von Krankheit zu erreichen.

Die heutige Ernährung hat sich in puncto Menge und Ausgewogenheit vom Ideal sehr weit entfernt. Die Diagramme unten zeigen, wie viel Kalorien wir prozentual aus Fett, Protein und Kohlenhydraten beziehen. Über eine Länge von 99 % der Menschheitsgeschichte gab es im großen und ganzen kaum Veränderungen, aber im letzten Jahrhundert und insbesondere den letzten beiden Jahrzehnten haben wir damit angefangen, sehr viel mehr gesättigte Fettsäuren und Zucker sowie weniger Stärke (komplexe Kohlenhydrate) und mehrfach ungesättigte Fettsäuren zu konsumieren. Sogar die offiziellen Empfehlungen sind weit entfernt von der Ernährung unserer Vorfahren oder dem, was allgemein als ideal gilt.

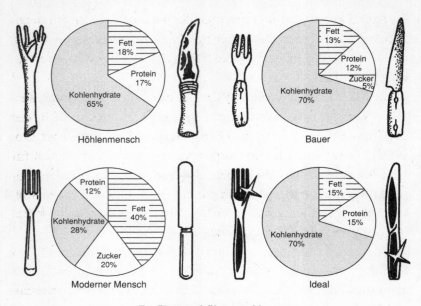

Höhlenmensch · Bauer · Moderner Mensch · Ideal

Ernährung früher und heute

Dafür ist zum Teil die Werbung verantwortlich. Man will uns weismachen, daß wir alle benötigten Nährstoffe bekommen, wenn wir uns ausgewogen ernähren. Dabei zeigt eine statistische Untersuchung nach der anderen, daß auch Leute, die meinen, sich ausgewogen zu ernähren, die idealen Zufuhrmengen an Vitaminen, Mineralstoffen, essentiellen Fettsäuren und komplexen Kohlenhydraten nicht erreichen. In der heutigen Gesellschaft, in der Nahrungsmittelproduktion und Profit eng miteinander verknüpft sind, ist das nicht leicht. Die Bearbeitung macht Lebensmittel haltbarer und damit gewinnträchtiger, gleichzeitig aber ärmer an essentiellen Nährstoffen. Die Nahrungsmittelindustrie hat uns auf Süßes hin getrimmt. Süßigkeiten verkaufen sich besser, und je mehr Zucker wir essen, desto weniger Platz bleibt für weniger süße Kohlenhydrate. Bedingt durch den immer schnelleren Lebensrhythmus, verbringen wir immer weniger Zeit damit, Speisen frisch zuzubereiten, und werden immer abhängiger von Fertiggerichten, deren Hersteller mehr Wert auf ihren Profit als auf unsere Gesundheit legen.

Seit 1985 untersucht das ION, wie die perfekte Ernährung aussehen könnte. Unsere bisherigen Schlußfolgerungen sind in der Top-Ten-Hitliste der täglichen Ernährung auf S. 67 aufgeführt. Obwohl die dort angegebene Ausgewogenheit der Lebensmittel für viele Menschen nicht über Nacht erreichbar ist, gibt die Liste klare Hinweise auf das, was wir in puncto Ernährung anstreben sollten. Die nachstehenden allgemeinen Richtlinien werden in späteren Kapiteln ausführlicher dargestellt.

Fett

Nahrungsfette bestehen hauptsächlich aus Glycerin und Fettsäuren. Von diesen letzteren gibt es zwei Arten: gesättigte (gehärtete) und ungesättigte Fettsäuren. Es ist weder erforderlich, gesättigte Fettsäuren zu konsumieren, noch ideal, sie im Übermaß zu sich zu nehmen. Die wichtigsten Quellen sind Fleisch und Milchprodukte. Die ungesättigten Fettsäuren zerfallen wiederum in zwei Gruppen: in die einfach ungesättigten Fettsäuren, für die Olivenöl eine reiche Quelle ist, und in die mehrfach ungesättigten Fettsäuren, die in Nüssen, Samenölen und Fisch vorkommen.

Einige mehrfach ungesättigte Fettsäuren, nämlich Linol- und Linolensäuren bzw. Omega-6- und Omega-3-Öle, sind unentbehrlich für das Gehirn, für Nerven-, Immun- und Gefäßsystem, für das Herz und die Haut. Ein häufiges Anzeichen für einen Mangel an diesen Substanzen ist trockene Haut. Eine optimale Ernährung stellt diese beiden essentiellen Fettsäuren in einem ausgewogenen Verhältnis zur Verfügung. Kürbiskerne und Leinsamen sind reich an Linolensäure (Omega 3); Sesam- und Sonnenblumenkerne enthalten viel Linolsäure (Omega 6). Linolensäure wird im Körper in DHA und EPA umgewandelt, die sich auch in Makrelen, Heringen, Lachs und Thunfisch finden. Diese essentiellen Fettsäuren werden durch Erhitzen oder den Kontakt mit Sauerstoff leicht zerstört; deshalb ist es wichtig, sie sich täglich frisch zuzuführen.

Bearbeitete Nahrungsmittel enthalten oft gehärtete, bzw. »hydrierte« mehrfach ungesättigte Fettsäuren. Sie sind schlimmer als gesättigte Fettsäuren und werden am besten gemieden.

Essen Sie jeden Tag einen Eßlöffel kaltgepreßtes Samenöl (Sesam-, Sonnenblumen-, Kürbiskern-, Leinsamenöl usw.) oder einen gehäuften Eßlöffel gemahlene Samen.

Meiden Sie gebratene Speisen, verbranntes und gebräuntes Fett, gesättigte und gehärtete Fettsäuren.

Protein

Die 25 Aminosäuren – unterschiedliche Formen von Protein – sind die Bausteine des Körpers. Sie sind nicht nur unentbehrlich für das Wachstum und die Wiederherstellung des Körpergewebes, sie werden auch zur Herstellung von Hormonen, Enzymen, Antikörpern und Neurotransmittern gebraucht und helfen, Substanzen durch den Körper zu transportieren. Sowohl die Qualität des verzehrten Proteins, die durch das ausgewogene Verhältnis dieser Aminosäuren bestimmt wird, als auch die Quantität sind wichtig.

Die Ernährungsgesellschaften empfehlen, 15 % der Gesamtkalorienaufnahme aus Protein zu beziehen, geben aber kaum Hinweise auf die Art des Proteins. Gestillte Babys beziehen durchschnittlich gerade einmal 1 % ihrer Kalorien aus Protein und schaffen es trotzdem, innerhalb von sechs Monaten ihr Geburtsgewicht zu verdoppeln. Dies liegt daran, daß das Protein in der Muttermilch qualitativ sehr hochwertig und leicht resorbierbar ist. Bei Verzehr eines qualitativ hochwertigen Proteins sind 10 % der

Gesamtkalorienaufnahme, das heißt etwa 35 Gramm Protein täglich, für die meisten Erwachsenen optimal. Wer schwanger ist, sich von einer Operation erholt, viel Sport treibt oder körperlich schwer arbeitet, braucht mehr.

Zu den qualitativ besten Protein-Lebensmitteln gehören Eier, Quinoa (gesprochen »kinnwa«), Soja, Fleisch, Fisch, Bohnen und Linsen, denn bei ihnen ist das Verhältnis der Aminosäuren ausgewogen. Tierische Proteinquellen enthalten oft viele unerwünschte gesättigte Fettsäuren. Pflanzliche Proteinquellen weisen oft weitere nützliche komplexe Kohlenhydrate auf und sind weniger säurebildend (siehe S. 62) als Fleisch. Fleisch wird am besten auf drei Mahlzeiten pro Woche beschränkt. Es ist schwierig, nicht genug Protein aus der Ernährung zu beziehen, wenn Sie drei Mahlzeiten am Tag essen – egal ob Sie Veganer, Vegetarier oder Fleischesser sind. Viele Gemüse, besonders »Samen«-Lebensmittel wie zum Beispiel Stangenbohnen, Erbsen, Mais oder Brokkoli, haben einen hohen Proteingehalt und tragen dazu bei, überschüssige Säure zu neutralisieren, die zu einem Verlust an Mineralstoffen einschließlich Kalzium führen kann – daher das höhere Osteoporose-Risiko bei Menschen, die oft Fleisch essen.

Essen Sie täglich zwei Portionen Bohnen, Linsen, Quinoa, Tofu (Soja), »Samen«-Gemüse (zum Beispiel Erbsen, Saubohnen) oder andere pflanzliche Proteine oder eine kleine Portion Fleisch, Fisch oder Käse oder ein Ei aus Freilandhaltung.

Meiden Sie zu viel tierisches Protein.

Kohlenhydrate

Kohlenhydrate, der Haupt-»Treibstoff« des Körpers, kommen in zwei Arten vor: schnell resorbierbare, zum Beispiel in Zucker, Honig, Malz, Süßigkeiten und den meisten industriell bearbeiteten Nahrungsmitteln; und langsam resorbierbare, zum Beispiel in Vollkorngetreide, Gemüse und frischem Obst. Die zuletzt genannten Lebensmittel enthalten mehr komplexe Kohlenhydrate und/oder mehr Ballaststoffe, die beide dazu beitragen, daß der Zucker langsamer abgegeben wird. Schnell resorbierbare Kohlenhydrate sorgen für einen raschen Energieschub, dem dann der abrupte Energieabfall folgt; langsam resorbierbare Kohlenhydrate dagegen stellen eine konstantere Energie zur Verfügung und sind deshalb vorzuziehen. Denaturierte Nahrungsmittel, zum Beispiel Zucker und Weißmehl, werden am besten gemieden, weil ihnen die Vitamine und Mineralstoffe fehlen, die der Körper braucht, um sie richtig zu verwerten. Die ständige Verwendung von schnell resorbierbaren Kohlenhydraten kann zu zahlreichen Symptomen und Gesundheitsstörungen führen. Manche Obstarten, zum Beispiel Bananen, Datteln und Rosinen, enthalten schneller resorbierbaren Zucker. Personen mit glukoseabhängigen gesundheitlichen Störungen sollten dieses Obst besser meiden. Lebensmittel, die langsam resorbierbare Kohlenhydrate enthalten – frisches Obst, Gemüse, Hülsenfrüchte und Vollkorngetreide – sollten zwei Drittel Ihrer Kost oder etwa 70 % Ihrer Gesamtkalorienmenge ausmachen.

Essen Sie möglichst jeden Tag:

- Drei oder mehr Portionen dunkelgrünes Gemüse, Blatt- oder Wurzelgemüse, zum Beispiel Kresse, Karotten, Süßkartoffeln, Brokkoli, Rosenkohl, Spinat, grüne Bohnen, Paprikaschoten, alles roh oder leicht gekocht.
- Drei oder mehr Portionen frisches Obst wie Äpfel, Birnen, Bananen, Beeren, Melonen oder Zitrusfrüchte.
- Vier oder mehr Portionen Vollkorngetreide, beispielsweise Reis, Hirse, Roggen, Hafer, Weizen, Mais, Quinoa in Form von Flokken, Brot oder Teigwaren oder Hülsenfrüchte.

Meiden Sie jede Form von Zucker, Nahrungsmittel mit Zuckerzusatz, industriell bearbeitete und denaturierte Nahrungsmittel.

Ballaststoffe

Die afrikanische Landbevölkerung ißt etwa 55 Gramm Ballaststoffe täglich (in Großbritannien sind es durchschnittlich 22 Gramm) und hat die wenigsten Darmkrankheiten (Blinddarmentzündung, Divertikulitis, Kolitis, Darmkrebs). Die ideale Menge liegt bei mindestens 35 Gramm pro Tag und ist leicht erreichbar, wenn Sie täglich Vollkorngetreide, Gemüse, Obst, Nüsse, Samen, Linsen und Bohnen essen. Ballaststoffe binden das Wasser im Verdauungstrakt, machen den Nahrungsbrei voluminöser und sorgen dafür, daß er den Darm leichter passiert. Die Fasern in Obst und Gemüsen unterstützen eine langsamere Resorption des Zuckers ins Blut und tragen so zu einem konstanten Energiepegel bei. Getreidefasern verhindern besonders gut Verstopfungen und Fäulnisprozesse, die vielen Verdauungsbeschwerden zugrunde liegen. Industriell bearbeitete Nahrungsmittel auf der Basis von Fleisch, Eiern, Fisch und Milchprodukten haben garantiert keine Ballaststoffe.

Essen Sie Vollwertlebensmittel: Vollkorngetreide, Linsen, Bohnen, Nüsse, Samen, frisches Obst und Gemüse.

Meiden Sie denaturierte, industriell bearbeitete und zerkochte Nahrungsmittel.

Wasser

Zwei Drittel des Körpers bestehen aus Wasser, das deshalb unser wichtigster Nährstoff ist. Der Körper verliert 1,5 Liter Wasser am Tag über die Haut, die Lunge und den Darm sowie als Urin über die Nieren, was dafür sorgt, daß toxische Substanzen aus dem Körper entfernt werden. Ein Drittel Liter Wasser brauchen wir, wenn Glukose zu Energie verbrannt wird. Deshalb sollten wir täglich mindestens 1 Liter Wasser über Speisen und Getränke zu uns nehmen. Die Idealmenge liegt bei etwa 2 Litern pro Tag. Obst und Gemüse bestehen zu 99 % aus Wasser. Sie stellen es in einer Form zur Verfügung, die der Körper sehr leicht verwerten kann, und versorgen ihn gleichzeitig mit einem hohen Prozentsatz seines täglichen Vitamin- und Mineralstoffbedarfs. Vier Stücke Obst und vier Portionen Gemüse (insgesamt etwa 1,1 Kilogramm) liefern 1 Liter Wasser, so daß täglich ein weiterer Liter in Form von Wasser, verdünnten Säften oder Kräuter- oder Früchtetees aufgenommen werden muß. Alkohol, Tee und Kaffee sorgen dafür, daß der Körper Wasser verliert, und sind deshalb als Flüssigkeitslieferanten nicht zu empfehlen. Sie entziehen dem Körper außerdem wertvolle Mineralstoffe.

Trinken Sie 1 Liter Wasser am Tag – pur, in verdünnten Säften, als Kräuter- oder Früchtetees.

Reduzieren Sie den Konsum von Alkohol, Kaffee und Tee auf ein Minimum.

Vitamine

Vitamine werden zwar in sehr viel geringeren Mengen benötigt als Fett, Protein oder Kohlenhydrate, sind aber trotzdem genauso wichtig. Sie aktivieren die Enzyme, die wiederum alle Körperprozesse in Gang setzen. Vitamine werden außerdem benötigt, um die Hormone ins Gleichgewicht zu bringen, Energie zu erzeugen, das Immunsystem zu stärken, die Haut gesund zu halten und die Arterien zu schützen; sie sind von entscheidender Bedeutung für Gehirn, Nervensystem und eigentlich alle Körperprozesse. Die Vitamine A, C und E sind Antioxidanzien: Sie verlangsamen den Alterungsprozeß und schützen den Körper vor Krebs, Herzkrankheiten und den Folgen der Umweltverschmutzung. Die Vitamine B und C sind wichtig für die Umwandlung der Nahrung in geistige und körperliche Energie. Vitamin D, das sich in Milch, Eiern, Fisch und Fleisch findet, unterstützt das Gleichgewicht des Kalzium-Haushalts. Es kann auch in der Haut durch die Einwirkung des Sonnenlichts hergestellt werden. Vitamin A kommt in zwei Formen vor: Retinol, die tierische Form, findet sich in Fleisch, Fisch, Eiern und Milchprodukten; Beta-Carotin findet sich in rotem, gelbem und orangefarbenem Obst und Gemüse. Vitamin E kommt in Samen, Nüssen und deren Ölen vor und schützt essentielle Fettsäuren vor dem Ranzigwerden.

Essen Sie täglich drei oder mehr Portionen dunkelgrünes Gemüse, Blatt- oder Wurzelgemüse sowie drei oder mehr Portionen frisches Obst plus ein paar Nüsse oder Samen.

Nehmen Sie zusätzlich ein Multivitaminpräparat, das mindestens folgendes enthält: Vitamin A 2250 µg, Vitamin D 10 µg, Vitamin E 100 mg, Vitamin B_1 25 mg, B_2 25 mg, Vitamin B_3 (Niacin) 50 mg, Vitamin B_5 (Pantothensäure) 50 mg, Vitamin B_6 50 mg, Vitamin B_{12} 5 µg, Folsäure 50 µg, Biotin 50 µg. Nehmen Sie außerdem täglich 1000 mg Vitamin C.

Mineralstoffe

Wie Vitamine sind auch Mineralstoffe für alle Körperprozesse essentiell. Kalzium, Magnesium und Phosphor tragen dazu bei, Knochen und Zähne aufzubauen. Nervensignale, die für Gehirn und Muskeln wichtig sind, benötigen Kalzium, Magnesium, Natrium und Kalium. Eine Eisen-Verbindung transportiert den Sauerstoff im Blut. Chrom wirkt an der Regulierung des Blutzuckerspiegels mit. Zink ist unabdingbar für alle Wiederherstellungs-, Erneuerungs- und Entwicklungsprozesse im Körper. Selen und Zink unterstützen die Stärkung des Immunsystems. Die Hirnfunktionen sind auf ausreichende Mengen Magnesium, Mangan, Zink und andere essentielle Mineralstoffe angewiesen. Dies sind nur einige der unzähligen Schlüsselrollen, die Mineralstoffe für die menschliche Gesundheit spielen.

Wir brauchen täglich große Mengen Kalzium und Magnesium, die sich in Gemüsen wie etwa Grünkohl, Weißkohl und Wurzelgemüsen finden. Auch in Nüssen und Samen kommen sie reichlich vor. Kalzium allein findet sich in großen Mengen nur in Milchprodukten. Obst und Gemüse liefern reichlich Kalium und kleine Mengen Natrium, genau das richtige Gleichgewicht also. Alle »Samen«-Lebensmittel – wozu Samen, Nüsse, Linsen und getrocknete Bohnen sowie Erbsen, Saubohnen, Stangenbohnen, Vollkorngetreide und sogar Brokkoli (die Köpfe sind die Samen) gehören – sind gute Quellen für Eisen, Zink, Mangan und Chrom. Selen kommt reichlich in Nüssen, Meerestieren, Algen und Samen vor, besonders Sesam.

Essen Sie eine Portion eines mineralstoffreichen Lebensmittels (zum Beispiel Grünkohl, Weißkohl, Wurzelgemüse), fettarme Milchprodukte (zum Beispiel Joghurt), Samen oder Nüsse sowie viel frisches Obst, Gemüse und Vollwertlebensmittel wie Linsen, Bohnen und Vollkorngetreide.

Nehmen Sie zusätzlich ein Multimineralstoffpräparat, das mindestens folgendes enthält: Kalzium 150 mg, Magnesium 75 mg, Eisen 10 mg, Zink 10 mg, Mangan 2,5 mg, Chrom 50 µg, Selen 25 µg.

Naturbelassene Lebensmittel

Biologische, unverfälschte Vollwertlebensmittel waren zu allen Zeiten die Basis der menschlichen Ernährung. Erst seit dem 20. Jahrhundert sind wir zahllosen synthetischen Substanzen in Lebensmitteln und der Umwelt ausgesetzt.

Eine Grundlage der Gesundheit besteht im Verzehr von Lebensmitteln, die genau die Menge Energie liefern, die erforderlich ist, damit im Körper perfektes Gleichgewicht herrscht. Sehr viel Energie wird bei dem Versuch verschwendet, fremde, oft toxische, chemische Stoffe unschädlich zu machen, von denen einige nicht

Die Top Ten der täglichen Ernährung

1. Ein gehäufter Eßlöffel gemahlene Samen oder ein Eßlöffel kaltgepreßtes Samenöl

2. Zwei Portionen Bohnen, Linsen, Quinoa, Tofu (Soja) oder »Samen-Gemüse«

3. Drei Stücke frisches Obst, zum Beispiel Äpfel, Birnen, Bananen, Beeren, Melonen oder Zitrusfrüchte

4. Vier Portionen Vollkorngetreide, zum Beispiel brauner Reis, Hirse, Roggen, Hafer, Weizen, Mais, Quinoa als Flocken, Brot oder Teigwaren

5. Fünf Portionen dunkelgrünes Gemüse, Blatt- oder Wurzelgemüse, zum Beispiel Kresse, Karotten, Süßkartoffeln, Brokkoli, Spinat, grüne Bohnen, Erbsen und Paprikaschoten

6. Sechs Glas Wasser, verdünnte Säfte, Kräuter- oder Früchtetee

7. Essen Sie möglichst oft vollwertige, biologische, rohe Lebensmittel.

8. Ergänzen Sie Ihre Ernährung mit einem hochdosierten Multivitamin- und Mineralstoffpräparat und 1000 mg Vitamin C täglich.

9. Meiden Sie gebratene, verbrannte und gebräunte Speisen, gehärtetes Fett und zu viel tierische Fette.

10. Meiden Sie jede Form von Zucker sowie ausgemahlenes Mehl, polierten Reis, raffinierte Öle oder sonstwie industriell bearbeitete Nahrungsmittel mit synthetischen Zusätzen, und reduzieren Sie Ihren Alkohol-, Kaffee- und Teekonsum auf ein Minimum – trinken Sie nicht mehr als eine Einheit Alkohol pro Tag (das heißt ein Glas Wein, einen halben Liter Bier oder 2 cl Hochprozentiges).

ausgeschieden werden können und sich im Körpergewebe ansammeln. Es ist unmöglich, all diese Substanzen zu meiden, denn jeder Ort auf dieser Erde ist auf irgendeine Art und Weise durch die Nebenprodukte unseres modernen Chemie-Zeitalters kontaminiert. Einer reinen Kost am nächsten kommen wir, wenn wir uns für biologische Lebensmittel entscheiden, wann immer dies möglich ist. Wenn wir zu solchen Lebensmitteln zurückkehren, tragen wir dazu bei, den durch die chemische Umweltverschmutzung angerichteten Schaden zu minimieren, der die Zukunft der Menschheit real bedroht.

Rohe, biologische Lebensmittel sind die natürlichste und zuträglichste Möglichkeit, Nahrung in den Körper aufzunehmen. Viele Lebensmittel enthalten Enzyme, die dazu beitragen, die Speisen zu verdauen, nachdem sie gekaut sind. Rohe Lebensmittel sind voll von wichtigen bioaktiven Pflanzenstoffen (siehe Kapitel 14), deren Einfluß auf unsere Gesundheit sich möglicherweise als genauso wichtig erweisen wird wie jener der Vitamine und Mineralstoffe. Kochen zerstört die Enzyme und vermindert die Aktivität der bioaktiven Pflanzenstoffe.

Essen Sie biologisch, wann immer Sie können. Sorgen Sie dafür, daß mindestens die Hälfte Ihrer Kost aus rohem Obst, Gemüse, Vollkorngetreiden, Nüssen und Samen besteht.

Meiden Sie industriell bearbeitete Nahrungsmittel, die Zusätze enthalten, und kochen Sie die Lebensmittel so wenig wie möglich.

8. Die Protein-Kontroverse

Welche Worte assoziieren Sie mit Protein? Vermutlich Fleisch, Eier, Käse, Muskeln, Wachstum. Diese Lebensmittel müssen Sie essen, um genug Protein zu bekommen, das Sie groß und stark macht. Das Protein im Fleisch ist wertvoller als das in Pflanzen. Wenn Sie Ihre Muskeln aufbauen wollen, brauchen Sie besonders viel Protein ... Richtig oder falsch? Es wimmelt von Mythen über Protein, darüber, wieviel Sie brauchen und woher es kommen sollte.

Das Wort selbst ist von dem griechischen Wort protos abgeleitet, das »Erstes« bedeutet, weil Protein das Ausgangsmaterial für alle lebenden Zellen ist. Der menschliche Körper enthält – wie bereits erwähnt – ungefähr 65 % Wasser und 25 % Protein. Protein wird aus Stickstoff enthaltenden Molekülen hergestellt, den sogenannten Aminosäuren. Etwa 25 Typen von Aminosäure tun sich in wechselnden Kombinationen zusammen, so daß sich unterschiedliche Arten von Protein ergeben, die das Material für unsere Zellen und Organe bilden – etwa so, wie Buchstaben Wörter bilden, die sich zu Sätzen und Absätzen zusammenfügen.

Aus den acht grundlegenden Aminosäuren können die meisten der restlichen siebzehn hergestellt werden. Diese acht werden als essentielle Aminosäuren bezeichnet; ohne sie kann der Körper nicht funktionieren. Andere Aminosäuren sind unter bestimmten Umständen semi-essentiell. Jede einzelne der acht essentiellen Aminosäuren würde eigene Empfehlungen zur täglichen Zufuhrmenge verdienen; die entsprechenden Werte müßten allerdings erst noch festgelegt werden. Die Ausgewogenheit dieser acht Aminosäuren im Protein eines jeden Lebensmittels bestimmt dessen Qualität bzw. Verwertbarkeit. Wieviel Protein brauchen Sie also, und welches Protein ist qualitativ am besten?

Bekommen Sie genug Proteine?

Die Einschätzung des Proteinbedarfs wechselt je nach Gesprächspartner. Das ist nicht überraschend, denn die »biochemische Individualität« ist groß. Am unteren Ende der Skala gilt eine Proteinaufnahme als ausreichend, wenn 2,5 % der Gesamtkalorienaufnahme durch Protein gedeckt werden. Die Weltgesundheitsorganisation schätzt, daß 4,5 % unserer Gesamtkalorienaufnahme aus Protein bestehen sollten, während der Nationale Forschungsrat der USA eine Sicherheitsmarge dazugibt und für 95 % der Bevölkerung 8 % für angemessen hält. Die Weltgesundheitsorganisation baut ebenfalls eine Sicherheitsspanne ein und empfiehlt etwa 10 % Protein bezogen auf die Gesamtkalorienzahl, das heißt etwa 35 Gramm Protein pro Tag. Dem britischen Gesundheitsministerium zufolge liegt der geschätzte durchschnittliche Tagesbedarf bei 36 Gramm für Frauen und 44 Gramm für Männer. Bei qualitativ hochwertigem Protein reicht auch eine geringere Menge.

Welche Nahrungsmittel stellen mehr als 10 % ihrer Kalorien in Form von Protein zur Verfügung? Vielleicht überrascht es Sie zu erfahren, daß praktisch alle Linsen, Bohnen, Nüsse, Samen und Getreide sowie die meisten Gemüse- und Obstsorten mehr als 10 % Protein enthalten. Bei Sojabohnen stammen 54 % der Kalorien von Protein, bei Kindneybohnen 26 %. Bei den Getreiden schwankt der Wert zwischen 16 % bei Quinoa und 4 % bei Mais. In Nüssen und Samen variiert er zwischen 21 % bei Kürbiskernen und 12 % bei Cashewnüssen. Bei Obst reicht der Proteinanteil von 16 % bei Zitronen bis hinunter auf 1 % bei Äpfeln. Gemüse schwanken zwischen 49 % bei Spinat und 11 % bei Kartoffeln. Sie

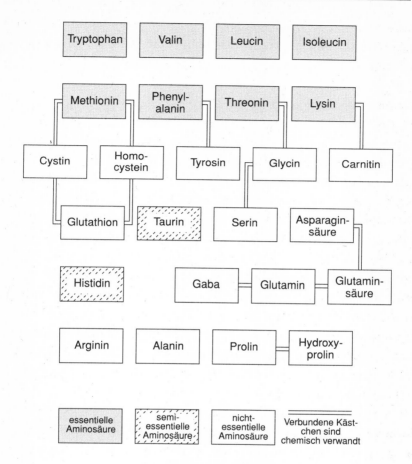

Die Familie der Aminosäuren

bekommen fast sicher genug Protein, wenn Sie genug Kalorien zu sich nehmen – es sei denn, Sie ernähren sich zucker- und fettreich, das heißt minderwertig.

Dieses Ergebnis widerspricht allem, was wir über Protein gelernt haben. Tatsache aber ist – um ein Team von Harvard-Wissenschaftlern zu zitieren, das vegetarische Ernährungsformen untersucht hat –, daß »es schwierig [ist], sich eine gemischte Pflanzen-kost zuzuführen, die zu einem nennenswerten Verlust an Körper-protein führt.«

Tierisch oder pflanzlich?

Aber sicher ist die Qualität des tierischen Proteins besser als die des pflanzlichen. Auch hier gibt es Überraschungen. Die beste Qualität liefert Quinoa, ein eiweißreiches Getreide aus Südameri-ka, das bei Inkas und Azteken ein gängiges Lebensmittel war. Auch Soja schneidet gut ab. Die Aminosäuren Methionin und Ly-sin kommen in den meisten Gemüsen nur in relativ geringer Men-ge vor; Bohnen und Linsen dagegen sind reich an Methionin. So-jabohnen und Quinoa sind ausgezeichnete Quellen sowohl für Ly-sin als auch für Methionin.

Frühere Theorien wie jene, die zuerst 1975 von Frances Moore Lappe in *Diet for a Small Planet* entwickelt worden war, gingen da-von aus, daß pflanzliches Protein sorgfältig mit komplementären Proteinen kombiniert werden müsse, um die Qualität der tieri-schen Proteine zu erreichen. Inzwischen wissen wir, daß die um-sichtige Kombination pflanzlicher Proteine völlig unnötig ist. In der überarbeiteten Ausgabe ihres Buches meint Lappe: »Bei einer gesunden, abwechslungsreichen Ernährung brauchen die meisten von uns sich über die Komplementarität der Proteine keine Sor-gen zu machen.«

Trotzdem können Sie die Qualität des aufgenommenen Proteins verbessern, indem Sie Lebensmittel aus unterschiedlichen Kate-gorien kombinieren: Wenn eine Kategorie von einer Aminosäure nur wenig enthält, wird dies durch den hohen Gehalt in einer an-deren Kategorie ausgeglichen. Versuchen Sie, in einem Zeitraum von 48 Stunden eine abwechslungsreiche Kost quer durch alle in der Abbildung unten aufgeführten Lebensmittelkategorien zu

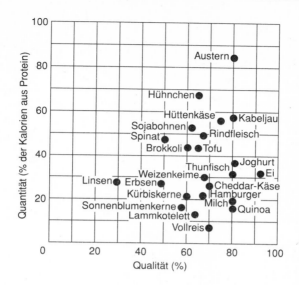

Proteinqualität und -quantität

sich zu nehmen. Die Kombination von Reis und Linsen zum Beispiel – die auf dem indischen Subkontinent die Grundlage der Ernährung bildet – erhöht den Proteinwert um ein Drittel.

Die besten Protein-Lebensmittel

Die besten wegen ihres Proteingehalts verzehrten Lebensmittel
sind nicht unbedingt jene, die das meiste Protein enthalten. Die
Vor- und Nachteile der übrigen Bestandteile müssen ebenfalls berücksichtigt werden. Ein Lammkotelett zum Beispiel liefert 25 %
seines Gesamtkaloriengehalts als Protein und 75 % als Fett, und
zwar überwiegend als gesättigte Fettsäuren. In Sojabohnen stammt
die Hälfte der Kalorien von Protein; deshalb sind sie eine bessere
Proteinquelle als Lamm. Der wirkliche Vorteil jedoch liegt darin,
daß die übrigen Kalorien von erwünschten komplexen Kohlenhydraten stammen, die außerdem keine gesättigten Fettsäuren ent-

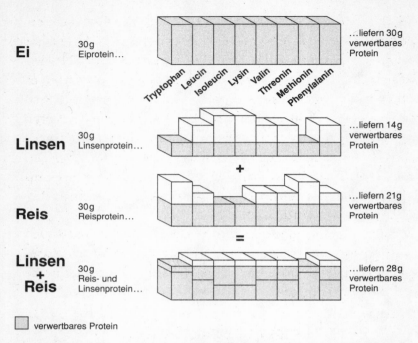

Ei · 30g Eiprotein... · ...liefern 30g verwertbares Protein

Tryptophan · Leucin · Isoleucin · Lysin · Valin · Threonin · Methionin · Phenylalanin

Linsen · 30g Linsenprotein... · ...liefern 14g verwertbares Protein

+

Reis · 30g Reisprotein... · ...liefern 21g verwertbares Protein

=

Linsen + Reis · 30g Reis- und Linsenprotein... · ...liefern 28g verwertbares Protein

☐ verwertbares Protein

Zusammenstellung eines kompletten Proteins (Reis und Linsen)

halten. Deshalb sind aus Soja hergestellte Lebensmittel ideal, besonders für Vegetarier.

Soja läßt sich am leichtesten in Form von Tofu verzehren, einer aus den Bohnen hergestellten Masse. Es gibt viele Tofuarten – weichen, harten, marinierten, geräucherten und geschmorten. Weicher Tofu gibt Suppen eine cremige Konsistenz. Harter Tofu kann in Würfel geschnitten und in Gemüsepfannen, Eintöpfen und Schmorgerichten verwendet werden. Da Tofu ziemlich geschmacklos ist, wird er am besten mit würzigen Lebensmitteln oder Soßen kombiniert.

Quinoa wird seit 5000 Jahren angebaut und ist seit langem als Kraftquelle für Menschen bekannt, die in großer Höhe arbeiten.

Wegen seines Nährwerts wird es als »Mutter der Getreide« bezeichnet. Es enthält ein qualitativ hochwertigeres Protein als Fleisch. Die Körnerfrucht ist kein Getreide, sondern ein Reismeldengewächs. Ernährungsphysiologisch ist es einzigartig, denn es enthält mehr Protein als ein Getreide und mehr essentielle Fettsäuren als Obst. Es ist außerdem reich an Vitaminen und Mineralstoffen und liefert fast viermal mehr Kalzium als Weizen, plus Eisen, B-Vitamine und Vitamin E. Quinoa ist außerdem fettarm: Der größte Teil seines Öls ist mehrfach ungesättigt und liefert essentielle Fettsäuren. Deshalb kommt Quinoa einem perfekten Lebensmittel ausgesprochen nah.

Quinoa ist in Bioläden und Reformhäusern erhältlich und kann als Alternative zu Reis verwendet werden. Geben Sie zur Zubereitung zwei Teile Wasser auf einen Teil Quinoa, und lassen Sie dies 15 Minuten kochen.

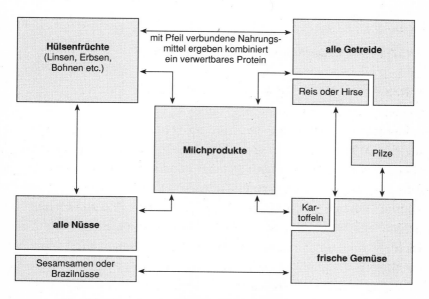

Hülsenfrüchte
(Linsen, Erbsen, Bohnen etc.)

mit Pfeil verbundene Nahrungsmittel ergeben kombiniert ein verwertbares Protein

alle Getreide

Reis oder Hirse

Milchprodukte

Pilze

alle Nüsse

Sesamsamen oder Brazilnüsse

Kartoffeln

frische Gemüse

Kombination von Lebensmitteln zu kompletten Proteinen

Fleisch

Der Durchschnittsbrite ißt über 900 g Fleisch pro Woche. Traditionell heißt es, daß Fleisch gut für Sie ist, weil es viel Protein und Eisen enthält. Der BSE-Alarm der 90er Jahre hat jedoch die wachsende Sorge verstärkt, daß die modernen Landwirtschaftsmethoden zu weit gegangen sind. Der Fleischkonsum sinkt, denn immer mehr Leute werden Vegetarier oder Veganer. Selbst wenn wir moralische Überlegungen beiseite lassen, gibt es im Zusammenhang mit der Unbedenklichkeit eine Reihe von Fragen, die zu ernsthafter Besorgnis Anlaß geben: etwa die Verwendung von Antibiotika, Wachstumshormonen und Pestizidcocktails.

Das, was in Supermärkten und Metzgereien die Auslagen füllt und von dem Mikrobiologen Professor Richard Lacey als »Fleisch-Imitat« bezeichnet wird, enthält zum Großteil Wachstumshormone, Sexualhormone, Antibiotika und hohe Pestizidrückstände – und könnte im schlimmsten Fall mit BSE infiziert sein.

BSE – ein ernstzunehmendes Risiko?

Die für BSE verantwortliche Erregersubstanz wird als Prion bezeichnet; sie hängt sich an Proteine im Gehirn an, verändert sie und löst so die Krankheit aus. Heute ist erwiesen, daß sie sich von einer Spezies auf die andere und auch auf den Menschen überträgt. Die veränderten Hirn-Proteine der ersten 14 Fälle einer neuen Art der Creutzfeldt-Jakob-Krankheit, dem menschlichen Äquivalent des »Rinderwahnsinns«, haben die gleichen genetischen Merkmale wie die von BSE. Näher kann man einer nachgewiesenen Verbindung kaum kommen. Die Genforschung hat außerdem einen Zusammenhang zwischen diesen ersten 14 Fällen gefunden, was ein Licht auf die Personengruppen wirft, die für die Creutzfeldt-Jakob-Krankheit anfällig sind. Ungefähr 20 Millionen Menschen in Großbritannien haben vermutlich diese genetische

Disposition; daß die übrigen 40 Millionen nicht so gefährdet sind, bedeutet nicht, daß sie immun sind.

Zwei Schlüsselfragen wurden bislang nicht beantwortet: Wieviel infiziertes Fleisch ist notwendig, um die Krankheit auszulösen? Und wieviele Menschen sind infiziert? Bei Rindern führt ein einziger Teelöffel infiziertes Fleisch zu tödlichem BSE. Bei Mäusen ist die benötigte Menge im Verhältnis zum Körpergewicht mehrere hundert Mal höher. Wie die Spezies Mensch reagiert, ist bislang völlig unbekannt.

Voraussagen zur Größenordnung einer möglichen Epidemie schwanken zwischen Hunderten und Hunderttausenden von Fällen. Dr. James Ironside, Mitglied der britischen Kontrollbehörde für die Creutzfeldt-Jakob-Krankheit, dessen Stellungnahme 1977 in der angesehenen Wissenschaftszeitung *Lancet* veröffentlicht wurde, glaubt, daß »die Gesamtzahl der Fälle über den gesamten Verlauf der Krankheit hinweg eher in die Hunderte als in die Tausende gehen wird«. Professor Richard Lacey, Berater des britischen Gesundheitministeriums, ist nicht so optimistisch. Er meint, diese Schätzungen wären reine Vermutung. Niemand weiß, wie lange die Inkubationszeit beim Menschen ist. Wenn sie länger als 15 Jahre ist, wurden diese ersten wenigen Fälle durch Fleisch verursacht, das infiziert wurde, bevor die Epidemie bei Rindern überhaupt bemerkt wurde – was bedeutet, daß die Epidemie sich beim Menschen im Anfangsstadium befindet und die Zahl der Betroffenen wahrscheinlich eher in die Hunderttausende gehen wird.

Auf jeden Fall ist dies eine schlechte Zeit, um britisches Rindfleisch zu essen – es sei denn, es stammt von Tieren, die ebenso wie die Elterntiere biologisch aufgezogen wurden und keinen Kontakt zu BSE-infiziertem Vieh hatten, seit die Epidemie in den 80er Jahren begann. 1997 wurde auch von einer kleinen Zahl von BSE-Fällen bei Hühnern berichtet.

Hormone – ein wachsendes Problem

Heute hat der größte Teil der Nutztiere, egal ob Huhn, Rind, Schwein oder Lamm, irgendeine Hormonbehandlung hinter sich. Es kann sein, daß ein Tier ein paar Tage nach einer Hormongabe geschlachtet wird. So sind Fleisch und auch Milch eine reiche Quelle für Hormone, besonders Östrogen.

Einige in den USA ausgiebig eingesetzte Hormone sind ungeachtet des Drucks der Agrarindustrie in Europa verboten. Diese Hormone, zu denen auch synthetisches Östradiol und Testosteron gehören, sollen das Wachstum beschleunigen und den Milchertrag erhöhen. Es sind die gleichen Substanzen, die im Mittelpunkt der Besorgnis über eine »Östrogen-Dominanz« stehen – ein zunehmend häufiges Syndrom bei Männern und Frauen mit hormonabhängigen Krankheiten. Bislang sind Brust-, Eierstock- und Gebärmutterhalskrebs, Fibrome und Endometriose sowie Prostata- und Hodenkrebs mit einem extrem hohen Östrogen-Spiegel in Verbindung gebracht worden.

Es ist nicht einfach, herauszufinden, wie die Hormone in unserer Nahrung langfristig wirken. Dr. Malcolm Carruthers, Spezialist für hormonabhängige Krankheiten bei Männern, hat tausend Fälle von Patienten untersucht, die über sieben Jahre hinweg Symptome der »Wechseljahre des Mannes« aufwiesen: Erschöpfung, Depression, Verlust der Libido, Hodenschrumpfung, Impotenz und Brustvergrößerung. Von den tausend Fällen waren Landwirte, die »Fronttruppen« im agrochemischen Rüstungswettlauf, am meisten gefährdet. Carruthers meint: »Bei einigen schien der verursachende Faktor offensichtlich. Sie hatten auf den Farmen Hähne und Puter mit Hilfe von Östrogenpillen-Implantaten kastriert, damit die Vögel rundlicher und zarter wurden. Man könnte es für ausgleichende Gerechtigkeit halten, aber leider haben sie dabei offenbar so große Mengen Östrogen aufgenommen, daß sie selbst teilweise zu Kastraten wurden.« Auch Landwirte, die den Hormonen – und den Pestiziden, die das hormonelle Gleichgewicht bekanntlich ebenfalls stören – weniger direkt ausgesetzt waren, zeigten ein erhöhtes Risiko für die Symptome der »Wechseljahre des Mannes«.

Ist Ihr Fleisch gedopt?

Die Verwendung von Antibiotika ist bei Menschen und Tieren weit verbreitet. Über 500 Tonnen werden allein in Großbritannien jährlich verteilt. Anders als Medikamente für Menschen, die zur Behandlung einer Infektion für begrenzte Zeit verabreicht werden, werden dem Tierfutter Antibiotika routinemäßig beigegeben, um Infektionen zu verhindern und das Wachstum zu fördern. Das Ziel heißt: Höhere Gewinne in kürzerer Zeit. Auf den Verbraucher jedoch gehen damit gleich zwei »Hämmer« nieder. Antibiotika-Rückstände finden sich oft in Proben von Fleisch, Fisch und Eiern – ebenso wie Infektionserreger, die gegen Antibiotika resistent geworden sind: Superbazillen. Wachsende Sorge herrscht über einen Stamm von Enterococci faecium. Diese gefährlichen Bakterien bei Hühnern sind gegen Vancomycin, eins der stärksten »Letzte-Rettung«-Antibiotika, resistent. Zum Glück ist eine Infektion mit Enterococci selten im Vergleich zu Salmonellen oder Campylobacter. Angesichts von 350 000 Salmonellen-Infektionen und 400 000 Campylobacter-Infektionen durch Fleisch und Eier pro Jahr bestünde Grund zur Sorge, wenn diese verbreiteten Bakterienstämme, die eine Lebensmittelvergiftung verursachen, gegen die verfügbaren Antibiotika-Behandlungen resistent werden sollten. Zur Zeit sterben in Großbritannien jährlich 100 Menschen an einer Lebensmittelvergiftung. Viele mehr werden durch Antibiotika gerettet.

Ist Fleisch gut für Sie?

Fleischesser schneiden auf der Gesundheitsskala schlechter ab. Das Risiko für Herzkrankheiten und Krebs, insbesondere Magen- und Dickdarmkrebs, ist direkt mit dem Fleischkonsum verknüpft. Das gleiche gilt für Krankheiten des Verdauungstrakts, etwa Divertikulitis, Kolitis und Blinddarmentzündung. Mit noch höherer Wahrscheinlichkeit führt ein hoher Konsum von Milch und Milchprodukten zu Erkrankungen des Herz- und Gefäßsystems. Insgesamt ist die Wahrscheinlichkeit, daß ein Fleischesser einen Arzt aufsucht oder ins Krankenhaus kommt, doppelt so hoch wie bei einem Vegetarier, und an degenerativen Erkrankungen leidet jener zehn Jahre früher als dieser – so das Ergebnis einer Untersuchung der Professoren Dickerson und Davies an der Universität von Surrey.[16]

Bei den meisten Menschen besteht eher die Gefahr, daß sie zu viel Protein konsumieren, als daß sie zu wenig davon zu sich nehmen. Zu viel Protein begünstigt Osteoporose, eine Übersäuerung des Körpers und viele andere häufige Gesundheitsprobleme. Eine Einschränkung des Fleischkonsums, besonders der Sorten mit hohem Anteil an gesättigten Fettsäuren, und sein Ersatz durch vegetarische Lebensmittel oder Huhn und Fisch sind aus gesundheitlicher Sicht nur zu empfehlen.

Der Muskel-Mythos

Ob Sie nun Steak essen, bei dem 52 % der Kalorien von Protein stammen, oder Spinat (der schließlich auch den Comic-Helden Popeye stark macht), bei dem 49 % der Kalorien vom Protein kommen – für kräftige Muskeln ist das doch sicher genug? Dr. Michael Colgan, früherer Ernährungsberater von Sylvester Stallone und Ratgeber vieler US-Olympioniken, hält dies für einen Mythos. Er weist darauf hin, daß Sie bei hartem Training in einem Jahr maximal 3,6 kg Muskeln zusätzlich aufbauen können. Das stellt ein Plus von 71 Gramm wöchentlich bzw. 9,7 Gramm täglich dar. Muskeln bestehen nur zu 22 % aus Protein; deshalb wird für eine maximale Muskelzunahme lediglich ein erhöhter Konsum von 2,8 Gramm pro Tag benötigt, was einem Viertel Teelöffel entspricht. Anstatt sich also unnötiges Protein einzuverleiben, das den Körper mehr belastet, als es ihm hilft, empfehle ich Ihnen eine optimale Ernährung – sie stellt sicher, daß Sie das Protein in Ihrer Kost richtig verwerten.

Milch

Milch und Milchprodukte sind die Grundpfeiler der britischen Ernährung. Obwohl die Briten nur 20 % der EU-Bevölkerung stellen, konsumieren sie 40 % der Milchprodukte in der EU; der durchschnittliche wöchentliche Milchkonsum liegt bei 2 Litern. Milch gilt als wichtiger Lieferant für Protein, Eisen und Kalzium. Sie sei für unsere Gesundheit so vorteilhaft, äußerte der jetzt nicht mehr existierende Milch-Marketing-Ausschuß, daß man sich fragen muß, wie wir je ohne sie ausgekommen sind. Warum rufen manche Kapazitäten nicht dazu auf, Milch zu trinken, wenn sie eine so gute Quelle für Mineralstoffe ist?

Ignorieren Sie die Werbung

Die Wahrheit ist, daß Milch für viele Mineralstoffe keine besonders gute Quelle ist. Mangan, Chrom, Selen und Magnesium finden sich in höherer Konzentration in Obst und Gemüse. Am wichtigsten ist Magnesium, dessen Aktivität an Kalzium gekoppelt ist. Die Deckung des Kalziumbedarfs aus Milchprodukten führt wahrscheinlich zu einem Magnesium-Mangel und damit einem Ungleichgewicht. Samen, Nüsse und knackige Gemüse, zum Beispiel Grünkohl, Weißkohl, Karotten und Blumenkohl, stellen sowohl diese Mineralstoffe als auch andere zur Verfügung, die unserem Bedarf eher entsprechen. Alles in allem ist Milch etwas für Kinder, nicht für Erwachsene.

Für Säuglinge nicht zu empfehlen

Ein anderer weitverbreiteter Mythos lautet, daß stillende Mütter Milch trinken müssen, um Milch zu haben. Das ist Unsinn. Im Zuge der Anti-Still-Bewegung wurde die Muttermilch durch Kuhmilch ersetzt. Kuhmilch ist für Kälber bestimmt und in vielerlei Hinsicht von der Muttermilch sehr verschieden, unter anderem im Gehalt an Protein, Kalzium, Phosphor, Eisen und essentiellen Fettsäuren. Es ist heute bekannt, daß die frühe Gabe von Kuhmilch an Menschenbabys die Wahrscheinlichkeit für die Entwicklung einer Kuhmilch-Allergie erhöht, unter der 75 von 1000 Babys leiden. Zu den üblichen Symptomen gehören Durchfall, Erbrechen, ständige Koliken, Ekzeme, Nesselsucht, Schnupfen, Bronchitis, Asthma und Schlaflosigkeit. Die amerikanische Gesellschaft der Mikrobiologen hat die Ansicht geäußert, daß manche Fälle von plötzlichem Kindstod möglicherweise einer Kuhmilch-Allergie zuzuschreiben sind. Säuglinge unter vier Monaten sollten keine Kuhmilch bekommen.

Allergien und ihre Folgen

Eine Milchallergie bzw. -unverträglichkeit ist bei Kindern und Erwachsenen sehr häufig. Manchmal ist dies die Folge einer Laktose-Unverträglichkeit, denn viele Erwachsene verlieren die Fähigkeit, Laktose (Milchzucker) zu verdauen. Die Symptome sind Blähungen, Bauchschmerzen, Darmgase und Durchfall, die nachlassen, wenn Laktase verabreicht wird, das Enzym, das die Laktose aufspaltet. Wahrscheinlich genauso verbreitet ist eine Allergie bzw. Unverträglichkeit gegen Milchprodukte. Aus noch nicht völlig geklärten Gründen sind die häufigsten Symptome eine verstopfte Nase und eine sehr starke Schleimproduktion, Atemwegsbeschwerden wie etwa Asthma sowie Magen-Darm-Probleme. Solche Unverträglichkeiten treten mit großer Wahrscheinlichkeit bei Menschen auf, die Milchprodukte regelmäßig in großen Mengen konsumieren. Manche Menschen, die Milch nicht vertragen, vertragen Joghurt. Manche vertragen Ziegen- oder Schafsmilch.

Immer mehr Forschungsergebnisse weisen auch auf eine Verbindung zwischen der sogenannten Jugenddiabetes und einer Allergie gegen das bovine Serum Albumin (BSA) in Milchprodukten hin.[17] Dieser Diabetes-Typ kommt in den frühen Teenagerjahren zum Ausbruch und ist in Großbritannien für 8000 Todesfälle jährlich verantwortlich. Er fängt damit an, daß das Immunsystem die insulinproduzierenden Zellen in der Bauchspeicheldrüse zerstört. Warum dies geschieht, war lange ein Geheimnis.

Obwohl es eine genetische Disposition zu insulinabhängigem Diabetes gibt, ist dies nur ein Teil der Wahrheit. Bei genetisch disponierten Kindern, die wenigstens sieben Monate teilweise oder mindestens drei bis vier Monate ausschließlich gestillt wurden, kommt insulinabhängiger Diabetes signifikant seltener vor. Das verweist auf einen Faktor, Kinder, die erst ab vier oder mehr Monaten Kuhmilch bekommen haben, weisen das gleiche wesentlich verminderte Risiko auf. Die höchste Quote für insulinabhängigen Diabetes hat Finnland, das weltweit den höchsten Konsum an Milchprodukten hat.

Tierversuche haben gezeigt, daß auf eine Diabetesdisposition hin gezüchtete Ratten ein sehr viel höheres Risiko haben, sich die Krankheit zuzuziehen, wenn ihr Futter entweder Milch oder Weizengluten enthält. In einer Studie erhöhte schon der Zusatz von 1 % Magermilch zum Futter das Auftreten von insulinabhängigem Diabetes von 15 auf 52 %.

1993 identifizierte Dr. Hans-Michael Dosch, Professor für Immunologie am Mount Sinai-Hospital in New York, BSA als den spezifischen Faktor in Milchprodukten, der das Diabetesrisiko erhöht. Dosch zeigte, daß eine Kreuzreaktion mit der Bauchspeicheldrüse stattfand. Er und seine Forscherkollegen stellten die Theorie auf, daß diabetesanfällige Babys auf BSA allergisch reagieren, die BSA vor dem Alter von etwa vier Monaten erhielten (vorher ist die Darmwand noch nicht voll entwickelt und durchlässiger). Infolgedessen würden ihre Immunzellen irrtümlicherweise nicht nur die BSA-Moleküle, sondern auch Bauchspeicheldrüsengewebe zerstören. Dosch zeigte weiter, daß von 142 Kindern mit insulinabhängigem Diabetes alle, das heißt 100 %, Antikörper gegen BSA hatten, verglichen mit 2 % bei »normalen« Kindern. Dosch glaubt, daß das Vorhandensein dieser BSA-Antikörper in 80 bis 90 % der Fälle eine spätere Jugenddiabetes anzeigt.

Er meint, daß das Risiko nur halb so hoch ist, wenn Kinder zumindest in den ersten sechs Lebensmonaten keine Milchprodukte erhalten. BSA kann jedoch auch über die Ernährung in die Muttermilch gelangen. Wenn stillende Mütter Rindfleisch und Milchprodukte meiden, kann das Risiko bei genetisch disponierten Kindern völlig ausgeschaltet werden. Gegenwärtig wird angenommen, daß bei einem von vier Kindern eine genetische Disposition vorliegt.

Milch und Fleisch – abschließende Beurteilung

Das vorliegende Material zeigt, daß in Anbetracht der gegenwärtigen intensiven Landwirtschaft weder Fleisch noch Milch (insbesondere bei kleinen Kindern) unbedenklich sind, wenn eine optimale Ernährung angestrebt wird. Das ist jedoch kein Verlust: Es ist nicht nur möglich, sich ohne Milchprodukte und Fleisch gesund zu ernähren, vielmehr wird dies fast sicher die Gefährdung durch gängige Killer-Krankheiten reduzieren. Fleischliebhabern, die nicht zu Vegetariern werden wollen, empfehle ich, auf britisches Rindfleisch zu verzichten, Fleisch nicht öfter als dreimal wöchentlich zu essen und es durch mehr frisches Gemüse und Vollwert-Lebensmittel, zum Beispiel Bohnen, Linsen und Getreide, zu ersetzen. Außerdem sollten Sie nur biologisches Fleisch und Hühner aus Freilandhaltung oder Fisch wählen. Ersetzen Sie Milch durch Soja- oder Reismilch, oder kaufen Sie biologische Milch. Wenn Sie den Verdacht haben, allergisch zu sein, sollten Sie 14 Tage lang auf alle Milchprodukte verzichten. Beschränken Sie den Milchkonsum auf 1 Liter pro Woche, wenn Sie keine Veränderung feststellen.

Hier einige allgemeine Richtlinien für Ihren Proteinkonsum:
- Essen Sie täglich zwei Portionen Bohnen, Linsen, Quinoa, Tofu (Soja), »Samen«-Gemüse oder anderes pflanzliches Eiweiß oder eine kleine Portion Fleisch, Fisch oder Käse oder ein Ei aus Freilandhaltung.
- Reduzieren Sie Ihren Konsum von Milchprodukten, und verzichten Sie ganz auf sie, wenn Sie allergisch sind. Ersetzen Sie sie durch Soja- oder Reismilch.
- Reduzieren Sie andere Quellen für tierisches Protein: Wählen Sie mageres Fleisch oder Fisch, und essen Sie davon nicht mehr als drei Portionen pro Woche.
- Essen Sie biologisch Erzeugtes, wann immer dies möglich ist, um eine eventuelle Kontamination mit Hormonen und Antibiotika zu vermeiden.

9. Die Fette des Lebens

Fett ist gut für Sie! Der Verzehr der richtigen Art von Fett ist für eine optimale Gesundheit absolut notwendig. Essentielle Fettsäuren vermindern das Risiko von Krebs, Herzkrankheiten, Allergien, Arthritis, Ekzemen, Depressionen, Erschöpfung, Infektionen, prämenstruellem Syndrom – die Liste der Symptome und Krankheiten, die mit einem Fettmangel verbunden sind, wird jedes Jahr länger. Wenn Sie Fett nicht mögen, enthalten Sie sich lebensnotwendige, gesundheitsfördernde Nährstoffe vor und riskieren eine schlechte Gesundheit. Gleiches gilt, wenn Sie gehärtetes Fett verzehren, das von Milchprodukten, Fleisch oder den meisten Margarinesorten stammt.

Wenn Sie sich also nicht bemühen, die richtigen fettreichen Lebensmittel zu essen – wie Samen, Nüsse und Fisch –, bestehen gute Chancen, daß Sie nicht genug »gutes« Fett bekommen. Die meisten Menschen im Westen essen zu viel gesättigte Fettsäuren, das heißt die Art Fett, die sie zu Tode bringt, und zu wenig essentielle Fettsäuren, die heilen.

Fakten über Fett
Als optimal gilt, maximal 20 % der Gesamtkalorienzufuhr in Form von Fett aufzunehmen. Der aktuelle Durchschnitt liegt in Großbritannien bei über 40 %. Bewohner von Ländern, in denen fettabhängige Krankheiten selten sind, zum Beispiel Japan, Thailand und die Philippinen, konsumieren nur etwa 15 % ihrer gesamten Kalorien als Fett. Japaner etwa essen durchschnittlich 40 Gramm Fett am Tag – bei den Briten sind es 142.

Gesättigte und einfach ungesättigte Fettsäuren sind keine Nähr-stoffe. Ihr Körper braucht sie nicht, auch wenn er sie zur Energie-erzeugung verwenden kann. *Mehrfach ungesättigte Fettsäuren oder Öle dagegen sind essentiell.* Fast alle fetthaltigen Lebensmittel ent-halten alle drei Fett-Kategorien. Ein Stück Fleisch enthält vor al-lem gesättigte und einfach ungesättigte Fettsäuren und kaum mehrfach ungesättigte Fettsäuren. Olivenöl enthält hauptsächlich einfach ungesättigte Fettsäuren. Sonnenblumenöl enthält in erster Linie mehrfach ungesättigte Fettsäuren.

Die meisten Experten sind heute der Meinung, daß maximal ein Drittel unserer gesamten Fettaufnahme aus gesättigten Fettsäuren (gehärtetem Fett) bestehen sollte; mindestens ein Drittel sollten mehrfach ungesättigte Öle sein. Sie liefern die beiden Arten der essentiellen Fettsäuren: Die Familie der Linolsäuren, auch als Omega-6-Öle bezeichnet, und die Familie der Alpha-Linolensäu-ren, auch als Omega-3-Öle bezeichnet.

Das ideale Gleichgewicht zwischen diesen beiden Kategorien liegt bei etwa doppelt so viel Omega-6 wie Omega-3. Ein ideales »Fett-Profil«, bei dem Fett maximal 20 % der Gesamtkalorienauf-nahme ausmacht, könnte also bestehen aus

- 4 % Omega-6
- 3 % Omega-3
- 7 % einfach ungesättigten Fettsäuren
- 6 % gesättigten Fettsäuren

Den meisten Menschen mangelt es an Omega-6- und Omega-3-Fettsäuren. Durch einen hohen Verzehr an gesättigten und be-schädigten mehrfach ungesättigten Fettsäuren, sogenannten »Trans-Fetten«, kann der Körper außerdem die kleine Menge es-sentieller Fettsäuren, die der Durchschnittsbürger pro Tag zu sich nimmt, nicht mehr richtig verwerten.

Die Familie der Omega-6-Fettsäuren

Urahnin der Familie der Omega-6-Fettsäuren ist die Linolsäure, die vom Körper in Gamma-Linolensäure (GLA) umgewandelt wird. Nachtkerzen- und Borretschöl sind die reichsten bekannten GLA-Quellen. Werden sie in Form eines Zusatzpräparats aufgenommen, benötigen Sie insgesamt weniger Öl, um genug Omega-6-Fettsäuren zu bekommen. Die ideale Aufnahme liegt bei etwa 150 mg GLA täglich, was 1500 mg Nachtkerzenöl oder 750 mg hochkonzentriertem Borretschöl entspricht – einer Kapsel pro Tag.

GLA wird anschließend in DGLA (Di-homo-Gamma-Linolensäure) und dann in Prostaglandine umgewandelt, extrem aktive hormonähnliche Substanzen. Die aus diesen Omega-6-Ölen hergestellten Prostaglandine werden als Prostaglandine Typ 1 bezeich-

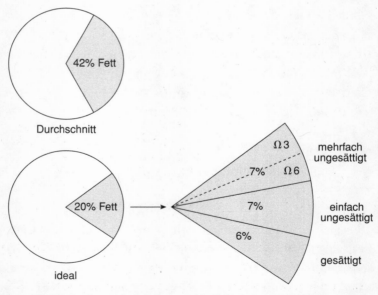

Fettkonsum

Diese Fette heilen

Hanf
Leinsamen
Soja
Walnuß
Algen
Sonnenblumenkerne
Sesam
Mandeln
Wildvögel
Haselnuß
Wild
Huhn
Frische, mechanisch ausgepreßte Öle
in undurchsichtigen Behältern
Nachtkerzenöl
Eier
Butter
Lamm
Rind
Geröstete Nüsse und Samen
Milchprodukte
Schwein
Raffinierte Öle
Margarine
Backfett

Diese Fette bringen Sie um

net. Sie sorgen dafür, daß das Blut dünnflüssig bleibt, entspannen die Blutgefäße, senken den Blutdruck, regulieren den Wasserhaushalt im Körper, lindern Entzündungen und Schmerzen, verbessern die Nerven- und Immunfunktion des Körpers und unterstützen die Wirksamkeit des Insulins, was einen ausgeglichenen Blutzuckerspiegel begünstigt. Das ist aber noch nicht alles. Jahr für Jahr werden weitere gesundheitsfördernde Funktionen der Prostaglandine entdeckt. Die Prostaglandine selbst können nicht in Präparatform zugeführt werden, weil sie sehr kurzlebig sind; deshalb müssen wir die Substanzen, aus denen sie aufgebaut werden, die Omega-6-Fettsäuren, in ausreichender Menge zu uns nehmen.

Diese Fettfamilie kommt ausschließlich in Samen und deren Ölen vor. Die besten sind Hanf-, Kürbiskern-, Sonnenblumen-, Distel-, Sesam-, Mais-, Walnuß-, Soja- und Weizenkeimöl. Etwa die Hälfte der Fettsäuren in diesen Ölen stammt von der Omega-6-Familie, vor allem Linolsäure. Eine optimale Aufnahme liegt bei ein bis zwei Eßlöffeln Öl pro Tag, bzw. zwei bis drei Eßlöffeln gemahlene Samen.

Anzeichen eines Omega-6-Mangels

Jede »Ja«-Antwort bekommt 1 Punkt.

_____ Haben Sie hohen Blutdruck?

_____ Leiden Sie unter prämenstruellem Syndrom oder Spannungsgefühlen in den Brüsten?

_____ Haben Sie Ekzeme oder trockene Haut?

_____ Haben Sie trockene Augen?

_____ Haben Sie entzündliche Krankheiten, zum Beispiel Arthritis?

_____ Haben Sie Schwierigkeiten mit dem Abnehmen?

_____ Haben Sie Probleme mit dem Blutzucker oder Diabetes?

_____ Haben Sie Multiple Sklerose?

_____ Trinken Sie jeden Tag Alkohol?

_____ Haben Sie Probleme mit Ihrer psychischen Gesundheit?

_____ Leiden Sie unter extremem Durst?

_____ Gesamtpunktzahl

Wieviele Punkte haben Sie? Fünf oder mehr Ja-Antworten lassen darauf schließen, daß Ihnen möglicherweise Omega-6-Fettsäuren fehlen. Überprüfen Sie, ob Ihre Ernährung die auf S. 89 aufgeführten Lebensmittel enthält.

Die Familie der Omega-3-Fettsäuren

Der modernen Ernährung fehlen wahrscheinlich eher Omega-3- als Omega-6-Fettsäuren. Denn die Urahnin der Omega-3-Familie, die Alpha-Linolensäure, und ihre im Stoffwechsel aktiven Enkel EPA (Eicosapentaensäure) und DHA (Docosahexaensäure), aus denen das Prostaglandin Typ 3 hergestellt wird, sind ungesättigter und werden durch das Kochen und Bearbeiten von Lebensmitteln eher beschädigt. Wenn diese Fettsäuren im Körper in »aktivere« Substanzen übergeführt werden, werden sie ungesättigter – und das für sie verwendete Wort wird im allgemeinen länger (zum Beispiel Ölsäure: ungesättigt ersten Grades; Linol: ungesättigt zweiten Grades; Linolen: ungesättigt dritten Grades; Eicosapentaen: ungesättigt fünften Grades).

Wir können diese zunehmende Komplexität beobachten, wenn wir uns die Nahrungsmittelkette hinauf bewegen: Plankton, das

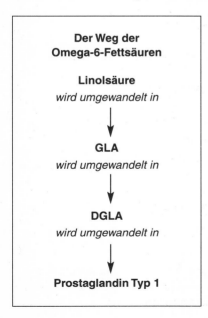

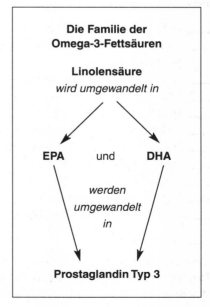

Anzeichen eines Omega-3-Mangels

Jede »Ja«-Antwort bekommt 1 Punkt.

_____ Haben Sie trockene Haut?

_____ Haben Sie entzündliche Erkrankungen?

_____ Leiden Sie unter Ödemen?

_____ Kribbeln Ihre Arme oder Beine?

_____ Haben Sie hohen Blutdruck oder hohe Triglycerid-Werte
(die Bezeichnung für Fett im Blut)?

_____ Neigen Sie zu Infektionen?

_____ Fällt Ihnen das Abnehmen schwer?

_____ Haben Ihr Gedächtnis und Ihre Lernfähigkeit nachgelassen?

_____ Leiden Sie unter Koordinationsstörungen oder beeinträchtigtem
Sehvermögen?

_____ Für Kinder: Sind Sie klein für Ihr Alter, oder wachsen Sie langsam?

_____ Gesamtpunktzahl

Wieviele Punkte haben Sie? Fünf oder mehr Ja-Antworten lassen darauf schließen, daß Ihnen möglicherweise Omega-3-Fettsäuren fehlen. Überprüfen Sie, ob Ihre Ernährung die unten aufgeführten Lebensmittel enthält.

Hauptnahrungsmittel kleiner Fische, ist reich an Alpha-Linolensäure. Fleischfressende Fische, etwa Makrelen oder Heringe, ernähren sich von den kleinen Fischen, die einen Teil ihrer Alpha-Linolensäure in komplexere Fettsäuren umgewandelt haben. In den fleischfressenden Fischen geht die Umwandlung weiter. Sie werden ihrerseits von Robben gefressen, die die höchste Konzentration an EPA und DHA haben. Die Robben werden schließlich von den Eskimos verspeist, die von der gebrauchsfertigen EPA und DHA – aus denen sie leicht Prostaglandine Typ 3 herstellen können – profitieren.

Diese Prostaglandine sind wichtig für Hirnfunktionen, die die Sehkraft, die Lernfähigkeit, die Koordination und die Stimmung beeinflussen. Wie die Omega-6-Fette vermindern sie die Viskosität des Blutes, regulieren den Cholesterin- und Fettspiegel im Blut, verbessern die Immunaktivität und den Stoffwechsel, reduzieren Entzündungen und halten den Wasserhaushalt im Gleichgewicht.

Die besten Samenöle für Omega-3-Fettsäuren sind Flachs (auch bekannt als Leinsamen), Hanf und Kürbiskerne. Ähnlich wie Nachtkerzenöl die erste Umwandlungsphase der Linolsäure umgeht, können Sie die beiden ersten Umwandlungsphasen der Alpha-Linolensäure umgehen und direkt zu EPA und DHA gelangen, wenn Sie fleischfressende Fische wie etwa Makrele, Hering, Thunfisch und Lachs oder deren Öle konsumieren. Deshalb haben Fischesser, etwa die Japaner, dreimal soviel Omega-3-Fettsäuren im Körperfett wie der Durchschnittsamerikaner. Veganer, die mehr Samen und Nüsse essen, haben einen zweimal so hohen Omega-3-Fettspiegel wie der Durchschnittsamerikaner.

Wichtig ist die Ausgewogenheit

Obwohl Borretsch- und Nachtkerzenöl vielleicht die besten Quellen für Omega-6 sind und Fisch die beste Quelle für Omega-3 ist, sind sie nicht die besten Öle überhaupt. Die ideale Quelle für essentielle Fettsäuren sollte einen hohen Gehalt an beiden Fettfamilien haben. Über das perfekte Verhältnis der beiden Fette gibt es unterschiedliche Ansichten. Schätzungen zum Ölkonsum unserer Jäger-und-Sammler-Vorfahren legen nahe, daß wir von beiden Familien gleich viel brauchen. Sogar das Blut von starken Fischessern enthält ungefähr fünfmal so viel Omega-6 wie Omega-3. Das deutet darauf hin, daß Omega-6 im Verhältnis entweder wichtiger ist oder daß bei allen Kulturen ein größerer Mangel an Omega-3-Fettsäuren besteht. Manche Forscher glauben, daß wir doppelt so viel Omega-6 wie Omega-3 aufnehmen müssen, um unseren relativen Bedarf zu decken. Beide Verhältniszahlen sind jedoch von der westlichen Durchschnittskost weit entfernt, in der von beiden

Fettfamilien nicht genug aufgenommen wird – allerdings liegt der Konsum bei mindestens zehnmal mehr Omega-6- als Omega-3-Fettsäuren.

Die beste Quelle in puncto Ausgewogenheit ist *Hanfsamenöl.* Aus Hanffasern lassen sich Seile herstellen, aus den Samen Butter, und die Blätter sind ein guter Dünger. In vielen Ländern der Welt ist der Anbau der Pflanze, die besser als Lieferant für Haschisch bekannt ist, jedoch verboten. Samen und Fasern machen allerdings nicht »high« und können deshalb legal verkauft werden. Der Hanf erlebt heute ein Comeback, und zwar sowohl als Lebensmittel wie auch als Stofflieferant für Kleidung. Hanfsamenöl enthält 19 % Alpha-Linolensäure (Omega-3), 57 % Linolsäure und 2 % GLA (beide Omega-6). Es ist das einzige gängige Samenöl, das den gesamten bekannten Bedarf an essentiellen Fettsäuren deckt.

Der Bedarf an Omega-3- und Omega-6-Fettsäuren läßt sich auch durch die Kombination von Samen decken. Sonnenblumen und Sesam sind gute Quellen für Omega-6, Kürbiskerne liefern beträchtliche Mengen von beiden, und Leinsamen enthalten vor allem Omega-3 (etwa 50 % Omega-3 und 10 % Omega-6). Geben Sie je einen Teil Sesam-, Sonnenblumen- und Kürbiskerne und zwei Teile Leinsamen in ein verschlossenes Gefäß und bewahren Sie es im Kühlschrank auf, geschützt vor Licht, Wärme und Luft. Wenn Sie zwei Eßlöffel dieser Samen in einer Mühle mahlen und an Ihre täglichen Frühstücksflocken geben, bekommen Sie garantiert genug essentielle Fettsäuren. Sie können auch nur einen Eßlöffel voll nehmen und den Unterschied durch ein Salatdressing mit kaltgepreßten Samenölen oder ein paar zusätzliche Nüsse oder Samen später am Tag ausgleichen. (Das Kaltpressen verhindert eine hitzebedingte Schädigung der essentiellen Fettsäuren.)

Leinsamen sind von allen Samen am wenigsten ungesättigt und nehmen daher am ehesten Schaden. Deshalb ist es wichtig, frische

Samen zu kaufen, die richtig gelagert wurden, also geschützt vor Wärme, Licht und Luft. Nur wenige Firmen bieten Samenöle an, die so verarbeitet sind, daß die Öle vor Oxidation geschützt sind und die essentiellen Fettsäuren erhalten bleiben. Ich empfehle, nur kaltgepreßte Öle von Samen aus biologischem Anbau zu kaufen, die in einem lichtundurchlässigen Behälter aufbewahrt werden. Dieser sollte am besten noch mit Stickstoff aufgefüllt worden sein, damit er garantiert keinen Sauerstoff enthält. In diesem Fall können Sie Ihren Tagesbedarf an ausgewogenen essentiellen Fettsäuren auch gut dadurch decken, daß Sie einen Eßlöffel Leinsamenöl oder eine Kapsel hochkonzentrierte EPA/DHA plus zwei Eßlöffel gemahlene Samen (zum Beispiel Sesam, Sonnenblumen oder Kürbis) nehmen oder eine Kapsel hochkonzentriertes Nachtkerzen- oder Borretschöl.

Omega 3	Omega 6
2,5–5 % der Gesamtkalorien	*3–5 % der Gesamtkalorien*
8–17 Gramm pro Tag	*10–17 Gramm pro Tag*
Hanföl 1 Eßlöffel	Hanföl 1 Eßlöffel
oder	*oder*
Leinsamenöl 1 Eßlöffel	Nachtkerzenöl 1000 mg
oder	*oder*
Leinsamen 2 Eßlöffel	Borretschöl 500 mg
oder	*oder*
EPA/DHA 1000 mg	Sonnenblumenkerne 1 Eßlöffel
oder	*oder*
Kürbiskerne 4 Eßlöffel	Kürbiskerne 2 Eßlöffel
	oder
	Sesamsamen 1,5 Eßlöffel

Idealerweise sollten Sie aus jeder Spalte ein Lebensmittel täglich zu sich nehmen, um eine optimale Aufnahme an essentiellen Fettsäuren sicherzustellen. Da der individuelle Bedarf jedoch variiert, dienen diese Angaben nur als Richtwerte.

Die Vorteile von Olivenöl

Obwohl Olivenöl keine nennenswerten Mengen an essentiellen Omega-3- und Omega-6-Fettsäuren enthält, ist es oft kaltgepreßt und unraffiniert. Deshalb ist es für Sie besser als raffiniertes Pflanzenöl wie Sonnenblumenöl, das Sie im Supermarkt kaufen können. Und obwohl es eine enge Korrelation zwischen einer hohen Aufnahme an gesättigten Fettsäuren und Herz- und Gefäßkrankheiten gibt, gilt dies nicht für Olivenöl. Die Bewohner der Mittelmeerländer, die sehr viel Olivenöl konsumieren, haben ein geringeres Risiko für Herz- und Gefäßkrankheiten. Ursache können jedoch verschiedene positive Faktoren in ihrer Ernährung sein, zum Beispiel auch der reichliche Verzehr von Obst und Gemüse und von im Verhältnis mehr Fisch als Fleisch. Die Verwendung von kaltgepreßtem Olivenöl, das auch bioaktive Pflanzenstoffe in winzigen Mengen enthält, führt Ihnen auch weniger Trans-Fette zu.

Die Gefahren der Trans-Fette

Das Raffinieren und Bearbeiten der Pflanzenöle kann die Beschaffenheit des mehrfach ungesättigten Öls verändern. Ein Beispiel dafür ist die Margarine. Um Pflanzenöl in hartes Fett zu verwandeln, durchläuft das Öl einen Prozeß namens Hydrierung. Obwohl das Fett technisch immer noch mehrfach ungesättigt ist, kann der Körper es nicht verwerten. Schlimmer noch, es blockiert die Fähigkeit des Körpers, gesunde mehrfach ungesättigte Öle zu verwerten. Diese Art Fett wird als Trans-Fett bezeichnet, weil seine Beschaffenheit verändert wurde – es ist wie ein Schlüssel, der in die chemischen Schlösser des Körpers paßt, aber die Tür nicht öffnet. Die meisten Margarinesorten enthalten diese sogenannten »gehärteten mehrfach ungesättigten Öle«. Sie sollten Sie besser meiden. Gleiches gilt für Fertiggerichte, die gehärtete Fette enthalten; sehen Sie sich deshalb die Zutatenliste auf der Packung genau an.

Wie bereits erwähnt, schädigt auch das Braten sonst gesunde Öle. Aufgrund der hohen Temperatur oxidiert das Öl, so daß es schädliche freie Radikale (siehe Kapitel 13) im Körper erzeugt, anstatt Ihnen gutzutun. Verzichten Sie deshalb möglichst auf das Braten und auf jede Form des Verbrennens oder Bräunens von Fett. Gegebenenfalls sollten Sie zum Braten eine winzige Menge Olivenöl oder Butter verwenden, weil sie weniger zum Oxidieren neigen als hochwertige kaltgepreßte Pflanzenöle. Diese sollten verschlossen im Kühlschrank aufbewahrt werden, geschützt vor Hitze, Licht und Luft, und nur kalt an Salatdressings oder statt Butter auf Ofenkartoffeln oder Erbsen gegeben werden.

Allgemeine Richtlinien für die richtige Art und die richtige Menge Fett in Ihrer Ernährung:

- Essen Sie jeden Tag einen Eßlöffel kaltgepreßtes Samenöl (Sesam-, Sonnenblumen-, Kürbiskern-, Leinsamenöl usw.) oder einen gehäuften Eßlöffel gemahlene Samen.
- Verzichten Sie auf gebratene Speisen, verbranntes oder gebräuntes Fett, gesättigtes und gehärtetes Fett.
- Verwenden Sie zum Braten Olivenöl oder Butter.

10. Zucker – die süße Wahrheit

Der menschliche Körper ist so konzipiert, daß er zum Funktionieren Kohlenhydrate braucht. Obwohl wir Protein und Fett als Energielieferanten nutzen können, sind Kohlenhydrate der leichteste und »rauchfreiste« Brennstoff. Pflanzen stellen Kohlenhydrate her, indem sie die Sonnenenergie in einen Komplex aus Kohlenstoff, Wasserstoff und Sauerstoff einbinden. Das von den Wurzeln angesaugte Wasser(H_2O) liefert Wasserstoff und Sauerstoff, während Kohlendioxid (CO_2) aus der Luft Kohlenstoff und weiteren Sauerstoff zur Verfügung stellt. Pflanzen bestehen hauptsächlich aus Kohlenhydraten. Wir essen diese Kohlenhydrate, die durch den Sauerstoff in der Atemluft aufgespalten werden, so daß die in ihnen gespeicherte Sonnenenergie freigesetzt wird und Körper und Geist Energie gibt.

Wenn Sie komplexe Kohlenhydrate wie Vollkorngetreide, Gemüse, Bohnen oder Linsen oder auch einfachere Kohlenhydrate wie Obst essen, tut der Körper genau das, was er tun soll. Er verdaut diese Lebensmittel und setzt die in ihnen enthaltene Energie nach und nach frei. In diesen Lebensmitteln sind auch alle Nährstoffe enthalten, die der Körper für die Verdauung und den Stoffwechsel braucht. Die Lebensmittel enthalten außerdem schwerer verdauliche Kohlenhydrat-Verbindungen, die Ballaststoffe, die dazu beitragen, daß der Verdauungsapparat störungsfrei funktioniert.

Während eine Katze den Geschmack von Protein mag, werden Menschen vor allem vom Geschmack von Kohlenhydraten angezogen – der Süße. Dieses angeborene Hingezogensein zum Süßen ist dem frühen Menschen gut bekommen, denn die meisten süßen

Dinge in der Natur sind nicht giftig. Auch die Pflanzen haben von der Süße profitiert. Sie versteckten ihre Samen in ihren Früchten und warteten darauf, daß Tiere die Früchte fraßen und den Samen in einiger Entfernung von der Ursprungspflanze deponierten – zusammen mit einer Erstausstattung an »organischem Dünger«.

Allerdings haben wir Menschen entdeckt, wie man die Süße extrahiert und den Rest beiseite läßt. Das ist unserer Ernährung schlecht bekommen. Alle Formen konzentrierten Zuckers – weißer Zucker, brauner Zucker, Malz, Glukose, Honig und Sirup – werden schnell resorbiert, was eine schnelle Erhöhung des Blutzuckerspiegels bewirkt. Wenn der Körper diesen Zucker nicht braucht, wird er gespeichert und taucht schließlich als Fett wieder auf. Die meisten konzentrierten Zuckerarten enthalten außerdem weder Vitamine noch Mineralstoffe, anders als natürliche Zuckerlieferanten wie Obst. Weißer Zucker hat 90 % seiner Vitamine und Mineralstoffe eingebüßt. Ohne Vitamine und Mineralstoffe arbeitet unser Stoffwechsel nicht mehr richtig, so daß der Energiepegel absackt und die Gewichtskontrolle schwerfällt.

Obst enthält einen einfachen Zucker namens Fruktose, der nicht verdaut werden muß und deshalb schnell ins Blut gelangt, genauso wie Glukose oder Saccharose. Anders als diese wird Fruktose jedoch als »langsam resorbierbar« klassifiziert. Der Körper kann sie nämlich nicht so verwerten wie sie ist, weil die Zellen nur mit Glukose arbeiten. Also muß der Körper Fruktose erst in Glukose umwandeln, was de facto die Wirkung dieses Zuckers auf den Stoffwechsel verlangsamt. Manche Obstsorten, zum Beispiel Trauben und Datteln, enthalten außerdem reine Glukose und gelten deshalb als schneller resorbierbar. Äpfel dagegen enthalten vor allem Fruktose und gehören zu den Obstsorten, deren Gehalt an Zucker langsam resorbiert wird. Bananen enthalten beide Zuckerarten und erhöhen den Blutzuckerspiegel deshalb ziemlich schnell.

Denaturierte Kohlenhydrate, etwa weißes Brot, weißer Reis oder ausgemahlenes Getreide, haben eine ähnliche Wirkung wie raffinierter Zucker. Jede Bearbeitung, ja schon das Kochen, setzt die Aufspaltung der komplexen Kohlenhydrate in einfache Kohlenhydrate in Gang, so daß sie de facto vorverdaut sind. Wenn Sie einfache Kohlenhydrate essen, steigen Ihr Blutzuckerspiegel und infolgedessen auch Ihre Energie schnell an. Danach sacken beide jedoch wieder ab, denn der Körper strengt sich mächtig an, um den Blutzuckerspiegel wieder ins Gleichgewicht zu bringen.

Den Blutzuckerspiegel ins Gleichgewicht bringen

Ein gleichbleibender Blutzuckerspiegel ist wahrscheinlich der wichtigste Faktor für einen gleichmäßigen Energiepegel und ein konstantes Gewicht. Denn Ihr Appetit wird weitgehend vom Glukosespiegel in Ihrem Blut bestimmt. Wenn der Spiegel absackt, haben Sie Hunger. Aus der Glukose im Blut stellen die Zellen Energie her. Wenn der Spiegel zu hoch ist, wandelt der Körper den Überschuß in Glykogen (einen Kurzzeit-Treibstoffspeicher vor allem in Leber- und Muskelzellen) oder Fett um, unsere Langzeit-Energiereserve. Wenn der Spiegel zu niedrig ist, kommt es zu allen möglichen Symptomen, darunter Schlappheit, Konzentrationsschwäche, Reizbarkeit, Nervosität, Depression, Schweißausbrüche, Kopfschmerzen und Verdauungsprobleme. Bei schätzungsweise drei von zehn Personen ist die Fähigkeit zur Aufrechterhaltung eines konstanten Blutzuckerspiegels beeinträchtigt. Er kann zu sehr in die Höhe schießen und dann zu stark abfallen. Dies führt im Lauf der Jahre dazu, daß die Betroffenen immer dicker und träger werden. Wenn Sie jedoch Ihren Blutzuckerspiegel steuern können, bleiben Ihr Gewicht und Ihre Energie konstant.

Diabetes ist die extreme Form eines Blutzucker-Ungleichgewichts. Die Krankheit entsteht dadurch, daß der Körper nicht

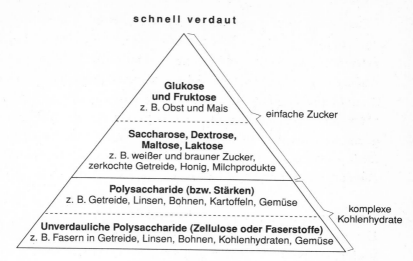

Die Zuckerfamilie

mehr genug Insulin produzieren kann. Dieses Hormon trägt dazu bei, Glukose aus dem Blut in die Zellen zu transportieren. Wenn der Vorgang gestört ist, ist zu viel Glukose im Blut und zu wenig in den Zellen. Die frühen Warnsignale gleichen denen eines leichten Glukose-Ungleichgewichts, lassen sich aber durch Änderungen der Ernährung nur selten beseitigen. Zu den verräterischen Anzeichen gehört auch ein ständiger Durst, denn der Körper versucht, den zu konzentrierten Zucker im Blut zu verdünnen, indem er uns zum Trinken anregt.

Wodurch gerät nun der Blutzuckerspiegel aus dem Lot? Offensichtlich durch den Konsum von zu viel Zucker und süßen Nahrungsmitteln. Die größte Wirkung haben allerdings nicht immer die Lebensmittel, von denen Sie sie erwarten würden (siehe Übersicht unten). Am schlimmsten ist Glukose, die einfachste Form von Zucker. Malzzucker, Lucozade und Schoko-Riegel enthalten Glukose, ebenso der meiste industriell produzierte Honig. (Unerhitzter und unbearbeiteter Honig von privaten Imkern wird langsamer resorbiert.) Fruktose, der Zucker in Obst, hat kaum eine Wirkung.

In der Kategorie »Obst« haben Bananen und alle Trockenfrüchte die stärkste Wirkung, Äpfel die schwächste. Trockenobst und entsprechend Zucker läßt sich einfacher essen, weil es kein Wasser mehr enthält. Außerdem füllen die Ballaststoffe in Trockenobst nicht so stark. Eine Handvoll Rosinen entspricht einem Pfund Trauben. Vollkorngetreide haben keinen großen Einfluß auf den Blutzucker, es sei denn, sie sind ausgemahlen. Normales Weiß- oder Schwarzbrot, weißer Reis und weiße Teigwaren haben alle eine

Glukose-Toleranz-Test

Beantworten Sie die Fragen unten, und zählen Sie Ihre »Ja«-Antworten zusammen. Sind es vier oder mehr? Dann ist die Wahrscheinlichkeit groß, daß es Ihrem Körper schwerfällt, den Blutzuckerspiegel im Gleichgewicht zu halten.

Jede »Ja«-Antwort bekommt 1 Punkt.

_____ Sind Sie selten innerhalb von zwanzig Minuten nach dem Aufstehen ganz wach?

_____ Brauchen Sie eine Tasse Tee oder Kaffee, eine Zigarette oder etwas Süßes, um morgens in die Gänge zu kommen?

_____ Fühlen Sie sich tagsüber oder nach dem Essen oft schlapp oder schläfrig?

_____ Schlafen Sie am frühen Abend ein, oder brauchen Sie tagsüber ein Nickerchen?

_____ Vermeiden Sie körperliche Bewegung, weil Sie keine Energie dafür haben?

_____ Werden Sie schwindlig oder reizbar, wenn Sie sechs Stunden lang nichts essen?

_____ Haben Sie jetzt weniger Energie als früher?

_____ Schwitzen Sie nachts, oder haben Sie oft Kopfschmerzen?

_____ Gesamtpunktzahl

Welche Lebensmittel erhöhen den Blutzuckerspiegel?

Die Lebensmittel mit dem größten Effekt auf den Blutzucker haben die höchste Punktzahl. Eine Wertung über 55 gilt als hoch. Eine Wertung von 0 bis 54 gilt als niedrig.

	hoch (+55) Grenze	niedrig (0–54) Zunahme		hoch (+55) Grenze	niedrig (0–54) Zunahme
Zucker			**Getreide**		
Glukose	100		Cornflakes	80	
Maltose	100		Geschroteter Weizen	67	
Lucozade	95		Müsli	66	
Honig	87		Kleie (gemischt)		52
Schoko-Riegel	68		Haferflocken		49
Saccharose (normaler Haushaltszucker)	59		**Hülsenfrüchte**		
Fruktose		20	Baked beans (ohne Zucker)		40
			Wachsbohnen		36
Obst			Kichererbsen		36
Rosinen	64		Kuhbohnen		33
Bananen	62		Grüne Bohnen		31
Orangensaft		46	Kidneybohnen		29
Orangen		40	Linsen		29
Äpfel		39	Sojabohnen		15
Getreideprodukte			**Milchprodukte**		
Schwarzbrot	72		Eiscreme		36
Weißer Reis	72		Joghurt		36
Weißbrot	69		Vollmilch		34
Vollreis	66		Magermilch		32
Gebäck	59				
Vollkornplätzchen	59		**Gemüse**		
Zuckermais	59		Gekochte Pastinaken	97	
Fettes Teegebäck	55		Gekochte Karotten	92	
Haferflocken- plätzchen		54	Instantkartoffelpulver	80	
Weiße Spaghetti		50	Neue Kartoffeln	70	
Vollkornspaghetti		42	Gekochte Rote Bete	64	
			Erbsen		51

größere Wirkung als ihre Vollwert-Pendants. Das beste Brot ist ein skandinavisches oder deutsches Vollkorn-Roggenbrot, zum Beispiel Pumpernickel. Auch Haferplätzchen haben nur eine geringe Wirkung auf den Blutzucker. Cornflakes schneiden als Frühstücksgetreide am schlechtesten ab, ein Haferflockenbrei am besten.

Die besten Lebensmittel von allen sind die Hülsenfrüchte – Erbsen, Bohnen und Linsen. Sie alle beeinflussen den Blutzucker kaum. Auch Milchprodukte, die Laktose enthalten, sind gut.

Gekochtes oder industriell verarbeitetes Gemüse kann den Blutzucker stark beeinflussen. Instantkartoffelpulver hat eine genauso starke Wirkung wie ein Schoko-Riegel. Karotten und Pastinaken sind die süßesten Gemüsesorten, aber wenn sie roh oder nur leicht gekocht gegessen werden, ist ihre Wirkung sehr viel schwächer.

Alkohol, der chemisch mit dem Zucker verwandt ist, bringt ebenfalls den Blutzucker durcheinander. Gleiches gilt für Stimulanzien wie Tee, Kaffee, Cola-Getränke und Zigaretten. Diese Stoffe regen genauso wie Streß die Ausschüttung von Adrenalin und anderen Hormonen an, die die »Kampf-oder-Flucht«-Reaktion in Gang setzen. Sie bereiten den Körper zum Handeln vor, indem sie die Zuckerspeicher leeren und den Zuckerspiegel im Blut erhöhen, damit unsere Muskeln und unser Gehirn mehr Energie haben. Im Gegensatz zu unseren Vorfahren, deren wichtigste Streßsituationen eine körperliche Reaktion erforderten – zum Beispiel auf einen Baum klettern, um nicht von einem Tiger verspeist zu werden –, erleben wir eher geistig-emotionale Formen von Streß. Der Körper wird mit dem Überschuß an Blutzucker fertig, indem er mehr Hormone ausschüttet, die die Glukose wieder aus dem Kreislauf herausnehmen. Die Kombination von zu viel Zucker, Stimulanzien und Dauer-Streß strapaziert den Körper und führt zur Unfähigkeit, den Blutzuckerspiegel zu regulieren, was sich im schlimmsten Fall zu Diabetes entwickeln kann.

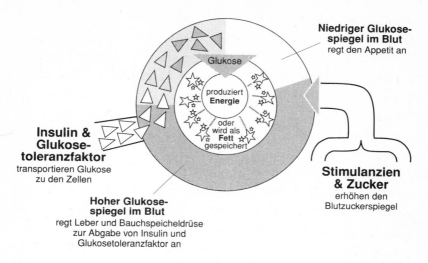

**Niedriger Glukose-
spiegel im Blut**
regt den Appetit an

Glukose

produziert
Energie

oder
wird als
Fett
gespeichert

**Insulin &
Glukose-
toleranzfaktor**
transportieren Glukose
zu den Zellen

**Stimulanzien
& Zucker**
erhöhen den
Blutzuckerspiegel

**Hoher Glukose-
spiegel im Blut**
regt Leber und Bauchspeicheldrüse
zur Abgabe von Insulin und
Glukosetoleranzfaktor an

Der Zucker-Kreislauf

Der einzige Ausweg aus diesem Teufelskreis besteht darin, alle Formen konzentrierter Süße, Tee, Kaffee, Alkohol und Zigaretten zu reduzieren oder ganz zu meiden und Lebensmittel zu essen, die einen konstanten Blutzuckerspiegel fördern. Dazu eignen sich am besten alle Arten von Bohnen, Erbsen und Linsen, Hafer und andere Vollkorngetreide. Sie sind reich an komplexen Kohlenhydraten und enthalten spezielle Faktoren, die eine allmähliche Abgabe des Zuckers unterstützen. Sie sind außerdem ballaststoffreich, was zur Normalisierung des Blutzuckerspiegels beiträgt und den Verdauungsprozeß unterstützt.

Mit der Gewohnheit brechen

Die Vorliebe für konzentrierte Süße wird oft in der Kindheit erworben. Wenn Süßes als Belohnung oder zur Aufmunterung benutzt wird, entwickelt es sich zum Seelentröster. Die Gewohnheit läßt sich am besten dadurch brechen, daß auf konzentriert Süßes

(Zucker, Süßigkeiten, süße Desserts, Trockenobst, unverdünnter Fruchtsaft) verzichtet wird. Verdünnen Sie Fruchtsäfte, und gewöhnen Sie sich an, statt süßer Desserts Obst zu essen. Süßen Sie Frühstücksflocken mit Obst, und essen Sie statt süßer Snacks Obst. Wenn Sie die Süße in Ihren Lebensmitteln allmählich reduzieren, gewöhnen Sie sich an den Geschmack. Denken Sie daran, von Natur aus sind wir darauf angelegt, Lebensmittel zu essen, die man vom Baum pflücken oder aus dem Boden ziehen kann. Werfen Sie einmal einen Blick auf Ihren durchschnittlich gefüllten Einkaufswagen. Haben Sie je gesehen, daß dieses Zeug auf Bäumen wächst?

Alternativen zu Zucker

Alternativen wie Honig oder Ahornsirup sind nur unwesentlich besser als Zucker. Beide enthalten mehr Mineralstoffe als raffinierter Zucker. Der handelsübliche Honig wird jedoch meist erhitzt, damit er flüssiger wird und platzsparend in ein Gefäß gegeben werden kann. Die Hitze wandelt den natürlichen Zucker des Honigs, d-levulose, in einen anderen, schnell resorbierbaren, glukose-ähnlicheren Zucker um. Wenn Sie gern Honig essen, sollten Sie ihn in unbehandelter Form von kleinen lokalen Produzenten kaufen.

Synthetische Süßstoffe sind ebenfalls nicht besonders günstig. Einige schaden (in großen Mengen) der Gesundheit, und alle sorgen dafür, daß der Zuckerteufel uns weiterhin fest im Griff hat.

Ballaststoffe

Nicht alle Arten von Kohlenhydraten können verdaut und in Glukose aufgespalten werden. Unverdauliche Kohlenhydrate werden als Ballaststoffe bezeichnet. Sie sind ein natürlicher Bestandteil einer gesunden Ernährung und reichlich in Obst, Gemüse, Linsen, Bohnen und Vollkorngetreide vertreten. Der Verzehr ballaststoffreicher Kost verringert das Risiko für Darmkrebs, Diabetes und Divertikulose sowie die Wahrscheinlichkeit von Verstopfungen.

Im Gegensatz zur populären Vorstellung, Ballaststoffe seien »fasrige Stengel«, können sie Wasser absorbieren. Dadurch machen sie den Stuhl voluminöser und weniger dicht, so daß er den Verdauungstrakt leichter passieren kann. Dies verringert die Zeitspanne, die der »Nahrungsmüll« im Körper verbringt. Und damit wird das Risiko für Infektionen oder Zellveränderungen durch Karzinogene kleiner, die bei der Zersetzung mancher Nahrungsmittel entstehen, insbesondere bei Fleisch. Wer oft Fleisch und wenig Ballaststoffe ißt, kann die Verweildauer der Speisen im Darm von 24 auf 72 Stunden ausdehnen, so daß Zeit für Fäulnisprozesse bleibt. Wenn Sie also gern Fleisch essen, sollten Sie parallel dazu ballaststoffreiche Lebensmittel zu sich nehmen.

Es gibt unterschiedliche Arten von Ballaststoffen: Manche sind Proteine und keine Kohlenhydrate. Einige Arten, wie im Hafer, werden als »lösliche« Ballaststoffe bezeichnet und binden sich an Zuckermoleküle. Das verlangsamt die Aufnahme der Kohlenhydrate. Auf diese Weise tragen sie dazu bei, daß der Blutzuckerspiegel im Gleichgewicht bleibt. Manche Ballaststoffe absorbieren mehr Wasser als andere. Während Weizenfasern in Wasser zum Zehnfachen ihres ursprünglichen Volumens anschwellen, nimmt das Volumen von Glucomannan-Fasern, die von einer japanischen Pflanze namens Konjac stammen, in Wasser um das Einhundertfache zu. Da stark absorbierende Ballaststoffarten den Nahrungsbrei voluminöser machen und die Abgabe des Zuckers verzögern, tragen sie dazu bei, den Appetit zu regulieren, was eine Rolle bei der Gewichtskontrolle spielt.

Die ideale Ballaststoffaufnahme liegt bei mindestens 35 Gramm pro Tag. Mit den richtigen Lebensmitteln ist dies leicht erreichbar, ohne daß gesondert Ballaststoffe zugeführt werden müssen.

John Dickerson, Professor für Ernährung an der Universität von Surrey, hat darauf hingewiesen, daß es gefährlich sein kann, einer nährstoffarmen Kost Weizenkleie zuzusetzen. Sie enthält nämlich sehr viele Phytate, Anti-Nährstoffe, die die Aufnahme wichtiger Mineralstoffe einschließlich Zink reduzieren.

Im großen und ganzen ist es wahrscheinlich am besten, Ballaststoffe unterschiedlicher Herkunft aufzunehmen, zum Beispiel Hafer, Linsen, Bohnen, Samen, Obst, rohes oder leicht gekochtes Gemüse. Die Ballaststoffe im Gemüse werden durch Kochen weitgehend zerstört; deshalb werden sie am besten knackig gegessen.

Mit folgenden Tips stellen Sie sicher, daß Sie genug »richtige« Kohlenhydrate bekommen:

- Essen Sie vollwertige Lebensmittel – Vollkorngetreide, Linsen, Bohnen, Nüsse, Samen, frisches Obst und Gemüse –, und meiden Sie denaturierte, industriell aufbereitete und zerkochte Nahrungsmittel.
- Essen Sie jeden Tag fünf Portionen dunkelgrünes Gemüse, Blattoder Wurzelgemüse, zum Beispiel Kresse, Karotten, Süßkartoffeln, Brokkoli, Rosenkohl, Spinat, grüne Bohnen oder Paprikaschoten, entweder roh oder leicht gekocht.
- Nehmen Sie jeden Tag drei oder mehr Portionen frisches Obst zu sich, zum Beispiel Äpfel, Birnen, Bananen, Beeren, Melonen oder Zitrusfrüchte.
- Essen Sie jeden Tag vier oder mehr Portionen Vollkorngetreide wie Reis, Hirse, Roggen, Hafer, Weizen, Mais, Quinoa als Getreideflocken, Brot oder Teigwaren, oder essen Sie Hülsenfrüchte.
- Meiden Sie jede Form von Zucker, Zuckerzusätzen sowie industriell bearbeitete oder denaturierte Nahrungsmittel.
- Verdünnen Sie Fruchtsäfte, und essen Sie Trockenobst selten und nur in kleinen Mengen, vorzugsweise eingeweicht.

11. Der Vitamin-Skandal

Jede seit 1980 in Großbritannien durchgeführte Studie über Ernährungsgewohnheiten zeigt, daß auch die Menschen, die angegeben hatten, sich ausgewogen zu ernähren, bei weitem nicht die von den US- oder EU-Behörden oder der Weltgesundheitsorganisation empfohlenen Nährstoffmengen erreichten. Die offiziellen Stellen geben solche Empfehlungen ab, um Mangelkrankheiten wie Skorbut vorzubeugen; sie verfolgen damit keineswegs die Absicht, eine optimale Gesundheit sicherzustellen.

Die Abwesenheit von Krankheit ist aber etwas ganz anderes als echtes Wohlbefinden. Der Durchschnittsbürger zum Beispiel bekommt 3,5 Erkältungen pro Jahr. Bei einer an 1038 Ärzten und ihren Frauen durchgeführten Studie zeigten die Personen, die 410 mg Vitamin C täglich nahmen, die geringsten Anzeichen von Krankheit und das niedrigste Vorkommen von Erkältungen. Diese Dosis ist etwa zehnmal so hoch wie die offiziell empfohlene Vitamin-C-Tagesdosis.

Die offiziell empfohlenen Nährstoffmengen werden in den verschiedenen Ländern von wissenschaftlichen Gremien festgelegt und basieren auf dem, was über die Verhütung der klassischen Nährstoffmangel-Krankheiten bekannt ist. Das Problem ist, daß die Wissenschaftler nicht einer Meinung sind. Oft schwanken die Werte von Land zu Land um das Zehnfache. Der Medizin-Forscher Dr. Stephen Davies hat den Vitamin-B-Spiegel im Blut von Tausenden von Menschen gemessen und festgestellt, daß bei sieben von zehn Personen ein Mangel vorlag.[18] Die offiziellen Empfehlungen zur Nährstoffzufuhr berücksichtigen weder die individuellen Lebensumstände, noch problematisieren sie die Frage, was optimal ist. Ihr Nährstoffbedarf kann sich leicht verdoppeln, wenn Sie zum Beispiel rauchen, Alkohol trinken, in einer schadstoffbelasteten Stadt leben, die Menstruation vor oder die Wechseljahre hinter sich haben oder die Anti-Baby-Pille nehmen, viel Sport treiben, gegen eine Infektion ankämpfen oder gestreßt sind.

Darüber hinaus ist es sehr schwierig, sich so zu ernähren, daß den offiziellen Empfehlungen genüge getan wird. *Das, was die meisten Menschen unter einer ausgewogenen Ernährung verstehen, erfüllt die offiziellen Vorgaben nicht.* Der 1985 veröffentlichte Bateman-Report[19] stellte fest, daß über 85 % der Personen, die dachten, sie würden sich ausgewogen ernähren, die offiziellen Richtwerte nicht erreichten. Und 25 % der Sozialhilfeempfängerinnen nahmen acht Nährstoffe in einer geringeren Menge auf als jener, die zu schweren Mangelkrankheiten führt (Britische Lebensmittel-Kommission, 1992). Tatsächlich ernährt weniger als eine von zehn Personen sich so, daß den offiziellen Empfehlungen genüge getan wird.

Leere Kalorien
Zwei Drittel der durchschnittlichen Kalorienaufnahme stammen von Fett, Zucker und ausgemahlenem Mehl. Die Kalorien in diesen Lebensmitteln werden als »leer« bezeichnet, weil sie keine Nährstoffe liefern und oft in Fertiggerichten und Snacks verborgen sind, die im allgemeinen wenig wiegen, aber den Appetit sofort stillen. Zwei süße Kekse zum Beispiel liefern mehr Kalorien als ein knappes Pfund Karotten und sind leichter zu essen – aber sie stellen uns weder Vitamine noch Mineralstoffe zur Verfügung. Wenn gemessen am Gewicht ein Viertel und in bezug auf die Kalorien zwei Drittel Ihrer Ernährung aus solchen unvollständigen Nahrungsmitteln bestehen, bleibt für die notwendigen essentiellen Nährstoffe kaum noch Platz. Weizen zum Beispiel büßt bei der Verarbeitung

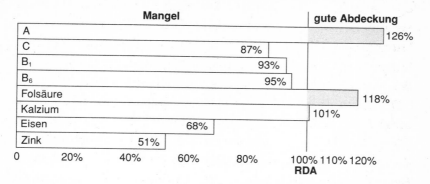

Durchschnittliche Nährstoffzufuhr in Prozent der EU-Empfehlungen*

* Aus einer staatlichen Nahrungsmittelstudie, durchgeführt für den Zeitraum April bis Juni 1995

zu Weißmehl 25 Nährstoffe ein, von denen nur vier (Eisen, B_1, B_2 und B_3) ersetzt werden. Im Durchschnitt gehen 87 % der essentiellen Mineralstoffe Zink, Chrom und Mangan verloren. Entgeht uns da etwas? Das führt zu drei Fragen. Was wird überhaupt unter »Bedarf« verstanden? Sind die offiziell empfohlenen Nährstoffmengen ausreichend? Und wie erreichen wir die notwendige Zufuhr?

Wohlfühlen allein genügt nicht

Derzeit weist alles darauf hin, daß den meisten Leuten in puncto Gesundheit etwas entgeht, weil sie nicht genug Vitamine und Mineralstoffe aufnehmen. Seit den 80er Jahren zeigen wissenschaftliche Studien mit Multi-Nährstoffpräparaten, daß diese das Immunsystem stärken, den IQ erhöhen, angeborene kindliche Schädigungen reduzieren, die kindliche Entwicklung verbessern, Erkältungen vermindern, das prämenstruelle Syndrom stoppen, die Knochendichte verbessern, Stimmungsschwankungen ausgleichen, für mehr Energie sorgen, das Risiko für Krebs und Herzkrankheiten vermindern und generell ein langes und gesundes Leben fördern. 1982 gab das Institut für optimale Ernährung 76 Freiwilligen sechs Monate lang Nahrungsergänzungsmittel. Am Ende dieser Zeit berichteten 79 % der Testpersonen von einer eindeutigen Verbesserung ihrer Energie; 60 % sprachen von einem besseren Gedächtnis und mehr geistiger Wachheit; 66 % fühlten sich emotional ausgeglichener; 57 % hatten weniger Erkältungen und Infektionen; 55 % hatten eine bessere Haut. Doch die meisten Menschen geben sich damit zufrieden, daß es ihnen »gut geht« – und akzeptieren die gelegentlichen Erkältungen, Kopfschmerzen, Mundgeschwüre, Muskelkrämpfe, prämenstruellen Unpäßlichkeiten, Stimmungsschwankungen, Konzentrationslücken und Energielöcher.

Was ist optimal?
Die offiziell empfohlenen Nährstoffmengen reichen für eine optimale Gesundheit einfach nicht aus. Dank Dr. Emanuel Cheraskin und seinen Kollegen an der Universität von Alabama sind wir der Definition einer optimalen Ernährung einen Schritt näher gekommen.[21] Sie haben über einen Zeitraum von 15 Jahren 13 500 Personen aus sechs Regionen der USA begleitet. Jeder Teilnehmer füllte ausführliche Fragebögen zu seiner Gesundheit aus; sein körperlicher Allgemeinzustand, seine Zähne, seine Augen und anderes wurden untersucht, zahlreiche Bluttests gemacht, die Herzfunktion getestet und die Ernährung genau analysiert. Ziel war, herauszufinden, welche Nährstoffaufnahme zur besten Gesundheit führt. Die Ergebnisse zeigten durchgängig, daß die gesündesten Personen, das heißt die mit den wenigsten klinischen Anzeichen und Symptomen, Nahrungsergänzungsmittel nahmen und eine im Verhältnis zu den Kalorien nährstoffreiche Kost konsumierten.

Die Forscher stellten fest, daß die mit einer optimalen Gesundheit verbundene Nährstoffzufuhr oft zehnmal höher lag als die offiziellen Empfehlungen. Aufgrund dieser Ergebnisse haben sie Empfehlungen zur optimalen Nährstoffzufuhr abgegeben (Suggested Optimal Nutrient Allowances SONA). Die Mengen in der Tabelle entsprechen wahrscheinlich eher der Nährstoffzufuhr, die für eine optimale Gesundheit erforderlich ist, als die Empfehlungen der schon erwähnten Behörden.

Optimale Nährstoffzufuhr und offizielle Empfehlungen im Vergleich

	Offizielle Empfehlungen Männer/Frauen	Empfohlene optimale Zufuhr	
		Männer/Frauen 25–50	Männer/Frauen +51
Vitamin A (Retinol)	1,0/0,8 mg	1,0/0,8 mg	2,0 mg
Vitamin C	75 mg	400 mg	800/1000 mg
Vitamin E	12 mg	400 µg	800 mg
Vitamin B$_1$ (Thiamin)	1,3/1,1 mg	7,5/7,1 mg	9,2/9,0 mg
Vitamin B$_2$ (Riboflavin)	1,7/1,5 mg	2,5/2 mg	2,5/2 µg
Vitamin B$_3$ (Niacin)	18/15 mg	30/25 mg	30/25 mg
Vitamin B$_6$ (Pyridoxin)	1,8/1,6 mg	10 mg	25/20 mg
Vitamin B$_{12}$	3 µg	2 µg	3/2 µg
Folsäure	300 µg	800 µg	1000 µg

(Offizielle Empfehlungen laut Deutscher Gesellschaft für Ernährung, 1991)

Die optimale Zufuhr ist also oft wesentlich höher als die offiziellen Werte. Das haben viele breit angelegte Studien über Nahrungsergänzungsmittel bestätigt. So erhielten 96 gesunde ältere Menschen ein Placebo oder ein Zusatzpräparat, das den optimalen Dosierungen entsprach. Die, die das Zusatzmittel nahmen, hatten weniger Infektionen, und Bluttests belegten ein stärkeres Immunsystem; die Personen waren insgesamt gesünder. Von 22 000 schwangeren Frauen, von denen manche Nahrungsergänzungen nahmen, andere nicht, gebar die Gruppe, die Zusatzmittel nahm, 75 % weniger Säuglinge mit angeborenen Schädigungen. In einer anderen Studie erhielten 90 Schulkinder Nahrungsergänzungsmittel mit optimalen Nährstoffmengen, Placebos oder gar nichts. Sieben Monate später waren die IQ-Werte der Kinder, die Zusatzmittel nahmen, 10 % höher als die der beiden anderen Gruppen. Ein Professor für Medizin nahm sich alle Studien vor, die den Zusammenhang zwischen Vitamin C und normalen Erkältungen untersuchten; er wählte nur die Studien aus, bei denen mindestens 1000 mg verabreicht wurden und an denen eine Placebo-Gruppe beteiligt war (sogenannte Doppelblindstudien).[22] 37 dieser 38 Tests führten zu der Schlußfolgerung, daß ein Zusatz von 1000 mg, das heißt zwanzigmal mehr als die offiziell empfohlene Dosis, eine Schutzwirkung hatte. Professor Morris Brown von der Universität Cambridge gab 2000 Herz-Patienten Vitamin E oder ein Placebo. Die, die Vitamin E nahmen, hatten 75 % weniger Herzinfarkte.[1]

Dies sind nur einige von Hunderten wissenschaftlicher Studien, die in angesehenen medizinischen Fachzeitschriften veröffentlicht wurden und beweisen, daß eine Vitaminzufuhr über dem offiziellen Niveau die Widerstandskraft gegen Infektionen erhöht, die intellektuelle Leistung verbessert und das Risiko für angeborene Schädigungen, Krebs und Herzkrankheiten verringert. Trotzdem äußern manche Unverbesserlichen weiterhin, Nahrungsergänzungspräparate seien Geldverschwendung. Dazu folgendes Zitat aus einer Anti-Zusatzpräparate-Studie über Menschen, die Zusatzpräparate nahmen: »Es entbehrt nicht einer gewissen Ironie, daß Erwachsene, die kein Übergewicht hatten und deren Gesundheit gut war, Nahrungsergänzungsmittel häufiger nahmen als weniger gesunde.« Wirklich ein seltsamer Zufall!

Vitamin A

Dieses Vitamin ist essentiell für die Fortpflanzung und das Epithelgewebe in der äußeren und der inneren Haut, zum Beispiel in Lunge, Magen-Darm-Trakt, Gebärmutter etc. Beta-Carotin ist die aktivste Vorstufe von Vitamin A und anders als dieses selbst in hohen Dosierungen nicht toxisch. Vitamin A ist wichtig für die Krebsvorbeugung und die Behandlung von präkanzerösen Zuständen. So ist das Lungenkrebs-Risiko bei Menschen mit niedriger Beta-Carotin-Aufnahme 30–220 % höher.[13] Die optimale Vitamin-A-Aufnahme ist wahrscheinlich mindestens doppelt so hoch wie die offiziell empfohlenen Tagesdosen. Noch höhere Beta-Carotin-Mengen wirken möglicherweise noch besser.

Vitamin B-Komplex

Zu dieser Vitamingruppe gehören acht essentielle Nährstoffe. Von B_1 (Thiamin) brauchen Sie wahrscheinlich etwa siebenmal mehr als die offiziell empfohlene Dosis, es sei denn, Sie konsumieren viele denaturierte Kohlenhydrate. Eine Studie an 1009 Zahnärzten und ihren Frauen ergab, daß die gesündesten durchschnittlich 9 mg Thiamin pro Tag zu sich nahmen.

Vitamin B_2 (Riboflavin) wird in größeren Mengen von Menschen benötigt, die oft Sport treiben. Für die Empfehlung einer etwas höheren Dosierung als offiziell angegeben reichen die Beweise bislang noch nicht aus.

Vitamin B_3 (Niacin) ist berühmt für seine Fähigkeit, zur Beseitigung von unerwünschtem Cholesterin beizutragen, und berüchtigt für seine gefäßerweiternde bzw. hautrötende Wirkung bei hoher Dosierung. Einer Studie zufolge nehmen die gesündesten Menschen 115 mg täglich zu sich, das heißt rund das Sechsfache der offiziell empfohlenen Dosis.

Vitamin B_6 (Pyridoxin) scheint bei einer zehnmal größeren als der offiziell empfohlenen Dosis sehr günstig zu wirken. Es ist essentiell für den gesamten Proteinstoffwechsel und hilfreich bei den verschiedensten Beschwerden, vom prämenstruellen Syndrom über das Karpaltunnel-Syndrom (eine durch Überanstrengung bedingte Erkrankung, die die Nerven im Handgelenk in Mitleidenschaft zieht) bis zu Herz- und Gefäßkrankheiten.

Die Bedeutung der Folsäure für die Verhütung des Neuralrohrdefekts in der Schwangerschaft ist gesichert: Die britische Regierung empfiehlt schwangeren Frauen, täglich 400 µg als Zusatz zu nehmen. Insbesondere für ältere Menschen ist die optimale Zufuhr möglicherweise sehr viel höher. Hier ist jedoch eine Warnung angebracht: Das Zusetzen von Folsäure kann eine Eisenmangel-Anämie kaschieren. Deshalb empfiehlt es sich, neben zusätzlicher Folsäure auch Vitamin B_{12} zu nehmen.

Vitamin C

Vitamin C ist notwendig für ein starkes Immunsystem, für Kollagen, Knochenbau, Energieproduktion und als Antioxidans. Bei einer Studie an 1038 Ärzten und ihren Frauen wiesen die, die täglich 410 mg Vitamin C nahmen, die wenigsten Anzeichen für Krankheiten oder degenerative Prozesse auf.[24] Diese Zufuhr, die etwas mehr als das Fünffache der offiziell empfohlenen Werte darstellt, entspricht fast der unserer primitiven Vorfahren. Viele Studien haben bei Menschen mit hoher Vitamin-C-Aufnahme ein geringeres Krebsrisiko festgestellt. Der Vitamin-C-Status und die Knochendichte nehmen ab dem Alter von 35 Jahren ab. Zahlreiche Untersuchungen haben gezeigt, daß Vitamin C mit einer größeren Knochendichte und einer besseren Eisenresorption verbunden ist – ein guter Grund, mit zunehmendem Alter die Zufuhr zu erhöhen.

Die Schutzfunktion von Vitamin C bei verschiedenen Krebsarten, Herz- und Gefäßkrankheiten und normalen Erkältungen wird erst bei Dosierungen über 400–1000 mg pro Tag relevant. In einer breit angelegten, in den USA durchgeführten und von Dr. Enstrom und Dr. Pauling analysierten Untersuchung wurde ein signifikanter Rückgang der generellen Sterblichkeit und der Mortalität an Krebs sowie Herz- und Gefäßkrankheiten bei den Menschen festgestellt, die Vitamin-E- und -C-Zusatzpräparate nahmen.[25]

Da 1000 mg Vitamin C 22 Orangen entsprechen, ist die Einnahme von Zusatzpräparaten wichtig. Die offiziell empfohlene Tagesdosis für Vitamin C liegt bei lediglich 75 mg – dem Äquivalent einer Orange.

Vitamin E

Vitamin E, eins der wichtigsten Antioxidanzien, hilft dem Körper, Sauerstoff richtig zu verwerten. Mehrere Studien haben festgestellt, daß ein niedriger Vitamin-E-Spiegel mit einem hohen Krebsvorkommen korreliert. Das Zusetzen dieses Vitamins stärkt bei älteren Menschen erwiesenermaßen das Immunsystem, vermindert Infektionen und halbiert das Risiko für grauen Star.

Vitamine D und K

Mangelzustände dieser Vitamine sind selten. Vitamin K wird von Bakterien im Darm hergestellt. Vitamin D kann in der Haut durch die Einwirkung des Sonnenlichts produziert werden. Vitamin D findet sich außerdem in Milch, Fleisch und Eiern. Ein Mangel ist nur bei dunkelhäutigen Veganern wahrscheinlich, die sich wenig in der Sonne aufhalten.

Die Obst- und Gemüse-Misere

Unsere Lebensmittel sind, traurig aber wahr, nicht mehr das, was sie einmal waren. Obst und Gemüse sind nur so gut wie der Boden, auf dem sie wachsen. Mineralstoffe gehen vom Boden in die Pflanze über und tragen dazu bei, daß sie wächst und Vitamine produziert. Das Problem ist, daß die modernen Anbaumethoden, die sich stark auf Kunstdünger und Pestizide verlassen, dem Boden Nährstoffe entziehen und diese nicht ersetzen. Phosphate in Düngern und Pestiziden binden die Mineralien im Boden, so daß sie für die Pflanze weniger verfügbar sind. Durch Übernutzung entsteht ein Nährstoffmangel im Boden. Der Zusatz von Düngern (Stickstoff, Phosphat, Kalium) läßt die Pflanzen weiter wachsen, aber ohne den vollen Gehalt an Mineralien. So kann die Pflanze auch die Vitamine nicht vollständig herstellen, und dieses Defizit gibt sie an uns weiter.

Aus diesen Gründen und der langen Zeit, die wir Lebensmittel lagern, schwankt der Nährstoffgehalt in Obst und Gemüse beträchtlich. Eine Orange kann 180 mg Vitamin C enthalten oder gar keins; der Durchschnitt liegt bei etwa 60 mg. Manche Supermarkt-Orangen enthalten tatsächlich überhaupt kein Vitamin C! 100 Gramm Weizenkeime (etwa drei Tassen) liefern zwischen 2,1 mg und 14 mg Vitamin E. Eine große Karotte (100 Gramm) kann 70 bis 18 500 IE Vitamin A liefern. Es ist zwar sehr empfehlenswert, viel Obst und Gemüse zu essen, aber die Qualität ist genauso wichtig wie die Quantität. Deshalb ist es am besten, lokale Produkte der Saison zu kaufen und sie bald zu verzehren. Das schlimmste, was Sie machen können, ist, Obst zu kaufen, das per Schiff von der anderen Seite des Erdballs gekommen ist, und es vor dem Verzehr noch zwei Wochen liegenzulassen.

Gute Lebensmittel verderben

Noch höhere Vitaminverluste als die Anbaumethoden verursacht die industrielle Bearbeitung der Nahrungsmittel. Lebensmittel werden »veredelt«, damit sie länger halten. Mehl, Reis und Zucker büßen beim Bearbeitungsprozeß über 77 % ihres Zink-, Chrom-

Schwankungen des Nährstoffgehalts in gängigen Lebensmitteln

Nährstoff	Variationsbreite (pro 100 g Lebensmittel)
Vitamin A in Karotten	70 bis 18 500 IE
Vitamin B_5 in Weizenvollkornmehl	0,3 bis 3,3 mg
Vitamin C in Orangen	0 bis 116 mg
Vitamin E in Weizenkeimen	3,2 bis 21 IE
Eisen in Spinat	0,1 bis 158 mg
Mangan in Salat	0,1 bis 16,9 mg

und Mangangehalts ein. Andere unverzichtbare Nährstoffe, zum Beispiel essentielle Fettsäuren, sind in industriell bearbeiteten Lebensmitteln nicht enthalten, weil sie und andere Nährstoffe (abgesehen von den antioxidativen Vitaminen A, C und E, die Lebensmittel konservieren) die Haltbarkeit verringern können. Ein altes Sprichwort unter Ernährungsexperten lautet: »Gute Lebensmittel verderben« – der Trick besteht darin, sie vorher zu essen.

Und das Kochen?

Über die Hälfte der Nährstoffe in den Lebensmitteln, die Sie essen, wird zerstört, bevor sie bei Ihnen auf den Teller kommen – je nachdem, welche Lebensmittel Sie wählen, wie Sie sie aufbewahren und kochen. Jede Bearbeitung von Lebensmitteln, egal ob Kochen, Backen, Braten oder Einfrieren, erfordert ihren Tribut. Stellen Sie sich das Leben einer Stangenbohne vor. Sie wird gepflückt, gelagert, gekocht, eingefroren, im Supermarkt gelagert, auf dem Weg nach Hause teilweise aufgetaut, wieder eingefroren, gekocht und gegessen. Wie gut soll sie da noch sein?

Die drei Hauptfeinde der Vitamine und Mineralstoffe sind Hitze, Wasser und Sauerstoff. Vitamin C neigt sehr stark zur Oxidation. Es opfert sich quasi auf für die schädlichen Oxide, die Lebensmittel ranzig werden lassen. Auf diese Weise kann es zwar Ihre Lebensmittel schützen, aber nicht Sie, wenn beim Essen kein Vitamin C mehr da ist. Je länger Sie Lebensmittel aufbewahren und je mehr von deren Oberfläche Licht und Luft ausgesetzt ist, desto weniger Vitamin C enthalten sie wahrscheinlich. Orangensaft, der mit Hilfe spezieller Verfahren in die Packung eingefüllt wird, damit er möglichst wenig mit Sauerstoff in Kontakt kommt, verliert 33 % seines Vitamin-C-Gehalts in 22 Wochen, der denkbaren Zeitspanne zwischen Orangenhain und Glas. Sobald Sie die Packung aufmachen, entwickelt sich die Oxidation ganz schnell, besonders wenn Sie die Packung nicht in den Kühlschrank zurückstellen, der sie auch vor Licht schützt. Analysen von Hagebuttentee in Beuteln haben nur minimale Spuren von Vitamin C oder überhaupt keins feststellen können. Und das war vor dem Überbrühen der Beutel mit kochendem Wasser, das eventuell verbliebenen Restmengen wahrscheinlich völlig den Garaus macht.

Nicht nur Vitamin C ist anfällig für die Oxidation: Auch die antioxidativen Vitamine A und E nehmen leicht Schaden. Da sie fettlöslich sind, bieten fetthaltige Lebensmittel ihnen eher Schutz. Beta-Carotin, die pflanzliche Form von Vitamin A, ist wasserlöslich und neigt sehr stark zum Oxidieren. Obwohl es hilft, die Lebensmittel kühl und dunkel aufzubewahren, findet eine Oxidation statt, auch im Kühlschrank. Spinat, der in einem offenen Behälter aufbewahrt wird, verliert jeden Tag 10 % seines Vitamin-C-Gehalts.

Tiefgefrorene Nahrungsmittel behalten ihren Nährstoffgehalt sehr viel eher. Die Lebenskraft der Vitamine in Lebensmitteln, die zwei Wochen im Supermarkt und eine Woche in Ihrem Kühlschrank gelagert worden sind, tendiert gegen Null, während der Nährstoffverlust von Tiefkühlerbsen nach dem Kochen nicht viel größer ist als der von frischen Erbsen.

Jede Form des Erhitzens zerstört Nährstoffe. Das Ausmaß der Zerstörung hängt von der Kochzeit ab, davon, ob der Topf die Hit-

ze gleichmäßig verteilt, und vor allem von der Temperatur. Durchschnittlich gehen 20–70 % des Nährstoffgehalts von Blattgemüsen
beim Kochen verloren.

Starkes Braten erzeugt Temperaturen von über 200 °C: Das Fett
oxidiert und essentielle Fettsäuren werden in Trans-Fette verwandelt, die zu nichts gut sind. Tiere, die mit solchen Ölen gefüttert
werden, bekommen Arteriosklerose. Raffinierte Öle, auf Super-
marktregalen wochenlang dem Licht ausgesetzt, sind bereits geschädigt. Diese Öle sollten nicht zum Braten verwendet werden,
weil sie die antioxidativen Nährstoffe, zum Beispiel die Vitamine
A, C und E, in den Lebensmitteln und später im Körper noch mehr
zerstören. Hinweise zur besten Art des Bratens finden sich, falls
Sie diese Methode des Erhitzens trotz allem verwenden wollen,
auf S. 97.

Mineralstoffe und wasserlösliche Vitamine werden in das Koch-
wasser ausgeschwemmt. Das geschieht mit um so größerer Wahrscheinlichkeit, je mehr Wasser Sie verwenden und je länger Sie die
Speisen kochen. Bei Temperaturen über 50 °C beginnen die Zell-
strukturen zusammenzubrechen, was die in ihnen enthaltenen
Nährstoffe ausschwemmt. Hohe Temperaturen zerstören auch
manche Vitamine, nicht allerdings die Mineralstoffe. Wenn Sie Lebensmittel kurz kochen oder dämpfen, ist die Temperatur in der
Mitte der Lebensmittel sehr viel niedriger als am Rand. Lebensmittel können daher geschützt werden, wenn Sie sie als Ganzes
oder in großen Stücken kochen. Der Nährstoffverlust in gekochten Lebensmitteln liegt bei etwa 20–50 %. Allerdings eignet sich
das mineralstoffreiche Wasser vorzüglich als Suppen- oder Soßen-
grundlage.

Wenn Sie auf Wasser basierende Lebensmittel wie Gemüse in
der Mikrowelle aufwärmen, ist der Vitamin- und Mineralstoffverlust minimal, weil die Hitze dadurch erzeugt wird, daß die Wasser-

Partikel in den Lebensmitteln in Schwingung versetzt werden. Essentielle Fettsäuren werden jedoch durch die in der Mikrowelle erzeugte Hitze schnell zerstört. Geben Sie deshalb nie Gerichte mit Öl, Nüssen oder Samen in die Mikrowelle.

Mit folgenden Richtlinien nutzen Sie aus Ihren Lebensmitteln ein Maximum an Vitaminen:

- Essen Sie Lebensmittel so frisch und unbearbeitet wie möglich.
- Lagern Sie frische Lebensmittel kühl und dunkel im Kühlschrank in verschlossenen Behältern.
- Essen Sie mehr roh. Seien Sie mutig: Probieren Sie rohes rote Bete- und Karottengrün im Salat.
- Bereiten Sie Speisen möglichst kalt vor (zum Beispiel Karottensuppe), und erhitzen Sie sie erst vor dem Servieren.
- Kochen Sie Lebensmittel möglichst im Ganzen; zerschneiden oder mischen Sie sie vor dem Servieren.
- Dämpfen oder kochen Sie Lebensmittel in so wenig Wasser wie möglich, und bewahren Sie das Wasser als Suppengrundlage auf.
- Braten Sie so wenig Nahrungsmittel wie möglich, und zerkochen, verbrennen oder bräunen Sie sie nicht.
- Ergänzen Sie Ihre Kost durch Zusatzpräparate, um einen optimalen Vitaminstatus sicherzustellen.

12. Gesundheit durch die Elemente – von Chrom bis Zink

Vor über 100 Jahren bemerkte ein russischer Chemiker namens Mendelejew, daß die Grundbausteine der Materie, die Elemente, sich in einem bestimmten, ihren chemischen Eigenschaften entsprechenden Raster anordnen lassen. Davon ausgehend stellte er das sogenannte Periodensystem der Elemente auf. Es hatte noch viele Lücken, in denen Elemente vermutet wurden, die tatsächlich im Lauf der Jahre entdeckt wurden. Die gesamte Materie einschließlich Ihres Körpers besteht aus diesen Elementen. Einige von ihnen sind Gase, zum Beispiel Sauerstoff und Wasserstoff, andere sind Flüssigkeiten und einige, etwa Eisen, Zink und Chrom, sind feste Stoffe. 96 % des Körpers bestehen aus Kohlenstoff, Wasserstoff, Sauerstoff und Stickstoff, die Kohlenhydrate, Protein und Fett sowie die Vitamine bilden. Die restlichen 4 % bestehen aus Mineralstoffen.

Diese Mineralstoffe werden hauptsächlich benutzt, um die Körperchemie zu regulieren und ins Gleichgewicht zu bringen. Eine Ausnahme bilden Kalzium, Phosphor und Magnesium, die Hauptbestandteile der Knochen. Diese drei plus Natrium und Kalium, die den Wasserhaushalt des Körpers steuern, werden als Mengen-Mineralien bezeichnet, weil wir sie täglich in relativ großen Mengen brauchen (300–3000 mg). Die übrigen Elemente werden Spurenelemente genannt, weil wir sie nur in sehr geringen Mengen brauchen (30 mg bis 30 µg).

Verglichen mit Kohlenstoff, Wasserstoff und Sauerstoff sind jedoch all diese Mineralien nur in winzigen Mengen erforderlich. Ein 65-Kilo-Mann zum Beispiel braucht 400 Gramm Kohlenhydrate am Tag, aber nur 40 Mikrogramm Chrom, das heißt weniger als ein Millionstel der Menge. Trotzdem ist Chrom genauso wichtig.

Mineralstoffmangel ist weit verbreitet

Mineralien werden dem Boden in erster Linie durch Pflanzen entzogen. Genauso wie Vitamine kann der Körper sie direkt von diesen Pflanzen oder indirekt über Fleisch aufnehmen. Und wie die Vitamine sind sie in der modernen Ernährung oft nur unzureichend vertreten. Dafür gibt es hauptsächlich drei Gründe.

Der Mineralstoffgehalt in natürlichen Lebensmitteln nimmt ab. Dies liegt zum Teil daran, daß der Boden seinen Mineralstoffgehalt durch Übernutzung allmählich verliert, es sei denn, der Bauer ersetzt die Mineralien durch mineralstoffreichen Dünger. Aber viele Mineralien, die wir von der Pflanze benötigen, sind für das Wachstum der Pflanze nicht notwendig. Deshalb besteht für den Landwirt kein Anreiz, sie dem Boden wieder zuzuführen. Die in Form von Dünger an den Boden zurückgegebenen Mineralstoffe (Stickstoff, Phosphat und Kalium) lassen die Pflanze schneller wachsen. Phosphat verbindet sich aber im Boden mit Spurenelementen wie Zink und macht es der Pflanze schwerer, diese aufzunehmen. Analysen des Mineralstoffgehalts in Pflanzen zeigen von 1939 bis 1991 einen Rückgang von durchschnittlich 22 %. (Die Richtigkeit dieser Daten ist jedoch ein wenig fragwürdig, weil die Analysemethoden sich in diesem Zeitraum stark verbessert haben.)

Essentielle Mineralstoffe werden den Lebensmitteln entzogen. Das »Veredeln« der Lebensmittel zur Herstellung von weißem Reis, weißem Mehl und weißem Zucker entfernt bis zu 90 % der Spurenelemente. Nahrungsmittel wie etwa ausgemahlenes Getreide müssen gesetzliche Auflagen zum Mindestnährstoffgehalt erfüllen; deshalb werden sie mit etwas Kalzium, Eisen und B-Vitaminen angereichert. Damit sie sich besser verkaufen, heißt es auf der Packung »angereichert mit« oder »hergestellt unter Zusatz von Vitaminen und Mineralstoffen«. Das wäre nicht nötig, wenn die Nahrungsmittel nicht vorher denaturiert worden wären.

Unser Mineralstoffbedarf nimmt zu. Dr. Stephen Davies von der Biolab Medical Unit in London hat in den vergangenen 15 Jahren 65 000 Proben von Blut, Haar und Schweiß analysiert.[26] Mit dem Alter der Probanden nahm durchweg auch der Blei-, Kadmium-, Aluminium- und Quecksilbergehalt zu, während der Magnesium-, Zink-, Chrom-, Mangan- und Selenspiegel sank. Die Mineralstoffe der ersten Gruppe sind toxisch – sie sind Anti-Nährstoffe, die mit essentiellen Mineralstoffen konkurrieren. Mit zunehmendem Alter sammeln sich diese toxischen Elemente im Körper an. Heute brauchen wir mehr »gute« Mineralien als je zuvor, um uns vor den unvermeidlichen toxischen Mineralien zu schützen, die uns über schadstoffbelastete Lebensmittel, Luft und Wasser erreichen.

Mineralstoffverlust in Lebensmitteln durch Verarbeitung

	Weißmehl	*raffinierter Zucker*	*geschälter Reis*
Chrom	98 %	95 %	92 %
Zink	78 %	88 %	54 %
Mangan	86 %	89 %	75 %

Da die meisten Menschen außerdem denaturierte Nahrungsmittel essen (Brot, Teigwaren, Frühstücksflocken) und mineralstofffreiche Lebensmittel wie etwa Samen und Nüsse meiden, hat der moderne Mensch ein Mineralstoffdefizit. Durchschnittlich werden über die Nahrung 7,5 mg Zink aufgenommen, das ist die Hälfte der offiziell empfohlenen Menge, die bei 15 mg liegt. Stillenden Frauen wird eine Zufuhr von 25 mg empfohlen, das heißt mehr als das Dreifache der durchschnittlichen Aufnahme. Das bedeutet, daß gestillte Babys hoffnungslos unterversorgt sind mit einem Mineral, das für alle Wachstumsprozesse einschließlich der intellektuellen Entwicklung enorm wichtig ist.

Die durchschnittliche Aufnahme von Eisen und Magnesium liegt weit unter den offiziellen Empfehlungen. Obwohl es für Mangan, Chrom und Selen keine offiziell empfohlene Mengen gibt, werden über die Nahrung sicher weniger als die für eine optimale Gesundheit notwendigen Mengen aufgenommen.

Bei Tieren ist eine solche Unterversorgung an Mineralstoffen als Ursache für die verschiedensten Krankheiten bekannt. Deshalb wird Tierfutter mit Mineralien angereichert. Menschen-Nahrung nicht. Ist es da ein Wunder, daß wir nicht gesund sind?

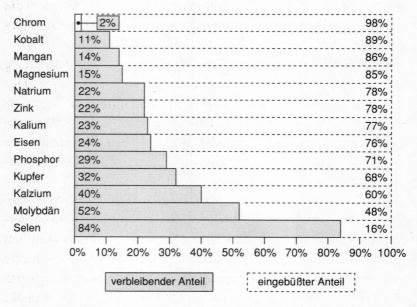

Verlust von Mineralstoffen durch die Mehlverarbeitung

Die Mengen-Mineralien

Zu den Mineralien, die im Körper in relativ großen Mengen vorkommen, gehören Kalzium, Magnesium, Phosphor, Kalium und Natrium.

Kalzium – der Knochenbaustoff

Fast 3 Pfund Ihres Körpergewichts sind Kalzium, und 99 % von ihm befinden sich in Ihren Knochen und Zähnen. Kalzium wird für die starre Struktur des Skeletts benötigt. Es ist besonders wichtig in der Kindheit, wenn die Knochen wachsen, und auch im Alter, weil die Fähigkeit zur Kalziumaufnahme abnimmt.

Die restlichen ungefähr 10 Gramm Kalzium befinden sich in Nerven, Muskeln und Blut. Kalzium arbeitet mit Magnesium zusammen und wird benötigt, damit Nerven und Muskeln ihre elektrischen Ladungen abgeben können. Es unterstützt außerdem die Blutgerinnung und trägt zum richtigen Säure-Basen-Gleichgewicht bei.

Die durchschnittliche westliche Ernährung liefert geringfügig weniger Kalzium als die offiziellen Richtlinien vorsehen. Der überwiegende Teil stammt von Milch und Käse, die eine wenig ergiebige Quelle sind. Gemüse, Hülsenfrüchte, Nüsse, Vollkorngetreide und Wasser stellen jedoch größere Mengen an Kalzium und auch Magnesium zur Verfügung, und wahrscheinlich bezogen unsere Vorfahren ihr Kalzium von diesen Lebensmitteln.

Ob das Kalzium verwertet wird, hängt nicht nur von der zugeführten Menge ab, sondern auch von der Resorption. Diese wiederum schwankt je nach Lebensmittel, liegt aber normalerweise um 20–30 %. Das Kalzium-Gleichgewicht des Körpers wird durch eine angemessene Vitamin-D-Zufuhr und Hantelübungen verbessert. Es wird schlechter durch einen Vitamin-D-Mangel, den Kontakt mit Blei, den Konsum von Alkohol, Kaffee oder Tee und einen

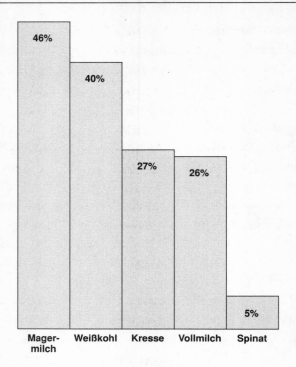

Kalzium – wieviel wird aufgenommen?

Mangel an der im Magen produzierten Salzsäure. Das Vorhandensein von Phytaten, natürlich vorkommenden chemischen Substanzen in Getreiden, sowie eine extrem phosphor- oder fetthaltige Ernährung beeinträchtigen die Aufnahme im Körper ebenfalls. Auch
ein exzessiver Proteinkonsum verursacht einen Kalziumverlust in
den Knochen. Zu den Symptomen eines Mangels gehören Muskelkrämpfe, Muskelzittern oder -spasmen, Schlaflosigkeit, Nervosität,
Gelenkschmerzen, Osteoarthritis, schlechte Zähne und Bluthochdruck. Ein starker Mangel verursacht Osteoporose. Diese Krankheit hängt jedoch wahrscheinlicher mit einem Proteinüberschuß
und Hormonstörungen zusammen (siehe Kapitel 8 und 20).

Magnesium – Verbündeter des Kalziums

Bei der Aufrechterhaltung von Knochendichte sowie Nerven- und Muskelimpulsen arbeitet Kalzium mit Magnesium zusammen. Die durchschnittliche Kost liefert relativ viel Kalzium, aber wenig Magnesium, weil Milch, unser Haupt-Kalziumlieferant, keine gute Quelle für Magnesium ist. Beide Mineralien sind in grünen Blattgemüsen, Nüssen und Samen enthalten. Magnesium ist ein grundlegender Bestandteil des Chlorophylls, das Pflanzen ihre grüne Farbe gibt, und kommt deshalb in allen grünen Gemüsen vor. Allerdings liegt nur ein kleiner Anteil des Magnesiums in Pflanzen in Form von Chlorophyll vor.

Magnesium ist essentiell für viele Enzyme im Körper. Es arbeitet mit den Vitaminen B_1 und B_6 zusammen. Es ist auch an der Proteinsynthese beteiligt und deshalb unabdingbar für die Produktion mancher Hormone. Möglicherweise liegt es an seiner Rolle bei der Hormon- oder Prostaglandin-Produktion, daß es prämenstruelle Beschwerden günstig beeinflußt.

Magnesium-Mangel wird mit Herz- und Gefäßkrankheiten in Zusammenhang gebracht. Patienten, die daran sterben, haben einen anomal niedrigen Magnesium-Spiegel im Herzen. Ein Magnesium-Defizit verursacht Muskelkrämpfe, und vieles deutet darauf hin, daß manche Herzinfarkte nicht durch eine Blockade, sondern einen Krampf der Koronararterien ausgelöst werden, der die Sauerstoffversorgung des Herzens unterbricht.

Natrium – wichtig für die Nerven und den Wasserhaushalt

Natrium wird vor allem in Form von Natriumchlorid konsumiert, besser bekannt als Kochsalz. Der menschliche Körper enthält 92 Gramm Natrium. Über die Hälfte befindet sich in den Flüssigkeiten um die Zellen herum und spielt eine entscheidende Rolle für die Übermittlung von Nervenimpulsen und eine gleichblei-

bende Wasser-Konzentration im Blut und in den Körperflüssigkeiten. Ein Mangel ist extrem selten, weil die meisten Speisen zu
stark gesalzen werden und zudem die Ausscheidung von den Nieren gesteuert wird. Natrium kommt in kleinen Mengen in den meisten natürlichen Lebensmitteln vor, aber hauptsächlich wird es
über Fertigprodukte aufgenommen. Es ist nicht nötig, Speisen zusätzlich zu salzen, und es gibt gute Gründe, dies nicht zu tun. Der
Verzehr von sehr viel Natrium wird mit Bluthochdruck in Verbindung gebracht; allerdings scheinen manche Menschen nicht so auf
Salz zu reagieren. Wenn der Natrium-Spiegel im Körper steigt,
nimmt die Konzentration der Körperflüssigkeiten zu, weil mehr
Wasser einbehalten wird. Dies führt zu Ödemen bzw. Gewebe-
wassersucht.

Kalium – der Natrium-Partner

Dieses Mineral arbeitet bei der Aufrechterhaltung des Wasser-
Gleichgewichts sowie der richtigen Nerven- und Muskelimpulse
mit Natrium zusammen. Der größte Teil des Kaliums im Körper
befindet sich in den Zellen. Je mehr Natrium (Salz) gegessen wird,
desto mehr Kalium ist erforderlich. Da die durchschnittliche tägliche Kalium-Aufnahme bei nur 4 Gramm liegt, ist ein relativer
Mangel weit verbreitet. Die gleich hohe Aufnahme dieser beiden
Mineralstoffe entspricht einer guten Gesundheit eher. Obst, Gemüse und Vollkorngetreide sind reich an Kalium.

Ein starker Kalium-Mangel kann zu Erbrechen, einem Blähbauch, Muskelschwäche und Appetitlosigkeit führen. Ein Kalium-
defizit tritt eher bei Menschen auf, die harntreibende Medikamente oder Abführmittel nehmen oder über lange Zeit kortikosteroide Arzneien verwenden.

Die Spurenelemente

Eisen – der Sauerstoff-Träger

Eisen ist ein grundlegender Bestandteil des Hämoglobins, das Sauerstoff zu den Zellen hin und Kohlendioxid von ihnen weg transportiert. 60 % des Eisens in unserem Körper liegen in Form von rotem Blutfarbstoff bzw. Häm vor. Diese Form ist auch in Fleisch vorhanden und wird sehr viel leichter resorbiert als das in nicht-fleischlichen Lebensmitteln enthaltene nicht-hämgebundene Eisen. Dieses kommt in Lebensmitteln im oxidierten Zustand (3-wertig) vor und kann erst resorbiert werden, wenn es durch die Verdauung (zum Beispiel mit Hilfe von Vitamin C) zu 2-wertigem Eisen reduziert wurde.

Symptome eines Eisen-Mangels sind u. a. eine blasse Haut, eine wunde Zunge, Schlappheit und Lustlosigkeit, Appetitlosigkeit und Übelkeit. Eine Anämie wird klinisch durch eine Überprüfung des Hämoglobin-Spiegels im Blut diagnostiziert. Die Symptome einer Anämie können jedoch auch durch einen Mangel an Vitamin B_{12} oder Folsäure verursacht werden. Eine Eisenmangel-Anämie kommt häufiger bei Frauen vor, vor allem in der Schwangerschaft.

Da Eisen ein Zink-Antagonist ist und den Zink-Bedarf erhöht, sollten Zusatzpräparate, die mehr als 30 mg Eisen enthalten, also das Doppelte der offiziell empfohlenen Dosis, nur genommen werden, wenn gleichzeitig genügend Zink zugeführt wird. Obwohl Eisen-Präparate oft in Dosierungen über 50 mg verabreicht werden, gibt es kaum Hinweise darauf, daß dies den Hämoglobin-Spiegel wirksamer anhebt als niedrigere Dosierungen.

Zu viel Eisen kann das Risiko für Herz- und Gefäßerkrankungen erhöhen. Eine finnische Studie an 1900 Männern ergab, daß Personen mit einem höheren Eisen-Speicher ein doppelt so hohes Herzinfarkt-Risiko hatten.[27] Jerome Sullivan, Pathologe am *Veterans' Affairs Medical Center* in South-Carolina, hat eine Korrela-

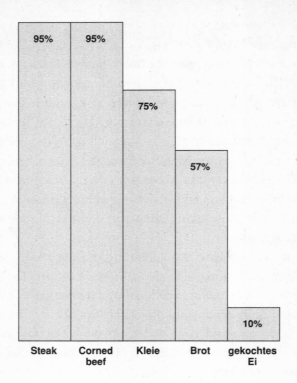

Wieviel Eisen wird resorbiert?

tion zwischen dem Blut-Ferritin-Spiegel (die meisten Eisenreserven im Körper werden als Ferritin gespeichert) und dem Risiko für Herz- und Gefäßerkrankungen festgestellt. Er meint, daß dies erklären könnte, warum menstruierende Frauen, die jeden Monat mit dem Blut Eisen verlieren, ein geringeres Risiko für Herz- und Gefäßerkrankungen haben als Männer, und zwar nur bis nach den Wechseljahren.[28] Diese Theorie muß noch bewiesen werden, legt aber die Schlußfolgerung nahe, daß fleischessende Männer die Eisen-Aufnahme nicht übertreiben sollten. In der Praxis bedeutet dies, die Dosis auf 10 mg pro Tag zu beschränken.

Zink – ein Hauptdarsteller

Bei den meisten Menschen besteht das Risiko eines Zinkmangels. Die Hälfte der Bevölkerung nimmt mit der Ernährung weniger als die Hälfte der offiziell empfohlenen Menge Zink zu sich. Symptome einer Unterversorgung sind weiße Flecken auf den Nägeln, Appetitmangel oder fehlende Kontrolle über den Appetit, Blässe, Unfruchtbarkeit, mangelnde Infektresistenz, schlechtes Wachstum (auch der Haare), ein schlechtes Hautbild einschließlich Akne, Dermatitis, Schwangerschaftsstreifen sowie geistige und emotionale Probleme. Ein Mangel an Zink spielt bei fast allen schweren Krankheiten, einschließlich Diabetes und Krebs, eine Rolle. Zink wird benötigt zur Stärkung des Immunsystems, zur Produktion von Insulin und zur Herstellung des antioxidativen Enzyms SOD (Superoxiddismutase) sowie zum Aufbau von Prostaglandinen aus essentiellen Fettsäuren. Diese hormonähnlichen Substanzen unterstützen das Gleichgewicht der Hormone, die Bekämpfung von Entzündungen und die Regulierung der Viskosität des Blutes. Das Lutschen von Zink-Pastillen trägt dazu bei, die Dauer einer Erkältung zu verkürzen.

Die wichtigste Aufgabe von Zink ist der Schutz und die Reparatur der DNS; deshalb haben Tiere, auch Fische, mehr von ihm als Pflanzen – Tiere haben ein höheres DNS-Niveau. Eine vegetarische Ernährung enthält daher möglicherweise wenig Zink. Streß, Rauchen und Alkohol sind Zink-Räuber, ebenso häufiger Sex, zumindest bei Männern, denn Sperma enthält sehr viel Zink, das bei Männern und Frauen wichtig für die Fruchtbarkeit ist. Austern gelten gemeinhin als sexuelles Stimulans. Sie liefern auch von allen Lebensmitteln das meiste Zink.

Mangan – das vergessene Mineral

Dieses Mineral ist an nicht weniger als zwanzig Enzymsystemen im Körper beteiligt. Eins der wichtigsten ist SOD, das als Antioxidans fungiert und dazu beiträgt, freie Radikale unschädlich zu machen. Bei Tieren führt Mangan-Mangel zu verminderter Insulinproduktion. Da Diabetiker oft einen niedrigen Mangan-Spiegel haben, wird angenommen, daß es das Blutzuckergleichgewicht unterstützt. Es ist auch an der Bildung von Mucopolysacchariden beteiligt, einem Knorpelbestandteil. Zu den ersten Anzeichen einer Unterversorgung gehören Gelenkschmerzen.

Mangan wird außerdem benötigt, damit das Gehirn richtig funktioniert. Ein Mangel ist mit Schizophrenie, Parkinson-Syndrom und Epilepsie in Zusammenhang gebracht worden. In der täglichen Kost ist es oft nur unzureichend vertreten. Zu den besten Quellen gehören tropische Früchte, Nüsse, Samen und Vollkorngetreide. Auch Tee ist eine wichtige Quelle für dieses Mineral und liefert die Hälfte der Tagesdosis. Nur etwas über 5 % des mit der Nahrung aufgenommenen Mangans werden resorbiert; der Grund dafür ist nicht bekannt. Auch Zusätzpräparate werden schlecht resorbiert; die besten Formen sind Mangancitrat oder Mangan-Aminosäurechelat.

Kupfer – gut und schlecht

Kupfer, das Nähr- und Giftstoff zugleich ist, wird vom Menschen in einer Dosis von lediglich 2 mg benötigt. Eine Unterversorgung ist selten, weil Trinkwasser oft noch durch Kupferleitungen fließt und deshalb kontaminiert ist. Kupfer wird unter anderem zur Bildung der isolierenden Myelin-Schicht um die Nerven benötigt. Kupfer und Zink sind starke Antagonisten; ein Zink-Mangel kann zu einer größeren Kupfer-Konzentration führen. Entsprechend kann eine exzessive Zink-Zufuhr einen Kupfer-Mangel auslösen.

De facto ist ein Kupfer-Überschuß ein häufigeres Problem als ein Kupfer-Mangel. Wenn Sie sich vollwertig ernähren, müssen Sie kein Kupfer zusetzen; allerdings ist es oft in Multimineralstoffpräparaten enthalten. Auch die Antibaby-Pille oder eine Hormonersatztherapie füllt Ihren Kupfer-Speicher auf. Deshalb ist es relativ einfach, zu viel Kupfer anzuhäufen, das mit Schizophrenie, Herz- und Gefäßerkrankungen und möglicherweise rheumatoider Arthritis in Zusammenhang gebracht wird. Allerdings ist auch ein Kupfer-Mangel mit rheumatoider Arthritis verknüpft worden. Kupfer ist Bestandteil eines antioxidativen Enzyms, das an manchen entzündlichen Reaktionen beteiligt ist. Dies könnte erklären, warum sowohl zu viel als auch zu wenig Kupfer bei Menschen, die an rheumatoider Arthritis leiden, die Entzündung verschlimmern kann. Der Kupfer-Spiegel steigt während der Schwangerschaft an, und es gibt Theorien, wonach er eine Rolle beim Einsetzen der Wehen und, falls er sehr hoch ist, bei postnatalen Depressionen spielt.

Chrom – der Energie-Faktor

Chrom ist ein grundlegender Bestandteil des Glukose-Toleranz-Faktors. Diese chemische Verbindung wird in der Leber produziert und unterstützt den Glukosetransport vom Blut zu den Zellen. Vitamin B_3 und die Aminosäuren Glycin, Glutaminsäure und Cystin sind für den Glukose-Toleranz-Faktor ebenfalls erforderlich. Dauerstreß und häufiger Zuckerkonsum erschöpfen daher die Chromreserven des Körpers. Wer viele denaturierte Nahrungsmittel ißt, hat wahrscheinlich einen Mangel an diesem Mineral, denn es findet sich in Vollkorngetreiden, Hülsenfrüchten, Nüssen, Samen und vor allem in Pilzen und Spargel. Chrom-Ergänzungsgaben sind bei der Behandlung von Diabetes und Glukose-Intoleranz mit Erfolg eingesetzt worden.

Selen – das Anti-Krebs-Mineral

Ein Mangel an diesem Mineral wurde zum ersten Mal in China als Ursache der »Keshan-Krankheit« entdeckt, einer in Gebieten mit selenarmen Böden weit verbreiteten Herzkrankheit. Inzwischen ist es mit einer weiteren regional vorkommenden Krankheit in Zusammenhang gebracht worden, einer Gelenkdegeneration in Rußland. Die vielleicht wichtigste Erkenntnis ist der Zusammenhang zwischen Selen und einem niedrigen Risiko für bestimmte Krebsarten.

Selen ist ein essentieller Bestandteil des antioxidativen Enzyms Glutathionperoxidase. Bei einer zehnfachen Zunahme des Selens in der Nahrung verdoppelt sich die Menge dieses Enzyms im Körper. Da viele Oxide krebserregend sind und Krebszellen über die Abgabe von Oxiden andere Zellen zerstören, schützt Selen wahrscheinlich aufgrund der Rolle, die es bei der Glutathionperoxidase-Produktion spielt, vor Krebs und vorzeitigem Altern. Möglicherweise ist es auch wichtig für die Schilddrüse, die die Stoffwechselgeschwindigkeit des Körpers steuert.

Selen findet sich vorwiegend in Vollwert-Lebensmitteln, insbesondere Meerestieren und Sesam-Samen. Wenn Sie die Samen mahlen, sind die Nährstoffe leichter verfügbar.

Die unbekannten Mineralstoffe

Weitere Forschungen und die Verbesserung der Analysetechniken werden wahrscheinlich zu dem Ergebnis kommen, daß noch viele andere Mineralstoffe eine wichtige Rolle spielen. Von einigen ist dies bereits erwiesen, auch wenn es noch nicht allgemein bekannt ist. Bor zum Beispiel unterstützt die Kalziumverwertung und kann für Arthritiker nützlich sein. Molybdän trägt dazu bei, unerwünschte freie Radikale, petrochemische Produkte und Sulfite aus dem Körper zu entfernen; es ist deshalb nützlich für Großstädter, die sich vor den Folgen der Luftverschmutzung schützen wollen. Vanadium ist erwiesenermaßen für manche Tiere essentiell und möglicherweise für die Behandlung der manischen Depression hilfreich. Germanium besitzt ein antioxidatives Potential.

In den 70er Jahren konnte die analytische Chemie Mineralstoffe in Lebensmitteln, Blut, Haaren etc. in einem Verhältnis von 1 : 1 Million entdecken. Heute sind es 1 : 1 Billion, das heißt ein Millionstel von einer Million – das ist so etwa, als würde man ein Zuckerstückchen im Mittelmeer auflösen und dann einen Unterschied feststellen. Die Magie der Mineralstoffe hat höchstwahrscheinlich noch ein paar Überraschungen für uns parat.

13. Antioxidanzien –
die Kraft der Vorbeugung

Seit den 80er Jahren haben immer mehr Forschungen bestätigt, daß viele der häufigsten Krankheiten des 20. Jahrhunderts mit einem Mangel an antioxidativen Nährstoffen zusammenhängen und durch deren Zusetzung verhindert werden können. Die Rolle der Antioxidanzien ist so wichtig, daß die medizinische Wissenschaft anfängt, alle unten aufgeführten Krankheiten als Anzeichen für einen wahrscheinlichen Mangel an Antioxidanzien zu betrachten, genauso wie Skorbut ein Zeichen für einen Vitamin-C-Mangel ist.

In Zukunft werden vielleicht nicht nur unser Blutzucker, unser Cholesterin und unser Blutdruck gemessen, sondern auch die Menge der antioxidativen Nährstoffe im Blut. Dann stellt der Status der antioxidativen Nährstoffe, an dem sich Ihr biologisches Alter und Ihre Lebenserwartung ablesen lassen, vielleicht die wichtigste statistische Angabe dar.

Wahrscheinliche Antioxidanzien-Mangelkrankheiten

Alzheimer	Makula- (Augenlinsen-)
Atemwegsinfektionen	Degeneration
Bluthochdruck	Masern
Diabetes	Periodontitis (Zahnwurzel-
Grauer Star	entzündung)
Herz- und Gefäß-	Psychische Störungen
erkrankungen	Rheumatoide Arthritis
Krebs	Unfruchtbarkeit

Der gemeinsame Nenner beim Altern und den damit zusammenhängenden Krankheiten wird als oxidativer Schaden bezeichnet. So gerät die Verwendung von Antioxidanzien ins Rampenlicht: Diese Nährstoffe tragen dazu bei, den Körper vor diesem Schaden zu schützen und so Krankheiten zu verhüten und zu behandeln. Bis jetzt sind über hundert antioxidative Nährstoffe entdeckt worden, und Hunderte, wenn nicht Tausende, von Forschungsberichten haben ihre Vorzüge gepriesen. Die Hauptrollen spielen die Vitamine A, C und E sowie Beta-Carotin, die Vorstufe von Vitamin A, das sich in Obst und Gemüse findet. Vielleicht erweist sich auch, daß das Vorhandensein dieser Vitamine in der Ernährung und im Blut das beste Anzeichen für Ihre Fähigkeit ist, den Tod hinauszuzögern und Krankheiten vorzubeugen.

Was ist ein Antioxidans?

Sauerstoff ist die Grundlage allen pflanzlichen und tierischen Lebens. Er ist unser wichtigster Nährstoff. Jede Zelle braucht ihn jeden Tag in jeder Sekunde. Ohne ihn können wir die Energie in Lebensmitteln nicht freisetzen, die alle Körperprozesse in Gang hält. Aber Sauerstoff ist chemisch reaktiv und sehr gefährlich: In normalen biochemischen Reaktionen kann Sauerstoff instabil werden und benachbarte Moleküle »oxidieren«. Dies kann Zellschäden verursachen, die Krebs, Entzündungen, Arterienschäden und Alterungsprozesse auslösen. Dieses als »freies oxidierendes Radikal« bekannte körperliche Gegenstück zum Atommüll muß entwaffnet werden, um die Gefahr zu beseitigen. Freie Radikale entstehen bei allen Verbrennungsprozessen einschließlich Rauchen, Verbrennen von Benzin (das reichlich Abgase erzeugt), Strahlung sowie beim Braten oder Grillen von Nahrungsmitteln und bei normalen Körperprozessen. Chemische Stoffe, die freie Radikale entwaffnen können, werden als Antioxidanzien bezeichnet. Einige

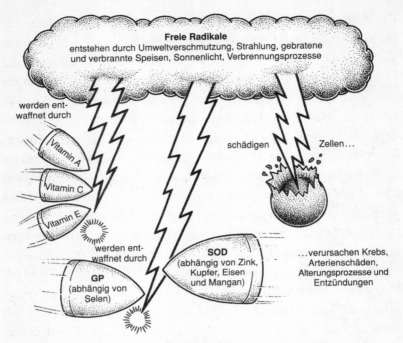

GP ist das antioxidative Enzym Glutathion-peroxidase,
SOD das antioxidative Enzym Superoxid-dismutase.

Antioxidative Nährstoffe und Quellen für freie oxidierende Radikale

sind bekannte essentielle Nährstoffe, zum Beispiel Vitamin A und Beta-Carotin sowie die Vitamine C und E. Bioflavonoide, Anthocyanidine, Pycnogenol und über hundert andere in gängigen Lebensmitteln vorkommende Schutzstoffe sind dem Normalbürger noch recht unbekannt.

Das Gleichgewicht zwischen Ihrer Antioxidanzien-Aufnahme und dem Ansturm der freien Radikalen kann tatsächlich über Leben und Tod entscheiden. Einfache Ernährungsänderungen und antioxidative Nahrungsergänzungsmittel können die Waage zu Ihren Gunsten beeinflussen.

Die Rolle der Antioxidanzien für Gesundheit und Krankheit

Die Verlangsamung des Alterungsprozesses ist kein Geheimnis mehr. In Forschungen wurden die besten Ergebnisse durchgängig dadurch erzielt, daß Tiere eine kalorienarme Ernährung mit vielen antioxidativen Nährstoffen erhielten – mit anderen Worten: genau das, was sie brauchten, und nicht mehr. Dies verringert den »oxidativen Streß« und gewährleistet einen maximalen antioxidativen Schutz. Tiere, die so gefüttert werden, haben nicht nur eine bis zu 40 % längere Lebensdauer, sie sind während ihres Lebens auch aktiver.[29] Obwohl Langzeitstudien noch durchgeführt werden müssen, besteht Grund zu der Annahme, daß die gleichen Prinzipien für Menschen gelten. Breit angelegte Reihenuntersuchungen zeigen bereits jetzt, daß das Sterblichkeitsrisiko wesentlich geringer ist bei Personen, die einen hohen Antioxidanzien-Spiegel im Blut oder eine hohe Antioxidanzien-Aufnahme über die Ernährung haben.

Umgekehrt wird ein niedriger Spiegel der Vitamine A und E mit der Alzheimer-Krankheit in Zusammenhang gebracht. Der Vitamin-E- und der Beta-Carotin-Spiegel im Blut ist bei Alzheimer-Kranken halb so hoch wie bei anderen Menschen.[30] Ältere Menschen mit einem niedrigen Vitamin-C-Spiegel im Blut haben im Vergleich zu denen mit einem hohen Spiegel ein elfmal höheres Risiko, grauen Star zu bekommen.[31] Ähnlich haben Personen mit einem niedrigen Vitamin-E-Spiegel im Blut fast das doppelte Risiko, während Personen, die 400 IE Vitamin E pro Tag konsumieren, nur ein halb so großes Risiko für die Entwicklung von grauem Star haben.[32]

Ein niedriger Vitamin-A-Spiegel wurde durchgängig bei Lungenkrebskranken festgestellt. Tatsächlich verdoppelt ein niedriger Vitamin-A-Spiegel das Lungenkrebs-Risiko.[33] Ähnlich vermindert eine hohe Beta-Carotin-Aufnahme aus rohem Obst und Gemüse das Lungenkrebs-Risiko bei nichtrauchenden Männern und Frauen.[34] In einer Studie führte die Verabreichung von 30 mg Beta-Carotin pro Tag bei 71 % der Patienten mit oraler Präkanzerose (Leukoplakie, die sogenannte Weißschwielenkrankheit) zu einer Besserung; bei 57 % der Patienten, die täglich 200 000 IE Vitamin A erhielten, kam es sogar zu einer kompletten Remission.[35]

Die zusätzliche Zufuhr der Vitamine E und C halbiert das Herzinfarkt-Risiko. In einer breitangelegten Studie an Krankenschwestern war das Schlaganfall-Risiko bei denen, die 15–20 mg Beta-Carotin täglich konsumierten, um 40 % geringer und das Herzinfarkt-Risiko um 22 % niedriger als bei denen, die nur 6 mg täglich nahmen.[36] Die, die über die Ernährung viel Beta-Carotin aufnahmen, hatten nur ein halb so hohes Risiko, an einer Herz- und Gefäßkrankheit zu sterben. Die zusätzliche Zufuhr von 1000 mg Vitamin C senkt außerdem den Blutdruck.[37]

Antioxidanzien tragen auch dazu bei, das Immunsystem zu stärken und die Infektresistenz zu verbessern. Bei Kindern führen regelmäßige Extra-Portionen Vitamin A zu einer signifikanten Verminderung von Atemwegsinfektionen. Antioxidanzien verringern erwiesenermaßen die Symptome von AIDS und haben in einer kleinen Zahl von Fällen zu einer rückläufigen Entwicklung des Krankheitsbildes geführt. Sie erhöhen die Fruchtbarkeit, verringern die Entzündung bei Arthritis und spielen eine Schlüsselrolle bei vielen Krankheiten einschließlich Erkältungen und chronischem Erschöpfungs-Syndrom. (Weitere Informationen zu spezifischen Krankheiten finden sich in Teil VII.)

Testen Sie Ihr Antioxidanzien-Potential

Ihre Fähigkeit, von den genannten Krankheiten verschont zu bleiben, hängt davon an, ob Sie genauso viele schädliche freie Radikale wie schützende Antioxidanzien aufnehmen. Wenn die Waagschale sich nicht mehr Richtung Gesundheit senkt, kommt es zu ersten Warnzeichen: Infektionen treten häufiger auf und lassen sich schlechter bekämpfen, Sie bekommen schnell blaue Flecken, Heilungsprozesse verlaufen langsamer, die Haut wird dünner, oder Sie bekommen für Ihr Alter zu viele Falten.

Auch die verminderte Fähigkeit, den Körper nach einem Angriff durch freie Radikale zu entgiften, zeigt einen beeinträchtigten Antioxidanzien-Status. Wenn Sie zum Beispiel nach einem Anfall sportlicher Aktivität oder dem Aufenthalt in schadstoffbelasteter Luft, etwa einem Verkehrsstau oder einem verrauchten Raum, völlig fertig sind oder Ihnen alles weh tut, benötigt Ihr Antioxidanzien-Potential möglicherweise Unterstützung.

Eine genauere Methode zur Bestimmung Ihres Antioxidanzien-Status bietet ein biochemisches Antioxidanzien-Profil. Bei diesem Bluttest wird der Spiegel an Beta-Carotin, Vitamin C und E im Blut gemessen und festgestellt, wie gut Ihre antioxidativen Enzymsysteme funktionieren. Die meisten Labors bieten solche Tests an. Auch ein weniger teurer und umfangreicher Test steht zur Verfügung. Durch solche Untersuchungen läßt sich zwar feststellen, ob der Antioxidanzien-Status problematisch ist, nicht aber, welche Nährstoffe fehlen. Fragen Sie Ihren Arzt oder Ernährungsberater nach diesen Tests, denn der Öffentlichkeit sind sie nur selten zugänglich.

Antioxidanzien und die besten Lebensmittel

Jedes Jahr werden mehr natürliche Antioxidanzien identifiziert, darunter Substanzen in Beeren, Trauben, Tomaten, Senf, Brokkoli, Kurkuma und Ginkgo biloba. Diese Stoffe, zu denen Bioflavonoide, Lykopin und Anthocyanidine gehören, sind zwar keine essentiellen Nährstoffe, aber trotzdem sehr nützlich. Sie werden als Phytochemikalien klassifiziert und ausführlich in Kapitel 14 besprochen.

Die wichtigsten antioxidativen Vitamine sind A, C, E und die Vorstufe von Vitamin A, Beta-Carotin. Beta-Carotin findet sich in roten, orangefarbenen und gelben Gemüsen und Früchten. Vitamin C kommt reichlich in rohen Gemüsen und Früchten vor; durch Hitze wird es leicht zerstört. Vitamin E findet sich in »Samen«-Lebensmitteln – Nüssen, Samen und ihren Ölen, Gemüsen wie zum Beispiel Erbsen, Saubohnen, Mais und Vollkorngetreide. Die besten Allround-Lebensmittel sind in der Tabelle unten aufgeführt. Der Verzehr von Süßkartoffeln, Karotten, Kresse, Erbsen und Brokkoli ist eine ausgezeichnete Möglichkeit, Ihr Antioxidanzien-Potential zu verbessern – wenn Sie sie nicht braten.

Auch Wassermelonen sind ein tolles Lebensmittel. Das Fruchtfleisch ist reich an Beta-Carotin und Vitamin C, während die Samen viel Vitamin E und die antioxidativen Mineralstoffe Zink und Selen enthalten. Wenn Sie das Fleisch mit den Samen mischen, haben Sie einen großartigen, schmackhaften Antioxidanzien-Cocktail. Samen und Meerestiere sind die besten Allround-Lebensmittel-Quellen für Selen und Zink.

Auch die Aminosäuren Cystein und Glutathion wirken antioxidativ. Sie sind an der Produktion eines antioxidativen Schlüssel-Enzyms im Körper beteiligt, Glutathion-peroxidase, das seinerseits auf Selen angewiesen ist. Dieses Enzym trägt dazu bei, den Körper zu entgiften, und schützt uns so vor Abgasen, Karzinogenen, Infektionen, den Folgen eines überreichlichen Alkoholkonsums und toxischen Metallen. Cystein und Glutathion sind besonders reichlich in weißem Fleisch, Thunfisch, Linsen, Bohnen, Nüssen, Samen, Zwiebeln und Knoblauch enthalten; sie stärken erwiesenermaßen das Immunsystem und das Antioxidanzien-Potential.

Ihr persönliches Antioxidanzien-Profil

Wie stark ist Ihre Kraft, Krankheiten vorzubeugen?

Jede »Ja«-Antwort zählt 1 Punkt.

Symptomen-Analyse

_____ Haben Sie oft Infektionen (Husten, Erkältungen)?

_____ Fällt es Ihnen schwer, eine Infektion abzubiegen?

_____ Haben Sie immer wieder dieselbe Infektion (Blasenentzündung, Herpes, Ohrenschmerzen etc.)?

_____ Bekommen Sie leicht blaue Flecken?

_____ Haben oder hatten Sie eine der auf S. 138 aufgeführten Krankheiten?

_____ Haben Ihre beiden Eltern zwei oder mehr dieser Krankheiten gehabt?

_____ Sind Sie nach körperlichen Anstrengungen leicht erschöpft?

_____ Braucht Ihre Haut lange, um zu heilen?

_____ Haben Sie Akne, trockene Haut oder für Ihr Alter zu viele Falten?

_____ Haben Sie Übergewicht?

_____ Punkte

Lebensstil-Analyse

_____ Haben Sie vor weniger als fünf Jahren fünf Jahre oder länger geraucht?

_____ Rauchen Sie jetzt?

_____ Rauchen Sie mehr als zehn Zigaretten täglich?

_____ Verbringen Sie an den meisten Tagen Zeit in verrauchter Luft?

_____ Trinken Sie jeden Tag Alkohol?

_____ Leben Sie in einer schadstoffbelasteten Stadt oder an einer verkehrsreichen Straße?

_____ Verbringen Sie jeden Tag mehr als zwei Stunden im Verkehr?

_____ Halten Sie sich oft in starker Sonne auf?

_____ Halten Sie sich für körperlich eher schlapp?

_____ Treiben Sie extrem viel Sport, und sind Sie leicht »fix und fertig«?

_____ Punkte

Ernährungs-Analyse

_____ Essen Sie an den meisten Tagen gebratene Speisen?

_____ Essen Sie weniger als eine Portion frisches Obst und rohes Gemüse pro Tag?

_____ Essen Sie weniger als zwei Stücke frisches Obst pro Tag?

_____ Essen Sie selten Nüsse, Samen oder Vollkorngetreide?

_____ Essen Sie geräucherte oder gegrillte Nahrungsmittel oder überbackenen Käse auf Ihren Speisen?

_____ Ergänzen Sie Ihre Kost mit weniger als 500 mg Vitamin C täglich?

_____ Ergänzen Sie Ihre Kost mit weniger als 100 IE Vitamin E täglich?

_____ Ergänzen Sie Ihre Kost mit weniger als 10 000 IE Vitamin A oder Beta-Carotin täglich?

_____ Punkte

_____ Gesamtpunktzahl

0–10 Punkte: Ein ideales Ergebnis, das zeigt, daß Ihre Gesundheit, Ihre Ernährung und Ihre Lebensweise ein hohes Maß an antioxidativem Schutz bieten. Machen Sie weiter so!

11–15 Punkte: Ein annehmbares Ergebnis, aber Ihr Vorbeuge-Potential wäre noch größer, wenn Sie »Ja«- in »Nein«-Antworten verwandeln würden.

10–20 Punkte: Ein mittelmäßiges Ergebnis, das viel Raum für Verbesserungen bietet. Konsultieren Sie einen Ernährungsexperten, um Ihre Ernährung und Ihre Lebensweise auf mehr antioxidativen Schutz einzustellen.

+20 Punkte: Ein schlechtes Ergebnis, das Sie in der Gruppe ansiedelt, in der das Risiko für vorzeitige Alterung besonders groß ist. Konsultieren Sie einen Ernährungsexperten, und lassen Sie einen Antioxidanzien-Bluttest machen. Um den Alterungsprozeß umzukehren oder zu verlangsamen, werden Sie Ihre Ernährung und Ihre Lebensweise ändern und zusätzlich Antioxidanzien nehmen müssen.

Antioxidanzien in Lebensmitteln

Die besten Allround-Antioxidanzien-Lebensmittel haben die meisten Sternchen. Die Reihenfolge der Lebensmittel entspricht der Anzahl ihrer Sternchen. Sorgen Sie dafür, daß diese Lebensmittel einen Großteil Ihrer Ernährung ausmachen.

Lebensmittel	Reiche Quelle für Vitamin		
	A	C	E
Süßkartoffeln	•••	•	•••
Karotten	•••	•••	
Kresse	•••	•••	
Erbsen	•	••	••
Brokkoli	••	•••	
Blumenkohl	•	•••	
Zitronen	•	•••	
Mangos	••	••	
Fleisch	••		••
Melonen	••	••	
Paprikaschoten	•	•••	
Winterkürbis	••	••	
Erdbeeren	•	•••	
Tomaten	••	••	•
Kohl	•••		
Grapefruits	•	••	
Kiwis	•	••	
Orangen	•	••	
Samen und Nüsse			•••
Sommerkürbis	•••		
Thunfisch, Makrele, Lachs			•••
Weizenkeime			•••
Aprikosen	••		
Bohnen			••

Zusätzliche Vorteile durch Zusatzpräparate

Da sich eine Verbesserung des Antioxidanzien-Status zweifellos lohnt, sollten Sie unbedingt darauf achten, daß Ihr tägliches Nahrungsergänzungs-Menü signifikante Mengen an Antioxidanzien aufweist – vor allem wenn Sie mittelalt oder älter sind, in einer schadstoffbelasteten Stadt leben oder auf andere Weise dem unvermeidlichen Angriff durch freie Radikale ausgesetzt sind. Die Zufuhr läßt sich am einfachsten sicherstellen, wenn Sie ein Präparat einnehmen, das alle Antioxidanzien enthält. Die meisten renommierten Firmen bieten Produkte an, die folgende Nährstoffe kombinieren: Vitamin A, Beta-Carotin, Vitamin E, Vitamin C, Zink, Selen, Glutathion und Cystein plus Antioxidanzien auf Pflanzenbasis, zum Beispiel Heidelbeeren, oder Pycnogenol. Insgesamt sollten folgende Mengen zusätzlich zugeführt werden:

Vitamin A: Die empfohlene optimale Nährstoffzufuhr pro Tag für einen maximalen Schutz durch Antioxidanzien liegt für Vitamin A und Beta-Carotin bei 800–1000 µg RE (Retinol-Äquivalent) für Kinder und 800–2000 µg RE für Erwachsene. Nehmen Sie zwischen 2000 µg (6600 IE) und 3000 µg (10 000 IE) Retinol pro Tag und noch einmal genausoviel Beta-Carotin.

Vitamin C: Die empfohlene optimale Nährstoffzufuhr beträgt pro Tag 150 mg für Kinder und 400–1000 mg für Erwachsene. Nehmen Sie für einen maximalen Schutz durch Antioxidanzien 1000–3000 mg täglich.

Vitamin E: Die empfohlene optimale Nährstoffzufuhr beträgt pro Tag 70 mg für Kinder und 90–800 mg/IE für Erwachsene. Nehmen Sie für einen maximalen Schutz durch Antioxidanzien 400–800 mg/IE täglich.

Selen: Die empfohlene optimale Nährstoffzufuhr liegt pro Tag bei 50 µg für Kinder und 100 µg für Erwachsene. Nehmen Sie für einen maximalen Schutz durch Antioxidanzien 100–200 µg täglich.

Zink: Die empfohlene optimale Nährstoffzufuhr beträgt pro Tag 7 mg für Kinder und 15–20 mg für Erwachsene. Nehmen Sie für einen maximalen Schutz durch Antioxidanzien 10–20 mg täglich.

Die folgenden einfachen Tips verbessern Ihr Antioxidanzien-Potential und stärken Ihre Abwehrkraft:

- Essen Sie viel frisches Obst.
- Essen Sie viel Gemüse, besonders Süßkartoffeln, Karotten, Erbsen, Kresse und Brokkoli.
- Nehmen Sie jeden Tag ein gutes Antioxidanzien-Zusatzpräparat.
- Meiden Sie schadstoffbelastete und verrauchte Orte, den direkten Aufenthalt in starkem Sonnenlicht und gebratene Speisen.
- Übertreiben Sie sportliche Aktivitäten nicht.

14. Lebendige Nahrung – Revolution durch bioaktive Pflanzenstoffe

Bis jetzt sind über hundert antioxidative Nährstoffe entdeckt worden, und zahlreiche Forschungsberichte haben ihre Vorzüge gepriesen. Die Hauptrollen spielen die Vitamine A, C und E sowie Beta-Carotin. Nicht weniger wichtig jedoch sind die nicht-essentiellen Antioxidanzien, die in den meisten Früchten und Gemüsen vorkommen. Zu ihnen gehören:

- *Anthocyanidine und Proanthocyanidine:* Sie sind besonders reichlich in Beeren und Trauben enthalten. Es handelt sich um eine Gruppe von Bioflavonoiden (siehe unten), die gut gegen Gicht und bestimmte Arthritisformen sind.
- *Bioflavonoide:* Diese Gruppe von Antioxidanzien kommt vor allem in Zitrusfrüchten vor.
- *Curcumin:* Das starke Antioxidans findet sich in Senf, Kurkuma, Mais und gelben Paprikaschoten.
- *Lykopin:* Dieses starke Antioxidans mit Anti-Krebs-Eigenschaften kommt in Tomaten vor.
- *Lutein:* Dieses starke Antioxidans findet sich in vielen Früchten und Gemüsen. Es ist bemerkenswert hitzestabil und kann das Kochen »überleben«.
- *Zeanxanthin:* Es gibt Mais seine gelbe Farbe und kommt auch in Spinat, Kohl, Brokkoli und Erbsen vor.

Bioaktive Pflanzenstoffe – die Apotheke der Natur

Bioaktive Pflanzenstoffe, die auch als sekundäre Pflanzeninhaltsstoffe bzw. »Phytochemikalien« (phyto ist das griechische Wort für »Pflanze«) bezeichnet werden, beeinflussen unsere Körpersysteme sehr stark. Sie tragen dazu bei, die Gesundheit zu fördern und Krankheiten vorzubeugen. Bioaktive Pflanzenstoffe sind biologisch aktive Verbindungen in Lebensmitteln. Sie werden nicht als Nährstoffe klassifiziert, weil sie – anders als die Vitamine – nicht lebensnotwendig sind. Trotzdem spielen sie eine entscheidende Rolle für die Biochemie des Körpers und beeinflussen unsere Gesundheit genauso stark wie Vitamine und Mineralstoffe. Deshalb betrachten wir sie am besten als semi-essentielle Nährstoffe. Da sie nicht im Körper gespeichert werden, empfiehlt es sich, sie regelmäßig mit der Nahrung aufzunehmen.

Über hundert Phytochemikalien sind identifiziert. Viele wirken regulierend auf das Immun- und Drüsensystem. Der gesundheitliche Nutzen der folgenden Substanzen ist erwiesen.

Bioaktive Pflanzenstoffe in gängigen Lebensmitteln

Allium-Verbindungen	Genistein
Anthocyanidine	Glucosinolate
Bioflavonoide	Indole
Capsaicin	Isothiocyanate
Carotinoide	Lentinane
Chlorophyll	Lignane
Chlorogensäure	Phenole
Cumarine	Phytoöstrogene
Curcumin	Phytosterine
Dithiolthione	Saponine
Ellagsäure	Sulforaphane

Sehen wir uns nun an, wie einige dieser Phytochemikalien Ihre Gesundheit unterstützen können:

- *Allium-Verbindungen:* Zu den Mitgliedern der Allium-Familie gehören Knoblauch, Zwiebeln, Lauch, Schnittlauch und Schalotten. Knoblauch ist seit langem als gesundheitsförderndes Lebensmittel bekannt; viele vorteilhafte Wirkungen werden ihm zugeschrieben. Obwohl er reich an Vitaminen und Mineralstoffen ist, scheinen die Hauptwirkstoffe Schwefelverbindungen zu sein. Dazu gehören Allicin, Allixin, Diallyl-disulfide und Diallyltrisulfide. Viele Tierversuche haben gezeigt, daß Knoblauch das Immunsystem günstig beeinflußt und vor Krebs schützt.

- *Bioflavonoide* haben verschiedene nützliche Funktionen. Sie wirken stark antioxidativ. Sie verbinden sich mit toxischen Metallen und leiten sie aus dem Körper heraus. Sie verbessern die Wirkung von Vitamin C, das sie im Gewebe stabilisieren. Sie wirken bakteriostatisch und/oder antibiotisch und damit gegen Infektionen, und sie bekämpfen Karzinogene. Sie werden eingesetzt gegen Kapillarschwäche, Zahnfleischbluten, Krampfadern, Hämorrhoiden, Prellungen, Zerrungen und Thrombose. Zu den Bioflavonoiden gehören Rutin (kommt reichlich in Buchweizen vor) und Hesperidin, das sich besonders in Zitrusfrüchten findet. Die besten Lebensmittel-Quellen sind Hagebutten, Buchweizenblätter, Zitrusfrüchte, Beeren, Brokkoli, Kirschen, Trauben, Papayas, Cantaloupe-Melonen, Pflaumen, Tee, Rotwein und Tomaten. Es gibt auch spezielle Bioflavonoide in Gurken, die verhindern, daß krebsauslösende Hormone sich mit Zellen verbinden.
- *Capsaicin* kommt reichlich in Chilischoten vor, schützt die DNS vor Schäden.
- *Chlorophyll* ist die Substanz, die Pflanzen grün macht. Chlorophyllreiche Lebensmittel wie Weizengras, Algen, Tang und grüne Gemüse fördern die Blutbildung. Die Vitamine C, B_{12}, B_6, A, K und Folsäure gehören zu den Nährstoffen, die für gesundes Blut notwendig sind. Studien haben gezeigt, daß gereinigte Mini-Dosen von in Lebensmitteln vorhandenen Chlorophyll-Verbindungen die Bildung roter Blutkörperchen im Knochenmark anregen können. Es ist erwiesen, daß Chlorophyll dazu beiträgt, vor

Krebs und bestimmten Strahlungsarten zu schützen sowie Keime zu töten; außerdem wirkt es stark wundheilend.

- *Cumarine und Chlorogensäure:* Diese Substanzen verhindern die Entstehung von krebsauslösenden Nitrosaminen und finden sich in einer breiten Palette von Obst- und Gemüsesorten, zum Beispiel Tomaten, Paprikaschoten, Ananas, Erdbeeren und Karotten.

- *Ellagsäure* kommt in Erdbeeren, Trauben und Himbeeren vor. Sie neutralisiert Karzinogene, bevor sie die DNS schädigen können.

- *Genistein:* Diese reichlich in Sojabohnen vorhandene Substanz, eine Art Phytoöstrogen (siehe unten), verhindert, daß Brust-, Prostata- und andere Knoten wachsen und sich ausbreiten.

- *Isothiocyanate- (ITC-) und Indole:* Sie kommen reichlich in Gemüsen aus der Kreuzblütler-Familie vor, zum Beispiel Brokkoli, Rosenkohl, Kohl, Blumenkohl, Kresse, Meerrettich, Grünkohl, Kohlrabi, Senf, Radieschen und Steckrüben. Der Verzehr von ITC-reichem Gemüse wird heute mit einem geringeren Auftreten von Krebs, insbesondere Dickdarmkrebs, in Verbindung gebracht. Studien haben gezeigt, daß das Dickdarmkrebs-Risiko bei Menschen, die mehr als einmal pro Woche Kohl essen, nur ein Drittel so hoch ist wie bei Personen, die nie Kohl essen.[38] Das bedeutet, daß eine Portion Kohl in der Woche Ihr Dickdarmkrebs-Risiko um 60 % senken kann. Auch bei Brokkoli und Rosenkohl zeigte sich ein dosisabhängiger Schutz vor Krebs. Obwohl es am besten ist, Produkte aus dem biologischen Anbau zu essen, tritt der Schutzeffekt auch bei nicht biologisch angebautem Gemüse ein.

- *Phytoöstrogene:* Sie binden im Körper hergestellte oder über Pestizide, Plastik und andere Quellen aufgenommene extreme Östrogen-Mengen an ein im Blut hergestelltes Protein. Dadurch wird die Menge des Östrogens verringert, das östrogensensiblem Gewebe zur Verfügung steht. Phytoöstrogenreiche Lebensmittel sind Soja, vor allem in Form von Tofu und Miso, Hülsenfrüchte, Zitrusfrüchte, Weizen, Lakritze, Alfalfa, Fenchel und Sellerie. Eine hohe Phytoöstrogen-Aufnahme wird mit einem geringeren Risiko für Brust- und Prostatakrebs, Symptomen der Menopause, Fibrome und anderen hormonabhängigen Krankheiten in Verbindung gebracht.

- *Sulforaphane:* Sie kommen in Brokkoli, Blumenkohl, Rosenkohl, Steckrüben und Grünkohl vor und vermindern bei Tieren das Auftreten von Brustkrebs.

Enzyme – die Schlüssel des Lebens

Wir sind, was wir essen, heißt es im allgemeinen. Aber das stimmt nicht ganz: Wir sind, was wir verdauen und verstoffwechseln können. Die Lebensmittel, die wir essen, können uns erst dann nähren, wenn sie im Körper für die Resorption vorbereitet worden sind. Das machen Enzyme, chemische Verbindungen, die Nahrung verdauen und große Lebensmittel-Teilchen in kleinere Einheiten zerlegen. Protein zum Beispiel wird in Aminosäuren aufgespalten; komplexe Kohlenhydrate in einfache Zucker; Fett in Fettsäuren und Glycerin. Jeden Tag fließen zehn Liter Verdauungssäfte, vor allem hergestellt in Bauchspeicheldrüse, Leber, Magen und Darmwand, in den Verdauungskanal.

Zur Produktion dieser Enzyme braucht der Körper Nährstoffe. Wenn diese Nährstoffe nicht vorhanden sind, folgt schnell ein Enzym-Mangel – was bedeutet, daß Ihr Körper die aufgenommenen Nährstoffe nicht mehr vollständig verwerten kann, so daß der Enzym-Mangel noch größer wird, was wiederum die Nährstoffausbeute verringert – so setzt die Negativspirale sich immer weiter fort. Ein Beispiel: Zur Herstellung der Magensäure und eiweißspaltender Enzyme namens Proteasen wird Zink benötigt. Ein Zink-Mangel führt dazu, daß das Protein nicht mehr richtig zerlegt wird. Dadurch enden große Nahrungsmoleküle da, wo sie nicht enden sollten, nämlich im Dünndarm. Wenn die Darmwand nicht 100 % intakt ist – ein häufiger Defekt bei einem Zink-Mangel –, können diese unverdauten Nahrungsbestandteile in den Körper gelangen, wo sie als Eindringlinge angesehen und attackiert werden. Das ist die Basis der meisten Nahrungsmittelallergien.

Sobald ein Nahrungsmittel Allergien auslöst, führt die Reaktion im Darm bei jedem Verzehr zu einer Entzündung. Diese Reaktion stört das normale Gleichgewicht der nützlichen Bakterien und anderer Mikro-Organismen im Darm. Wenn Sie an Verdauungsstörungen, einem aufgetriebenen Bauch, Blähungen, Verdauungsschmerzen, Kolitis, Reizdarm, Morbus Crohn oder einer Candidamykose leiden, sollten Sie immer eine Nahrungsmittelallergie als Ursache bedenken, die durch einen Mangel an Verdauungsenzymen ausgelöst wurde.

Die wichtigsten Verdauungsenzym-Familien sind die Amylasen, die Kohlenhydrate verdauen, die Proteasen, die Protein verdauen, und die Lipasen, die Fett verwerten. Viele Nahrungsergänzungsmittel enthalten diese Enzyme, um die Verdauung zu fördern. Oft werden gefriergetrocknete Pflanzenenzyme zu diesem Zweck verwendet. Die häufigsten sind Bromelain in Ananas und Papain in Papayas. Papain gleicht chemisch dem Pepsin, einem starken protein-verdauenden Enzym, das 35- bis 100mal mehr Protein verdauen kann, als es selbst wiegt.

Enzyme aus rohen Lebensmitteln

Eine gute Möglichkeit zur Stärkung Ihres Enzym-Potentials besteht darin, Lebensmittel roh zu essen. Denn in diesem Zustand enthalten sie erhebliche Mengen an Enzymen. Das Kochen zerstört die Enzyme oft. Professor Artturi Virtanen, Biochemiker und Nobelpreisträger aus Helsinki, hat gezeigt, daß beim Kauen roher Gemüse im Mund Enzyme freigesetzt werden. Sie kommen in Kontakt mit der Nahrung und setzen den Verdauungsprozeß in Gang. Diese Lebensmittelenzyme werden nicht durch die Magensäure denaturiert, wie einige Forscher glaubten, sondern bleiben auf dem Weg durch den ganzen Verdauungstrakt aktiv. Umfangreiche Tests durch Kaspar Tropp in Würzburg haben ergeben, daß der menschliche Körper die den Darm passierenden Enzyme schützt, so daß mehr als die Hälfte den Dickdarm intakt erreicht. Dort verändern sie die Darmflora, indem sie freien Sauerstoff binden. Damit wird das Potential für Gärungs- und Fäulnisprozesse verringert – die mit Dickdarmkrebs in Zusammenhang gebracht werden. Dabei unterstützen die Enzyme auch die Schaffung eines Milieus, in dem milchsäurebildende, körperfreundliche Bakterien gedeihen können.

Manche Lebensmittel enthalten allerdings auch Enzym-Blocker. Linsen, Bohnen und Kichererbsen etwa enthalten den Hemmstoff Trypsin, der eine vollständige Verdauung des Proteins verhindert. Dieser Anti-Enzym-Faktor wird jedoch zerstört, wenn man die Hülsenfrüchte keimen läßt oder kocht. Deshalb sind Bohnenkeime oder gekochte Bohnen unbedenklich. Das gleiche gilt für phytatreiche Getreide, die sich an nützliche Mineralstoffe binden können.

Die zwei wichtigsten Verdauungsenzyme, Amylase und Protease, kommen in vielen Lebensmitteln vor. Jahrhundertelang hat der Mensch die Wirkung dieser Lebensmittelenzyme dadurch in Gang gesetzt, daß er vorverdaute Lebensmittel aß. Gegorene und abgelagerte Lebensmittel sind dafür ein Beispiel. Aber auch rohe Lebensmittel enthalten diese Enzyme, die aktiv werden, wenn wir kauen. Sorgfältiges Kauen trägt dazu bei, die in den Lebensmitteln enthaltenen Enzyme freizusetzen und zu aktivieren. Manche Lebensmittel wie Äpfel, Trauben und Mangos enthalten auch die antioxidativen Enzyme Peroxidase und Catalase, die dazu beitragen, freie Radikale unschädlich zu machen. Die Übersicht unten führt die Lebensmittel auf, in denen signifikante Mengen an gesundheitsförderlichen Enzymen festgestellt worden sind. Viele Lebensmittel sind noch gar nicht untersucht worden.

Natürliche Enzyme in rohen Lebensmitteln

	Amylase (verdaut Zucker)	Protease (verdaut Protein)	Lipase (verdaut Fett)	Peroxidase und Catalase (machen freie Radikale unschädlich)
Ananas	•	•		
Äpfel				•
Bananen	•			
Eier (ungekocht)	•	•	•	•
Honig (roh/un-pasteurisiert)	•			•
Kohl	•			
Mangos				•
Milch (roh/un-pasteurisiert)	•			•
Kidneybohnen	•	•		
Pilze	•	•		•
Reis	•			
Sojabohnen		•		
Süßkartoffeln	•			
Trauben				•
Weizen	•	•		
Zuckermais	•			•

Lebendige Nahrung in Aktion

Jedes Mal, wenn Sie eine Kombination aus frischen, lebendigen Lebensmitteln essen, zum Beispiel Obst und Gemüse, verabreichen Sie sich selbst einen Cocktail aus essentiellen Vitaminen, Mineralstoffen, Aminosäuren, Antioxidanzien, Enzymen und bioaktiven Pflanzenstoffen, die als Team zusammenarbeiten, um Ihre Gesundheit zu fördern. Die Idee, einzelne Bestandteile zu isolieren und wie ein Medikament zur Behandlung spezifischer Krankheiten einzusetzen, ist nicht nur unpraktisch, sondern unsinnig.

Deshalb sollten Sie Lebensmittel essen, die Sie aus dem Boden ziehen oder von einem Baum pflücken können.

Nachstehend einige Tips, damit lebendige Nahrungsmittel und deren Nährstoffe einen regelmäßigen Bestandteil Ihres Speiseplans bilden:

- Essen Sie mindestens drei Stücke frisches Obst pro Tag.
- Essen Sie jeden Tag als Hauptbestandteil einer Mahlzeit Salat.
- Essen Sie regelmäßig Lebensmittel, die reich an Antioxidanzien und bioaktiven Pflanzenstoffen sind, zum Beispiel Süßkartoffeln, Brokkoli, Kresse, Erbsen, Karotten und Beeren.
- Essen Sie Lebensmittel in unterschiedlichsten Farben, denn jede natürliche Farbe enthält andere gesundheitsförderliche bioaktive Pflanzenstoffe.
- Essen Sie vollwertige Lebensmittel statt denaturierter Nahrungsmittel oder Fertiggerichte, die synthetische Chemikalien enthalten.
- Essen Sie möglichst viel roh. Bereiten Sie heiße Speisen, zum Beispiel Suppen, roh vor und erhitzen Sie sie erst vor dem Servieren. Dünsten Sie Lebensmittel, und braten Sie sie so wenig wie möglich.
- Kaufen Sie biologische Lebensmittel. Wenn dies nicht möglich

ist: Schälen Sie die Lebensmittel, oder werfen Sie die äußeren Blätter weg, um Pestizid-Rückstände zu reduzieren.

- Kaufen Sie frische Lebensmittel in kleinen Mengen, dafür aber oft. Das Aufbewahren zerstört die Nährstoffe.
- Ergänzen Sie Ihre Kost durch eine gut abgestimmte Kombination von Vitaminen, Mineralstoffen, Antioxidanzien und anderen bioaktiven Pflanzenstoffen (siehe Teil VI).

15. Lebensmittel kombinieren – Fakten und Fehlinformationen

Vielen Menschen bekommen bestimmte Arten oder Kombinationen von Lebensmitteln nicht. Auf der Grundlage dieser Beobachtung und seinen Forschungen über Gesundheit und Ernährung stellte Dr. Howard Hay in den 30er Jahren dieses Jahrhunderts einen Ernährungsplan zusammen, der allgemein als »Hay'sche Trennkost« bekannt ist und Millionen Menschen zu einer besseren Gesundheit verholfen hat. Hay empfahl eine mit der optimalen Ernährung im Einklang stehende gesunde Kost und formulierte Regeln, welche Lebensmittel zusammen gegessen werden können. Zu den Eckpfeilern der ursprünglichen Theorie von Dr. Hay gehörte, basenbildende Lebensmittel zu essen, denaturierte Nahrungsmittel und Fertiggerichte zu meiden, Obst nicht mit anderen Lebensmitteln zusammen zu essen und proteinreiche nicht mit kohlenhydratreichen Lebensmitteln zu mischen.

Proteine und Kohlenhydrate werden unterschiedlich verdaut. Das ist eine Tatsache. Die Verdauung der Kohlenhydrate beginnt im Mund, wenn das im Speichel vorhandene Verdauungsenzym Amylase damit anfängt, beim Kauen auf die Lebensmittel einzuwirken. Sobald Sie die Nahrung schlucken und diese das relativ saure Milieu im Magen erreicht, stellt die Amylase ihre Arbeit ein. Erst wenn der Nahrungsbrei den Magen verläßt und das Verdauungsmilieu alkalischer wird, setzt die nächste Welle der Amylase-Enzyme ein. Sie wird von der Bauchspeicheldrüse in den Dünndarm abgesondert, setzt die Verdauung der Kohlenhydrate fort und bringt sie zum Abschluß.

Protein dagegen wird im Mund überhaupt nicht verdaut. Es

braucht das saure Milieu im Magen. Es kann drei Stunden dauern, bis alle komplexen Proteine in kleinere Gruppen von Aminosäuren zerlegt sind, die als Peptide bezeichnet werden. Dies geschieht nur im Magen, weil er die hohe Salzsäure-Konzentration aufweist, die zur Aktivierung des proteinverdauenden Enzyms Pepsin erforderlich ist. Sobald die Peptide den Magen verlassen, treffen sie auf das ebenfalls von der Bauchspeicheldrüse abgesonderte Enzym Peptidase, das sie in einzelne resorptionsfähige Aminosäuren zerlegt.

Das Märchen von den Bohnen

Das stark vereinfachende Motto zur Kombination von Lebensmitteln lautet, daß Kohlenhydrate und Proteine nicht zusammen gegessen werden sollten, weil sie unterschiedlich verdaut werden. Bohnen enthalten sowohl Protein als auch Kohlenhydrate. Die Tatsache, daß der Verzehr bestimmter Bohnensorten Blähungen verursacht, wird oft als Bestätigung des Mottos zitiert. Heute weiß man jedoch, daß die Protein-Kohlenhydrate-Kombination in den Bohnen nicht der Grund für das Gegrummel im Gedärm ist. Manche Bohnensorten enthalten Proteine wie zum Beispiel Lectine, die von den Enzymen im Verdauungstrakt auch dann nicht verdaut werden können, wenn sie separat gegessen werden. Diese Proteine können jedoch von den im Dickdarm lebenden Bakterien verdaut werden. Wenn Sie diese Bohnen essen, führen Sie nicht nur sich selbst, sondern auch diesen Bakterien Nahrung zu. Nach einer guten Lectin-Mahlzeit produzieren diese Bakterien Gas – daher die Blähungen. Sie haben nichts mit der Lebensmittelkombination zu tun. Viele gesunde Bevölkerungsgruppen auf der ganzen Welt haben eine Ernährungsform entwickelt, in der Bohnen und Linsen gängige Lebensmittel sind – und keine Verdauungsprobleme bereiten.

Proteine und Kohlenhydrate – Krieg der Giganten?

Da die einzelnen Lebensmittel nicht entweder 100 % Kohlenhydrate oder 100 % Protein enthalten, bedeutet das Trennen in der Praxis, daß proteinlastige Lebensmittel nicht mit stärkelastigen Lebensmitteln kombiniert werden sollten. Fleisch enthält 50 % Protein und 0 % Kohlenhydrate. Kartoffeln haben 8 % Protein und 90 % Kohlenhydrate. Dazwischen liegen Bohnen, Linsen, Reis, Weizen und Quinoa. Wo genau wollen Sie eine Grenze ziehen, wenn überhaupt?

Ein kurzer Ausflug in die präzivilisatorische Vergangenheit des Menschen kann das Problem möglicherweise lösen. Übereinstim-

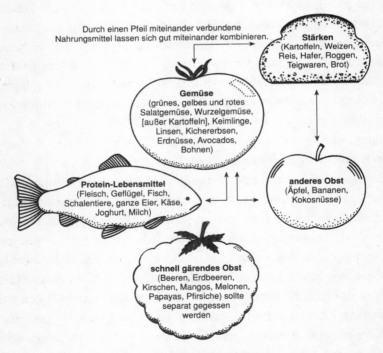

Durch einen Pfeil miteinander verbundene Nahrungsmittel lassen sich gut miteinander kombinieren.

Stärken
(Kartoffeln, Weizen, Reis, Hafer, Roggen, Teigwaren, Brot)

Gemüse
(grünes, gelbes und rotes Salatgemüse, Wurzelgemüse, [außer Kartoffeln], Keimlinge, Linsen, Kichererbsen, Erdnüsse, Avocados, Bohnen)

Protein-Lebensmittel
(Fleisch, Geflügel, Fisch, Schalentiere, ganze Eier, Käse, Joghurt, Milch)

anderes Obst
(Äpfel, Bananen, Kokosnüsse)

schnell gärendes Obst
(Beeren, Erdbeeren, Kirschen, Mangos, Melonen, Papayas, Pfirsiche) sollte separat gegessen werden

Nahrungsmittelkombinationen –
was Sie tun und was Sie besser lassen sollten

mend wird angenommen, daß die Gattung Mensch sich Millionen Jahre vorwiegend pflanzlich ernährte und gelegentlich eine Fleisch- oder Fischmahlzeit zu sich nahm. Affen können in zwei Kategorien unterteilt werden: In die, die einen wiederkäuerähnlichen Verdauungstrakt haben und sogar extrem schwerverdauliche fasrige Nahrung langsam verdauen; und in die, die einen sehr viel zügiger arbeitenden und evolutionär fortschrittlicheren Verdauungsapparat haben, der einige unterschiedliche Enzyme produziert. Menschen passen in die zweite Kategorie. Das System ist leistungsfähiger, kann aber nur Lebensmittel bewältigen, die leichter zu verdauen sind – Früchte, junge Blätter, bestimmte Gemüse. Keine Stengel! Evolutionstheoretiker glauben, daß dieses Verdauungssystem zwei Dinge bewirkte: Erstens motivierte es uns dazu, die Verarbeitung geistiger und sensorischer Stimuli zu verbessern, damit wir wußten, wann und wo wir die benötigte Nahrung finden würden; und zweitens führte es uns die Nährstoffe zu, mit denen wir ein höher entwickeltes Gehirn und Nervensystem aufbauen konnten.

Aßen Affen Fleisch mit zwei Sorten Gemüse?

Ich glaube, daß der menschliche Körper über drei grundlegende Verdauungsprogramme verfügt. Das erste ist zur Verdauung konzentrierter Proteine bestimmt, das heißt Fleisch, Fisch und Eier. Um diese Lebensmittel zu verdauen, müssen wir große Mengen Magensäure und proteinverdauende Enzyme produzieren. Oder meinen Sie, unsere frühen Vorfahren wären, nachdem sie ein Tier gejagt und getötet hatten, losgezogen und hätten sorgfältig nach ein paar schmackhaften Stückchen Grünzeug gesucht, um eine »ausgewogene Mahlzeit« zusammenzustellen? Ich stelle mir vor, daß sie ihre Beute einschließlich der inneren Organe so schnell wie möglich verspeisten, bevor sie verdarb oder Raubtiere sich näherten. Vielleicht lebten sie ein paar Tage lang von nichts anderem als von konzentriertem tierischem Protein. Frisches, rohes, biologisches Fleisch ist schließlich ausgesprochen nahrhaft.

Obst – der Einzelgänger

In manchen Zeiten des Jahres hatte der frühe Mensch Zugang zu bestimmten Früchten. Zweifellos waren wir nicht die einzigen früchte-essenden Geschöpfe. Da Obst der beste Treibstoff für sofortige Energie ist und sehr wenig Verdauungsarbeit erfordert, produziert unser zweites »Programm« die Enzyme und Hormone, die zur Verarbeitung der einfachen Kohlenhydrate in Früchten erforderlich sind. Auch in diesem Bereich vermute ich, daß wir die Früchte hauptsächlich separat aßen. Denn es besteht kaum Anlaß, ein paar Wurzeln zu suchen und auszugraben, nachdem Sie drei Bananen verdrückt haben.

Viele Weichobst-Sorten gären schnell, sobald sie einmal reif sind. Das machen sie auch, wenn Sie sie in eine warme, säurehaltige Umgebung verfrachten, wie der Magen sie bietet. Und genau das passiert, wenn Sie erst eine Melonenscheibe und dann ein Steak essen. Deshalb ist die Empfehlung von Dr. Hay, Obst nicht mit anderen Lebensmitteln zusammen zu essen, ausgesprochen sinnvoll. Da Obst etwa 30 Minuten braucht, um den Magen zu passieren, konzentriertes Protein aber zwei bis drei Stunden, sollten Sie Obst am besten als Zwischendurch-Snack mehr als 30 Minuten vor oder frühestens zwei Stunden nach einer Mahlzeit essen – möglichst noch später, wenn Sie große Mengen konzentriertes Protein gegessen haben. Einzige Ausnahme von dieser Trenn-Empfehlung: Früchte, die nicht leicht gären, zum Beispiel Bananen, Äpfel oder Kokosnüsse, können mit Lebensmitteln, die reich an komplexen Kohlenhydraten sind, zum Beispiel Hafer oder Hirse, kombiniert werden. Deshalb sind ein gehackter Apfel auf dem Frühstücks-

Haferbrei oder ein Roggenvollkorn-Sandwich mit Banane in Ordnung.

Allerdings scheinen unsere Vorfahren meist eine abwechslungsreiche pflanzliche Kost gegessen zu haben. Das heißt Blattgemüse, Wurzelgemüse, Nüsse, Samen, Hülsenfrüchte und Keimlinge. Das, so meine ich, ist das dritte und häufigste Verdauungsprogramm – ein Nahrungsmittel-Mix aus einer Mischung von Kohlenhydraten und Proteinen, die aber nie so proteinreich waren wie Fleisch. Ich halte es nicht für problematisch, Reis, Linsen, Bohnen, Gemüse, Nüsse und Samen zu kombinieren.

80 % basische Ernährung

Zu den wichtigsten Beobachtungen vor Dr. Hay gehörte, daß Menschen mit stark säurehaltigem Blut eher krank sind. Er stellte fest, daß ein leicht alkalischer Säurebereich mit einem pH-Wert von 7,4 bis 7,5 mit einer guten Gesundheit in Zusammenhang steht. Ein pH-Wert von 7 oder weniger ist zunehmend sauer, ein pH-Wert von über 7 zunehmend alkalisch (= basisch). Viele Faktoren beeinflussen das Säure-Basen-Gleichgewicht im Blut. Bei der Umsetzung der Lebensmittel im Stoffwechsel werden Säuren produziert, die durch die alkalischen Salze (Karbonate) von Kalzium, Magnesium, Kalium und Natrium neutralisiert werden. Deshalb beeinflußt die Aufnahme dieser Mineralsalze unser Säure-Basen-Gleichgewicht – genauso wie die Lebensmittel, die wir essen. Lebensmittel, die viel Chlor, Phosphor, Schwefel und Stickstoff enthalten, wie die meisten tierischen Produkte, neigen dazu, säurebildend zu sein. Lebensmittel, die reich an Kalzium, Kalium, Magnesium und Natrium sind, zum Beispiel die meisten Gemüse, sind eher basenbildend. Auch Sport hat eine Wirkung – er macht das Blut saurer. Tiefes Atmen macht das Blut basischer. In ihrem Buch *The Wright Diet* beschreibt Celia Wright übersäuerte Menschen als mürrisch, empfindlich und schlapp. Sie neigen zu allen möglichen Wehwehchen, Kopfschmerzen, Schlafstörungen und Magensäure. Bei Rauchern wurde eine hohe Säure-Konzentration im Urin festgestellt. Eßgelüste scheinen bei einer alkalischen Kost zurückzugehen.

Fast alle frischen Früchte, Gemüse und Hülsenfrüchte sind basenbildend. Zu den Ausnahmen gehören Wachsbohnen, Saubohnen, Spargel, Oliven, Senf und Kresse. Fleisch, Fisch, Eier und Butter sind säurebildend, Magermilch und Vollmilch leicht basenbildend. Einige Getreide sind säurebildend, etwa Haferflocken- und Vollkornmehl, Sago und Tapioka. Wal- und Haselnüsse sind säurebildend, andere Nüsse basenbildend. (Eine ausführliche Liste mit sauren und alkalischen Lebensmitteln findet sich auf S. 523/524.)

Dr. Hay war mit seiner Methode sicher auch deshalb erfolgreich, weil er den Schwerpunkt auf basenbildende Lebensmittel legte – also auf jede Menge Obst und Gemüse, die von Natur aus einen hohen Gehalt an vielen lebenswichtigen Nährstoffen haben.

Denaturierte Kohlenhydrate sind out

Dr. Hay empfahl weder denaturierte noch gekochte Nahrungsmittel. Wie bereits dargestellt, liefert ein Lebensmittel um so weniger Nährstoffe, je stärker es industriell bearbeitet oder gekocht wird. Daraus ergibt sich ganz klar die Empfehlung, statt zerkochten Speisen oder minderwertiger Nahrung rohe oder leicht gekochte vollwertige Lebensmittel zu essen. Fertigprodukte mit hohem Zuckergehalt sind für unseren Verdauungsapparat eine relativ neue Erfindung. Nur sehr wenige natürliche Lebensmittel enthalten den konzentrierten, schnell resorbierbaren Zucker, den moderne Nahrungsmittel zur Verfügung stellen. Der Körper ist nicht darauf eingestellt, eine Flut von schnell resorbierbarem Zucker zu bewältigen, der nicht nur den Blutzuckerspiegel in die Höhe schießen läßt – was von seiten aller möglichen Hormone Ad-hoc-Rettungsaktionen zur Wiederherstellung des Gleichgewichts erfordert –, sondern auch potentiell unerwünschte Mikro-Organismen im Darm mit Nahrung versorgt.

Verbessern Sie Ihre Verdauung

In aller Kürze läßt das Kombinieren von Lebensmitteln sich in fünf einfachen Punkten zusammenfassen, die in der Abbildung auf S. 162 dargestellt sind. Wenn Sie mit der Verdauung dieser Lebensmittel-Kombinationen trotzdem Probleme haben, liegt unter Umständen ein Mangel an Verdauungsenzymen, eine Lebensmittel-Unverträglichkeit oder ein Befall des Darms durch Pilze oder schädliche Bakterien vor, und ein Besuch beim Ernährungstherapeuten wäre ratsam. Veganer brauchen nur eine Regel zu befolgen: Schnell gärendes Obst nicht mit anderem Obst zusammen zu essen. Einfach, oder?

Hier fünf Richtlinien, die Ihre Verdauung verbessern:
- Ihre Kost sollte aus 80 % basenbildenden und 20 % säurebildenden Lebensmitteln bestehen. Das bedeutet: viel Gemüse und Obst sowie Lebensmittel mit niedrigem Proteingehalt (Bohnen, Linsen, Vollkorngetreide) an Stelle von Fleisch, Fisch, Käse und Eiern.
- Essen Sie schnell gärendes und saures Obst für sich allein als Zwischenmahlzeit. Die meisten weichen Früchte (Pfirsiche, Pflaumen, Mangos, Papayas, Erdbeeren, Melonen) gären schnell. Sehr saure Früchte können (obwohl sie basenbildend sind) die Verdauung der Kohlenhydrate behindern; dazu gehören Orangen, Zitronen, Grapefruits und Ananas. Alle genannten Obstsorten erfordern wenig Verdauungsarbeit und geben ihren natürlichen Gehalt an Fruktose schnell ab. Essen Sie diese Sorten ein-

zeln als Zwischenmahlzeit, wenn Sie einen Energieschub brauchen.

- Essen Sie tierisches Protein für sich allein oder mit Gemüsen. Konzentrierte Proteine, zum Beispiel Fleisch, Fisch, Hartkäse und Eier, benötigen zur Verdauung eine Menge Magensäure und bleiben etwa drei Stunden im Magen, bevor sie verdaut sind. Kombinieren Sie deshalb schnell resorbierbare oder denaturierte Kohlenhydrate oder gärende Lebensmittel nicht mit tierischem Protein.

- Meiden Sie alle denaturierten Kohlenhydrate. Essen Sie naturbelassene, schnell resorbierbare Kohlenhydrate zusammen mit naturbelassenen, langsam resorbierbaren Kohlenhydraten. Früchte, die nicht leicht gären wie Bananen, Äpfel und Kokosnüsse, können mit langsam resorbierbaren Kohlenhydrat-Getreiden, zum Beispiel Hafer und Hirse, kombiniert werden.

- Essen Sie erst, wenn Ihr Körper ganz wach ist. Rechnen Sie nicht damit, daß Lebensmittel verdaut werden, wenn Ihr Körper schläft. Lassen Sie morgens mindestens eine Stunde zwischen Aufwachen und Essen verstreichen. Wenn Sie morgens Sport treiben, essen Sie hinterher. Fangen Sie den Tag nie mit einem Stimulans (Tee, Kaffee, einer Zigarette) an, denn dies ist für den Körper ein Streß-Faktor und behindert die Verdauung. Essen Sie zum Frühstück nur Lebensmittel auf Kohlenhydrat-Basis, zum Beispiel Getreide mit Obst, nur Obst oder einen Vollkorn-Roggentoast. Lassen Sie abends zwischen dem Ende der Mahlzeit und dem Zubettgehen mindestens zwei Stunden verstreichen.

Teil III
Die Wunderwelt im Körperinneren

16. Sie sind, was Sie essen

Nichts, was der Mensch je geschaffen hat, ist der großartigen Anlage des menschlichen Körpers vergleichbar. Während Sie dieses Buch lesen, werden in Ihrem Knochenmark in jeder Sekunde 2,5 Millionen rote Blutkörperchen gebildet, damit die Zellen Ihres Körpers mit Sauerstoff versorgt werden. Gleichzeitig produziert Ihr Verdauungsapparat seine täglichen zehn Liter Verdauungssäfte, damit die Nahrung, die Sie essen, zerlegt wird und die »innere Haut«, die Magen-Darm-Wand, passieren kann. Dieser neun Meter lange Kanal besitzt eine Oberfläche von der Größe eines kleinen Fußballfeldes, die sich innerhalb von vier Tagen vollkommen erneuert. Für die Gesundheit Ihres Magen-Darm-Trakts sorgt ein Team von etwa 300 verschiedenen Bakterienstämmen und anderen Mikro-Organismen. Diese sind für Sie genauso charakteristisch wie Ihr Fingerabdruck und fallen zahlenmäßig mehr ins Gewicht als alle Zellen in Ihrem Körper. Ihr Immunsystem ersetzt im Verlauf einer Woche seine gesamte Armee, und im Fall einer Virus-Attacke kann es minütlich 200 000 neue Immunzellen produzieren. Sogar Ihre äußere Haut wird allmonatlich ersetzt. Nach sieben Jahren ist der größte Teil Ihres Körpers vollkommen neu. Ihr

Gehirn, chemisch nichts als 1,4 kg hauptsächlich Fett und Wasser, verarbeitet mit seinen Trillionen Nervenzellen ungeheuer komplexe Informationen. Jede einzelne dieser Zellen ist mit hunderttausend anderen zu einem Netzwerk verbunden, dessen Verbindungen entstehen, während unser Leben sich entfaltet.

Die aus ein bißchen Nahrung hergestellte Energie treibt all diese unsichtbaren Prozesse an, hält uns zudem noch warm und erlaubt uns die unterschiedlichsten körperlichen Aktivitäten. Bei all diesen Vorgängen entstehen die Nebenprodukte Wasser und Kohlendioxid, die beide für Pflanzen notwendig sind, die wiederum Kohlenhydrate, unseren Treibstoff, und Sauerstoff produzieren, den Funken, der unser Zellfeuer entzündet. Es wird geschätzt, daß wir nur 0,25 % unserer Hirnkapazität und in vielen Fällen nur die Hälfte der potentiellen Lebensdauer unseres Körpers nutzen. Von seiner Anlage, seiner Kapazität und seiner Erneuerungskraft her ist der menschliche Körper wirklich phantastisch.

Aber anders als ein neues Auto kommen wir ohne Wartungshandbuch auf die Welt und verlassen uns auf die Anleitungen von Menschen, die mit dem Studium des menschlichen Körpers ihren Lebensunterhalt verdienen. Diese Anleitungen stecken noch in ihren Kinderschuhen: Das wird offensichtlich, wenn Sie sich ansehen, daß ein großer Teil der Medizin noch auf der Verabreichung von Medikamenten beruht, die den Körper vergiften, von Bestrahlungen, die ihn verbrennen, und von Operationen, die defekte Teile einfach wegnehmen. Die meisten von uns beginnen erst an die »Wartung« ihres Körpers zu denken, wenn etwas nicht in Ordnung ist. Aber dank der unglaublichen Erneuerungskraft des Körpers dauert es bei den meisten schweren Krankheiten, wie Krebs und Herz- und Gefäßkrankheiten, 20 bis 30 Jahre, bis sie offenkundig sind. Wenn wir die Symptome bemerken, ist es vielleicht schon zu spät.

Aus Erfahrung lernen

Sobald Sie sich klargemacht haben, daß Ihr Körper eine Ansammlung hochorganisierter Zellen ist, die von den Kräften der Natur gestaltet wurde und sich im Lauf von Millionen Jahren an eine wechselnde Umgebung angepaßt hat, wird es zu etwas ganz Natürlichem, dem Körper das zu geben, was er braucht. Und dies tut der Gesundheit spürbar gut. Die Erfahrung motiviert natürlich am stärksten. Wenn etwas, das Sie essen, Ihnen Wohlbefinden verschafft, werden Sie es wahrscheinlich weiter essen. Wenn Ihnen dagegen etwas schlecht bekommt, werden Sie es wahrscheinlich meiden – es sei denn, Sie sind süchtig geworden. Um aus Erfahrungen zu lernen, müssen wir einen Vorgang verstehen, der als allgemeines Anpassungs-Syndrom bezeichnet wird. Es wurde 1956 von Professor Hans Selye zum ersten Mal beschrieben: Er ging davon aus, daß es auf jedes Ereignis drei Reaktionsphasen gibt. Dies gilt auch für Zigaretten, Lebensmittel, Streß oder eine körperliche Aktivität.

- *Phase 1: Die Erst-Reaktion* – Ihre erste Reaktion auf ein Ereignis oder eine Substanz ist der beste Indikator dafür, ob es bzw. sie sich für Sie eignet oder nicht. Erinnern Sie sich an Ihre erste Zigarette, Ihr erstes alkoholisches Getränk oder Ihre erste Tasse Kaffee? Wahrscheinlich werden Sie sich nicht daran erinnern, wie Zucker, Fleisch, Milch oder andere in frühester Kindheit in Ihren Speiseplan eingeführte Lebensmittel geschmeckt haben.

- *Phase 2: Anpassung* – Ihr Körper lernt sehr schnell, sich auf das Novum einzustellen – er gewöhnt sich daran. Das Herzklopfen nach einer Tasse Kaffee, das Husten nach einer Zigarette sind weg. Ein gutes Beispiel für diese Phase sind das Ansteigen und die spätere Normalisierung des Blutdrucks von gewöhnlich nicht der Luftverschmutzung ausgesetzten Landbewohnern, die in die Stadt kommen. Die Zellen in der Lunge eines Rauchers verändern ihre Form, um sich vor Rauch zu schützen. In den Arterien bilden sich Ablagerungen, um beschädigtes Gewebe zu reparieren. Was spielt sich in all diesen Fällen hinter der Bühne ab? Der Körper versucht, sich zu schützen, und befindet sich dabei in einem unbemerkten Streß-Zustand.

- *Phase 3: Zusammenbruch* – Wenn der Angriff lange genug anhält, sind Sie eines Tages krank. Ihre Energie ist weg, Ihre Verdauung funktioniert nicht richtig, Ihr Blutdruck ist zu hoch, und Sie bekommen Beschwerden, von Infektionen im Brustkorb bis zu Krebs. Der Körper schafft es nicht mehr, sich noch weiter anzupassen. Zu diesem Zeitpunkt bitten die meisten Leute einen Gesundheitsspezialisten um Hilfe.

Diesem Prozeß könnten wir zwei weitere Phasen hinzufügen.

- *Phase 4: Erholung* – Damit der Körper sich erholen kann, ist es im allgemeinen erforderlich, das, was den Körper ursprünglich verletzt hat, sowie andere unerwünschte Substanzen zu meiden oder stark einzuschränken. Das bedeutet, daß Sie eine Zeitlang so puritanisch wie möglich leben und sich all das abgewöhnen müssen, nach dem Sie süchtig sind oder auf das Sie allergisch reagieren. Im allgemeinen sind das die Stoffe, von denen Sie sagen würden: »Alles kann ich aufgeben, nur nicht …« Das ist das Wesen der Sucht. Um den Körper bei der Erholung zu unterstützen, sind weit größere Mengen an Vitaminen und Mineralstoffen erforderlich als die, die für die Aufrechterhaltung einer guten Gesundheit nötig sind.

- *Phase 5: Überempfindlichkeit* – Sobald Sie sich erholt haben und Ihr Körper grundsätzlich gesund ist, was Jahre dauern kann, kehren Sie zu Phase Eins zurück. Aber weil Ihre Ernährung und Ihre Lebensweise jetzt viel besser sind, kann es so aussehen, als wären Sie überempfindlich, und Sie reagieren auf Dinge, auf die Sie vorher nie reagiert haben: bestimmte Weine, die Zusätze enthalten, normale Lebensmittel wie Weizen oder Milch, Abgase etc. Diese Reaktion ist genauso gesund wie die allererste Reaktion auf den Aggressor, denn Ihr Körper sagt Ihnen, was Ihnen bekommt. Je mehr Sie dieser inneren Führung folgen, desto gesünder werden Sie. Erst wenn Ihre Kraftreserven sich wieder aufgefüllt haben, können Sie die gelegentliche Verletzung Ihrer körperlichen Integrität ohne diese Überempfindlichkeitsreaktion ertragen – aber bis dahin haben Sie hoffentlich genug gelernt, um nicht in diese alten schlechten Gewohnheiten zurückzufallen.

Wenn Sie diesen Kreislauf verstehen und wissen, warum Sie manchmal ohne sofort sichtbare nachteilige Folgen mit dem Körper Schindluder treiben können und ein anderes Mal stark auf kleine »Verletzungen« reagieren, können Sie leichter interpretieren, was mit Ihnen geschieht, und Ihre Ernährung oder Ihre Lebensweise entsprechend ändern. Denken Sie an die Substanzen, von denen Sie vermuten, daß sie Ihnen nicht bekommen. Was haben sie gemeinsam? Vielleicht gibt es subtile Hinweise, die Sie bislang lieber ignoriert haben. Hier eine Liste mit den verdächtigen Stoffen, auf die meine Klienten am häufigsten reagieren:

Lebensmittel, die häufig Reaktionen auslösen

Weizen und andere Getreide	Alkohole auf Hefe-Basis (Bier
Milch und Milchprodukte	und Wein, aber nicht Sekt)
Schokolade	Zusatzstoffe in Alkohol
Zucker	Zigaretten
Kaffee, auch koffeinfreier	Rauch
Tee	Autoabgase
Nahrungsmittelzusätze	Gasfeuer
Alkohol	Gräserpollen

Interessanterweise waren unsere Vorfahren, die – legt man die gesamte Evolution zu Grunde – bis vor relativ kurzer Zeit weder Getreide angebaut noch Tiere gemolken haben, keiner dieser Substanzen ausgesetzt.

Der Verzögerungseffekt

Ein weiteres bemerkenswertes Phänomen ist der Verzögerungseffekt. Das allgemeine Anpassungs-Syndrom beschreibt einen langfristigen Verzögerungseffekt, aber bei vielen Lebensmitteln tritt der Verzögerungseffekt relativ kurzfristig ein: Es dauert maximal 24 Stunden, bis Sie eine Wirkung bemerken. Wenn Sie zum Beispiel etwas sehr Süßes essen, fühlen Sie sich wahrscheinlich gut, denn Ihr Blutzuckerspiegel steigt. Aber wenn er vier Stunden später absackt, schlafen Sie möglicherweise ein. Alkohol hat seine schlimmsten Auswirkungen viele Stunden später. Wenn nämlich die Kapazität der Leber, den Alkohol zu entsorgen, überschritten ist, wird der restliche Alkohol in ein toxisches Nebenprodukt umgewandelt, das Kopfschmerzen und Übelkeit verursacht. Die meisten Substanzen, die nicht gut für Sie sind, führen innerhalb von 24 Stunden zur Erst-Reaktion.

Der Körper – ein komplexes Netzwerk

Wissenschaftler glauben, daß wir uns, wie alle anderen Säugetiere auch, aus dem Meer entwickelt haben. Wir tragen unser »Meer« in uns, und es hat weitgehend die gleichen Bestandteile wie der Ozean, aus dem wir gekommen sind. Wir sind zu 66 % Wasser, zu 25 % Protein und zu 8 % Fett; der Rest sind Kohlenhydrate plus Mineralstoffe und Vitamine. Trotzdem: Wenn Sie all diese Zutaten in einen Topf werfen würden, käme am Schluß kein Mensch heraus. Was also läßt Leben geschehen?

Die Antwort lautet, wie in Kapitel 15 dargestellt: Die Enzyme.

Sie wandeln die Lebensmittel, die wir essen, in Treibstoff für jede einzelne Zelle um, egal ob Muskelzelle, Gehirnzelle, Immunzelle oder Blutzelle. Weitere Enzyme in diesen Zellen wandeln den Treibstoff in verwertbare Energie um, die unser Herz schlagen, unsere Nerven reagieren und alle anderen Körperfunktionen stattfinden läßt. Alles in diesem Universum ist Teil einer komplexen chemischen Dauer-Reaktion. Unser Part als vorübergehend lebendige Organismen besteht darin, uns und andere mit den bestmöglichen Komponenten zu versorgen, damit dieser Vorgang weiter so stattfinden kann, daß wir alle ein gutes, langes, angenehmes Leben haben. Und was läßt unsere lebenspendenden Enzyme gut funktionieren? Vitamine und Mineralstoffe. Fast alle Enzyme im Körper sind direkt oder indirekt auf das Vorhandensein von Vitaminen und Mineralstoffen angewiesen. Sobald Sie verstanden haben, daß der Körper und auch die Gesundheit von diesem ausgedehnten und komplexen Netzwerk abhängig sind, ist Ihnen klar, daß es wenig Sinn macht, ein einzelnes Vitamin zusätzlich zuzuführen. Das wäre so, als würden Sie eine einzige schmutzige Zündkerze austauschen und erwarten, daß Ihr Auto einwandfrei läuft. Trotzdem hat der größte Teil der medizinischen Ernährungsforschung genau das gemacht: einen Nährstoff genommen und seine Wirkung auf einen Aspekt der Gesundheit untersucht. Wie Sie sehen werden, haben die Forschungen, die im Hinblick auf Verbesserung der Energie, geistige Leistungsfähigkeit, Langlebigkeit, Fruchtbarkeit und Widerstandskraft gegen Krankheiten die erstaunlichsten Ergebnisse erzielt haben, mit Nährstoffkombinationen gearbeitet. Dieser Ansatz trägt der Tatsache Rechnung, daß Nährstoffe in einer Wechselbeziehung stehen. In Teil IV und V dieses Buches wird dargestellt, welche Ergebnisse erzielt und welche Beschwerden gebessert werden können, wenn die Nährstoff-Zufuhr optimal ist.

17. Die Verdauung verbessern

Wie alle Tiere verbringen wir unser körperliches Leben damit, organische Materie zu Abfall zu verarbeiten. Wie gut wir das können, bestimmt unseren Energiepegel, unsere Lebensdauer und den Zustand von Körper, Seele und Geist. Nährstoffmangel und falsche Lebensmittel können zu mangelhafter Verdauung und Resorption, anomalen Darmreaktionen einschließlich Blähbauch und Entzündungen, Darminfektionen und schlechter Ausscheidung führen. Die Folgeeffekte beeinträchtigen alle Körpersysteme – den Immunstatus, Gehirn und Nervensystem, Hormonhaushalt und Entgiftungskapazität.

Magensäure – das richtige Gleichgewicht

Die Verdauung fängt mit den Sinnen an. Der Anblick und der Geruch von Lebensmitteln setzen chemische Reaktionen in Gang, die uns darauf vorbereiten, Nahrung zu assimilieren und zu verdauen. Das Kauen ist besonders wichtig, denn es veranlaßt den Verdauungstrakt dazu, je nach dem, was im Mund ist, unterschiedliche Enzym-Sekretionen vorzubereiten.

Die Nahrung gelangt dann in den Magen, wo große Proteine in kleinere Gruppen von Aminosäuren zerlegt werden. Den ersten Schritt zur Protein-Verdauung erledigt die Salzsäure, die von der Magenwand freigesetzt wird und auf Zink angewiesen ist. Die Salzsäure-Produktion geht oft mit zunehmendem Alter zurück, genauso wie der Zink-Spiegel. Infolgedessen kommt es zu Verdauungsstörungen, die sich besonders nach proteinreichen Mahlzeiten bemerkbar machen. Die Wahrscheinlichkeit für die Ent-

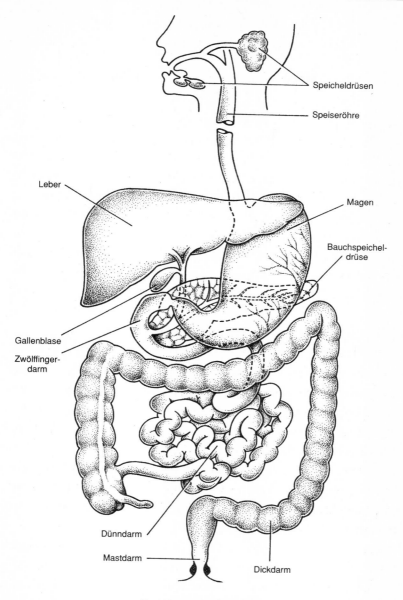

Speicheldrüsen

Speiseröhre

Leber

Magen

Bauchspeichel-
drüse

Gallenblase

Zwölffinger-
darm

Dünndarm

Mastdarm

Dickdarm

Das Verdauungssystem

wicklung von Nahrungsmittel-Allergien nimmt zu, weil unverdaute, große Nahrungsmoleküle dazu neigen, allergische Reaktionen im Dünndarm auszulösen.

Die diätetische Lösung bei zu wenig Magensäure besteht darin, ein Ergänzungsmittel zu nehmen, das Betainhydrochlorid plus mindestens 15 mg Zink in leicht resorbierbarer Form wie zum Beispiel Zinkcitrat enthält. Manche Menschen produzieren jedoch zu viel Magensäure – eine mögliche Ursache für einen »sauren Magen«, der als Verdauungsstörung und brennendes Gefühl wahrgenommen wird. Dies wird im allgemeinen dadurch korrigiert, daß säurebildende und reizende Lebensmittel und Getränke gemieden werden: Alkohol, Kaffee, Tee und Aspirin reizen die Darmwand. Fleisch, Fisch, Eier und andere konzentrierte Proteine regen die Säureproduktion an und können eine Übersäuerung verschlimmern. Die Mineralstoffe Kalzium und Magnesium sind besonders alkalisch und haben oft eine beruhigende Wirkung auf Menschen, die unter extremer Azidität leiden.

Verdauungsenzyme

Der Magen produziert außerdem eine Reihe von Enzymen, die kollektiv als Proteasen bezeichnet werden und Proteine aufspalten. Die Proteinverdauung geht im ersten Abschnitt des Dünndarms weiter, dem Zwölffingerdarm, in den die Verdauungsenzyme aus Bauchspeicheldrüse und Leber fließen. Die Bauchspeicheldrüse ist das primäre Verdauungsorgan. Spezielle Zellen in ihr produzieren verschiedene Enzyme, die Kohlenhydrate, Fette und Proteine zerlegen und als Amylase, Lipase und, wie bereits gesagt, Proteasen bezeichnet werden. Auch von ihnen gibt es viele verschiedene Arten.

Die Herstellung von Verdauungsenzymen hängt von vielen Mikro-Nährstoffen ab, insbesondere Vitamin B_6. Eine subopti-

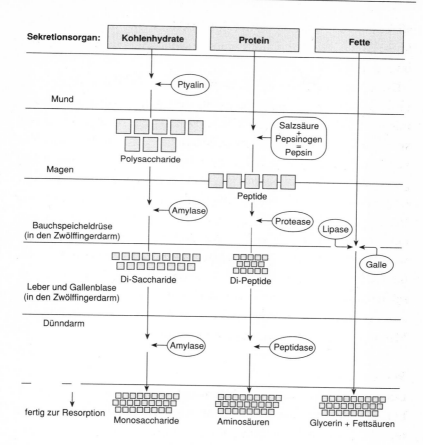

Der Verdauungsweg und die zugehörigen Enzyme

male Ernährung führt oft zu einer suboptimalen Verdauung, die wiederum eine suboptimale Resorption nach sich zieht, so daß die Nährstoffaufnahme immer schlechter wird. Die Folge ist unverdaute Nahrung im Dünndarm, was die Vermehrung schädlicher Bakterienstämme und anderer Mikro-Organismen fördert. Zu den entsprechenden Symptomen können Blähungen, Bauchschmerzen und ein aufgetriebener Bauch gehören.

Solche Probleme lassen sich am leichtesten durch die Einnahme eines Breitband-Verdauungsenzympräparats bei jeder Mahlzeit korrigieren. Dies kann sofort zu einer Besserung führen. Der Effekt dieser Enzymzusätze läßt sich dadurch testen, daß Sie die Präparate zerdrücken und in einen dicken Brei aus Hafer und Wasser einrühren. Wenn das Produkt gut ist, wird der Brei in 30 Minuten flüssig. Es ist nicht schädlich, Verdauungsenzyme auf Dauer zu nehmen. Die Korrektur der Enzymproduktion mit Hilfe von Zusatzpräparaten macht den Weg frei für einen erhöhten Nährstoffspiegel im Körper. Sobald er realisiert ist, bessert die Verdauung sich oft von selbst, und die Ergänzungsmittel sind nicht mehr notwendig.

Fett muß besonders aufbereitet werden, bevor es verdaut wird. Dies geschieht durch die Galle, die in der Leber produziert und in der Gallenblase gespeichert wird. Galle enthält Lecithin, das dazu beiträgt, große Fettpartikel zu emulgieren und sie in winzige Teilchen mit größerer Oberfläche zu verwandeln, auf die das fettspaltende Enzym Lipase einwirken kann. Die Aufnahme von Lecithin in Form von Granulat oder Kapseln verbessert die Emulgierung und kann hilfreich sein für Menschen, die Fett schlecht vertragen – zum Beispiel weil die Gallenblase entfernt wurde und Galle deshalb nicht gespeichert werden kann.

Darmreaktionen

Nicht nur zu wenig oder zu viel Magensäure sowie ein Mangel an Verdauungsenzymen können Verdauungsstörungen verursachen. Viele der von uns verzehrten Nahrungsmittel reizen und schädigen den Darm, diese empfindliche, lebenswichtige Schnittstelle mit der Innenwelt. Eins dieser Lebensmittel ist Weizen, der ein Protein namens Gluten enthält, das wiederum Gliadin enthält, einen bekannten Darm-Reizstoff. Kleine Mengen werden unter Umständen vertragen, aber die meisten Leute in Westeuropa konsumieren Weizen mindestens dreimal täglich – als Brot, Brötchen, Kuchen, Plätzchen, Teigwaren und Getreideflocken. Der moderne Weizen enthält sehr viel Gluten, und durch das Backen reagiert er noch eher mit der Darmwand. Bei einer ausgeprägten Gluten-Empfindlichkeit werden die Darmzotten, winzige Ausbuchtungen im Dünndarm, vollkommen verschlissen. Gluten-sensible Menschen müssen alle glutenhaltigen Lebensmittel meiden. Reis, Mais, Quinoa und Buchweizen sind erlaubt, weil sie kein Gluten enthalten.

Darminfektionen

Wer reichlich Zucker ißt, an Verdauungsstörungen leidet und regelmäßig Antibiotika nimmt, hat größte Chancen auf eine Darminfektion. Rund 300 verschiedene Bakterienstämme befinden sich im Darm. Die meisten von ihnen sind lebensnotwendig. Sie schützen uns vor schädlichen Bakterien, Viren und anderen gefährlichen Organismen. Antibiotika töten alle Bakterien im Körper ab, die guten wie die schlechten, und sollten deshalb am besten nur genommen werden, wenn es absolut notwendig ist. Wenn die falschen Bakterien sich im Darm angesiedelt haben oder ein Hefepilz namens Candida albicans sich zu stark vermehrt hat, kann eine Ernährung mit viel Zucker, auch Obst, das Problem verschlimmern. Das Gefühl von Trunkenheit, Benommenheit und ein aufgeblähter Bauch nach dem Konsum von Zucker sind gute Indikatoren für eine potentielle Störung. Da Hefe Zucker zu Alkohol vergärt, läßt sich das Vorhandensein von hefeähnlichen Organismen dadurch feststellen, daß man das Blut untersucht, Zucker ißt und dann das Blut noch einmal untersucht, um festzustellen, ob es Alkohol enthält.

Gegen Darminfektionen gibt es mehrere gute natürliche Heilmittel. Die aus Kokosnüssen extrahierte Caprylsäure wirkt fungi-

zid (pilztötend). Ein Extrakt aus Grapefruitkernen, der als Tropfen in Wasser eingenommen wird, bekämpft Pilze, Viren und Bakterien, zerstört aber nicht die wichtigen Bakterienstämme. Er wird
am besten nicht zu den Mahlzeiten genommen. Eine andere Strategie, die sogenannte Probiotik, versucht, die nützlichen Bakterien
im Darm zu stärken. Dies läßt sich leicht durch eine Kurzzeit-Kur
(einen Monat lang) mit Nahrungsergänzungsmitteln erreichen. Da
Bakterien empfindlich sind, wählen Sie am besten ein qualitativ
hochwertiges Produkt mit Acidophilus- und Bifidus-Bakterien.
Manche probiotischen Zusatzpräparate werden aus Bakterienstämmen kultiviert, die im Darm vorkommen, zum Beispiel Acidophilus salivarius und Bifidus infantis.

Vorbeugung gegen Blähungen und Verstopfung
Verdauungsstörungen sowie der Verzehr von Lebensmitteln, die
unverdauliche Kohlenhydrate enthalten, verursachen Darmgase.
Solche Kohlenhydrate finden sich vor allem in Bohnen und Gemüsen. Das Enzym Alphagalactosidase zerlegt diese unverdau-
lichen Kohlenhydrate und vermindert Blähungen; es ist als Nahrungsergänzungsmittel erhältlich.

Verstopfung hat viele Ursachen. Die häufigste ist harter Stuhl.
Natürliche Lebensmittel bleiben im Verdauungstrakt weich, weil
sie Fasern enthalten, die Wasser absorbieren und sich ausdehnen.
Obst und Gemüse enthalten von Natur aus viel Wasser. Bei richtiger Zubereitung absorbieren Vollkorngetreide wie Hafer und Reis
Wasser und liefern so den weichen, feuchten Füllstoff für den Verdauungstrakt. Fleisch, Käse, Eier, ausgemahlene Getreide und Weizen (aufgrund seines Gluten-Gehalts) stopfen. Es ist zwar nicht
notwendig, Faserstoffe zuzusetzen, aber gerade Hafer-Fasern tragen erwiesenermaßen zur Beseitigung eines hohen Cholesterin-
Spiegels bei, verlangsamen die Kohlenhydrat-Aufnahme und ver-

hindern Verstopfungen. Sie sind von Natur aus in Haferkörnern enthalten, die am besten eingeweicht und kalt gegessen werden.

Einige Lebensmittel und Nährstoffe wirken leicht abführend. Dazu gehören Leinsamen, die gemahlen und über Speisen gestreut werden können, Dörrpflaumen und Vitamin C in Dosierungen von mehreren Gramm. Die meisten Abführmittel, auch die natürlichen, reizen jedoch den Magen-Darm-Trakt. Sie wirken zwar, lösen aber nicht das der Verstopfung zugrundeliegende Problem. Ein neuartiges Abführmittel mit Fructo-Oligosacchariden ist in Pulverform erhältlich: Es handelt sich um ein komplexes Kohlenhydrat, das die Feuchtigkeit im Darm hält und die Produktion von gesunden Milchsäure-Bakterien anregt. Obwohl der erwünschte Effekt nicht ganz so schnell eintritt, ist diese Methode bei Verstopfungen vorzuziehen. Ganz wichtig ist auch, viel Obst, Gemüse und Vollkorngetreide zu essen und viel Wasser zu trinken.

Bei manchen Menschen kann eine langfristige Verstopfung zu körperlichen Blockaden und einer Ausdehnung des Darms führen. Ernährungsänderungen sind hilfreich, aber nicht immer ausreichend, um den Darmtrakt zu sanieren. Eine Kombination bestimmter Ballaststoffe – zum Beispiel Psyllium-Samenschalen, Rote-Bete-Fasern, Hafer-Fasern und Heilkräuter – unterstützt den Abtransport von altem Stuhl. Die Produkte sind erhältlich als Pulver und Kapseln und müssen ein bis drei Monate genommen werden.

Eine weitere hilfreiche Behandlung ist eine Kolon-Hydro-Therapie. Dabei wird mit einem Klistier unter Druck Wasser in den Darm gespült. In Verbindung mit einer Bauchmassage trägt dies dazu bei, alten Stuhl zu lösen und zu entfernen. Übungen, die den Bauchbereich stimulieren, verbessern ebenfalls die Verdauung, genauso wie Atem-Übungen, die den Bauch entspannen. Denn es ist ein natürlicher Reflex des Körpers, bei Streß die Verdauung einzustellen.

Eine bessere Verdauung bildet den Grundstein zu einer guten Gesundheit. Sie haben mehr Energie, die Haut wird weicher und klarer, der Körpergeruch weniger und das Immunsystem stärker. Der Trick besteht darin, von oben nach unten zu arbeiten: Erst kommt die gute Verdauung, dann eine gute Resorption und schließlich eine gute Ausscheidung. Bei speziellen Verdauungsproblemen empfiehlt es sich immer, einen Ernährungsberater zu konsultieren. Mit modernen Untersuchungsmethoden und natürlichen Behandlungen lassen sich die meisten Verdauungsprobleme relativ leicht, ohne große Kosten und ohne invasive Untersuchungen oder Therapien lösen.

18. Geheimnisse für ein gesundes Herz

Die Chancen, daß Sie an einer Herz- oder Arterienkrankheit sterben, stehen 50:50. Das ist die schlechte Nachricht. Die gute Nachricht ist, daß Herzkrankheiten in den meisten Fällen absolut vermeidbar sind. Aber sie sind so weit verbreitet, daß wir sie fast für selbstverständlich halten. Deshalb unterlassen wir es, uns vor einer Krankheit zu schützen, die lebensbedrohlicher ist als AIDS, deren Ursache größtenteils bekannt und deren Therapie erwiesen ist.

Es ist nicht natürlich, an einer Herzkrankheit zu sterben: In vielen Kulturen ist die weite Verbreitung von Schlaganfällen oder Herzinfarkten unbekannt. So haben im mittleren Alter neunmal mehr Briten als Japaner Herzkrankheiten – allerdings holen die Japaner jetzt auf. Autopsien, die an mumifizierten Überresten von etwa 3000 v. Chr. verstorbenen Ägyptern durchgeführt wurden, ergaben Anzeichen für Ablagerungen in den Arterien, aber keine konkreten Blockaden, die zu einem Schlaganfall oder einem Herzinfarkt geführt hätten. Obwohl die Anzeichen für einen Herzinfarkt offensichtlich sind (starke Schmerzen im Brustkorb, kalter Schweiß, Übelkeit, Blutdruckabfall und schwacher Puls), war er um 1930 so selten, daß für die Diagnose ein Spezialist erforderlich war. US-amerikanische Gesundheitsstatistiken zeigen, daß 1890 auf 100 000 Personen 0 Herzinfarkte kamen; 1970 waren es 340. Es gab zwar Todesfälle durch andere Herzkrankheiten wie verkalkte Herzklappen, Herzrheuma und sonstige angeborene kindliche Schädigungen, aber das Vorkommen konkreter Blockaden in den Arterien, die einen Schlaganfall oder Herzinfarkt auslösten, war minimal.

Noch besorgniserregender ist die Tatsache, daß Herzkrankheiten in einem immer früheren Lebensalter auftreten. In Vietnam durchgeführte Autopsien haben gezeigt, daß einer von zwei im Einsatz getöteten Soldaten, Durchschnittsalter 22, bereits Arteriosklerose hatte (siehe unten). Heute kann man davon ausgehen, daß die meisten Teenager Anzeichen einer Arteriosklerose zeigen, was den Beginn einer Herzkrankheit ankündigt. Damit es zu dieser modernen Massenkrankheit kommen konnte, muß sich in den letzten sechzig Jahren etwas an unserer Lebensweise, unserer Ernährung oder unserer Umwelt radikal verändert haben.

Was ist eine Herzkrankheit?

Das Herz- und Gefäßsystem besteht aus Blutgefäßen, die Sauerstoff, Treibstoff (Glukose), Baustoffe (Aminosäuren), Vitamine und Mineralstoffe in jede einzelne Zelle unseres Körpers transportieren. Das Blut wird mit Sauerstoff angereichert, wenn winzige Blutgefäße, die sogenannten Kapillaren, in der Lunge Sauerstoff aufnehmen und Kohlendioxyd abgeben, das wir dann ausatmen. Diese Blutgefäße speisen das Herz, das das sauerstoffreiche Blut zu allen Zellen pumpt. Dort verzweigen sich die Blutgefäße wieder zu einem Netzwerk extrem feiner Kapillaren, die Sauerstoff und andere Nährstoffe abgeben und Abfallprodukte aufnehmen. Sauerstoff und Glukose werden benötigt, um in jeder Zelle des Körpers Energie zu erzeugen. Als Abfallstoffe entstehen dabei Kohlendioxyd und Wasser.

Die Blutgefäße, die die Zellen mit Nährstoffen und Sauerstoff versorgen, werden Arterien genannt; die Blutgefäße, die Abfallprodukte und Kohlendioxyd abtransportieren, heißen Venen. Das arterielle Blut ist röter, weil der Sauerstoff in einer chemischen Verbindung transportiert wird, die als Hämoglobin bezeichnet wird und Eisen enthält. In den Arterien ist außerdem der Druck größer als in den Venen. Wenn das Blut die Zellen verlassen hat, kehrt es nicht nur zum Herzen zurück, sondern passiert auch die Nieren. Dort werden Abfallprodukte entfernt und in Urin umgewandelt, der in der Blase gespeichert wird.

Die Bezeichnung »Herzkrankheit« ist eigentlich falsch. Die wichtigsten lebensbedrohlichen Krankheiten sind Krankheiten der Arterien. Im Lauf der Jahre können sich an den Arterienwänden Ablagerungen bilden. Sie werden als arterielle Plaque bzw. Atherome bezeichnet. Das ist vom griechischen Wort für »Brei« abgeleitet und bezieht sich auf die breiähnliche Konsistenz dieser Ablagerungen. Das Vorhandensein arterieller Ablagerungen wird als Arteriosklerose bezeichnet und kommt nur in bestimmten Teilen des Körpers vor. Eine Arteriosklerose kann in Verbindung mit verdicktem, Gerinnsel enthaltenden Blut zum Verschluß der Arterie führen: Das Blut kann nicht mehr weiterfließen. Wenn dies in den Arterien geschieht, die das Herz versorgen, stirbt der durch diese Blutgefäße versorgte Teil des Herzens infolge Sauerstoffmangels ab. Dies wird als Herzinfarkt oder Myokardinfarkt bezeichnet. Bevor er eintritt, wird bei vielen Menschen eine Angina pectoris diagnostiziert. Bei dieser Krankheit ist die Sauerstoffzufuhr zum Herzen eingeschränkt, weil die Herzkranzgefäße, die den Herzmuskel mit Sauerstoff und Glukose versorgen, teilweise blockiert sind. Dies verursacht Schmerzen im Brustkorb, klassischerweise bei körperlicher Anstrengung oder Streß.

Wenn der Verschluß im Gehirn auftritt, kann ein Teil des Gehirns absterben. Dies wird als Schlaganfall bezeichnet. Die Arterien im Gehirn sind besonders fein, und manchmal verursacht nicht eine Blockade, sondern ein Arterienriß den Schlaganfall. Dann haben wir es mit einer Hirnblutung zu tun. Wenn der Verschluß in den Beinen auftritt, kann er dort zu Schmerzen führen, und eine Form der Thrombose liegt vor (ein Thrombus ist ein Blutgerinnsel).

Wenn periphere Arterien blockiert sind, kann dies zu einer schlechten Durchblutung in den Randbereichen des Körpers führen, zum Beispiel in Händen und Füßen.

Hohen Blutdruck senken

Für die sogenannten Herzkrankheiten sind also vor allem zwei Faktoren verantwortlich: Atherosklerose (die Bildung von Ablagerungen) und das Vorhandensein von Blutgerinnseln (verdicktes Blut). Es gibt jedoch ein drittes Problem, das zusammen mit einer Atherosklerose auftreten kann – und im allgemeinen auch tatsächlich auftritt. Das ist eine Arteriosklerose, eine Verhärtung der Arterien. Arterien sind elastisch, und unabhängig vom Vorhandensein einer Atherosklerose neigen sie dazu, mit zunehmendem Alter ihre Elastizität zu verlieren und zu verhärten. Ein Grund dafür ist ein Mangel an Vitamin C. Es ist zur Herstellung von Kollagen erforderlich, dem »Leim« zwischen den Zellen, der Haut und Arterien geschmeidig macht. Arteriosklerose, Atherosklerose und verdicktes Blut können den Blutdruck und damit das Risiko für Thrombosen, Angina pectoris, Herzinfarkte oder Schlaganfälle erhöhen.

Genauso wie der Druck in einer Schlauchleitung mit dem Auf- und Zudrehen des Hahns zu- bzw. abnimmt, steigt der Druck in den Arterien an, wenn das Herz schlägt, und fällt in der Ruhepause vor dem nächsten Schlag ab. Dies wird als systolischer bzw. diastolischer Blutdruck bezeichnet. Der normale Wert sollte altersunabhängig bei 120/80 liegen. Wenn jedoch die Arterien blockiert sind oder das Blut zu dick ist, steigt der Druck.

Der Blutdruck steigt bei den meisten Menschen mit dem Alter. Daher besagt eine schulmedizinische Weisheit, daß ein systolischer Blutdruck von 100 plus Alter (also 150 bei 50 Jahren) bedeutet, daß der Gesundheitszustand »normal« ist. Allerdings sind

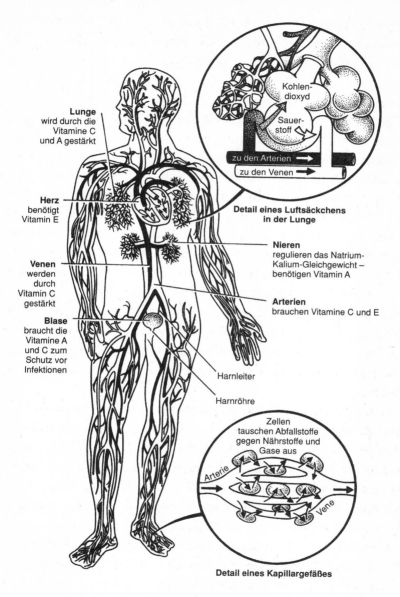

Lunge
wird durch die
Vitamine C
und A gestärkt

Herz
benötigt
Vitamin E

Venen
werden
durch
Vitamin C
gestärkt

Blase
braucht die
Vitamine A
und C zum
Schutz vor
Infektionen

Kohlen-
dioxyd

Sauer-
stoff

zu den Arterien

zu den Venen

**Detail eines Luftsäckchens
in der Lunge**

Nieren
regulieren das Natrium-
Kalium-Gleichgewicht –
benötigen Vitamin A

Arterien
brauchen Vitamine C und E

Harnleiter

Harnröhre

Zellen
tauschen Abfallstoffe
gegen Nährstoffe und
Gase aus

Arterie

Vene

Detail eines Kapillargefäßes

Das Atem- und das Herz-Gefäßsystem

Menschen mit einem solchen Blutdruck genau die gleichen »normalen« Leute, die plötzlich tot umfallen, weil sie einen Herzinfarkt haben. Die schulmedizinischen Richtlinien sind also ganz bestimmt nicht ideal.

Es gibt vier Möglichkeiten, den Blutdruck zu senken. Die Arterien sind von einer Muskelschicht umgeben, und zu viel Natrium oder ein Mangel an Kalzium, Magnesium oder Kalium können den Druck der Muskeln erhöhen. Wenn Sie die letztgenannten Mineralstoffe vermehrt zuführen und gleichzeitig zusätzliches Salz (Natriumchlorid) meiden, kann dies Ihren Blutdruck in einem Monat stark verändern. Von den aufgeführten Mineralstoffen ist Magnesium am wichtigsten. Es gibt eine enge Verbindung zwischen Magnesium-Mangel und Herzinfarktrisiko. Bei einem ausgeprägten Magnesium-Defizit kann ein Herzinfarkt durch einen Krampf in den Herzkranzgefäßen entstehen, auch wenn keine atherosklerotischen Blockaden vorliegen. Deshalb empfiehlt es sich in jedem Fall, den Magnesium-Spiegel zu überprüfen.

Eine andere Möglichkeit, den Blutdruck zu verändern, besteht darin, das Blut dünnflüssiger zu machen. Das traditionell dazu verwendete Aspirin vermindert das Herzinfarktrisiko um 20 %. Vitamin E ist viermal so effizient, wie Professor Morris Brown feststellte; seine doppelt kontrollierten Studien mit Vitamin E an der Universität Cambridge ergaben eine Verminderung des Risikos um 75 %.[1] Diese Ergebnisse stimmen mit zwei neueren Untersuchungen überein, die 1993 veröffentlicht wurden. Bei der einen, deren Ergebnisse im *New England Journal of Medicine* nachzulesen sind, erhielten 87 200 Krankenschwestern zwei Jahre lang täglich 100 IE Vitamin E. Im Vergleich zu den Testpersonen, die kein Vitamin E zusätzlich nahmen, wurden 40 % weniger tödliche und nicht-tödliche Herzinfarkte berichtet.[39] In der anderen Studie erhielten 39 000 im Gesundheitswesen tätige Männer ebenfalls zwei

Jahre lang 100 IE Vitamin E; die Herzinfarkte gingen um 39 % zurück.[40] Diese Ergebnisse bestätigen die ersten Berichte über die Schutzwirkung von Vitamin E, die in den 50er Jahren von Dr. Evan Shute vorgelegt wurden. Auch die Omega-3-Fischöle EPA und DHA verdünnen das Blut und sind in Kombination mit Vitamin E sehr viel effizienter und unbedenklicher als Aspirin.

Das Hauptrisiko, das mit hohem Blutdruck zusammenhängt, ist jedoch eine durch Atherosklerose verursachte Verengung der Arterien. Es ist gezeigt worden, daß mehrere Ernährungsstrategien den Prozeß stoppen und sogar umkehren können. Die wichtigsten Ergebnisse sind mit zusätzlichen Gaben von Antioxidanzien, Fischöl sowie einer Kombination von Vitamin C und Lysin erzielt worden. Vitamin C trägt auch dazu bei, daß arterielles Gewebe nicht verhärtet, was eine weitere Ursache für Bluthochdruck ist. Die zusätzliche Zufuhr einer Kombination dieser Nährstoffe ist langfristig wirksamer als blutdrucksenkende Medikamente, weil erstere eher die Ursache des Problems angehen als das Symptom.

Ein dreimonatiger Versuch an 34 Personen mit Bluthochdruck am Institut für Optimale Ernährung (ION) erreichte eine durchschnittliche Senkung des systolischen und des diastolischen Blutdrucks um 8 Punkte; dabei nahm der Blutdruck am stärksten bei den Personen ab, bei denen er anfangs am höchsten gewesen war.[41] Dr. Michael Colgan stellte fest, daß Menschen, die ein umfassendes Nahrungsergänzungsmittel-Programm mitmachten, altersunabhängig eine allmähliche Senkung des Blutdrucks aufweisen von durchschnittlich etwas über 140/90 zu unter 120/80. Der optimale Bereich liegt bei einem systolischen Blutdruck von maximal 125 und einem diastolischen Blutdruck von maximal 85, und zwar wiederum altersunabhängig. Ein Blutdruck über 140/90 gibt sicher Anlaß zur Besorgnis.

Die Pulsfrequenz ist eher ein Maßstab für die Stärke des Her-

zens und deshalb bei körperlich trainierten Personen niedriger.
Dr. Colgan stellte fest, daß die Pulsfrequenz in einem Zeitraum
von fünf Jahren, in denen Nahrungsergänzungsmittel genommen
wurden, von 76 auf durchschnittlich 65 sank. Die ideale Pulsfrequenz liegt wahrscheinlich bei unter 65 Schlägen pro Minute.

Was verursacht Herzkrankheiten?

Um zu verstehen, wieso Nährstoffpräparate und Ernährungsum-
stellungen eine Besserung bewirken können, müssen wir uns die
Ursache für arterielle Erkrankungen ansehen. Schon 1913 glaubte
ein russischer Wissenschaftler, Dr. Anitschkow, die Lösung gefunden zu haben. Er stellte fest, daß Kaninchen herzkrank wurden,
wenn sie mit Cholesterin (einem tierischen Fett) gefüttert wurden.
Allerdings hatte er sich nicht klargemacht, daß Kaninchen Vegetarier sind und tierisches Fett nicht verarbeiten können. Da Fettablagerungen in den Arterien von Menschen mit Herzkrankheiten
ebenfalls einen hohen Cholesteringehalt aufwiesen, hielt man diese Ablagerungen schnell für das Ergebnis eines zu hohen Chole-
sterinspiegels im Blut, verursacht möglicherweise durch zu viel
Cholesterin in der Ernährung. Eine derart einfache Theorie hatte
durchaus ihren Reiz, und viele Ärzte befürworten bei Herzkrankheiten immer noch eine cholesterinarme Ernährung – obwohl
widerspruchsfreie Ergebnisse fehlen.

Der Cholesterin-Mythos

1975 beschloß ein Forschungsteam unter Leitung von Dr. Alfin-
Slater an der Universität von Kalifornien, die Cholesterin-Theorie
zu überprüfen.[42] Sie wählten 50 gesunde Personen mit einem normalen Blut-Cholesterinspiegel aus. Die Hälfte von ihnen erhielt
acht Wochen lang zwei Eier pro Tag (zusätzlich zu den anderen
cholesterinreichen Lebensmitteln, die sie bereits als Teil ihrer nor-

malen Kost aßen). Die andere Hälfte erhielt vier Wochen lang ein Ei pro Tag und die nächsten vier Wochen zwei Eier pro Tag zusätzlich zur normalen Kost. Die Ergebnisse zeigten keine Veränderung des Blut-Cholesterins.

Auch viele andere Studien haben keinen Anstieg des Blut-Cholesterinspiegels durch Eier-Essen festgestellt. Und schon 1974 äußerte ein von der britischen Regierung eingesetzter Ausschuß, der die medizinischen Aspekte der Lebensmittelpolitik im Zusammenhang mit Herz- und Gefäßerkrankungen prüfte: »In den westlichen Gesellschaften stammt das meiste Cholesterin in der Ernährung von Eiern, aber wir haben keine Beweise dafür gefunden, daß zwischen der Zahl der konsumierten Eier und Herzkrankheiten ein Zusammenhang besteht.«

Da ein hoher Cholesterinspiegel im Blut mit einem hohen Risiko für Erkrankungen der Herzkranzgefäße in Zusammenhang gebracht wird, nimmt man an, ein niedriger Cholesterinspiegel sei etwas Gutes. Drei unabhängige Forscherteams haben jedoch festgestellt, daß dies nicht so ist. In Japan kam man zu dem Schluß, daß ein hoher Cholesterinspiegel zwar mit Herz- und Gefäßkrankheiten korreliert, die in Japan kaum verbreitet sind, ein niedriger Spiegel mit Schlaganfällen in Zusammenhang steht. Wenn der Cholesterinspiegel unter 190 mg% im Blut fiel, nahm in einer Gruppe von 6500 japanischen Männern die Zahl der Schlaganfälle zu.

Ein finnischer Forscher, Jykri Penttinen, hat bei einem niedrigen Cholesterinspiegel einen höheren Prozentsatz an Depressionen, Selbstmord und Tod durch Gewalt festgestellt.[43] Diese Ergebnisse wurden von David Freedman von *Centers for Disease Control* in Atlanta bestätigt. Er stellte fest, daß Menschen mit einer antisozialen Persönlichkeitsstörung einen niedrigeren Cholesterinspiegel hatten. Freedman glaubt, daß ein sehr niedriger Cholesterinspiegel zu Aggressivität führt.

Obwohl ein hoher Cholesterinspiegel unzweifelhaft ein Risikofaktor für arterielle Krankheiten ist, steht eine Ernährung, die mä-
ßige Mengen Cholesterin enthält, zum Beispiel Eier, nicht mit einem erhöhten Risiko für Herzkrankheiten in Verbindung. Was
also ist ideal? Eine von dem Medizinforscher Dr. Cheraskin durchgeführte Reihenuntersuchung, bei der die allgemeine Gesundheit
mit dem Cholesterinspiegel verglichen wurde, ergab, daß ein »gesunder« Blut-Cholesterinspiegel nur in einem sehr schmalen Bereich angesiedelt ist,[44] nämlich zwischen 190 mg% und 210 mg%.
Abweichungen in beide Richtungen korrelieren mit erhöhten
Krankheitswerten.

Ideale Untersuchungsergebnisse für die Herz- und Gefäßgesundheit

	Krank	*»Normal«*	*Gesund*
Cholesterin	< 120– > 330 mg%	120–330 mg%	190–210 mg%
Cholesterin/HDL	> 8 : 1	> 5 : 1	< 3,5 : 1
Blutdruck	> 140/90	< 140/90	< 125/85
Puls	> 85	< 85	< 70

> = mehr als; < = weniger als

Gutes Cholesterin

Den Nagel zum Sarg der Cholesterin-Hypothese lieferten die Eskimos. Ihre Ernährung gehört nämlich zu den cholesterinreichsten
der Welt, und trotzdem sind Herz- und Gefäßerkrankungen bei ihnen kaum verbreitet. Wir wissen jetzt, daß es »gutes« und »schlechtes« Cholesterin gibt.

Wenn Cholesterin, das ein Bestandteil der Galle ist, ins Blut zu-
rückresorbiert wird, wird es von einem Lipoprotein (einer Fett-Ei-
weiß-Verbindung) namens LDL (die Abkürzung für »low density
lipoprotein«, d. h. Lipoprotein geringer Dichte) in die Arterien be-
fördert. Wenn ein Großteil des Cholesterins eines Menschen mit

LDL kombiniert ist, wird es mit größerer Wahrscheinlichkeit in den Arterienwänden deponiert. Ein anderes Lipoprotein namens HDL (die Abkürzung für »high density lipoprotein«, d. h. Lipoprotein mit hoher Dichte) kann Cholesterin aus den Arterien herausbefördern und zurück zur Leber bringen. Kein Wunder, daß es als »gutes« Cholesterin bekannt geworden ist. Denn je mehr HDL-Cholesterin im Verhältnis zu LDL-Cholesterin jemand hat, desto weniger ist er gefährdet. Ideal ist ein Verhältnis von drei Teilen HDL zu einem Teil LDL.

Auch um dieses ideale Cholesterin-Gleichgewicht zu erreichen, sind Multivitamin- und Mineralstoff-Kuren ausgesprochen effizient. Dr. Michael Colgan hat gezeigt, daß er den Cholesterinspiegel im Blut durchgängig senken und das HDL:LDL-Verhältnis verbessern konnte, wenn die Testpersonen sechs Monate lang spezielle Nährstoffzusätze nahmen, dann drei Monate aussetzten und dies über zwei Jahre hinweg wiederholten.[45]

Auch Vitamin B_3 (Niacin) erhöht den HDL-Spiegel sehr gut – allerdings müssen Sie 500–1000 mg pro Tag zuführen. Da Niacin einen unglücklichen Rötungseffekt haben kann, nehmen viele Menschen Inositol-Nicotinat bzw. nicht-rötendes Niacin.

Eine andere wirksame Methode zur Erhöhung von HDL, zur Senkung von LDL und des Cholesterins insgesamt, besteht in der Zufuhr großer Mengen Omega-3-Öle. In der Praxis bedeutet dies, EPA-Fischöl-Zusatzpräparate zu nehmen oder sehr viel fetten Fisch zu essen. Dies hat, so nimmt man heute an, die Eskimos geschützt.

Wie jedes Fett kann Cholesterin außerdem durch Oxidation geschädigt werden. Zigarettenrauchen zum Beispiel verstärkt die Oxidation von Fetten. Geschädigtes Cholesterin läßt sich aus den Arterien schwerer entfernen. Eine Oxidation kann auch die Zellen verletzen, die die Arterienwand auskleiden, so daß diese un-

durchlässig wird. Hier schützen antioxidative Nährstoffe: Es ist
wiederholt gezeigt worden, daß ein niedriger Beta-Carotin-, Vitamin A-, C- und E-Spiegel in der Ernährung und im Blut das Risiko für Herzkrankheiten erhöht. Durch die vermehrte Zufuhr von
Antioxidanzien und die Verminderung des Einflusses von freien
Radikalen (siehe Kapitel 13) können Sie das Risiko vermindern.

Eine neue Theorie über Herzkrankheiten

Dr. Linus Pauling und Matthias Rath meinen, daß auch diese Faktoren die wahre Ursache einer Atherosklerose nur zum Teil abdecken.[47] Beide gehen von der Hypothese aus, daß unsere Vorfahren die Fähigkeit zur Herstellung von Vitamin C verloren, als sie in
einer tropischen Umgebung lebten. Die Forscher fragten sich, wie
wir mehrere Eiszeiten überleben konnten, ohne an Skorbut zu
sterben, der früher die Schiffsbesatzungen dezimierte. Das erste
Anzeichen für Skorbut sind Gefäßblutungen, weil die Blutgefäße
anfangen, undicht zu werden – nirgendwo sonst im Körper stehen
Membranen unter solchem Druck.

Pauling und Rath meinen, daß wir möglicherweise die Fähigkeit
entwickelt haben, Lipoproteine (Fett-Eiweiß-Verbindungen) ent-
lang der Arterienwand zu deponieren, um in Zeiten eines Vitamin-
C-Mangels eher überleben zu können. Zwei Protein-Gruppen, die
sich normalerweise zur »Reparatur« an verletzten Stellen ansammeln, sind Fibrinogene und Apoproteine. Apoproteine haben eine
natürliche Affinität zu Fett (Lipiden) und werden zu Lipoprotein
A (LpA), das beschädigte oder undichte Blutgefäße reparieren
kann. Allerdings erhöht es auch das Risiko für Herzkrankheiten,
denn es baut in der Arterienwand Ablagerungen auf. Tatsächlich
ist der Lipoprotein-A-Spiegel von allen meßbaren Faktoren der
beste Risiko-Indikator für Herzkrankheiten.

Ergebnisse aus der Genforschung legen heute den Schluß nahe,

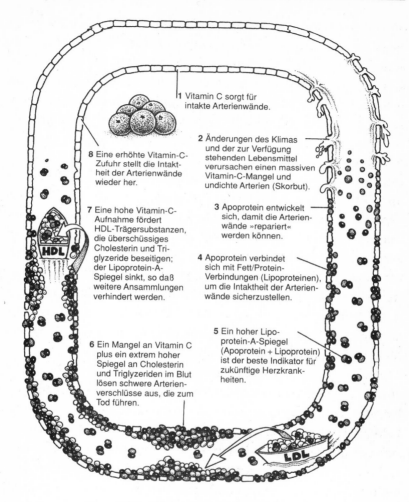

1 Vitamin C sorgt für intakte Arterienwände.

8 Eine erhöhte Vitamin-C-Zufuhr stellt die Intaktheit der Arterienwände wieder her.

2 Änderungen des Klimas und der zur Verfügung stehenden Lebensmittel verursachen einen massiven Vitamin-C-Mangel und undichte Arterien (Skorbut).

7 Eine hohe Vitamin-C-Aufnahme fördert HDL-Trägersubstanzen, die überschüssiges Cholesterin und Triglyzeride beseitigen; der Lipoprotein-A-Spiegel sinkt, so daß weitere Ansammlungen verhindert werden.

3 Apoprotein entwickelt sich, damit die Arterienwände »repariert« werden können.

4 Apoprotein verbindet sich mit Fett/Protein-Verbindungen (Lipoproteinen), um die Intaktheit der Arterienwände sicherzustellen.

5 Ein hoher Lipoprotein-A-Spiegel (Apoprotein + Lipoprotein) ist der beste Indikator für zukünftige Herzkrankheiten.

6 Ein Mangel an Vitamin C plus ein extrem hoher Spiegel an Cholesterin und Triglyzeriden im Blut lösen schwere Arterienverschlüsse aus, die zum Tod führen.

Ursache und Therapie von Herzkrankheiten

daß die Entwicklung von Lipoprotein A wahrscheinlich die Reaktion der Gene einer Spezies war, die wegen undichter Blutgefäße vom Aussterben bedroht war. War dies vielleicht der Weg der Natur, mit dem lebensbedrohlichen Skorbut fertig zu werden? Die geschätzten Daten für die Entwicklung von Lipoprotein A bei Affen stimmen mit der Periode überein, in der die Primaten vermutlich die Fähigkeit zur Herstellung von Vitamin C verloren.

Wie gut entspricht die Hypothese von einem Vitamin-C-Mangel als Ursache für Herz- und Gefäßerkrankungen den Tatsachen? Vitamin-C-Mangel erhöht das Cholesterin, die Triglyzeride (Fette im Blut), schlechtes LDL, Apoprotein sowie Lipoprotein A (LpA) und senkt das nützliche HDL. Umgekehrt senkt eine erhöhte Vitamin-C-Zufuhr einen hohen Cholesterinspiegel, die Triglyzeride, LDL sowie den LpA-Spiegel und erhöht HDL.

All diese günstigen Wirkungen könnten für unsere Vorfahren bedeutet haben, daß die erhöhte HDL-Produktion im Sommer, wenn genug Vitamin C zur Verfügung stand, den hohen Cholesterinspiegel senkte. Vitamin C hemmt außerdem die Überproduktion von Cholesterin und trägt dazu bei, Cholesterin in Galle umzuwandeln. All dies würde die unnötigen atherosklerotischen Ablagerungen verringern. Eine Studie hat gezeigt, daß 500 mg Vitamin C pro Tag innerhalb von zwei bis sechs Monaten zu einer Verminderung der atherosklerotischen Ablagerungen führen können. »Diese Hypothese erklärt auch, warum Herzinfarkte und Schlaganfälle heute sehr viel häufiger im Winter als im Frühjahr und Sommer vorkommen, den Jahreszeiten mit einer höheren Ascorbat-Aufnahme«, meint Pauling.

Wenn ein Vitamin-C-Mangel sich als häufige Ursache für Herz- und Gefäßerkrankungen beim Menschen erweisen sollte, werden Vitamin-C-Zusatzgaben zur universellen Behandlung für diese Krankheit. Pauling und Rath empfehlen zwischen 3 und 10 Gramm pro Tag; Herz- und Gefäßkranke sollten außerdem etwa 3 Gramm Lysin (eine Aminosäure) täglich nehmen. Die Kombination dieser beiden Nährstoffe scheint bei Atherosklerose einen Umkehreffekt auszulösen.

Supernahrung für ein gesundes Herz

Über die Ursachen und die Vorbeugung von Herz- und Gefäßerkrankungen ist viel bekannt, und zweifellos ist noch sehr viel mehr zu entdecken. Trotzdem wenden nur ein paar Allgemeinärzte das an, was wir jetzt schon über die Vorbeugung und die Umkehrung von Herzkrankheiten wissen.

Die folgenden Richtlinien gelten für uns alle und sind eine Möglichkeit, Risiken auszuschalten und die Lebensdauer um mindestens zehn gesunde Jahre zu verlängern:

- Meiden Sie gebratene Speisen, und reduzieren Sie Ihren Verzehr von Fleisch und Nahrungsmitteln, die reich an gesättigten Fettsäuren sind. Fetter Fisch ist besser, zum Beispiel Makrele, Hering, Lachs und Thunfisch.
- Essen Sie viel frisches Obst und Gemüse, die reich an Kalzium, Magnesium und Kalium sind.
- Geben Sie beim Kochen kein Salz extra dazu, und salzen Sie auch auf dem Teller nicht nach. Schränken Sie den Verzehr von Lebensmitteln, denen Salz zugefügt wurde, ein.
- Seien Sie eher fit als fett.
- Rauchen Sie nicht.
- Meiden Sie Dauerstreß.
- Sie sollten wissen, wie hoch Ihr Blutdruck ist, und alle fünf Jahre Ihre Blutfettwerte überprüfen lassen.
- Nehmen Sie zusätzlich antioxidative Nährstoffe, einschließlich mindestens 400 mg Vitamin E und 2 Gramm Vitamin C pro Tag.

Wenn Sie eine Herz- oder Gefäßkrankheit oder Bluthochdruck haben, empfiehlt sich auch folgendes:

- Konsultieren Sie einen Ernährungsexperten, und lassen Sie Ihre Blutfettwerte messen.

- Nehmen Sie täglich 1 Gramm »rötungsfreies« Niacin, wenn Sie niedrige HDL-Werte haben.
- Nehmen Sie ein EPA-Fischöl-Zusatzpräparat, wenn Sie hohe Cholesterin- oder Triglyzerid-Werte haben.
- Nehmen Sie mindestens 5 Gramm Vitamin C und 3 Gramm Lysin, wenn Sie hohe Lipoprotein-A-Werte haben.
- Nehmen Sie ein Magnesium-Präparat, wenn Sie hohen Blutdruck haben.
- Tun Sie alles, was Sie können, um Ihre Ernährung und Ihre Lebensweise zu verbessern.

19. Das Immunsystem stärken

Louis Pasteur, der im 19. Jahrhundert entdeckte, daß Mikroorganismen die Ursache für Infektionen sind, erkannte gegen Ende seines Lebens, daß die Stärkung des Körpers eine erfolgversprechendere Strategie sein könnte als der Sieg über die eindringenden Organismen. Trotzdem hat die Medizin sich in den letzten hundert Jahren auf Medikamente konzentriert, die den Eindringling zerstören sollen – auf Antibiotika, Anti-Viren-Wirkstoffe und Chemotherapie. Diese Mittel sind ihrem Wesen nach Gift für den Körper. AZT, das erste verschreibungsfähige Anti-HIV-Medikament, ist potentiell schädlich und erweist sich als weniger wirksam als Vitamin C.[48] Obwohl Antibiotika bakterielle Infektionen zunächst bekämpfen, können sie langfristig mehr Schaden als Nutzen anrichten, denn sie fördern die Entwicklung neuer, arzneimittelresistenter Bakterienstämme.[49] Eine Chemotherapie schwächt das Immunsystem und hat auch unter besten Bedingungen ihren Preis.

Angesichts des scheinbar endlosen Ansturms neuer Krankheitserreger hat die Aufmerksamkeit sich erst in jüngster Zeit nach innen gewandt: zur Stärkung unserer Abwehrkraft, einem der erstaunlichsten und kompliziertesten Systeme im menschlichen Körper. Dieses System kann innerhalb einer Minute eine Million spezieller »Zwangsjacken« (sogenannte Antikörper) produzieren und eine Milliarde sonstige Eindringlinge (sogenannte Antigene) erkennen und entwaffnen. Da macht eine Stärkung der Abwehrkraft durchaus Sinn. Die Fähigkeit, schnell auf einen neuen Eindringling zu reagieren, macht den entscheidenden Unterschied aus zwischen einer kleinen Erkältung oder Magenverstimmung, die in

24 Stunden vorbei sind, und einer ausgewachsenen Grippe mit einer Woche Bettruhe oder Lebensmittelvergiftung. Sie kann auch den Unterschied zwischen einem nicht-bösartigen Knoten und Brustkrebs ausmachen oder einer symptomfreien HIV-Infektion und dem AIDS-Vollbild.

Immun-Power

Wie stärken Sie Ihre Abwehrkraft? Sport, die geistig-seelische Verfassung und die Ernährung spielen eine Rolle. Dabei unterdrückt zu intensives sportliches Training das Immunsystem eher, während die chinesische Kunst des Tai-Chi erwiesenermaßen die Anzahl der T-Zellen (eine bestimmte Art von Immunzellen) um 40 % erhöht. Ruhige, streßfreie Formen körperlicher Bewegung sind für das Immunsystem wahrscheinlich am besten. Dies liegt möglicherweise daran, daß die Kortikosteroide – von den Nebennieren in Reaktion auf Streß produzierte (und auch als Pharma-Wirkstoff Kortison verabreichte) Substanzen – das Immunsystem unterdrücken. Dies könnte auch die zahlreichen Studien erklären, die festgestellt haben, daß psychische Belastungen, darunter Streß, Depression und Kummer, das Immunsystem schwächen. Der Umgang mit Streß, die Bewältigung emotionaler Probleme und die Fähigkeit zur Entspannung spielen bei der Stärkung des Immunsystems eine wichtige Rolle. So vermehrt Meditation nachgewiesenermaßen die Anzahl der T-Zellen und verbessert das Verhältnis zwischen T-Helfer- und T-Suppressor-Zellen (siehe S. 204).[50]

Wie funktioniert das Immunsystem?

Zweck des Immunsystems ist, die Feinde des Körpers zu erkennen und zu zerstören. Dazu gehören schadhafte Körperzellen genauso wie körperfremde Erreger, zum Beispiel Bakterien und Viren. Die »Haupt-Tore« in den Körper sind der Verdauungskanal, der Nahrung einläßt, und die Lunge, die Luft einläßt. Innerhalb des Verdauungstrakts ist das »Darm-Immunsystem« so programmiert, daß vollständig verdaute Nahrungspartikel, etwa Aminosäuren, Fettsäuren und einfache Zucker, die Darmwand unbehindert passieren und in den Körper gelangen können. Unvollständig verdaute Partikel können zu einer Immunreaktion und schließlich einer Allergie führen, besonders wenn große Nahrungsmittel-Moleküle ins Blut gelangen. Die Nasenwege verhindern, daß unerwünschte Erreger in die Lunge gelangen. Gesunde, gut entwickelte Schleimhäute im Atem- und Verdauungstrakt bilden das erste Bollwerk gegen Eindringlinge.

Die Immunarmee

Sobald die Eindringlinge im Körper sind, greift das Immunsystem sie mit einer Armee spezialisierter Zellen an. Diese Verteidiger haben jeweils unterschiedliche Funktionen und Einsatzbereiche. Manche Zellen patrouillieren im Blut, halten nach Eindringlingen Ausschau und beordern andere Truppen herbei, die Eindringlinge gezielt zerstören. Die drei wichtigsten Arten von Immunzellen im Blut, die kollektiv als weiße Blutkörperchen bezeichnet werden, sind die B-Zellen, die T-Zellen und die Makrophagen.

B-Zellen bzw. B-Lymphozyten werden für jeden Eindringling – jedes Antigen – in einem speziellen Antikörper produziert. Wenn eine B-Zelle mit einem Antigen in Kontakt kommt, wird sie größer und teilt sich in mehrere Zellen, die exakt passende Antikörper absondern, die sich an den Eindringling klammern. Antikörper können Bakterien und Viren nicht zerstören, aber sie erschweren ihnen das Leben. Sie stoppen die Toxinproduktion der Bakterien und hindern Viren am Eindringen in die Körperzellen. Da ein Virus sich nur reproduzieren kann, wenn es in eine Körperzelle eindringt, deren Kontrollzentrum übernimmt und dieses so umpro-

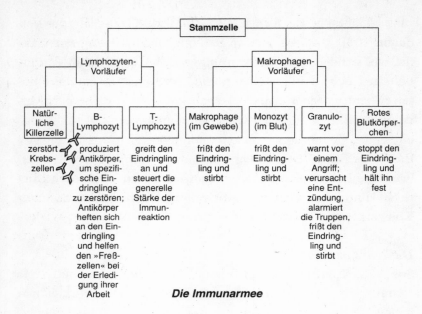

Stammzelle						
Lymphozyten-Vorläufer			Makrophagen-Vorläufer			
Natürliche Killerzelle	B-Lymphozyt	T-Lymphozyt	Makrophage (im Gewebe)	Monozyt (im Blut)	Granulozyt	Rotes Blutkörperchen
zerstört Krebszellen	produziert Antikörper, um spezifische Eindringlinge zu zerstören; Antikörper heften sich an den Eindringling und helfen den »Freßzellen« bei der Erledigung ihrer Arbeit	greift den Eindringling an und steuert die generelle Stärke der Immunreaktion	frißt den Eindringling und stirbt	frißt den Eindringling und stirbt	warnt vor einem Angriff; verursacht eine Entzündung, alarmiert die Truppen, frißt den Eindringling und stirbt	stoppt den Eindringling und hält ihn fest

Die Immunarmee

grammiert, daß die Zelle weitere Viren produziert, sind Antikörper für Viren ziemlich lästig. Die Antikörper beordern außerdem andere, aggressivere Mitglieder der Immunstreitkraft herbei, zum Beispiel die T-Zellen.

T-Zellen bzw. T-Lymphozyten stammen aus der Thymusdrüse im oberen Brustkorb. Es gibt drei Arten: T-Helfer-, T-Suppressor- und NK-Zellen (natürliche Killerzellen). NK-Zellen produzieren Toxine, die den Eindringling zerstören können. T-Helferzellen tragen dazu bei, die B-Zellen zur Produktion von Antigenen anzuregen. T-Suppressor-Zellen stoppen diese Reaktionen, sobald die Schlacht gewonnen ist. Normalerweise ist die Anzahl der T-Helfer-Zellen etwa doppelt so hoch wie die der T-Suppressor-Zellen. Bei AIDS zerstört das HI-Virus selektiv die T-Helferzellen, so daß zu viele T-Suppressorzellen da sind, die die Immunreaktion unterdrücken und den Patienten für andere Infektionen anfällig machen.

Die Makrophagen vollenden die Schlacht, indem sie den von den B- und T-Zellen identifizierten Eindringling vollständig verschlingen und verdauen. Dies wird als Phagozytose bezeichnet. Phagozytische Zellen, die im Blut aktiv sind, werden als Monozyten bezeichnet; wenn sie in anderen Geweben agieren, heißen sie Makrophagen.

Das Schlachtfeld des Immunsystems

Eine kleine Zahl von Immunzellen durchstreift ständig den Körper. Viele von ihnen haben nur ein kurzes Leben: die T-Zellen zum Beispiel leben etwa vier Tage. Wenn ein Eindringling identifiziert ist, werden im Knochenmark und in der Thymusdrüse neue Trup-

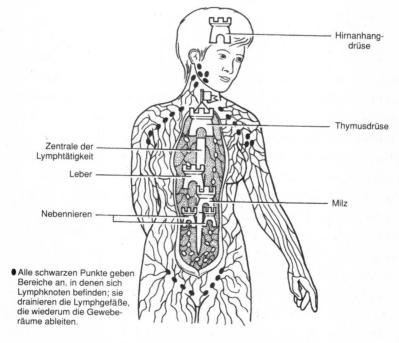

Hirnanhang-
drüse

Thymusdrüse

Zentrale der
Lymphtätigkeit

Leber

Milz

Nebennieren

● Alle schwarzen Punkte geben
Bereiche an, in denen sich
Lymphknoten befinden; sie
drainieren die Lymphgefäße,
die wiederum die Gewebe-
räume ableiten.

Das Schlachtfeld des Immunsystems

pen produziert und in »Festungen«, zum Beispiel Lymphknoten, Mandeln, Blinddarm, Milz und Peyer-Plaques postiert. Die Lymphgefäße entleeren sich in diese Festungen und bringen dabei Eindringlinge mit, die dort zerstört werden. Deshalb sind die Lymphknoten, etwa am Hals, in den Achselhöhlen und in der Leiste, bei einer Infektion entzündet. Es bedeutet, daß sie ihre Arbeit tun. Da das Lymphsystem keine Pumpe hat, wird die Lymphflüssigkeit durch die Bewegung der Muskeln weiterbefördert – deshalb ist körperliche Bewegung für die Lymphdrainage wichtig.

Immunstärkende Nährstoffe

Die Stärke Ihres Immunsystems hängt von einer optimalen Zufuhr an Vitaminen und Mineralstoffen ab. Ein Mangel an den Vitaminen A, B_1, B_2, B_6, B_{12}, Folsäure, C und E schwächt die Abwehrkraft genauso wie ein Defizit an Eisen, Zink, Magnesium und Selen.

Die Vitamine B_1, B_2 und B_5 haben im Vergleich zu B_6 nur eine leicht immunstärkende Wirkung. Die bei einer Infektion so entscheidende Produktion von Antikörpern hängt von B_6 ab, ebenso die Tätigkeit der T-Zellen. Die ideale tägliche Zufuhr liegt wahrscheinlich bei 50–100 mg. B_{12} und Folsäure scheinen ebenfalls für das ordnungsgemäße Funktionieren der B- und T-Zellen unabdingbar zu sein. B_6, Zink und Folsäure sind für die schnelle Produktion neuer Immunzellen erforderlich, die den Feind angreifen.

Da kein Nährstoff isoliert arbeitet, empfiehlt es sich, ein gutes, hochdosiertes Multivitamin- und -mineralstoff-Präparat zu nehmen. Auch in niedriger Dosierung können Nährstoff-Kombinationen die Abwehrkraft sehr wirksam stärken. Dr. Chandra und Kollegen untersuchten in einer Forschungsstudie, die in der Fachzeitschrift Lancet veröffentlicht wurde, eine Gruppe von 96 gesunden älteren Menschen. Einige erhielten ein Zusatzpräparat, andere ein Placebo.[51] Die, die das Zusatzpräparat nahmen, hatten weniger Infektionen und ein stärkeres Immunsystem (was durch die Bestimmung von Immunfaktoren im Blut festgestellt wurde); sie waren allgemein gesünder als die, die das Placebo bekommen hatten.

Die Kraft der Antioxidanzien

Gegen Infektionen lohnt es sich, in größerer Menge Antioxidanzien zuzuführen, insbesondere Vitamin C. Die meisten Eindringlinge produzieren die gefährlichen oxidierenden chemischen Stoffe, die als freie Radikale bekannt sind und die Truppen Ihres Immunsystems bekämpfen. Antioxidative Nährstoffe, zum Beispiel die Vitamine A, C und E, Zink und Selen entwaffnen diese freien Radikalen und schwächen so den Eindringling. Vitamin A unterstützt außerdem die Gesundheit des Verdauungstrakts, der Lunge und aller Zellmembranen. Das Eindringen fremder Erreger in den Körper und von Viren in die Zellen wird so unterbunden. Vitamin A und Beta-Carotin sind zudem wirksame Antioxidanzien. Viele fremde Erreger produzieren als Teil ihres Abwehrsystems freie oxidierende Radikale. Sogar unsere eigenen Immunzellen produzieren freie Radikale, um Eindringlinge zu zerstören. Deshalb trägt eine hohe Zufuhr antioxidativer Nährstoffe dazu bei, Ihre Immunzellen vor diesen schädlichen Kriegswaffen zu schützen. Die ideale Beta-Carotin-Zufuhr liegt bei 10 000 (3300 µg) bis 50 000 IE (16 500 µg) pro Tag.

Vitamin E, ein weiterer wichtiger Allround-Helfer, verbessert die Funktion der B- und T-Zellen. Seine immunstärkende Wirkung nimmt zu, wenn es zusammen mit Selen verabreicht wird. Die ideale tägliche Aufnahme liegt zwischen 100 und 1000 IE.

Selen, Eisen, Mangan, Kupfer und Zink sind alle an der Antioxidation beteiligt; ihr positiver Einfluß auf die Abwehrkraft ist belegt. Wahrscheinlich am wichtigsten sind Selen und Zink. Obwohl Zink für die Produktion von Immunzellen und das ordnungsgemäße Funktionieren der B- und T-Zellen entscheidend ist, kann es die Fähigkeit der Makrophagen unterdrücken, Bakterien zu zerstören. Ideal ist eine tägliche Aufnahme von 15–25 mg. Zink kann zwar bei einer Infektion durch Viren eine nützliche Ergänzung sein, nicht aber bei einer Infektion durch Bakterien. Dasselbe gilt für Eisen. Während Eisen-Mangel die Immunfunktion unterdrückt, beeinträchtigt zu viel Eisen die Fähigkeit der Makrophagen, Bakterien zu zerstören. Bei einer Infektion setzt der Körper eine Reihe von Verteidigungsmechanismen in Gang, die verhindern sollen, daß der Eindringling Eisen aufnimmt. Bei einer bakteriellen Infektion sind deshalb zusätzliche Eisen-Gaben nicht zu empfehlen.

Wieviel Vitamin C?

Vitamin C ist zweifellos der »Champ« unter den immunstärkenden Nährstoffen. Bis jetzt sind mehr als ein Dutzend seiner diesbezüglichen Rollen bekannt. Es unterstützt die Reifung der Immunzellen, verbessert die Leistung von Antikörpern und Makrophagen, ist seinem Wesen nach antiviral und antibakteriell und außerdem in der Lage, durch Bakterien produzierte Toxine zu vernichten. Zusätzlich ist es ein natürliches Histamin, das heißt, es lindert Entzündungen und regt einen anderen Teil des Immunsystems zur Produktion von Interferon an, das die Abwehrkraft stärkt. Ein extrem hoher Wert des Streßhormons Kortisol, eines starken Immun-Suppressors*, wird durch ausreichend Vitamin C neutralisiert. Allerdings ist die Dosierung des Vitamin C entscheidend. Professor Harry Hemilia hat alle Studien, die die Wirkung von Vitamin C oder einem Placebo auf normale Erkältungen getestet haben, überprüft und dabei nur die ausgewählt, bei denen

---

* Suppressorzellen unterdrücken die Immunreaktion anderer T-Zellen.

pro Tag mindestens 1 Gramm Vitamin C verabreicht wurde. 37 von 38 Studien kamen zu dem Schluß, daß die Zufuhr von 1 Gramm, das heißt dem 20fachen der offiziell empfohlenen Tagesration, eine schützende Wirkung hatte. Untersuchungen, bei denen weniger als diese Menge verabreicht wurde, lassen eine solche Schlußfolgerung nicht unbedingt zu.

Die Immun-Power-Ernährung

Die ideale immunstärkende Ernährung unterscheidet sich im Grunde nicht von der idealen Ernährung für jedermann. Da die Immunzellen bei einer Infektion schnell produziert werden, ist genügend Protein wichtig. Zu viel Protein schwächt jedoch die Abwehrkraft, wahrscheinlich weil das verfügbare B_6 aufgebraucht wird. Ernährungsformen mit viel gesättigtem oder gehärtetem Fett schwächen die Abwehrkraft und verstopfen die Lymphgefäße. Essentielle Fette dagegen, die sich in kaltgepreßten Samenölen finden, stärken die Immun-Power. Deshalb ist eine Kost mit ausgewogenem Proteingehalt, wenig Fett (essentielle Fette aus Nüssen und Samen) und viel frischem, vitamin- und mineralstoffreichem Obst und Gemüse der Ernährungsweg zur maximalen Abwehrkraft.

Bei einer Virusinfektion, die die Schleimproduktion vermehrt, werden Fleisch, Milchprodukte und Eier am besten gemieden; ebenso alle Nahrungsmittel, die Sie als Allergieauslöser in Verdacht haben. Empfehlenswert sind alle Gemüse, besonders Karotten, rote Bete einschließlich der Blätter, Süßkartoffeln, Tomaten und Bohnenkeimlinge. Obst tut besonders gut, vor allem Wassermelonen, Orangen und Kiwis, außerdem gemahlene Samen, Linsen, Bohnen, Vollkorngetreide wie Vollreis und Fisch. Alle Lebensmittel sollten so roh wie möglich verzehrt und das Braten sollte vermieden werden, weil es freie Radikale erzeugt.

Hier ein paar typische Rezepte einer Immun-Power-Ernährung:

Wassermelonensaft

Mischen Sie das Fruchtfleisch und die Samen in einem elektrischen Mixer. Die Samenhülsen sinken auf den Boden, so daß die Samen, die reich an Protein, Zink, Selen, Vitamin E und essentiellen Fetten sind, im Saft bleiben. Trinken Sie 0,5 Liter zum Frühstück und weitere 0,5 Liter im Lauf des Tages.

Karottensuppe

Mischen Sie drei Karotten (aus biologischem Anbau), zwei Tomaten, ein Bund Kresse, ein Drittel Päckchen Tofu, eine halbe Tasse Reis- oder Sojamilch, einen Teelöffel Gemüsebrühe und, wenn Sie wollen, ein paar gemahlene Mandeln oder Samen. Kalt essen oder vor dem Servieren kurz erhitzen. Beilage: Hafer- oder Reiskuchen.

Ein großer Salat

Mischen Sie verschiedene »Samen«-Gemüse, zum Beispiel Saubohnen und Brokkoli, sowie geriebene Karotten, rote Bete, Zucchini, Kresse, Kopfsalat, Tomaten und Avocados; geben Sie Kürbis-/Sonnenblumen-/Sesam-Kerne oder marinierte Tofuwürfel dazu – wenn möglich aus biologischem Anbau. Mit einem Dressing aus kaltgepreßtem Öl und etwas zerdrücktem Knoblauch servieren.

Nützliche Nahrungsergänzungen

Die folgenden Nahrungsergänzungen tragen dazu bei, Infektionen mit natürlichen Mitteln zu bekämpfen:

- Ein gutes, hochdosiertes Multivitamin- und -mineralstoffpräparat
- Ein gutes, hochdosiertes Antioxidanzien-Präparat, das mindestens 20 000 IE (6600 µg) Vitamin A, 300 IE Vitamin E, 100 mg B_6, 20 mg Zink und 100 µg Selen enthält

- Vitamin C, 3 Gramm alle vier Stunden, auch unmittelbar vor dem Schlafengehen und nach dem Aufwachen. (Kann abführend wirken; reduzieren Sie in diesem Fall die Dosis entsprechend.)
- Krallendorn-Tee mit Ingwer, viermal täglich, oder Krallendorn-Kapseln
- Echinacea, zehn Tropfen dreimal täglich
- Grapefruitkern-Extrakt, zehn Tropfen dreimal täglich

20. Hormone auf natürliche Weise ins Gleichgewicht bringen

Zu den wichtigsten chemischen Stoffen im Körper gehören die Hormone. Diese biochemischen Substanzen werden in speziellen Drüsen produziert und geben, wenn sie im Blut sind, den Körperzellen Anweisungen. Insulin sagt den Zellen, daß sie Glukose aus dem Blut aufnehmen sollen. Thyroxin, das in der Schilddrüse produziert wird, beschleunigt den Zellstoffwechsel, erzeugt Energie und verbrennt Fett. Östrogen und Progesteron aus den Eierstöcken steuern eine Abfolge von Veränderungen, die die Fruchtbarkeit und den Menstruationszyklus betreffen. Störungen des Hormonhaushalts können schwere Gesundheitsschäden hervorrufen.

Hormone sind entweder fettähnlich, dann werden sie als Steroide bezeichnet, oder proteinähnlich – dafür ist Insulin ein Beispiel. Hormone werden aus den Bestandteilen Ihrer Ernährung hergestellt. Deshalb spielt sie für einen ausgeglichenen Hormonspiegel eine entscheidende Rolle. Die meisten Hormone funktionieren über Rückkoppelungsschleifen, die von der Hirnanhangdrüse gesteuert werden. Sie schüttet zum Beispiel das Thyreoidea-stimulierende Hormon (TSH) aus, das die Schilddrüse zur Ausschüttung von Thyroxin anregt, das seinerseits den Zellstoffwechsel beschleunigt. Wenn der Thyroxinspiegel im Blut eine bestimmte Höhe erreicht, stellt die Hirnanhangsdrüse die Produktion von TSH ein.

Schilddrüse und Stoffwechsel
Das Schilddrüsenhormon Thyroxin wird aus der Aminosäure Tyrosin hergestellt. Das zur Umwandlung benötigte Enzym ist auf Jod und Selen angewiesen. Ein Mangel an Tyrosin oder Jod kann

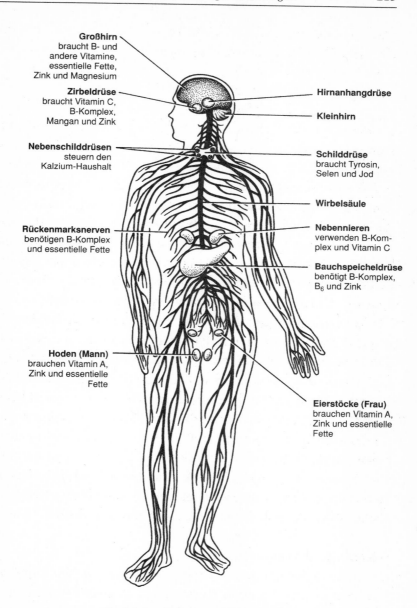

Großhirn
braucht B- und
andere Vitamine,
essentielle Fette,
Zink und Magnesium

Zirbeldrüse
braucht Vitamin C,
B-Komplex,
Mangan und Zink

Nebenschilddrüsen
steuern den
Kalzium-Haushalt

Rückenmarksnerven
benötigen B-Komplex
und essentielle Fette

Hoden (Mann)
brauchen Vitamin A,
Zink und essentielle
Fette

Hirnanhangdrüse

Kleinhirn

Schilddrüse
braucht Tyrosin,
Selen und Jod

Wirbelsäule

Nebennieren
verwenden B-Kom-
plex und Vitamin C

Bauchspeicheldrüse
benötigt B-Komplex,
B_6 und Zink

Eierstöcke (Frau)
brauchen Vitamin A,
Zink und essentielle
Fette

Endokrine Drüsen und Hormone

den Thyroxinspiegel senken. Es ist allerdings sehr selten. Trotzdem ist eine Unterfunktion der Schilddrüse recht häufig, die unter anderem zu Gewichtszunahme, geistiger und körperlicher Lethargie, Verstopfung und verdickter Haut führen kann. Obwohl viele Menschen mit Verdacht auf Schilddrüsenerkrankungen bei Tests noch einen Thyroxinspiegel im »Normal«-Bereich haben, bessert sich ihr Gesundheitszustand nach einer kleinen Dosis Thyroxin ganz erstaunlich.

Das Kalziumgleichgewicht wahren

Die Schilddrüse produziert außerdem ein Hormon namens Kalzitonin, das das Kalziumgleichgewicht im Körper aufrechterhält. Es arbeitet mit Parathormon (PTH) zusammen, das von den Nebenschilddrüsen ausgeschüttet wird – vier winzigen Drüsen neben der Schilddrüse. PTH wandelt Vitamin D in ein aktives Hormon um, das dazu beiträgt, das verfügbare Kalzium zu erhöhen. Der größte Teil des Kalziums im Körper befindet sich in den Knochen, eine kleine Menge aber auch im Blut und in den Zellen, denn für jede einzelne Nerven- und Muskelreaktion ist Kalzium erforderlich. PTH regt die Knochen dazu an, Kalzium ins Blut auszuschütten, während Kalzitonin das Kalzium in die Knochen zurückbeordert.

Streß und die Nebennieren

Die Nebennieren sitzen oben auf den Nieren und produzieren Hormone, die unter anderem unsere Anpassung an Streß unterstützen. Die Hormone Adrenalin, Kortisol und DHEA (Dehydroepiandrosteron) helfen uns, auf einen Notfall zu reagieren, indem sie die Energie des Körpers so lenken, daß wir für »Kampf oder Flucht« bereit sind: Sie verbessern die Sauerstoff- und Glukosezufuhr zu den Muskeln und erzeugen so geistige und körperliche Energie. Diese Regelung half unseren frühen Vorfahren, lebensbedrohliche Situationen zu bewältigen. Bei einer Streßreaktion wird das Blut dicker, damit Wunden besser heilen können. Im modernen Leben kommt es auch zu dieser Reaktion, wenn Sie in einem Verkehrsstau steckenbleiben, Krach mit Ihrem Partner haben oder ein unangenehmes Schreiben Ihrer Bank aufmachen. Auch Tee, Kaffee, Schokolade und Zigaretten haben diese Wirkung, denn sie enthalten Koffein, Theobromin, Theophyllin oder Nikotin, die alle die Ausschüttung von Adrenalin anregen.

Diese sofort zur Verfügung stehende Energie hat allerdings eine Kehrseite. Der Körper verlangsamt Verdauungs-, Reparatur- und Wartungsarbeiten, um die Energie auf die Streßbewältigung konzentrieren zu können. Deshalb wird anhaltender Streß mit einer Beschleunigung des Alterungsprozesses, verschiedenen Krankheiten des Verdauungstrakts und dem Hormongleichgewicht in Verbindung gebracht.

Stimulanzien wie Kaffee und Zigaretten, eine zuckerreiche Ernährung und Streß erhöhen das Risiko für eine Störung des Schilddrüsengleichgewichts (so daß Ihr Stoffwechsel langsamer wird und Sie zunehmen), des Kalzium-Gleichgewichts (was zu Arthritis führt) oder der Sexualhormone. Zu den langfristigen Nebenwirkungen von Dauerstreß kommt es, weil jede Überreizung eines Körpersystems schließlich zu seiner Unterfunktion führt. Zur Herstellung der Streß-Hormone sind bestimmte Nährstoffe erforderlich. Für Adrenalin brauchen Sie genug Vitamin B_3 (Niacin), B_{12} und C. Kortisol, das auch eine natürliche entzündungshemmende Substanz ist, kann nur mit ausreichend Vitamin B_5 produziert werden. Ihr Bedarf an diesen Nährstoffen sowie jenen, die für die Energieproduktion benötigt werden, zum Beispiel die Vitamine B und C, steigt bei Dauerstreß.

Der Spiegel an DHEA, einem wichtigen Nebennieren-Hormon, fällt bei Dauerstreß. DHEA ist in den USA frei erhältlich und kann in kleinen Mengen zugeführt werden, um die Streßresistenz zu erhöhen. Durch ein neuartiges Analyseverfahren läßt sich feststellen, an welcher Stelle des Streß-Kreislaufs Sie stehen. Anhand von fünf Speichelproben, die im Verlauf eines Tages zu bestimmten Zeiten entnommen werden, werden der Kortisol- und der DHEA-Spiegel bestimmt.

DHEA kann auch zur Herstellung der Sexualhormone Testosteron (bei Männern) sowie Progesteron und Östrogen (bei Frauen) verwendet werden. Man glaubt, daß es dem Alterungsprozeß entgegenwirkt. Zu viel kann jedoch die Nebennieren überreizen und zu Schlaflosigkeit führen. Deshalb ist es am besten, es nur zu nehmen, wenn ein Adrenalin-Streß-Test ergeben hat, daß Sie es brauchen.

Sexualhormone

Bei Frauen ist das Gleichgewicht zwischen Progesteron und Östrogen ein kritischer Faktor. Ein relativer Östrogen-Überschuß, eine sogenannte Östrogen-Dominanz, hängt mit einem erhöhten Risiko für Brustkrebs, Fibrome, Eierstockzysten, Endometriose und dem prämenstruellen Syndrom zusammen. Frühe Warnsignale für eine Östrogen-Dominanz sind unter anderem prämenstruelles Syndrom, Depressionen, fehlender Geschlechtstrieb, Lust auf Süßes, starke Menstruationsblutungen, Gewichtszunahme, ein Anschwellen der Brüste und Ödeme.

Eine Östrogen-Dominanz kann entstehen, wenn Sie sehr vielen östrogenen Substanzen ausgesetzt sind, einen Mangel an Progesteron haben oder eine Kombination dieser beiden Faktoren vorliegt. Östrogen-Verbindungen kommen im Fleisch von Tieren vor, die oft mit Hormonen gefüttert werden. Sie sind zu finden in Milchprodukten, in vielen Pestiziden und in weichem Kunststoff. Werden Lebensmittel mit solchen Plastikfolien eingewickelt, geben letztere

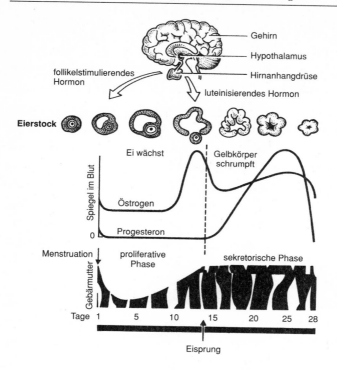

Gehirn

Hypothalamus

follikelstimulierendes Hormon

Hirnanhangdrüse

luteinisierendes Hormon

Eierstock

Spiegel im Blut

Ei wächst

Gelbkörper schrumpft

Östrogen

0   Progesteron

Menstruation

Gebärmutter

proliferative Phase

sekretorische Phase

Tage 1   5   10   15   20   25   28

Eisprung

Die Hormone im Menstruationszyklus

die schädlichen Stoffe ab. Östrogen ist auch in den meisten Anti-Baby-Pillen und Hormonersatzpräparaten enthalten.

Wenn eine Frau keinen Eisprung hat, was ironischerweise an einem leichten Östrogen-Mangel liegen kann, wird kein Progesteron produziert. Das Progesteron wird nämlich nach dem Eisprung in dem Follikel produziert, der das Ei enthält. Wenn kein Progesteron produziert wird, liegt eine relative Östrogen-Dominanz vor. Streß erhöht den Spiegel des Nebennierenhormons Kortisol, das mit Progesteron konkurriert und den Spiegel an DHEA senkt, der Vorstufe von Progesteron.

DHEA ist ebenso eine Vorstufe von Testosteron, und immer

mehr weist darauf hin, daß auch Männer unter einer Östrogen-Dominanz bzw. einem Testosteron-Mangel leiden können. Obwohl Männer sehr wenig Östrogen produzieren, können sie es über die Ernährung und die Umwelt aufnehmen. Manche Substanzen, etwa die Spaltprodukte des Pestizids DDT sowie Vincloxalin, mit dem oft Salat gespritzt wird, kommen erwiesenermaßen dem körpereigenen Testosteron in die Quere und erzeugen einen Mangel. Dies könnte erklären, warum es immer mehr angeborene kindliche Schädigungen und Hodenhochstand bei männlichen Säuglingen, Unfruchtbarkeit sowie Prostata- und Hodenkrebs gibt. Manche Männer leiden an einem Pendant zu den Wechseljahren der Frau, den sogenannten »Wechseljahren des Mannes«. Zu den Symptomen gehören – so der Experte für männliche Hormone, Dr. Malcolm Carruthers – Erschöpfung, Depression, verminderte sexuelle Potenz, eine Zunahme und eine Umverteilung des Gewichts (vermehrtes Brustgewebe).

Prostaglandine, die aus essentiellen Fettsäuren hergestellt werden, sensibilisieren die Zellen für Hormone. Zwischen Prostaglandinen und Hormonen, insbesondere Sexualhormonen, bestehen lebhafte Wechselwirkungen. Ein Mangel an essentiellen Fettsäuren, der in der westlichen Welt verbreitet ist, oder ein Mangel an den Nährstoffen, die zur Umwandlung essentieller Fettsäuren in Prostaglandine benötigt werden (Vitamine B_3, B_6 und C, Biotin, Magnesium und Zink), können ebenfalls Hormonstörungen auslösen.

Die genannten Nährstoffe plus essentielle Fettsäuren haben sich bei der Linderung prämenstrueller und klimakterischer Symptome als sehr hilfreich erwiesen. Nützlich bei klimakterischen Beschwerden ist auch Vitamin E. Es schützt essentielle Fettsäuren und Prostaglandine vor Oxidation – so eine mögliche Erklärung.

Die folgenden Richtlinien tragen dazu bei, daß Ihre Hormone im

Gleichgewicht bleiben. Wenn Sie jedoch an einer schweren Hormonstörung leiden, zum Beispiel einer Östrogen-Dominanz, brauchen Sie möglicherweise auch kleine Mengen natürliches Progesteron. Es unterscheidet sich sehr stark von synthetischen Progestinen, die in manchen Anti-Baby-Pillen und Hormonersatzpräparaten enthalten sind – oft in viel zu großen Mengen im Vergleich zu dem, was der Körper auf natürliche Weise produziert. Natürliches Progesteron bzw. für Männer Testosteron ist nur auf ärztliches Rezept erhältlich.

So bleiben Ihre Hormone im Gleichgewicht:
- Essen Sie nur sehr wenige tierische Fette.
- Wählen Sie möglichst biologisch erzeugtes Gemüse und Fleisch, um die Pestizid- und Hormonaufnahme zu reduzieren.
- Lassen Sie weiche, saure oder fettige Lebensmittel möglichst nicht in Kontakt mit weichem Kunststoff kommen. Packen Sie zum Beispiel Käse nicht in Frischhaltefolie ein. Kaufen Sie Getränke eher in Flaschen als in Kartons, die mit Weichplastik ausgekleidet sind.
- Vermeiden Sie Stimulanzien, zum Beispiel Kaffee, Tee, Schokolade, Zucker und Zigaretten. Wenn Sie nach einer dieser Substanzen süchtig sind: Brechen Sie mit dieser Gewohnheit.
- Lassen Sie Streß nicht zu einer Gewohnheit werden. Machen Sie sich die Streßursachen klar, und verändern Sie Ihre Lebensumstände und die Art, wie Sie darauf reagieren.
- Sorgen Sie dafür, daß Sie genug essentielle Fettsäuren aus Samen, deren Ölen oder Ergänzungsmitteln aufnehmen – Nachtkerzen-, Borretsch- (Omega 6) oder Leinsamenöl (Omega 3).
- Sorgen Sie dafür, daß Ihr Nahrungsergänzungsprogramm optimale Mengen an Vitamin B_3 und B_6, Biotin, Magnesium und Zink enthält.

21. Gesunde Knochen – ein Skelett auf dem Prüfstand

Kaum jemand denkt daran, sein Skelett zu ernähren. Allgemein wird angenommen, daß die Knochen, sobald sie einmal ausgewachsen sind, für immer so bleiben – bis sie anfangen, sich aufzulösen, etwa bei Arthritis oder Osteoporose. Aber genauso wie jeder andere Teil des Körpers werden auch die Knochen ständig erneuert. Sie sind aus Protein und Kollagen (eine Art Klebstoff zwischen den Zellen) aufgebaut und sammeln vor allem Kalzium, aber auch Phosphor und Magnesium an. Sogar Schwermetalle wie zum Beispiel Blei werden in den Knochen gespeichert, wenn der Körper sie nicht loswerden kann.

Es gibt zwei Arten von Knochenzellen: Osteoblasten bauen neue Knochensubstanz auf; Osteoklasten bauen alte Knochensubstanz ab und beseitigen sie. Die Knochenenden bestehen aus weichem Knorpel, so daß die Gelenke reibungslos funktionieren können. Die Knochen brauchen Kalzium, Phosphor und Magnesium als Baumaterial, aber ob Kalzium in die Knochen aufgenommen wird, hängt von Vitamin D ab und wird durch das Spurenelement Bor unterstützt. Vitamin C produziert Kollagen, und Zink fördert die Entstehung neuer Knochenzellen. Diese Nährstoffkombination findet sich oft in Zusatzpräparaten für gesunde Knochen.

Osteoporose

Die Verbreitung von Osteoporose hat dazu geführt, daß viele Frauen ernsthaft über die Gesundheit ihrer Knochen nachdenken. Osteoporose ist der klammheimliche Dieb, der Ihnen, wenn Sie 50 Jahre alt sind, bis zu 25 % Ihres Skeletts geraubt hat. Die Krankheit grassiert vor allem bei Frauen, die die Wechseljahre hinter sich haben, und erhöht das Risiko für Knochenbrüche, mit denen bis zum 70. Lebensjahr eine von drei Frauen und einer von zwölf Männern zu tun hat.

Die herkömmliche Erklärung lautet, daß eine Frau, die aufhört zu menstruieren, nur noch wenig Östrogen produziert, das dazu beiträgt, das Kalzium in den Knochen zu halten. Daraus resultiert die Empfehlung an Frauen, eine Hormonersatztherapie zu machen. Aber diese Erklärung ist von der Wahrheit weit entfernt. Erstens zeigen Analysen der Skelettüberreste unserer Vorfahren kulturübergreifend, daß nicht alle Frauen nach den Wechseljahren unter einer geringeren Knochendichte leiden. Sie ist ein eher neues Phänomen, besonders in der westlichen Welt. Zweitens trägt Östrogen, das die Osteoklasten stimuliert, nicht dazu bei, neue Knochen aufzubauen, sondern stoppt den Verlust alter Knochensubstanz. Progesteron dagegen regt die Osteoblasten an, die neue Knochensubstanz aufbauen. Die Einnahme von natürlichem Progesteron erhöht die Knochendichte viermal besser als Östrogen.

Während der Wechseljahre und danach hat die Frau keinen Eisprung mehr. Wenn kein Eisprung stattfindet, wird kein Progesteron produziert, auch wenn der Körper weiterhin kleine Mengen Östrogen herstellt. Wissenschaftler nehmen heute an, daß der relative Überhang von Östrogen im Verhältnis zu Progesteron, der eigentlich ein Progesteron-Mangel ist, Osteoporose beschleunigt, und nicht ein Mangel an Östrogen.

Das ist natürlich nicht der einzige Faktor. Ernährungsunterschiede hängen mit einem erhöhten Osteoporose-Risiko eng zusammen und erklären vielleicht, warum viele Völker überhaupt keine Osteoporose kennen. Aber obwohl Menschen mit sehr geringer Kalzium-Aufnahme möglicherweise von einer höheren Zufuhr profitieren, besteht zwischen Osteoporose und dem Kalzium-

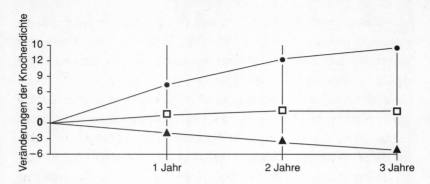

Typische Veränderungen der Knochenmasse bei Ergänzung durch natürliches Progesteron •, Östrogen □ und ohne Hormonergänzung ▲

spiegel keine enge Korrelation. Die Bantus in Afrika zum Beispiel nehmen durchschnittlich 400 mg Kalzium pro Tag auf, was weit unter der offiziell empfohlenen Zufuhrmenge für postmenopausale Frauen liegt, haben aber trotzdem praktisch keine Osteoporose. Die Eskimos dagegen, die sehr viel Kalzium konsumieren, haben ungewöhnlich viele Osteoporose-Fälle. Wie läßt sich dieser Unterschied erklären? Was haben Völker mit einem hohen Osteoporose-Vorkommen gemeinsam? Die Antwort könnte lauten: Zu viel Protein im Essen. Proteinreiche Lebensmittel sind säurebildend. Der Körper kann große Änderungen des Säuregehalts im Blut nicht tolerieren und neutralisiert sie durch zwei wichtige alkalische Wirkstoffe – Natrium und Kalzium. Wenn die Natriumreserven des Körpers aufgebraucht sind, wird Kalzium aus den Knochen abgezogen. Deshalb benötigen Sie um so mehr Kalzium, je mehr Protein Sie essen. Bantus und Eskimos unterscheiden sich durch die Höhe ihres Proteinkonsums.

Der Gedanke, daß eine eiweißreiche Ernährung zu Kalzium-Mangel führt, ist nicht neu. Aber jetzt zeigt die Forschung, daß ein durch eiweißreiche Ernährung entstandenes Ungleichgewicht sich auch durch große Mengen Kalzium nicht korrigieren läßt. In einer im *American Journal of Clinical Nutrition* veröffentlichten Forschungsstudie erhielten Testpersonen entweder eine Kost mit mäßig viel Protein (80 g Protein am Tag) oder sehr viel Protein (240 g Protein) plus 1400 mg Kalzium.[52] Der Kalziumverlust lag bei 37 mg pro Tag bei der 80-g-Protein-Diät und bei 137 mg pro Tag bei der 240-g-Protein-Diät. Die Autoren folgerten, daß »kalziumreiche Ernährungsformen einen durch proteinreiche Ernährung verursachten wahrscheinlichen Verlust an Knochensubstanz wohl nicht verhindern werden«. In einer anderen Untersuchung führte eine Protein-Aufnahme von 95 g pro Tag (Speck mit Eiern zum Frühstück liefert 55 g) zu einem durchschnittlichen Kalziumverlust von 58 mg pro Tag, was pro Jahr einen Verlust von 2 % des gesamten Kalziums im Skelett bedeutet, bzw. 20 % in zehn Jahren.[53] Die negativen Folgen von zu viel Protein sind bei Osteoporose-Patienten eindeutig demonstriert worden. Manche Medizinwissenschaftler glauben jetzt, daß der lebenslange Verzehr einer proteinreichen, säurebildenden Ernährung eine Hauptursache für Osteoporose sein kann.

Sagen Sie »Nein« zu Arthritis

Der Arthritis-Spezialist Dr. Robert Bingham meint: »Wer sich gesund ernährt, bekommt weder Rheuma noch Osteoarthrose.« Trotzdem haben mit Sechzig neun von zehn Menschen eine dieser Krankheiten. Für manche ist sie eine Hölle, die lebensbedrohlich werden kann. Für alle aber bedeutet Arthritis, mit Schmerzen und Steifheit zu leben. Arthritis ist jedoch keine unvermeidliche Folge des Alterns und kann verhindert werden, wenn ihre Ursachen beseitigt werden.

Bei dieser Ursachenforschung sind viele Dinge in die Überlegungen einbezogen worden: Ernährung, Sport, Körperhaltung, Klima,

Hormone, Infektionen, genetische Veranlagung, Alter und Streß. Die meisten dieser Faktoren haben sich für einige Arthritis-Patienten als relevant erwiesen. Ich glaube, daß das Auftreten von Arthritis-Symptomen oder arthritischen Erkrankungen generell das Ergebnis einer Häufung von Belastungsfaktoren ist, die schließlich eine Gelenk-, Knochen- und Muskel-Degeneration verursachen.

Faktoren, die wahrscheinlich zur Entwicklung dieser schmerzhaften Erkrankung führen, sind:

- *Die Gelenke sind schlecht »geschmiert«:* Zwischen den Gelenken befindet sich die sogenannte Gelenkflüssigkeit. Damit sie flüssig bleibt und die Gelenke gut »schmiert«, ist eine gute Ernährung erforderlich. Knorpel und Gelenkflüssigkeit enthalten Mucopolysaccharide, die von bestimmten Lebensmitteln zur Verfügung gestellt werden.

- *Hormonstörungen:* Hormone regulieren das Kalzium-Gleichgewicht im Körper. Wenn es außer Kontrolle gerät, können Knochen und Gelenke porös werden. Sie nutzen sich ab und verschleißen. Kalzium wird an der falschen Stelle deponiert, arthritische »Knötchen« entstehen. Ursache ist weniger die Kalzium-Aufnahme als der Verlust des Kalzium-Gleichgewichts im Körper. Fehlende körperliche Bewegung, zu viel Tee, Kaffee, Alkohol oder Schokolade, die Einwirkung toxischer Metalle wie Blei, zuviel Streß, eine Blutzucker- oder Schilddrüsenstörung können die Regulierung des Kalzium-Haushalts durcheinanderbringen. Obwohl diese sich – wohl wegen eines Mangels an Östrogen – nach den Wechseljahren verschlechtern kann, macht zuviel Östrogen eine Arthritis ebenfalls schlimmer. Entscheidend ist immer das Gleichgewicht. Ein anderes Hormon, Insulin, regt die Synthese der Mucopolysaccharide an, aus denen Knorpel hergestellt wird. Menschen mit Schilddrüsenunterfunktion leiden mit größerer Wahrscheinlichkeit an Arthritis.

So entsteht Arthritis

1. Ein gesundes Gelenk besteht aus starken Knochen, die im Grunde Mineralien in einer Kollagen-(Protein-)Matrix sind. Der Knorpel am Knochenende ist vor dem gegenüberliegenden Knochen und der entsprechenden Knorpelmasse durch eine Tasche geschützt, die die Gelenkflüssigkeit enthält; sie sorgt dafür, daß das Gelenk gut »geschmiert« ist.

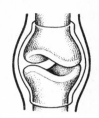

2. Durch Überbelastung und Ernährungsfehler kann der Knorpel sich auflösen. Die Gelenkflüssigkeit »schmiert« nicht mehr so gut. Der Knorpelverlust führt auch zur Auflösung der Kollagen-Verbindungen im Knorpel und im Knochen. Die Knochenenden werden uneben, und Osteophyten (große Knochensporne) bilden sich. Die Entzündung schränkt die Bewegungsfähigkeit ein.

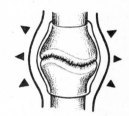

3. Der Verlust des Kalziumgleichgewichts kann dazu führen, daß Kalzium in weichem Gewebe abgelagert wird, was Muskelschmerzen verursacht. Bei einer rheumatoiden Arthritis (Kreis) können die Knochenenden miteinander verschmelzen.

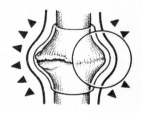

• *Allergien und Überempfindlichkeitsreaktionen:* Fast jeder, der an rheumatoider Arthritis leidet, und viele Osteoarthritiker reagieren allergisch oder überempfindlich auf Nahrungsmittel und chemische Substanzen, die ihre Symptome verstärken. Nahrungsmittelallergien bestehen meist gegen Weizen und Milch-

produkte. Die Überempfindlichkeit gegenüber chemischen Substanzen und Umwelteinflüssen kann Benzin und ausströmende
Dämpfe umfassen. Es lohnt sich, diese Substanzen einen Monat
lang strikt zu meiden, um zu sehen, ob sie zu dem Problem beitragen.

- *Freie Radikale:* In allen entzündeten Gelenken findet eine
Schlacht statt: Der Körper versucht, den Schaden in den Griff zu
bekommen. Eine Schlüsselstellung beim Krieg im Körper nehmen die freien Radikale ein (siehe S. 138). Wenn das Immunsystem nicht richtig funktioniert, was bei rheumatoider Arthritis
der Fall ist, erzeugt es zu viele freie Radikale, die das Gewebe um
das Gelenk herum schädigen können. Die zu geringe Aufnahme
von antioxidativen Nährstoffen kann Arthritis verschlimmern.

- *Infektionen:* Jede virale oder bakterielle Infektion schwächt das
Immunsystem, das die Entzündung in Schach hält. Manche Viren
und Bakterien ziehen speziell die Gelenke in Mitleidenschaft:
Sie setzen sich in ihnen fest und machen sich wieder bemerkbar,
wenn die Abwehrkraft geschwächt ist. Bei dem Versuch, die Infektion zu bekämpfen, kann das Immunsystem umliegendes Gewebe beschädigen – wie eine Armee, die das eigene Land zerstört, um einen Eindringling loszuwerden. Die Stärkung Ihrer
Abwehrkraft mit Hilfe einer optimalen Ernährung ist hier die
natürliche Lösung.

- *Knochenbelastungen und -deformationen:* Jede Schädigung oder
Belastung, die oft durch schlechte Körperhaltung verursacht
werden, erhöhen das Risiko für die Entstehung von Arthritis. Eine jährliche Überprüfung beim Osteopathen oder Chiropraktiker sowie regelmäßiges Körpertraining, das die Gelenke ge-
schmeidiger und kräftiger macht, ist die beste Vorbeugung. Sobald die Arthritis da ist, tragen spezielle Übungen dazu bei, die
Schmerzen und die Steifheit zu vermindern.

- *Seelische Verfassung:* Studien an der Arthritis and Rheumatism Foundation und an der medizinischen Fakultät der Universität von Südkalifornien (USC) haben eine Verbindung zwischen Arthritis und emotionalem Streß festgestellt. »Der Beginn einer Arthritis geht oft mit versteckter Wut, Angst oder Besorgnis einher«, meint Dr. Austin von der USC.

- *Fehlernährung:* Die meisten Arthritiker haben sich in der Vergangenheit schlecht ernährt, was vielen der oben genannten Risikofaktoren den Weg ebnet. Zu viel raffinierter Zucker, zu viele Stimulanzien, zu viel Fett und zu viel Protein sind eng mit arthritischen Beschwerden verknüpft. Das Fehlen lebenswichtiger Vitamine, Mineralstoffe und essentieller Fettsäuren könnte auch für sich genommen zu Gelenkproblemen führen.

Damit Ihre Knochen und Gelenke gesund bleiben, sollten Sie:
- Fit und geschmeidig bleiben und einmal im Jahr einen Osteopathen oder Chiropraktiker aufsuchen.
- Ihren Fleischkonsum einschränken, um nicht zu viel Protein aufzunehmen.
- Den Streß-Teufelskreis durchbrechen und Stimulanzien auf ein Minimum beschränken.
- Dafür sorgen, daß Ihre Ernährung viele Mineralstoffe aus Samen, Nüssen und Wurzelgemüsen enthält.
- Wenn Sie bereits Arthritis haben: Überprüfen Sie, ob eine Lebensmittelallergie vorliegt.
- Wenn Sie Osteoporose haben: Überlegen Sie, ob Sie natürliches Progesteron nehmen wollen (als Creme, nicht als Hormonersatzpräparat).
- Wenn Sie eine Gelenkentzündung haben: Nehmen Sie täglich ein Zusatzpräparat mit 300 g Gammalinolensäure (Omega-6-Öl) und Leinsamenöl oder 1000 mg EPA/DHA-Fischöl.

22. Gesunde Haut –
essen Sie sich schön

Wo wären wir ohne die Haut? Sie sorgt nicht nur dafür, daß das, was im Körper ist, auch drinnen bleibt, sondern schützt uns auch vor Infektionen, Strahlen und Austrocknung, hält uns warm und läßt uns gut aussehen. Diese »äußere Haut« ist uns durchaus bewußt, aber die »innere Haut« in der Lunge und im Verdauungstrakt bedeckt eine sehr viel größere Fläche. Dieses gesamte Areal wird alle zwanzig Tage erneuert, und sein Zustand hängt weitgehend von dem ab, was Sie essen.

Ekzeme, Dermatitis, Schuppenflechte, Akne, sehr fettige, trockene oder faltige Haut und andere Hautprobleme sind ein guter Hinweis darauf, daß Sie sich entweder nicht optimal ernähren oder Ihrer Haut etwas zumuten, das sie nicht mag. Bevor wir uns diese Beschwerden und ihre Vorbeugung genauer ansehen, möchte ich Ihnen ein paar wissenswerte Fakten vorstellen.

Die Haut hat zwei Schichten: Die innere bzw. untere Schicht wird als Dermis bezeichnet. Sie enthält außer den Dermiszellen, aus denen alle Hautzellen entstehen, ein Netzwerk aus Blutgefäßen, Drüsen und Nervenenden. Die äußere Schicht der Haut, die Epidermis, besteht aus Dermiszellen, die auf ihrem Weg zur Hautoberfläche Feuchtigkeit verlieren. Dabei werden sie flacher und härter, und die Konzentration eines Proteins namens Keratin nimmt zu. Die eigentliche Hautoberfläche ist ein sich überlappendes Geflecht aus diesen abgestorbenen Epidermis-Zellen, die sich abschuppen und kontinuierlich ersetzt werden. Sie machen den größten Teil des Haushaltsstaubs aus!

Die Dermis besteht überwiegend aus Kollagen, das der Haut

Kraft und Struktur gibt. Hineinverwoben sind elastische Fasern, die für die Elastizität der Haut sorgen. 70 % der Haut und 20 % des gesamten Körpers bestehen aus Kollagen.

Die Ernährung spielt in jeder Phase der Hautentwicklung eine elementare Rolle. Fangen wir mit der Dermis an: Kollagen entsteht, wenn Vitamin C die Aminosäure Prolin in Hydroxyprolin umwandelt: Kein Vitamin C, kein Kollagen. Die Flexibilität des Kollagens und der elastischen Fasern nimmt mit der Zeit ab durch die von den freien Radikalen angerichteten Schäden. Dieser Schaden wird durch Antioxidanzien – unter anderem die Vitamine A, C und E sowie Selen – begrenzt. Vitamin A trägt dazu bei, den Keratin-Anteil der Haut zu regulieren. Ein Mangel an diesem Vitamin kann daher zu trockener, rauher Haut führen. Die Membranen der Hautzellen bestehen aus essentiellen Fettsäuren. Wenn diese fehlen, trocknen die Zellen zu schnell aus: Die Haut wird trocken und braucht sehr viel Feuchtigkeitscreme. Die Gesundheit der Hautzellen ist auf ausreichende Mengen Zink angewiesen, das

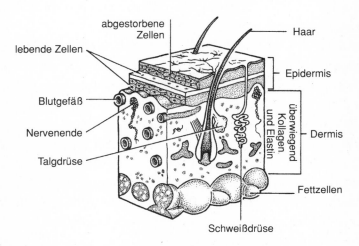

Querschnitt durch die Haut

für die angemessene Produktion neuer Hautzellgenerationen benötigt wird. Ein Zink-Mangel führt zu Schwangerschaftsstreifen,
schlechter Wundheilung und wird mit den unterschiedlichsten
Hautproblemen von Akne bis Schuppenflechte in Zusammenhang gebracht. Die Hautzellen produzieren außerdem eine chemische Substanz, die durch die Einwirkung des Sonnenlichts in Vitamin D umgewandelt wird; es wird für das Kalzium-Gleichgewicht
im Körper benötigt. Was Sie heute essen, zeigt sich also morgen
auf Ihrer Haut.

Die folgenden Richtlinien für eine gute Ernährung sind besonders wichtig, wenn Sie Probleme mit Ihrer Haut haben: Schränken Sie Alkohol, Kaffee, Tee, Zucker und gesättigte Fettsäuren (etwa aus Fleisch und Milchprodukten) ein, und nehmen Sie mehr
frisches Obst, Gemüse, Wasser, Kräutertees und verdünnte Säfte
zu sich. Es lohnt sich auch, ein gutes Allround-Multivitamin- und
-mineralstoffpräparat zu nehmen plus mindestens 1000 mg Vitamin C täglich.

Hautprobleme von A bis Z
und ihre diätetische Behandlung
Akne
Faktoren, die Sie in Betracht ziehen sollten: Zu viel Fett verstopft
die Hautporen. Menschen mit hoher Histaminproduktion (siehe
S. 324) produzieren mehr Talg, eine fettige Absonderung in der
Haut. Ein Vitamin-A-Mangel verursacht aufgrund der zu starken Keratinisierung der Hautzellen eine Verdickung der Haut.
Ein Mangel an Vitamin A und Zink vermindert die Fähigkeit, Infektionen abzuwehren, ebenso ein Mangel an körperfreundlichen Bakterien (oft durch übermäßige Verwendung von Antibiotika).
Ernährung: Wenig Fett, wenig Zucker, viel Wasser, frisches Obst,

Gemüse (wasserreiche Lebensmittel) und regelmäßige Reinigungsdiäten/Fasten.

Nahrungsergänzung: Vitamin A, Zink, Vitamin C, alle Antioxidanzien, Niacin für die Hautrötung, Vitamin E für die Wundheilung.

Aufgedunsenes Gesicht und Wasserverhaltung

Faktoren, die Sie in Betracht ziehen sollten: Nahrungsmittelallergie, Mangel an essentiellen Fettsäuren, Hormonstörung, zum Beispiel Progesteron-Mangel oder Östrogen-Dominanz.

Ernährung: Überprüfen Sie, ob eine Nahrungsmittelallergie vorliegt (meist gegen Milchprodukte und Weizen). Nehmen Sie viele Samen und deren Öle sowie viel Wasser und wasserreiche Lebensmittel (Obst und Gemüse) zu sich.

Nahrungsergänzung: Essentielle Öle, zum Beispiel Leinsamen- und Nachtkerzen- oder Borretschöl; Vitamin B_6, Biotin, Zink und Magnesium.

Ausschläge

Faktoren, die Sie in Betracht ziehen sollten: Möglicherweise Entzündung infolge eines Mangels an essentiellen Fettsäuren oder eine Nahrungsmittel- und Kontaktallergie, eine Streßreaktion infolge Überlastung der Nebennieren oder (zum Beispiel bei Gürtelrose) eine Infektion durch Viren, Pilze oder Bakterien.

Ernährung: Wenig gesättigte und ausreichend essentielle Fettsäuren, wenig Fleisch und Milchprodukte, überwiegend pflanzlich. Fisch ist okay. Überprüfen Sie bei entsprechendem Verdacht eine Allergie auf Milchprodukte und Weizen, indem Sie diese Lebensmittel eine Zeitlang meiden.

Nahrungsergänzung: Essentielle Öle, zum Beispiel Leinsamen- und Nachtkerzen- oder Borretschöl; Vitamin B_6, Biotin, Zink und Magnesium plus die antioxidativen Vitamine A, C und E.

Cellulite

Faktoren, die Sie in Betracht ziehen sollten: Zuviel gesättigte Fettsäuren oder Toxine auf Fettbasis machen die Fettzellen unbe-
weglich. Wenn Sie gesättigte Fettsäuren in der Ernährung strikt
meiden und nur Lebensmittel zu sich nehmen, die essentielles Öl
liefern, wird die Stauung in den Fettzellen beseitigt, und sie werden weicher. Der Körper nimmt viele Toxine aus der Umwelt
auf, die er nur schwer wieder los wird. Sie werden in den Fettzellen deponiert, damit sie von den lebenswichtigen Organen weit
weg sind. Gehärtete Fette und Toxine auf Fettbasis können
durch eine Verbesserung der Durchblutung ausgeschieden werden. Die Zirkulation zu und von den Fettzellen wird durch einen
hohen Wasserkonsum angeregt. Massage, Bewegung, Sport und
das Bürsten der Haut fördern den Fluß der Lymphe.

Ernährung: Gesättigte Fettsäuren sind strikt verboten. Das bedeutet: Kein Fleisch, keine Milchprodukte. Essentielle Fettsäuren
können aus Samen bezogen werden. Trinken Sie viel Wasser, und
essen Sie oft wasserreiche Lebensmittel aus biologischem Anbau, zum Beispiel Obst und Gemüse. Vor allem Äpfel eignen sich
zur Beseitigung von Cellulite. Das Pektin in Äpfeln, Karotten
oder anderen Früchten und Gemüsen ist ein wichtiger Pflanzen-
stoff, der das Immun- und das Entgiftungssystem des Körpers
stärkt. Vielleicht wollen Sie ein dreitägiges Apfelfasten machen
oder an einem Tag in der Woche nur Äpfel aus biologischem Anbau essen.

Nahrungsergänzung: Lecithin-Kapseln, Hydroxyzitronensäure,
hochdosiertes Vitamin C und Niacin.

Dermatitis

Faktoren, die Sie in Betracht ziehen sollten: Dermatitis bedeutet
wörtlich eine Entzündung der Haut und gleicht einem Ekzem.

Von »Dermatitis« spricht man, wenn die ursprüngliche Ursache eine Kontaktallergie zu sein scheint. Ziehen Sie alle Möglichkeiten in Betracht, etwa Metall in Schmuckstücken, Uhren etc.; Parfums oder Kosmetika; Detergenzien* in Waschlotionen, Seifen, Shampoos oder Waschpulver. Wenn eine Kontaktallergie vorliegt, besteht oft auch eine Nahrungsmittelallergie: Häufig sind Milchprodukte und Weizen die Missetäter. Manchmal ist der Verzehr eines allergieauslösenden Nahrungsmittels und der Kontakt mit einem externen Allergen notwendig, damit Symptome sich entwickeln. Eine Dermatitis wird wahrscheinlicher, wenn essentielle Fettsäuren aus Samen und deren Ölen fehlen. Diese werden nämlich im Körper in entzündungshemmende Prostaglandine umgewandelt. Ihre Entstehung ist blockiert, wenn Sie zu viel gesättigte Fettsäuren oder gebratene Speisen zu sich nehmen oder Ihnen bestimmte Schlüsselvitamine und -mineralstoffe fehlen. Der Körper kann über die Haut auch Giftstoffe ausscheiden. Die sogenannte Akrodermatitis wird hauptsächlich durch einen Zinkmangel verursacht und spricht auf Zinkpräparate sehr gut an.

Ernährung: Essen Sie wenig gesättigte und genügend essentielle Fettsäuren und sehr wenig Fleisch oder Milchprodukte. Bevorzugen Sie pflanzliche Kost. Fisch ist okay. Testen Sie bei entsprechendem Verdacht auf eine Allergie auf Milchprodukte oder Weizen, indem Sie diese Lebensmittel ein paar Wochen vom Speiseplan streichen und dann sehen, ob eine Besserung eintritt. Erwägen Sie eine Reinigungsdiät.

Nahrungsergänzung: Essentielle Öle, zum Beispiel Leinsamen- und Nachtkerzen- oder Borretschöl; Vitamin B_6, Biotin, Zink und Magnesium plus die antioxidativen Vitamine A, C und E.

---

* Detergenzien setzen die Oberflächenspannung des Wassers herab.

Ekzeme

Faktoren, die Sie in Betracht ziehen sollten: Wie bei Dermatitis. Die
Faktoren, die am häufigsten zu Ekzemen beitragen, sind die
Kombination einer Nahrungsmittelallergie (meist gegen Weizen
oder Milchprodukte) mit einem Mangel an essentiellen Fettsäuren aus Samen und deren kaltgepreßten Ölen, die stark entzündungshemmend wirken.

Ernährung: Wenig gesättigte und ausreichend essentielle Fettsäuren aus Samen und deren kaltgepreßten Ölen, wenig Fleisch und
Milchprodukte, überwiegend pflanzliche Kost. Fisch ist okay. Testen Sie bei entsprechendem Verdacht auf Allergie gegen Milchprodukte und Weizen, indem Sie diese Nahrungsmittel eine Zeitlang meiden. Überlegen Sie, ob Sie eine Reinigungsdiät machen
wollen.

Nahrungsergänzung: Essentielle Öle wie Leinsamen- und Nacht-
kerzen- oder Borretschöl; Vitamin B_6, Biotin, Zink und Magnesium plus die antioxidativen Vitamine A, C und E.

Fettige Haut

Faktoren, die Sie in Betracht ziehen sollten: Zu viel Fett in der Ernährung, eine Histamin-Überproduktion (siehe S. 324) und eine
extreme, streßbedingte Anregung der Nebennieren stimulieren
die Talgproduktion.

Ernährung: Fettarm. Sorgen Sie für genügend essentielle Fette aus
Samen und deren kaltgepreßten Ölen. Meiden Sie Alkohol,
Zucker und Stimulanzien.

Nahrungsergänzung: Vitamin C, Pantothensäure (wenn Sie gestreßt sind).

Rauhe Haut

Faktoren, die Sie in Betracht ziehen sollten: Mangel an Vitamin A, Dehydration, Mangel an essentiellen Fettsäuren.

Ernährung: Viel Obst und Gemüse (besonders gelbes, orangefarbenes, rotes, das viel Beta-Carotin enthält), viel Wasser und viele essentielle Fettsäuren aus Samen und deren Ölen.

Nahrungsergänzung: Vitamin A, alle Antioxidanzien (Vitamin A, C und E, Zink und Selen), Gammalinolensäure aus Borretsch- oder Nachtkerzenöl.

Schuppenflechte (Psoriasis)

Faktoren, die Sie in Betracht ziehen sollten: Schuppenflechte ist eine völlig andere Krankheit als Ekzeme oder Dermatitis und spricht im allgemeinen nicht gut auf eine Ernährungsbehandlung an. Schuppenflechte kann auftreten, wenn der Körper »toxisch« ist – vielleicht weil der Hefepilz Candida albicans sich zu stark vermehrt hat, weil Verdauungsprobleme zu einer Vergiftung geführt haben oder weil die Leber ihrer Entgiftungsfunktion nicht ordnungsgemäß nachkommt. Ansonsten sind dieselben Faktoren wie bei Ekzemen und Dermatitis in Betracht zu ziehen.

Ernährung: Fangen Sie mit einer Reinigungsdiät an, und essen Sie anschließend eine Kost, die wenig gesättigte, aber viele essentielle Fettsäuren enthält, mit wenig Fleisch und Milchprodukten und hohem pflanzlichem Anteil. Fisch ist okay. Überprüfen Sie bei entsprechendem Verdacht auf Allergie gegen Milchprodukte und Weizen, indem Sie diese Nahrungsmittel eine Zeitlang meiden.

Nahrungsergänzung: Essentielle Öle, zum Beispiel Leinsamen- und Nachtkerzen- oder Borretschöl; Vitamin B_6, Biotin, Zink und Magnesium plus die antioxidativen Vitamine A, C und E.

Trockene Haut

Faktoren, die Sie in Betracht ziehen sollten: Möglicherweise gestörter Wasserhaushalt infolge eines Mangels an essentiellen Fettsäuren; geringe Wasseraufnahme; Mangel an Vitamin A.

Ernährung: Sie sollte arm an gesättigten und reich an essentiellen Fettsäuren (aus Samen und deren Ölen) sein. Trinken Sie mindestens 1 Liter Wasser täglich, und essen Sie viel wasserreiche Lebensmittel (Obst und Gemüse). Schränken Sie Alkohol und Stimulanzien (Kaffee, Tee) ein.

Nahrungsergänzung: Essentielle Öle, zum Beispiel Leinsamen- und Borretsch- oder Nachtkerzenöl, Vitamin A, Vitamin E.

Der Weg zur perfekten Haut

An einer ganzen Reihe von Hautproblemen sind Ernährungsfaktoren beteiligt. Damit solche Probleme gar nicht erst entstehen und die Haut gesund bleibt, hier ein paar Schlüssel-Richtlinien für Ihre Ernährung und die Nahrungsergänzung:

Ernährung

- Schränken Sie Alkohol, Koffein, synthetische Zusatzstoffe, Salz, gesättigte Fettsäuren, Zucker und Rauchen ein.
- Essen Sie viel frisches Obst und Gemüse, vorzugsweise aus biologischem Anbau.
- Essen Sie jeden Tag ein paar Samen, Nüsse oder deren kaltgepreßte Öle. Nehmen Sie einen gehäuften Eßlöffel gemahlene Samen oder einen Eßlöffel mit einer Samenöl-Mischung aus kaltgepreßtem Leinsamen-, Kürbiskern-, Sesam- und Sonnenblumenöl zu sich.
- Trinken Sie mindestens einen Liter Wasser am Tag: pur, in Kräutertees, als Saftzusatz.

Nahrungsergänzung

- Nehmen Sie ein gutes Allround-Vitamin- und -mineralstoffprä-
parat und eine Extra-Ration der antioxidativen Nährstoffe Vitamin A, C und E. Die ideale tägliche Zufuhr liegt bei 7500 IE Vitamin A (2250 µg), 2000 mg Vitamin C und 400 IE (500 mg) Vitamin E.

- Nehmen Sie zusätzlich Borretsch- oder Nachtkerzenöl (insgesamt 200 mg Gammalinolensäure), wenn Sie zu trockener Haut
oder Hautentzündungen neigen.

Hautcremes

- Verwenden Sie eine Creme, die die Vitamine A, C und E in großen Mengen und in einer Form enthält, die in die Epidermis eindringen kann (zum Beispiel Ascorbylpalmitat und Retinylpalmitat aus Vitamin-E-Acetat).

Sonstige Empfehlungen

- Meiden Sie starkes Sonnenlicht, und verwenden Sie einen Son-
nenschutz.

- Waschen Sie Ihre Haut sanft mit einer milden Reinigungsmilch
auf Ölbasis, nicht mit Seife.

Teil IV
Vorteile einer optimalen Ernährung

23. Intelligenz und Gedächtnis verbessern

Die meisten Leute glauben, daß Intelligenz etwas ist, mit dem man geboren wird, und daß man nichts tun kann, um sie zu verändern. Obwohl an der Intelligenz sicher eine genetische Komponente beteiligt ist, hören wir von Psychologen, daß wir weniger als 1 % unserer intellektuellen Kapazität nutzen und daß von unseren Tausenden von Gedanken eines Tages die meisten Wiederholungen sind. Stellen Sie sich vor, was passieren würde, wenn wir unsere gesamte geistige Energie auf eine anstehende Aufgabe konzentrieren und unser volles Potential nutzen würden.

Gehirn und Nervensystem, unsere geistige »Hardware«, bestehen aus einem Netzwerk von Neuronen – speziellen Zellen, die Zehntausende von Verbindungen zu anderen Zellen herstellen können. Man nimmt an, daß das Denken ein Aktivitätsmuster innerhalb dieses Netzwerks ist. An dieser Aktivität bzw. diesen Signalen sind Neurotransmitter beteiligt, chemische Botenstoffe im Gehirn. Wenn wir etwas lernen, verändern wir die Schaltungen im Gehirn. Wenn wir denken, verändern wir die Aktivität der Neurotransmitter. Gehirn und Neurotransmitter werden aus Nährstoffen gebildet und also durch das beeinflußt, was Sie essen und trinken.

1986 beschlossen wir am Institut für optimale Ernährung, zu untersuchen, ob eine optimale Aufnahme der von Gehirn und Nervensystem benutzten Nährstoffe die intellektuelle Leistung verbessern kann. Wir wußten bereits, daß zwischen dem Ernährungsstatus eines Menschen und seiner Intelligenz ein Zusammenhang besteht. Eine Studie von Kubula hatte 1960 gezeigt, daß ein höherer Vitamin-C-Status mit einer höheren Intelligenz verknüpft ist.[54] Kubula hatte 351 Studenten je nach dem Vitamin-C-Gehalt ihres Blutes in eine Gruppe mit viel Vitamin C und eine mit wenig Vitamin C eingeteilt. Dann wurde der IQ der Studenten gemessen. Bei denen mit dem hohen Anteil betrug er im Durchschnitt 113, bei denen mit dem niedrigen 109. (Der Intelligenzquotient [IQ] ist ein allgemein anerkanntes Maß für die Intelligenz. Ein Ergebnis von 100 definiert den Durchschnitt. Etwa 5 % der Bevölkerung erreichen Werte von über 125; bei weniger als 10 % liegen die Werte unter 80, was im pädagogischen Bereich als Minderbegabung gilt.)

Umgekehrt galt Entsprechendes: Ein hoher Anti-Nährstoff-Spiegel korrelierte mit einer geringen Intelligenz. Forscher am *Massachusetts Institute of Technology (MIT)* hatten festgestellt, daß der IQ um so niedriger ist, je höher der Anteil an denaturierten Kohlenhydraten in der Ernährung ist – Zucker, handelsübliches Getreide, Weißbrot, Süßigkeiten.[55] Der Unterschied zwischen den Viel- und den Wenig-Zucker-Essern lag in dieser Studie bei fast 25 Intelligenz-Punkten.

Professor Needleman testete die Wirkung des Anti-Nährstoffs Blei auf Verhalten und Intelligenz mit Hilfe einer raffinierten Versuchsanordnung.[56] Er sammelte die Milchzähne von Tausenden von Schulkindern, analysierte ihren Bleigehalt und ließ die Lehrer das Verhalten der Kinder beurteilen. Je höher der Bleigehalt war, desto schlechter war das Verhalten und desto niedriger der IQ.

Dieses Ergebnis ist seitdem von vielen Forschern bestätigt worden. Das führte in Großbritannien dazu, daß Bleiadditive im Benzin gesetzlich verboten wurden. Von den Tausenden von getesteten Kindern hatte kein Kind mit hoher Blei-Konzentration einen IQ über 125. Normalerweise fallen 5 % der Bevölkerung in diese Kategorie. In den 80er Jahren hatten schätzungsweise 50 % der britischen Kinder eine Bleikonzentration, die so hoch war, daß sie ihre Intelligenz beeinträchtigte. Seit der Einführung des bleifreien Benzins geht der Bleispiegel im Blut zum Glück zurück.

Um die allgemeine Wirkung von Vitaminen und Mineralstoffen auf die geistige Leistungsfähigkeit zu testen, gaben Gwillym Roberts, ein Lehrer und Diätetiker vom Institut für optimale Ernährung, und David Benton, ein Psychologe vom Universitätscollege Swansea, 60 Schulkindern ein spezielles Multivitamin- und -mineralstoffpräparat, das eine optimale Zufuhr an Schlüsselnährstoffen sicherstellen sollte.[57] Die Hälfte der Kinder bekam ein Placebo, ohne es zu wissen. Eine Analyse der Ernährung dieser Schulkinder ergab, daß eine signifikante Minderheit der Kinder von mindestens einem Nährstoff weniger als die offiziell empfohlene Tagesdosis bekam. Nach achtmonatiger Einnahme des Zusatzpräparats war der nonverbale IQ der Kinder um mehr als 10 Punkte gestiegen! Bei den Placebo-Nehmern und in einer Kontrollgruppe, die weder das Zusatzpräparat noch Placebos bekommen hatte, wurde keine Veränderung festgestellt. Professor Schoenthaler aus den USA meint, daß der IQ bei einem kleinen Prozentsatz der Schulkinder möglicherweise wesentlich höher wurde und der durchschnittliche IQ-Unterschied signifikant wäre, wenn die untersuchte Gruppe groß genug wäre.

Aufgrund all dieser Forschungen war klar, daß Nahrungsergänzungsmittel eine Wirkung haben, aber es stellten sich auch verschiedene Fragen. Wer profitiert von ihnen? Und warum? Welche

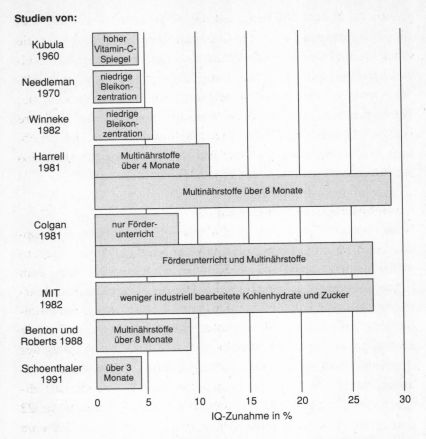

Auswirkungen einer optimalen Ernährung auf die Intelligenz

Nährstoffe sind wichtig? In welcher Menge? Und wie lange dauert es, bis eine Wirkung sich einstellt? Um einige dieser Fragen zu beantworten, wurden 615 Schulkinder in Kalifornien einer Placebo-Gruppe oder einer von drei Nahrungsergänzungsmittel-Gruppen zugeteilt, die rund 50 %, 100 % oder 200 % der in den USA offiziell empfohlenen Tagesdosen für Vitamine und Mineralstoffe erhielten.[58] Nach einem Monat hatte nur die 200-%-Zufuhrgruppe signifikant höhere IQ-Werte als die Placebo-Gruppe. Nach drei Monaten hatten alle Zufuhr-Gruppen höhere IQ-Werte als die Placebo-Gruppe; die höchste und statistisch signifikanteste Steigerung wies die 100-%-Gruppe auf. In dieser Gruppe wiesen 45 % der Kinder eine IQ-Verbesserung um 15 oder mehr Punkten auf. Die durchschnittliche Verbesserung lag bei 4,4 Punkten. Andere Forscher haben diese Studie wiederholt und die gleichen Ergebnisse erzielt. Der Zusatz kleiner Nährstoffmengen verbessert also die Intelligenz im Schnitt um 4 bis 5 IQ-Punkte.

Lernschwierigkeiten vermindern

Noch überzeugender sind die Hinweise auf die Wirkung einer optimalen Ernährung bei Kindern mit Lernschwierigkeiten (gegenwärtig eins von zehn) und bei Kindern mit Down-Syndrom, dem Ergebnis eines genetischen Defekts. Die Forscherin Dr. Ruth Harrell hörte von einem Fall, bei dem der IQ eines Down-Syndrom-Kindes nach einer Ernährungsintervention von 20 auf 90 Punkte gestiegen war. Daraufhin entschloß sie sich zur Untersuchung der Hypothese, daß viele geistig zurückgebliebenen Kinder von Geburt an einen erhöhten Bedarf an bestimmten Vitaminen und Mineralstoffen haben könnten.[59] Für ihre erste Studie teilte sie 22 geistig zurückgebliebene Kinder in zwei Gruppen ein. Die eine Gruppe erhielt Vitamin- und Mineralstoffpräparate, die andere Placebos. Nach vier Monaten war der IQ der Zusatzpräparate-Gruppe zwischen 5 und 9,6 Punkten höher. Bei der Placebo-Gruppe zeigte sich keine Veränderung. In den nächsten vier Monaten erhielten beide Gruppen die Nahrungsergänzungen, und die durchschnittliche Verbesserung erhöhte sich auf 10,2 Punkte. Sechs Kinder zeigten eine Verbesserung zwischen 10 und 25 IQ-Punkten. Obwohl nicht alle Forscher diese Ergebnisse wiederholen konnten, gibt es jetzt eine beträchtliche Anzahl gut dokumentierter Fälle über Kinder mit Down-Syndrom, bei denen der IQ um 10 bis 40 Punkte in die Höhe ging.

Erhebliche Verbesserungen der Intelligenz sind auch bei autistischen Kindern und Kindern mit Lernschwierigkeiten belegt. In einer Studie von Dr. Colgan nahmen 16 Kinder mit Lern- und Verhaltensschwierigkeiten teil. Für jedes Kind wurde der Nährstoffbedarf bestimmt. Dann erhielt die Hälfte der Kinder entsprechende Zusatzpräparate. Jedes Kind besuchte einen Lese-Förderunterricht, der sein Lesealter um ein Jahr verbessern sollte. In den nächsten 22 Wochen beobachteten die Lehrer sorgfältig das Lesealter, den IQ und das Verhalten der Kinder. Diejenigen, die keine Zusatzpräparate nahmen, zeigten eine durchschnittliche Verbesserung des IQs um 8,4 Punkte und des Lesealters um 1,1 Jahre. In der Gruppe, die die Zusatzpräparate nahm, besserten der IQ sich um 17,9 Punkte und das Lesealter um 1,8 Jahre.

Besonders wichtig für die Hirnentwicklung sind die essentiellen Fettsäuren und Phospholipide, die Bestandteil der Struktur der Hirnzellmembranen sind. Ein niedriger Spiegel an essentiellen Fettsäuren wird mit einem niedrigeren IQ in Zusammenhang gebracht. Dies könnte der Grund dafür sein, daß Kinder, die als Babys gestillt wurden, mit sieben Jahren einen höheren IQ haben. Muttermilch enthält DHA, eine für die Hirnentwicklung wesentliche essentielle Fettsäure. Die reichhaltigste Nahrungsmittel-Quelle für DHA ist Fisch, der außerdem voller Phospholipiden ist.

Eine 5%ige Steigerung des IQ würde eine beträchtliche Anzahl von jetzt als minderbegabt eingestuften Kindern in die Regelschule zurückbringen. So ließen sich Millionen Mark sparen, die derzeit für die Sonderschulbildung ausgegeben werden. Ist es nicht an der Zeit, zu einem Bruchteil dieser Kosten Gratis-Vitamine an Kinder zu verteilen?

Mama, ich habe dein Gehirn geschrumpft

Gehirn und Nervensystem des Fötus verbrauchen über die Hälfte der Nährstoffe, die während der Entwicklung im Mutterleib zur Verfügung gestellt werden. Das Gehirn ist sehr stark auf Glukose angewiesen – es benötigt fast die Hälfte der verfügbaren Glukose – sowie auf essentielle Fettsäuren und Phospholipide. Neuere Forschungsergebnisse an der Royal Postgraduate Medical School in London zeigen, daß das Gehirn von Frauen während der Schwangerschaft schrumpft. Anscheinend verändert sich die Größe der Zellen, nicht deren Anzahl: Eine mögliche Erklärung könnte sein, daß der Fötus den Vorrat der Mutter an essentiellen Fettsäuren und Phospholipiden anzapft, wenn er auf andere Weise nicht genug bekommt. Wenn diese Annahme sich als richtig erweisen sollte, wird die Versorgung der Schwangeren mit einer ausreichenden Menge dieser vitalen Hirnnährstoffe noch wichtiger.

Acetylcholin – das Gedächtnismolekül

Das wahrscheinlich wichtigste Phospholipid ist Phosphatidylcholin, das auch den Hirnnährstoff Cholin liefert. Es wird zur Herstellung von Acetylcholin benötigt, einem hochwichtigen Neurotransmitter für das Gedächtnis, die Steuerung der eingehenden sensorischen Signale und die Muskelkontrolle. Ein Mangel an Acetylcholin führt zu schlechtem Gedächtnis, Lethargie, vermindertem Träumen und einem trockenen Mund. Dies gilt als eine der Hauptursachen für die senile Demenz, die einen von sieben über 75jährigen Menschen betrifft.

Acetylcholin entsteht durch die Aktivität von Cholin und einem auf Vitamin B_5 angewiesenen Enzym. Eine Kombination von B_5 und Cholin hat sich zur Verbesserung des Gedächtnisses und der geistigen Leistungsfähigkeit als wirksam erwiesen. Die beste Quelle für Cholin in Zusatzform ist Lecithin, das auch Phospholi-

pide liefert. Lecithin ist ein Emulgator, der auch in manchen Nahrungsmitteln verwendet wird. Alle Reformhäuser haben es vorrä-
tig, entweder als Kapseln oder als Granulat, das leicht über die
Speisen gestreut werden kann. Aber Lecithin ist nicht gleich Lecithin. Lesen Sie den Text auf der Packung, bevor Sie sie kaufen,
und achten Sie darauf, daß das Produkt mindestens 30 % Phosphatidylcholin enthält.

Ein Problem bei der Zufuhr von Cholin besteht jedoch darin,
daß es nicht ohne weiteres in die Hirnzellen hineingelangt. Um eine Wirkung zu erzielen, sind daher große Mengen – etwa ein Eßlöffel Lecithin-Granulat am Tag – erforderlich. Ein anderer Nährstoff namens DMAE (Dimethylaminoethanol), der in Fisch vorkommt, vor allem Sardellen und Sardinen, gelangt leicht ins
Gehirn und kann zunächst in Cholin und dann in Acetylcholin umgewandelt werden. Es ist belegt, daß DMAE die Stimmung hebt,
das Gedächtnis, die Intelligenz und die körperliche Energie verbessert sowie im Laborversuch das Leben von Tieren verlängert.
Einer der Pioniere der DMAE-Therapie, Dr. Carl Pfeiffer, stellte
fest, daß es ein ausgezeichnetes, langsam wirkendes Stimulans ist –
eine Alternative zu Antidepressiva. Unter der Bezeichnung »Dea-
ner« bzw. »Deanol« wird es in Großbritannien oft bei Lernproble-
men, Hyperaktivität, Lese- und Sprechschwierigkeiten sowie Ver-
haltensproblemen bei Kindern verschrieben. Zur Zeit wird auch
untersucht, ob es die Lebensdauer verlängert. Ein Teilnehmer an
der entsprechenden Studie meinte: »Wenn ich wach bin, bin ich
wacher, und wenn ich schlafe, schlafe ich tiefer. Ich habe ein besseres Gedächtnis, aber wenn ich will, kann ich auch leichter tag-
träumen, und wenn ich mich auf reale Aufgaben konzentrieren
will, geht auch das besser.«

Intelligenz-Nährstoffe

Das Schlagwort zur Verbesserung der Hirnfunktionen lautet »Nootropika«. Diese Substanzen leiten sich von einer Aminosäure namens Pyroglutamat ab, die in Obst und Gemüse vorkommt. Die Entdeckung, daß Gehirn und Gehirn-Rückenmark-Flüssigkeit große Mengen Pyroglutamat enthalten, führte zur Erforschung der Nootropika als essentielle Hirn-Nährstoffe. Ärzte verschreiben sie Jahr für Jahr Millionen von Menschen mit Gedächtnisproblemen. Nootropika verbessern die Lernfähigkeit, stellen das Erinnerungsvermögen wieder her und konsolidieren es, ohne toxisch zu sein oder Nebenwirkungen zu haben. Ein erstaunliches Ergebnis war, daß Nootropika den Informationsfluß zwischen linker und rechter Hirnhälfte verbessern. Die rechte Hirnhälfte hat mit dem analytischen, logischen Denken zu tun, die linke mit dem kreativen, bildhaften Denken. Möglicherweise ist dies der Grund dafür, daß Nootropika sich bei der Behandlung von Legasthenie (= Leseleistungsschwäche) als hilfreich erwiesen haben. Eine 1988 von Dr. Pilch und Kollegen veröffentlichte Studie deutet darauf hin, daß Nootropika die Anzahl der Acetylcholin-Rezeptoren im Gehirn erhöhen und dadurch die Effizienz der Hirnfunktionen verbessern.[60] Ältere Mäuse erhielten zwei Wochen lang Piracetam, ein Pyroglutamat-Derivat. Die Forscher stellten fest, daß sich die Rezeptordichte bei diesen Mäusen daraufhin um 30–40 % erhöhte. Dies läßt darauf schließen, daß pyroglutamat-ähnliche Moleküle nicht nur die geistige Leistungsfähigkeit maximieren, sondern möglicherweise auch eine regenerierende Wirkung auf das Nervensystem haben.

Im Team noch stärker

Die Verbesserung der geistigen Leistungsfähigkeit mit Hilfe von Intelligenz-Nährstoffen (Phosphatidylcholin, Pantothensäure, DMAE, Pyroglutamat u. a.) läßt sich wahrscheinlich noch steigern, wenn die Substanzen nicht einzeln, sondern in Kombination genommen werden. Bei einer 1981 durchgeführten Studie gab ein Forschungsteam unter der Leitung von Raymond Bartus älteren Ratten, deren Gedächtnis wie erwähnt mit zunehmendem Alter schlechter wird, Cholin und Piracetam.[61] Man stellte fest, daß bei »Ratten, die eine Kombination von Cholin und Piracetam bekamen, die Merkfähigkeit um ein Vielfaches höher war als bei denen, die nur Piracetam bekommen hatten«. Bei einer Kombination von Piracetam und Cholin war nur die halbe Dosis erforderlich.

Die Intelligenz-Dämpfer

Während »gute« chemische Substanzen und Nährstoffe die Hirnfunktionen verbessern, können »schlechte« Stoffe Ihre Intelligenz vermindern. Alkohol ist dafür ein gutes Beispiel. Kaffee, von dem allgemein angenommen wird, daß er die Konzentration fördert, verschlechtert sie de facto. Mehrere Studien haben gezeigt, daß die Fähigkeit, sich an eine Liste mit Wörtern zu erinnern, durch Koffein schlechter wird. Der Forscher Dr. Erikson meint: »Koffein kann eine nachteilige Wirkung auf die schnelle Verarbeitung zweideutiger oder verwirrender Stimuli haben« – aus denen das moderne Leben ja weitgehend besteht. Die Kombination von Koffein und Alkohol verlangsamt die Reaktionszeit und machte in einer Studie die Testpersonen betrunkener als Alkohol allein. Koffein ist in Kaffee, Tee, Schokolade, Lucozade, Cola-Getränken und Guarana enthalten. (Es wurde früher von den Indios im brasilianischen Amazonasgebiet als Genuß- und Heilmittel eingesetzt und wird neuerdings auch von der Nahrungsmittelindustrie verwendet.) Wie bereits dargestellt, vermindert auch eine Ernährung mit viel Zucker und denaturierten Kohlenhydraten die Intelligenz.

Schwermetalle – zum Beispiel Blei, Kadmium und Aluminium – sammeln sich im Gehirn an und verringern erwiesenermaßen Intelligenz, Konzentration, Merkfähigkeit und Impulskontrolle. Zur Stärkung Ihrer intellektuellen Fähigkeiten sollten Sie sich also Umweltschadstoffen möglichst wenig aussetzen; dazu gehört auch das Rauchen.

Hier einige einfache Richtlinien zur Verbesserung Ihres Gedächtnisses und Ihrer geistigen Leistungsfähigkeit:

- Nehmen Sie weniger Stimulanzien (Kaffee, Tee, Schokolade, Cola-Getränke), weniger Zucker und weniger industriell bearbeitete Nahrungsmittel zu sich.
- Setzen Sie sich Umweltschadstoffen und Zigarettenrauch möglichst wenig aus.
- Sorgen Sie dafür, daß Sie »gut geölt« sind – nehmen Sie regelmäßig Samen, deren Öle oder Zusatzpräparate mit essentiellen Fettsäuren zu sich.
- Sorgen Sie dafür, daß Sie über die Ernährung und ein hochdosiertes Multivitamin- und -mineralstoffpräparat eine optimale Nährstoffzufuhr bekommen.
- Nehmen Sie täglich die folgenden Intelligenz-Nährstoffe: Pantothensäure 100–500 mg; Cholin 500–100 mg (oder einen gehäuften Teelöffel hochdosiertes Phosphatidylcholin-Lecithin-Granulat); DMAE 100–500 mg; Pyroglutamat 250–750 mg.

24. Mehr Energie und Streßresistenz

Die beiden häufigsten Klagen, die ich in meiner Praxis als Ernährungberater von meinen Klienten höre, sind Energiemangel und zuviel Streß. Das Endergebnis sind Müdigkeit, Erschöpfung, Lethargie, Apathie, Konzentrationsschwäche und Antriebsmangel – egal wie Sie es nennen, das Gefühl ist dasselbe. Viele Leute halten sich an Süßes, Kaffee oder Zigaretten oder werden zu »Adrenalin-Junkies« mit einem Power-Job und einer vollgepackten Freizeit, um wieder ein Gefühl von Energie zu haben. Aber oft erzeugen diese Lösungsversuche noch mehr Streß: Nach kurzer Zeit haben Sie das Gefühl, daß die Dinge aus dem Ruder laufen und Sie völlig überlastet sind. Streß ist eins der häufigsten gesundheitlichen Probleme, mit den unterschiedlichsten Krankheiten verknüpft und in Großbritannien für den Verlust von 40 Millionen Arbeitstagen jährlich verantwortlich. Aber was hat das mit der Ernährung zu tun?

Eine Patienten-Umfrage an der Klinik des ION führte zu der überraschenden Erkenntnis, daß vor Hinzuziehung eines Ernährungsexperten 54 % der Befragten Probleme mit der Streßbewältigung hatten; sechs Monate nach Beginn einer optimalen Ernährung hatten nur noch 28 % einen hohen Streßpegel. Die übrigen konnten das besser bewältigen, was während dieser sechs Monate geschah.

Die Chemie des Streß

Bei jeder Streßreaktion ändert Ihre Körperchemie sich grundlegend. Streß beginnt im Kopf. Wir nehmen wahr, daß eine Situation unsere unmittelbare Aufmerksamkeit erfordert: ein kleines Kind, das auf die Straße läuft, ein fahrendes Auto, das uns zu nahe kommt, die feindselige Reaktion eines Kollegen, eine finanzielle Krise, eine unmöglich einzuhaltende Frist. Schnelle Signale stimulieren die Nebennieren zur Produktion von Adrenalin. Innerhalb von Sekunden hämmert Ihr Herz, Ihre Atmung verändert sich, gespeicherte Glukose wird ins Blut abgegeben, die Muskeln spannen sich, die Pupillen erweitern sich, sogar das Blut wird dicker. Sie sind bereit, zu kämpfen oder zu flüchten – der durchschnittliche Adrenalinstoß eines Pendlers, der in einem Verkehrsstau feststeckt, würde für anderthalb Kilometer Dauerlauf reichen. Denn soviel Glukose wird freigesetzt, hauptsächlich durch Aufspaltung des in Muskeln und Leber gespeicherten Glykogens. Damit dieser »Treibstoff« die Körperzellen erreicht, gibt die Bauchspeicheldrüse zwei Hormone ab, Insulin und Glukagon. Mit Hilfe einer von der Leber ausgeschütteten Substanz, dem Glukose-Toleranz-Faktor, unterstützt Insulin den Transport des »Treibstoffs« vom Blut in die Zellen. Glukagon füllt den Blutzuckerspiegel auf, wenn er zu sehr absackt. All dies geschieht durch einen einzigen streßerzeugenden Gedanken.

Vielleicht fragen Sie sich jetzt, wo dieser Extraschub Energie und die erhöhte Wachheit herkommen. Die Antwort lautet: Sie werden von den normalen Reparatur- und Wartungarbeiten des Körpers – Verdauung, Reinigung, Verjüngung – abgezogen. Deshalb altert Ihr Körper schneller, wenn Sie gestreßt sind. Schon der Gedanke an Streß erzeugt Streß. Die Auswirkungen von Dauerstreß sind jedoch noch heimtückischer. Hirnanhangdrüse, Nebennieren, Bauchspeicheldrüse und Leber schütten ständig Hormone aus, um einen Blutzucker zu regulieren, den Sie gar nicht brauchen. Wie ein zu schnell gefahrenes Auto gerät der Körper aus dem Gleichgewicht, und einzelne Teile fangen an, sich abzunutzen. Die Konzentration des Anti-Alterungs-Hormons aus den Nebennieren beginnt zu fallen, genauso wie der Kortisol-Spiegel, und nach kurzer Zeit kann Ihr Körper Streß nicht mehr so bewältigen wie früher.

Energieverlust als Resultat

Als Folge sackt Ihre Energie ab, Sie können sich nicht mehr richtig konzentrieren, sind verwirrt, leiden unter Anfällen geistiger Leere, schlafen nach den Mahlzeiten ein, schwitzen zu viel, bekommen Kopfschmerzen ... Kennen Sie das? Bei dem Versuch, die Kontrolle wiederherzustellen, nehmen die meisten Menschen Stimulanzien zu Hilfe. Zu den legalen gehören Kaffee (enthält Theobromin, Theophyllin und Koffein), Tee (enthält Koffein), Cola-Getränke (enthalten Koffein), Schokolade (enthält Theophyllin) und Zigaretten (enthalten Nikotin), aber auch psychische Stimulanzien – Horrorfilme, Bungee-Jumping oder anderes, was einen aufputscht. Zu den illegalen Stimulanzien gehören Amphetamine und Aufputschmittel, Kokain, Crack und Kriminalität. Natürlich wird das Entspannen immer schwieriger, wenn man Stimulanzien nimmt; deshalb konsumieren die meisten Leute zusätzlich Entspannungsmittel wie Alkohol, Schlaftabletten, Tranquillizer, Haschisch.

Süchtig nach Streß

Natürlich kann niemand auf Dauer so leben. Deshalb sind die meisten Leute irgendwann fix und fertig und müssen zur Erholung an den Strand. Während sie am Flughafen warten, finden sie keine bessere Möglichkeit zur Entspannung, als einen billigen Thriller zu lesen. Das Cover verspricht »Mord und mysteriöse Geschehnisse, Gier und Leidenschaft, packende Spannung«. Klingt gut. Aufgeputscht durch eine Tasse Kaffee, ein Glas Wein und eine stressige Reise, sind sie bei der Ankunft tatsächlich strandreif. Nach zwei seligen Stunden am Strand ist es Zeit für ein bißchen Aufregung –

Windsurfen, Wasserski, irgendetwas Prickelndes. Das Problem ist, daß die meisten Leute nach Streß süchtig werden. Ohne ihn würden sie zusammenbrechen, und es würde offenbar, daß sie wirklich am Ende sind. Deshalb fühlen sich viele Menschen ausgelaugt oder werden krank, wenn sie sich eine Auszeit genehmigen.

Wie gestreßt sind Sie? – Symptome einer Adrenalin-Störung

_____ **Schwierigkeiten, morgens aufzustehen**

_____ **Ständig müde**

_____ **Extremes Verlangen nach bestimmten Nahrungsmitteln**

_____ **Wut, Reizbarkeit, Aggressivität**

_____ **Stimmungswechsel**

_____ **Unruhe**

_____ Schlechte Konzentration

_____ Schlechter Schlaf

_____ Schneller oder hämmernder Herzschlag

_____ Neigung zu Grippe oder Erkältungen

_____ Muskel- und Gelenkschmerzen

_____ Pickel

_____ Hartnäckige Fettpolster im Taillenbereich

_____ Ständig hungrig

_____ Allergien

_____ Haarausfall

_____ Zu starke Vermehrung von Hefepilzen

_____ **Energielöcher tagsüber**

_____ **Regelmäßiges Gefühl der Schwäche**

_____ **Apathie**

_____ **Depression**

_____ **Ständiges Frieren**

_____ Entscheidungen fallen schwer

_____ Schlechtes Gedächtnis

_____ Kopfschmerzen

_____ Hyperaktivität

_____ Häufige Halsschmerzen

_____ Schlechte Wundheilung

_____ Ödeme

_____ Prämenstruelles Syndrom

_____ Wässrige oder juckende Augen

_____ Extremes Schwitzen

_____ Blähbauch

_____ Ohnmacht

Wenn Sie drei oder mehr der **fett** gedruckten Symptome haben, liegt möglicherweise eine Störung des Nebennierenhormons vor. Wenn Sie außerdem fünf oder mehr andere Symptome haben, empfiehlt sich die Untersuchung durch einen Ernährungsexperten.

Energiezehrer

Alle Stressoren und Stimulanzien verbrauchen Energie. Das mit ihnen einhergehende Hochgefühl bedeutet, daß Energie den Organismus verläßt. Es ist wie bei einer sich aufbauenden Welle, die für einige Augenblicke voller Energie zu sein scheint. Ein paar Sekunden später bricht die Welle und ist nicht mehr da – ähnlich ist es mit der Energie. In einem Artikel über Drogenmißbrauch *(The Arican, Bd. 2, Nr. 2, Frühjahr 1990)* schreibt der Psychologe und Philosoph Oscar Ichazo: »(Alle) Drogen können als Energiezehrer charakterisiert werden, denn sie verbrauchen die Energie sehr viel schneller, als wir sie auf natürliche Weise ersetzen können. Da Drogen die gesamte angesammelte Vitalität in kurzer Zeit verbrennen, folgt dem kurzen Hoch unvermeidlich ein Absacken der Lebensenergie, das als das ›Tief‹, die depressive Wirkung der Droge, empfunden wird. Nichts kann einen natürlichen, drogenfreien Körper ersetzen, der eine natürliche, saubere Lebensenergie erzeugt.« Für Ichazo sind die schädlichsten Drogen (in absteigender Reihenfolge): Alkohol, Heroin und Opiate, Tabak, Kokain, Barbiturate, Antidepressiva, Amphetamine, Marihuana, Koffein.

Aber was heißt »Energie aufbrauchen«? Es bedeutet, daß antreibende Nährstoffe wie Glukose und katalysierende Nährstoffe, etwa die B-Vitamine, knapp werden. Beide sind für die Aktivierung der Enzym-Systeme erforderlich, die aus Nahrung Energie erzeugen. Auch die erforderlichen Nährstoffe zur Herstellung von Botenmolekülen wie Neurotransmittern oder Trägermolekülen, zum Beispiel Insulin, gehen zur Neige. Jeder Augenblick, den Sie gestreßt sind, verbraucht daher wertvolle Nährstoffe. Denken Sie über folgendes nach: Haben Sie nach einer Massage schon einmal das Gefühl gehabt, daß eine ganze Menge Muskelspannung weg ist? Jede einzelne Muskelzelle, die Sie – oft seit Jahrzehnten und auch beim Schlafen – anspannen, verbraucht Energie, B-Vitamine, Vitamin C, Kalzium und Magnesium, nur um weiter in diesem angespannten Zustand zu bleiben. Wenn Sie alle Muskeln in Ihrem Körper entspannen könnten, könnten Sie sich eine Menge Vitaminpillen sparen. Vorsichtige Schätzungen gehen davon aus, daß Streß Ihren Vitaminbedarf verdoppelt.

Die Energiegleichung

Wenn Sie Ihre verfügbare Lebensenergie maximieren und auf hohem Level halten wollen, anstatt sie aufzuzehren, ist in puncto Ernährung die Botschaft einfach:

- Nehmen Sie komplexe Kohlenhydrate zu sich, die ihre Energie langsam abgeben.
- Sorgen Sie für eine optimale Aufnahme aller essentiellen Nährstoffe – Vitamine, Mineralstoffe und andere.
- Meiden Sie Stimulanzien und Sedativa.

Die vermehrte Energie, die Sie dann haben, erlaubt eine bessere Bewältigung der Streß- und Belastungssituationen des Lebens. Die optimale Ernährung durchbricht also zum einen energiezehrende Gewohnheiten, die letztendlich zum körperlichen Offenbarungseid führen. Zum anderen erzeugt sie die Energie zur Veränderung der Denkschablonen, die die Streßreaktion ausgelöst haben. Wie sieht nun diese optimale Ernährung, die dem Streß ein Ende bereitet, in der Praxis aus?

Die Anti-Streß-Ernährung

Schnell resorbierte Zucker erzeugen Streß im Körper, denn sie regen die Ausschüttung von Kortisol an. Auf Weißbrot, Süßigkeiten, Frühstücksflocken oder andere Nahrungsmittel mit Zuckerzusatz sollten Sie deshalb möglichst verzichten. Langsam resorbierte Kohlenhydrate dagegen stellen gleichmäßig Energie zur Verfügung. Wissenschaftler haben die Wirkung der verschiedenen Kohlenhydrat-Quellen auf den Blutzucker, die Energie und die Stimmung genau untersucht. Den günstigsten Einfluß haben Obst, Vollkorngetreide, Bohnen, Linsen, Nüsse und Samen; eine komplette Liste dieser Nahrungsmittel findet sich in Kapitel 10. Im Gegensatz zu den klassischen Regeln für das Kombinieren von Nahrungsmitteln haben neuere Forschungen ergeben, daß es die Kortisol-Produktion vermindert und damit die Nebennieren entlastet, wenn Sie zu den Kohlenhydraten etwas Protein essen. Knabbern Sie deshalb zum Obst ein paar Nüsse, wenn Sie gestreßt sind, oder essen Sie Vollreis mit Fisch. Nüsse, Samen, Bohnen und Linsen enthalten sowohl Proteine als auch Kohlenhydrate und sind deshalb gute Anti-Streß-Lebensmittel.

Die Energienährstoffe

Zu den Energienährstoffen gehören Vitamin B_6 und Zink, die die Arbeit des Insulins unterstützen, Vitamin B_3 und Chrom, die Bestandteil des Glukosetoleranzfaktors sind und jetzt in einer Komplexverbindung namens Chrom-Polynicotinat erhältlich sind, und eine ganze Reihe anderer Nährstoffe, die notwendig sind, damit

Glukose in den Zellen in Energie umgewandelt wird: etwa die Vitamine B_1, B_2, B_3, B_5, Co-Enzym Q, Vitamin C, Eisen, Kupfer und Magnesium. Vitamin B_{12} wird zur Herstellung von Adrenalin benötigt, Vitamin B_5 (Pantothensäure) zum Aufbau einer anderen Kategorie von Nebennierenhormonen, den sogenannten Glucocorticoiden. Die Muskel-und Nervenübermittlung, das Endergebnis der Umwandlung von Treibstoff in Energie, erfordert ebenfalls B_5 und große Mengen des semi-essentiellen Nährstoffs Cholin plus Kalzium und Magnesium. Cholin ist auch zur Produktion der Streßhormone erforderlich. Aminosäuren, die Bausteine der Proteine, bauen ebenfalls Streßhormone und Neurotransmitter auf. Methionin ist für den Aufbau der Nebennierenhormone erforderlich. Diese Aminosäure ist oft nicht ausreichend im Körper vorhanden. Insulin ist eine Komplexverbindung aus 51 Aminosäuren und Zink. Adrenalin wird aus den Aminosäuren Phenylalanin oder Tyrosin synthetisiert.

Die zu substituierende ideale Dosis, die Sie bei Streß bestens unterstützt und Ihre Energie maximiert, hängt sehr stark von den individuellen Umständen ab. Der optimale tägliche Bedarf liegt wahrscheinlich jedoch in den nachfolgend angegebenen Bereichen.

Tägliche Nahrungsergänzung zur Streßbewältigung

B_1 (Thiamin)	25–100 mg
B_2 (Riboflavin)	25–100 mg
B_3 (Niacin)	50–150 mg
B_5 (Pantothensäure)	50–300 mg
B_6 (Pyridoxin)	50–250 mg
B_{12} (Cyanocobalamin)	5–100 µg
Folsäure	50–400 µg
Cholin	100–500 mg
Co-Enzym Q	10–50 mg

Vitamin C	1000–5000 mg
Kalzium	150–600 mg
Magnesium	250–450 mg
Eisen	10–20 mg
Zink	10–25 mg
Chrom	50–200 µg

Stimulanzien und ihre Alternative

Der Konsum von Kaffee, Tee, Zucker und Schokolade wird mit einem erhöhten Diabetes-Risiko in Zusammenhang gebracht. Kurzfristig geben diese Substanzen Ihnen vielleicht einen Kick, aber langfristig kann ihr reichlicher Verzehr zu einem frühen Tod führen.

Versuchen Sie das folgende einfache Experiment: Geben Sie all diese Stimulanzien einen Monat lang auf, und beobachten Sie, was passiert. Je größer der Schaden ist, den die Stoffe bei Ihnen bereits angerichtet haben, desto stärker sind die Entzugserscheinungen, nämlich Kopfschmerzen, Konzentrationsmangel, Erschöpfung und Übelkeit. (Wenn Sie langsam resorbierte Kohlenhydrate essen und zusätzlich Energie-Nährstoffe nehmen, können Sie die Entzugssymptome zum Glück reduzieren. Im allgemeinen halten sie nicht länger als vier Tage an.) Fangen Sie dann wieder mit dem Verzehr dieser Substanzen an, und beobachten Sie, was bei Ihrer ersten Tasse Tee oder Kaffee, Ihrem ersten Löffel Zucker, Ihrem ersten Stückchen Schokolade passiert. Wahrscheinlich werden Sie das erleben, was der Streßexperte Dr. Hans Selye die »Erst-Reaktion« nannte – die echte Reaktion Ihres Körpers auf diese starken chemischen Stoffe (der Kopf hämmert; der Verstand ist hyperaktiv; das Herz schlägt wie rasend; Sie können nicht schlafen und sind anschließend völlig benommen). Wenn Sie die Stimulanzien weiter nehmen, gewöhnen Sie sich an sie (Phase 2). Wenn Sie das lange genug machen, brechen Sie irgendwann zusammen (Phase 3).

Das ist bei jedem so. Unterschiedlich ist nur die Länge der Zeit bis zur völligen Erschöpfung. Eine Gesundung ist nicht nur möglich, sie tritt im allgemeinen auch schnell ein. Die meisten Menschen haben innerhalb von 30 Tagen nach dem Verzicht auf Stimulanzien und bei der parallelen Einnahme von Nahrungsergänzungsmitteln wesentlich mehr Energie und kommen mit Streß sehr viel besser zurecht. Kaffee, Tee und Schokolade werden am besten konsequent vom Speiseplan gestrichen – auch koffeinfreier Kaffee und Tee enthalten Stimulanzien. Es gibt heute eine ganze Reihe von Kaffee-Ersatz-Produkten sowie Kräuter- und Früchtetees. Bioläden und Reformhäuser führen auch zuckerfreie »Süßigkeiten«. Überprüfen Sie anhand der Angabe der Inhaltsstoffe auf der Packung, ob das Produkt versteckten Zucker enthält.

Am besten reduzieren Sie den Zucker in Ihrer Ernährung allmählich. Gewöhnen Sie sich nach und nach an weniger Süßes. Süßen Sie zum Beispiel Frühstücksflocken mit Obst. Verdünnen Sie Obstsäfte mit Wasser. Meiden Sie Nahrungsmittel mit Zuckerzusatz. Schränken Sie den Verzehr von Trockenfrüchten ein. Essen Sie Obst wie Bananen, die schnell resorbierte Zucker enthalten, mit langsam resorbierten Kohlenhydraten, zum Beispiel Haferflocken.

Der Faktor Sport

Sport spielt eine ganz wichtige Rolle für den Energiehaushalt und die Streßresistenz, aber es muß der richtige sein. Wenn Sie zum Muskelprotz werden, läßt das die Lebensenergie in Ihrem Körper nicht unbedingt leichter fließen; genausowenig fließt sie aber in einem untrainierten oder verspannten Körper. Diese Verspannung frißt Ihre Energie buchstäblich auf – schließlich ist sehr viel Energie notwendig, damit die Muskelzellen angespannt bleiben. Andererseits belastet es den Körper auch, wenn Sie sich nicht bewegen oder übergewichtig sind. Auch dies zieht Lebensenergie ab.

Kraft, Geschmeidigkeit und Vitalität

Irgendwo in der Mitte zwischen zuviel und zuwenig Sport liegt ein optimales Gleichgewicht, bei dem der Körper entspannt und trotzdem stark ist, über Geschmeidigkeit und eine gute Haltung verfügt und so fit ist, daß er für körperliche Arbeiten die erforderliche Vitalität besitzt.

Der Körper erzeugt Energie, wenn Kohlenhydrat-Nahrungsmittel mit dem Sauerstoff der Atemluft reagieren. Sauerstoff ist der wichtigste Nährstoff von allen. Trotzdem atmen die meisten von uns zu flach und nutzen nur ein Drittel ihrer Lungenkapazität. Tiefes Atmen gibt nicht nur dem Körper Energie, es sorgt auch für einen klaren Kopf. Die Beherrschung der richtigen Art des Atmens ist bei den meisten Formen von Meditation, Yoga und Tai Chi der erste Schritt. Die meisten Sportarten ignorieren dies und lassen Sie außer Atem geraten. Es kommt zu einem Sauerstoffmangel, durch den toxische Substanzen sich ansammeln, die Spannung im Körper erzeugen. Wenn Sie sich nach sportlichen Aktivitäten erschöpft oder steif fühlen, ist mit Ihrem Trainingsprogramm etwas nicht in Ordnung.

Es gibt ein Übungssystem, das Vitalität, Geschmeidigkeit, Kraft und einen schönen Körper aufbaut, nur eine Viertelstunde Zeit täglich beansprucht, von jedem überall ausführbar ist und körperliche Energie, emotionale Ausgeglichenheit und geistige Klarheit vermittelt. Es nennt sich »Psychocalisthenic« und wurde von Oscar Ichazo vom Arica-Institut in New York entwickelt. Das Wort bedeutet Kraft *(sthenia)* und Schönheit *(call)* durch den Atem *(psyche)*. Es handelt sich um eine Abfolge von 22 Übungen, die Kraft, Geschmeidigkeit und Vitalität entwickeln und den ganzen Körper mit Sauerstoff versorgen. Psychocalisthenic eignet sich für jeden, ob jung oder alt, und läßt sich an einem Tag erlernen. In den USA und Großbritannien finden in vielen Städten entsprechende Kurse statt; die Übungen sind auch mit Hilfe einer Kassette oder eines Videobandes erlernbar (siehe »Nützliche Adressen« auf S. 531).

Zu viel Sport kann den Pegel des Streßhormons Cortisol erhöhen und ist nicht zu empfehlen, wenn Sie schon gestreßt sind. Psychocalisthenic, Yoga, Tai Chi, eine halbe Stunde Walking oder Meditation dagegen können dazu beitragen, die Streßhormone wieder ins Gleichgewicht zu bringen.

Meditation ist für den Geist so wichtig wie Nahrung für den Körper. Mein Meditationslehrer sagt: »Nahrung formt den Körper, Gedanken formen den Geist.« Wenn Sie maximale Energie haben wollen, sollten Sie reine Nahrung essen und reine Gedanken denken. In der Meditation sitzen Sie still da, konzentrieren den Geist auf etwas Einfaches (den Atem, ein Mantra, ein Gebet), lassen den endlosen Gedankenstrom los und zapfen die in jedem Menschen vorhandene Quelle der Energie an, aus der Kreativität, Freude, natürlicher Humor und Leichtigkeit fließen.

Ich fange den Tag gern mit einer Viertelstunde Meditation an, mache dann eine Viertelstunde Psychocalisthenic und nehme anschließend ein spezielles Frühstück aus energiereichen Vollwertlebensmitteln und energiespendenden Nährstoffen zu mir (»Get up and Go«, erhältlich über »Higher Nature«, siehe »Nützliche Adressen« auf S. 531/532). Das Ergebnis sind ein konstanter Energiepegel und eine gute Streßresistenz.

Aktionsplan für ein Leben voller Energie

Vor dem Frühstück

- Meditation (15 Minuten), anschließend Psychocalisthenic, Yoga, Tai Chi (15 Minuten)

Frühstück (nie auslassen)

- »Get up and Go«-Drink, gemischt mit Banane und Reis- oder Sojamilch, oder Haferflocken mit Obst und gemahlenen Samen

- Ein hochdosiertes Multivitamin- und -mineralstoffpräparat, ein Antioxidanzienpräparat, 1000 mg Vitamin C

Vormittags-Snack

- Frisches Obst aus biologischem Anbau und ein paar Mandeln oder Samen

Mittagessen

- Viel rohes oder leicht gekochtes Gemüse mit Reis, Bohnen, Linsen, Quinoa, Tofu, Buchweizennudeln oder Fisch
- Ein hochdosiertes Multivitamin- und -mineralstoffpräparat, ein Antioxidanzienpräparat, 1000 mg Vitamin C

Nachmittags-Snack

- Frisches Obst aus biologischem Anbau und ein paar Mandeln oder Samen

Nach der Arbeit, jeden zweiten Tag

- 30 Minuten Sport (Walking, Jogging, Schwimmen, Radfahren, Aerobic)

Abendessen (essen Sie früh, mindestens zwei Stunden vor dem Schlafengehen)

- Gedünstetes Gemüse: Wählen Sie zwischen Karotten, Brokkoli, Blumenkohl, Mangold, Saubohnen, Wasserkastanien, eingeweichten Mandeln, biologischen oder Shiitake-Pilzen, Bambussprossen, grünen Paprikaschoten, Zucchini, Tofu und geschmortem Tofu. In Stücke schneiden, waschen, in einen Topf geben, mit einem Deckel fest verschließen und maximal fünf Minuten dünsten.

Dazu eine der folgenden vier Soßen:

- Chinesisch: Sojasauce, Wasser, Zitronensaft, Ingwer, frischer Koriander und Knoblauch.
- Thai: Kokosnußmilch und Thai-Gewürze.
- Mexikanisch: mit Wasser verdünnte mexikanische Gewürzsoße.

– Italia: Tomatensauce mit Paprikaschoten, Pilzen und Kräutern (Fertigversionen sind im Supermarkt erhältlich, aber achten Sie auf synthetische Zusatzstoffe).

Mit Vollreis, Quinoa oder Buchweizennudeln servieren. Auch andere Kombinationen von rohen oder leicht gekochten Gemüsen mit Reis, Bohnen, Linsen, Quinoa, Tofu, Buchweizennudeln oder Fisch sind möglich.

- Ein hochdosiertes Multivitamin- und Mineralstoffpräparat, ein Antioxidanzienpräparat, 1000 mg Vitamin C

25. Körperlich topfit sein

Kein Spitzensportler kann es sich leisten, die optimale Ernährung zu ignorieren. Die richtige Ernährung und die richtigen Nahrungsergänzungsmittel sorgen für mehr Schnelligkeit, Ausdauer und Kraft. Sie können über Sieg oder Niederlage entscheiden.

Erste Erfahrungen zur Wirkung der optimalen Ernährung im Bereich des Sports sammelte ich mit Mick Ballard, einem Radfahr-Veteranen, der den Rekord für die Zehn-Meilen-Strecke mit erstaunlichen 37 Sekunden brach, nachdem er seine Ernährung umgestellt und mit der Einnahme von Nahrungsergänzungsmitteln angefangen hatte. »Ich bin davon überzeugt, daß ich deshalb so viel schneller geworden bin und mich auch schneller erhole, weil ich ein spezielles Vitamin-Programm einhalte«, sagte Ballard.

Auf Anraten ihres Coachs beriet ich auch Susan Devoy, die als eine der zehn besten Squash-Spielerinnen ihrer Zeit galt. Sie dachte, die zusätzlichen Nährstoffe würden nichts bewirken. Aber sie taten es. Über weite Strecken der nächsten zehn Jahre war sie national und international die Nummer Eins.

Sportler, die ein optimales Ernährungsprogramm absolvieren, berichten durchgängig von mehr Ausdauer und schnelleren Erholungszeiten. Dies bestätigt die Ergebnisse von Dr. Michael Colgan, der viele US-Olympioniken berät, unter anderem den Rekordhalter über eine Meile, Steve Scott, die zweifache Weltmeisterin im Triathlon, Julie Moss, und Howard Doerffling vom US-Radrenn-Team. Auch bei Langstreckenläufern stellte Colgan in kontrollierten Versuchen wesentlich bessere Zeiten fest.

Muskelkraft

Die optimale Ernährung verbessert erwiesenermaßen nicht nur die Ausdauer, sondern auch die reine Muskelkraft. Dies kann der Hollywood-Schauspieler Sylvester Stallone bezeugen. Als eifriger Anhänger der optimalen Ernährung nimmt er jeden Tag Nahrungsergänzungsmittel handvollweise ein und achtet sorgfältig auf seine Ernährung. Daß eine optimale Ernährung für mehr Kraft sorgt, wird am besten durch eine Studie von Dr. Colgan illustriert, bei der zwei erfahrene Gewichtheber speziell zusammengestellte Nahrungsergänzungsmittel erhielten und zwei andere Placebos.[62] Nach drei Monaten konnten die Sportler mit den Nahrungsergänzungen ein um 50 % höheres Maximalgewicht heben. Die anderen konnten nur 10–20 % mehr Gewicht heben. In den nächsten drei Monaten wurde gewechselt. Die, die vorher Placebos bekommen hatten, zogen nun mit den beiden anderen Gewichthebern gleich.

Der richtige Treibstoff

Die Maximierung der körperlichen Leistung hängt davon ab, daß der Körper den richtigen Treibstoff bekommt. Bei weniger anstrengenden »aeroben« Dauersportarten (zum Beispiel Jogging, Tennis, Schwimmen, Walking) liefern Kohlenhydrate zweimal soviel Energie wie Fett. Bei anstrengenden »anaeroben« Sportarten mit Kurzzeiteinsatz (Sprinten zum Beispiel) kann der Körper de facto nur Kohlenhydrate gebrauchen, die dann fünfmal mehr Energie liefern als Fett. Kohlenhydrate, und nicht Fett, sind für die Leistung der wichtigste Treibstoff. Kohlenhydrate können außerdem als Glykogen gespeichert werden, Fett nicht. Glykogen ist ein kurzfristiger Energiespeicher in Muskeln und Leber, auf den wir bei körperlichen Anstrengungen zurückgreifen können, bei denen wir uns total verausgaben. Deshalb essen Ausdauersportler ein paar Stunden vor einem sportlichen Ereignis Reis, Nudeln oder andere komplexe Kohlenhydrate: Sie füllen ihre Glykogen-Speicher auf.

Im Gegensatz zur landläufigen Meinung verbessert ein höherer Protein-Verzehr die sportliche Leistungsfähigkeit nicht. Sogar Bodybuilder, deren Ziel ja möglichst dicke Muckis sind, brauchen kaum mehr als die empfohlenen 15 % der Gesamtkalorienaufnahme in Form von Protein. Dazu folgende Rechnung: Um in einem Jahr 4 kg Muskeln mehr zu bekommen, brauchen Sie weniger als 1 kg Protein, denn Muskeln bestehen nur zu 22 % aus Protein. Wenn Sie die 4 kg durch 365 Tage teilen, ergibt sich ein Bedarf von 2,4 Gramm Protein täglich. Das ist weniger als ein Teelöffel voll bzw. die Menge, die ein paar Mandeln oder ein Teelöffel Thunfisch liefern. An Problemen beim Muskelaufbau ist selten ein Mangel an Protein schuld. Oft liegt es an der unzureichenden Aufnahme muskelaufbauender Vitamine und Mineralstoffe, etwa Zink und Vitamin B_6, die die Verwertung des Proteins unterstützen.

Obwohl Fett nicht der beste Treibstoff für den Körper ist, sind essentielle Fettsäuren für Sportler wichtig und gut. Sie unterstützen den Sauerstofftransport und sorgen dafür, daß die roten Blutkörperchen, die den Sauerstoff befördern, gesund bleiben. Sie sind von entscheidender Bedeutung für das Immunsystem, das bei Menschen, die viel Sport treiben, oft stark strapaziert wird. Sie liefern die Energie quasi auf Abruf und beschleunigen den Stoffwechsel, wie Dr. Udo Erasmus, ein Experte für Fett, meint. Deshalb bilden Nüsse, Samen und deren Öle einen wichtigen Bestandteil einer Hochleistungskost.

Wasser – der vergessene Nährstoff
Die vielleicht wichtigste Komponente für die Ernährung von Sportlern ist Wasser. Muskeln bestehen zu 75 % aus Wasser. Schon bei 3 % weniger Wasser gehen die Kraft um 10 % und die Ge-

schwindigkeit um 8 % zurück. Während einer sportlichen Leistung arbeiten die Durstsensoren nur eingeschränkt: Deshalb nehmen Sportler oft zu wenig Wasser auf. Dies führt zu einem Anstieg der Körpertemperatur, so daß die Energie von den Muskeln abgezogen und für die Kühlung des Körpers verwendet wird. Bei Ausdauersportarten ist es am besten, Wasser zu trinken, damit der Körper schwitzen und sich auf diese Weise abkühlen kann. Noch wichtiger ist es jedoch, dem Körper im vorhinein Wasser zuzuführen und je nach der Dauer des sportlichen Ereignisses ein bis vier Stunden vorher alle 15 Minuten ein Glas Wasser zu trinken.

Der Körper speichert auch mehr Wasser, wenn Sie reichlich Kohlenhydrate essen, denn jede als Glykogen gespeicherte Kohlenhydrat-Einheit ist an neun Einheiten Wasser gebunden. Mit dem als Muskeltreibstoff benötigten Glykogen wird dann auch das Wasser abgegeben.

Zusatz-Nutzen durch Kombination

Zahlreiche Forschungsarbeiten haben ergeben, daß Nahrungsergänzungsmittel für Sportler vorteilhaft sind. Während Studien, die einzelne Nährstoffe untersuchten, oft wenig oder keine Wirkung feststellen konnten, haben Studien, die Nährstoffkombinationen in optimalen – das heißt wesentlich über den offiziellen Empfehlungen liegenden – Dosierungen verwendeten, durchgängig eine Verbesserung der sportlichen Leistung gezeigt. Neben Vitaminen und Mineralstoffen sind auch semi-essentielle Nährstoffe, etwa Co-Enzym Q, wichtige Bestandteile einer Gewinner-Rezeptur. Die ideale Zufuhrhöhe liegt bei 60–100 mg täglich. Die ideale Dosis für die einzelnen Nährstoffe ist individuell verschieden und wahrscheinlich im selben Bereich wie die auf S. 257/258 zur Maximierung der Energie angegebenen Mengen angesiedelt.

Wenn Sie regelmäßig Ausdauersportarten (Joggen, Radfahren)

betreiben, ist es allerdings auch wichtig, daß Sie mehr antioxidative Nährstoffe aufnehmen, zum Beispiel die Vitamine A, C und E. Sie helfen dem Körper, den Sauerstoff zu verwerten und die Nebenprodukte der Energieerzeugung zu entgiften, was die Belastung durch Ausdauersportarten vermindert.

Hier ein paar allgemeine Ernährungsrichtlinien für SportlerInnen:

- Essen Sie reichlich komplexe Kohlenhydrate, zum Beispiel Vollkorngetreide, Obst, Gemüse, Bohnen und Linsen, vor allem vor einem langen sportlichen Ereignis.
- Essen Sie zu den Kohlenhydraten etwas Protein, Nüsse mit Obst, Fisch mit Reis.
- Essen Sie nicht zu viel Protein.
- Trinken Sie vor und möglichst auch während eines sportlichen Ereignisses viel Wasser.
- Nehmen Sie ständig individuell zusammengestellte Nährstoffe, vielleicht mit einer Extra-Dosis Co-Enzym Q 10.

26. Die Uhr zurückdrehen

Die Suche nach Unsterblichkeit oder zumindest einem langen Leben ist nichts Neues. Seit es schriftliche Aufzeichnungen gibt, wimmelt es von Mythen und Legenden über Zaubertränke und extrem langlebige Menschen. Heute, an der Schwelle zum 21. Jahrhundert, sagen viele Wissenschaftler und Gerontologen voraus (die Gerontologie ist die Wissenschaft vom Alter), daß eine Lebensdauer von 110 Jahren bald nichts Besonderes mehr sein wird.

Madame Jeanne Calmant feierte am 21. Februar 1996 ihren 121. Geburtstag und war damit zu dem Zeitpunkt die älteste bekannte lebende Person. Sie brach damit den Rekord eines japanischen Fischers namens Izumi, der im Alter von 120 Jahren starb, nachdem er bis zum Alter von 113 Jahren im großen und ganzen gesund und aktiv gewesen war. In puncto »gesunde Lebensführung« war Madame Calmant kein Engel: Das Rauchen gab sie mit 117 auf, und sie trank jeden Tag zwei Gläschen Portwein. Da die meisten ihrer Verwandten und Familienangehörigen sehr alt wurden, nehmen die Wissenschaftler an, daß sie gute Gene hat und sich eine positive geistige Einstellung bewahren konnte, so daß sie widerstandsfähig gegen Streß und Depressionen war. Trotzdem ist der wichtigste Faktor, der Ihre Chancen auf ein langes und gesundes Leben erhöht, das, was Sie essen – oder nicht essen.

Vorbeugung gegen einen frühen Tod

Die meisten Menschen sterben an vermeidbaren Krankheiten. Der US-Generalstabsarzt konstatiert, daß »von den 2,2 Millionen Amerikanern, die jedes Jahr sterben, 1,8 Millionen an ernährungs-

bedingten Krankheiten sterben.« Drei Viertel aller Todesfälle
werden durch Krebs, Herzkrankheiten, Bronchialinfektionen oder
Unfälle verursacht. Würden diese Ursachen beseitigt, wäre Ihre
wahrscheinliche gesunde Lebensspanne sofort zehn bis 25 Jahre
länger – die Betonung liegt auf »gesunde Lebensspanne«. Wenn
Sie mit Hilfe einer optimalen Ernährung diesen Krankheiten und
deren degenerativen Vorboten vorbeugen, können Sie de facto die
Uhr zurückdrehen und den Alterungsprozeß verlangsamen.

Die Herausforderung der Gerontologen ist jedoch nicht die Verhütung der für ein vorzeitiges Altern und den Tod verantwortlichen Krankheiten, sondern die Entdeckung der ausschlaggeben-
den Faktoren für die maximal mögliche Lebensdauer. Warum zum
Beispiel kann ein Elefant hundert Jahre oder länger leben, ein In-
sekt dagegen nur ein paar Tage? Die große Frage ist natürlich, wie
wir die maximal mögliche Lebensspanne ausdehnen können.

Die maximale Lebensspanne ausdehnen

Die vermutete maximale Lebensdauer eines Menschen liegt bei
etwa 110 bis 120 Jahren oder mehr, aber es gibt bereits eine bewährte Methode, auch diese Zeitspanne noch zu verlängern. Zumindest für alle bislang getesteten Tierarten ist ein solches Ergebnis bewiesen. Erreicht wird es durch eine Einschränkung der Kalorienzufuhr bei gleichzeitiger optimaler Nährstoffzufuhr. Die
zuerst von Dr. Roy Walford vertretene Einschränkung der Kalorienzufuhr fördert erwiesenermaßen die Gesundheit, vermindert
Krankheiten und verlängert die Lebensdauer um 10 bis 300 %.
Studien an Fischen erreichten eine beachtliche Verlängerung der
Lebensdauer um 300 %, während bei Ratten die maximale Verlängerung bei 60 % lag.[63] Obwohl von der US-Regierung unter-
stützte Forschungsteams diesen Effekt bei vielen Arten gezeigt haben, ist es für die Erprobung am Menschen noch zu früh. Doch es

bestehen kaum Zweifel, daß die Methode auch da zu positiven Ergebnissen führen wird. Der unbekannte Faktor ist: Wie stark und auf welcher Ebene müssen die Kalorien eingeschränkt werden, um zu positiven Ergebnissen zu kommen? Schon eine 10%ige Verlängerung würde eine maximale Lebensdauer von 130 Jahren bedeuten. Obwohl diese Vorstellung vor 20 Jahren noch als Hirngespinst galt, wird sie heute von vielen Gerontologen akzeptiert.

Die laufende Forschung möchte herausfinden, warum eine optimale Ernährung bei gleichzeitiger Kalorienbeschränkung so effizient ist. Die Antwort auf diese Frage wird wahrscheinlich auch den Vorgang des Alterns klarer werden lassen.

Aktuelle Theorien konzentrieren sich auf die Energiefabriken in den Zellen, die sogenannten Mitochondrien. Sie sind für die Stoffwechselgeschwindigkeit bzw. die Energieproduktion verantwortlich. Je härter die Mitochondrien arbeiten, desto mehr freie oxidierende Radikale werden erzeugt (siehe Kapitel 13). Diese wiederum lassen die Mitochondrien altern und können die Zell-DNS, die den Plan für neue Zellen enthält, schädigen. Ron Hart vom *National Institute of Health* hat gezeigt, daß das Altern einer Spezies auch mit ihrer Fähigkeit zu tun hat, die DNS zu reparieren. Professor Denham Harman von der medizinischen Fakultät der Universität von Nebraska meint, daß »die Wahrscheinlichkeit, daß freie Radikale für das Altern verantwortlich sind, bei 99 % liegt«. Es besteht wachsende Übereinstimmung, daß die Alterung von der Fähigkeit abhängt, den durch die freien Radikalen verursachten Schaden zu reparieren. Das bedeutet auch, daß der Schlüssel zur Langlebigkeit darin besteht, sich freien Radikalen möglichst wenig auszusetzen und den Körper vor ihnen durch Antioxidanzien zu schützen. Wenn Tiere eine Ernährung bekommen, die qualitativ hochwertig, aber kalorienarm ist, werden diese beiden Ziele erreicht. Die Tiere bekommen genau soviel Treib-

stoff, wie sie brauchen, so daß keine überflüssigen Verbrennungs-
prozesse stattfinden – und die sind der Hauptproduzent von freien
Radikalen, dem toxischen Nebenprodukt des Energiestoffwech-
sels. Eine optimale Ernährung, insbesondere eine hohe Zufuhr
von Antioxidanzien, schützt die Tiere maximal vor freien Radikalen und stellt ihnen alle Co-Nährstoffe zur Verfügung, die für einen möglichst effizienten Energiestoffwechsel erforderlich sind.

Aber können wir diese Theorie auch auf Menschen anwenden?
Bislang sind die Ergebnisse bei den unterschiedlichsten Arten bemerkenswert konsistent, und es besteht kein Grund zu der Annahme, daß sie bei Menschen anders ausfallen werden. Ein langes Leben bzw. das Risiko zu sterben korreliert sehr stark mit dem Spiegel der Vitamine C, E, A und Beta-Carotin im Blut bzw. in der
Ernährung. In einer kürzlich vom *American Journal of Clinical Nutrition* veröffentlichten Untersuchung zum Beispiel, die 11 178 Personen zwischen 67 und 105 Jahren über zehn Jahre begleitete, ging
die generelle Mortalität bei denen, die die Vitamine C und E zusätzlich nahmen, um 42 % zurück.[64] Dieses bemerkenswerte Ergebnis bestätigt frühere Studien. Ob dieser Rückgang überwiegend
auf die Krankheitsvorbeugung und damit die Verhinderung eines
vorzeitigen Todes oder auf die Ausdehnung der maximalen Lebensspanne zurückzuführen ist, ist allerdings nicht bekannt. In der
Praxis gibt es nur eine Möglichkeit, die Lebensdauer maximal zu
verlängern und das Risiko zu reduzieren, vorzeitig an einer Krankheit zu sterben: Schränken Sie die Kalorienzufuhr ein, und ernähren Sie sich optimal, besonders im Hinblick auf Antioxidanzien.

Weniger essen, länger leben

Es ist mehr als wahrscheinlich, daß Sie um so länger leben, je
schlanker Sie sind. Eine Einschränkung der Kalorienzufuhr ist
nicht dasselbe wie eine Mangelernährung. Vielmehr bekommt der

Körper genau das, was er braucht, und nicht mehr. Viele Nahrungsmittel liefern »leere« Kalorien – Zucker oder gesättigte Fettsäuren, aber keinen einzigen der Mikronährstoffe, die für ihre Verwertung notwendig sind. Lassen Sie die Finger von solchen Nahrungsmitteln, wenn Sie Ihr Leben verlängern wollen. Nährstoffreiche Lebensmittel wie biologisch angebaute Karotten, Äpfel, Nüsse und Samen liefern Nährstoffe *und* Kalorien, frisches Obst und Gemüse außerdem jede Menge unentbehrliches und kalorienfreies Wasser.

Eine Möglichkeit, die Kalorienzufuhr einzuschränken, besteht einfach darin, weniger zu essen. Eine andere ist das Fasten oder ein modifiziertes Fasten an einem Tag in der Woche. Damit meine ich zum Beispiel, daß Sie nur Obst essen. Ich halte meine Gesamtkalorienzufuhr niedrig, indem ich ein reichhaltiges Frühstück und Abendessen, aber nur ein kleines Mittagessen zu mir nehme (manchmal esse ich mittags gar nichts und greife statt dessen den ganzen Tag über immer mal wieder zu einem Stück Obst). Lebensversicherungsgesellschaften kennen den Zusammenhang zwischen Gewicht und Langlebigkeit. Gewichtstabellen geben eine ideale Gewichtsspanne für Ihre Größe an. Im allgemeinen liegt das Idealgewicht für eine längere Lebenserwartung am unteren Ende dieser Skala. Ganz wichtig ist, daß Fett einen möglichst geringen Prozentsatz Ihres Körpergewichts ausmacht.

Sport hält jung

Regelmäßiger Sport kann Ihr Leben um sieben Jahre verlängern. Zu dieser Schlußfolgerung kommen Dr. Rose und Dr. Cohen vom *Veterans Administration Hospital* in Boston. Aber der Sport muß bis ins Alter ausgeführt werden und aerob sein, das heißt, Ihr Puls muß mindestens 20 Minuten lang 80 % seines Maximums erreichen. Radfahren, Schwimmen und Laufen sind gut; Gewichtheben und andere Kraftsportarten dagegen verlängern Ihr Leben kaum. Aerobe Sportarten senken den Cholesterinspiegel, die Pulsfrequenz und den Blutdruck. Sie verbessern die Herz- und Gefäßgesundheit und die Hirnfunktion. Sie unterstützen auch die Regulierung des Blutzuckerspiegels und sind deshalb für Diabetiker besonders hilfreich.

Bleiben Sie cool
Eine Methode, bei Tieren die Lebensspanne zu verlängern, ist bei Menschen derzeit weder praktikabel noch populär: Sie besteht in einer Senkung der Körpertemperatur. Manche Drogen können dies, haben aber unerwünschte Nebenwirkungen.

Cool bleiben, heißt Streß vermeiden, ist möglicherweise ein wichtiger Faktor bei der Verlängerung des Lebens. Dauerstreß braucht das Nebennierenhormon DHEA auf. Ein niedriger DHEA-Spiegel wird mit einem höheren Risiko für viele Killerkrankheiten in Verbindung gebracht, unter anderem Alzheimer, Krebs und Herzkrankheiten, und mit dem Vorgang des Alterns generell. DHEA hilft dem Körper auch, Fett zu verbrennen und schlank zu bleiben. Ein niedriger DHEA-Spiegel kann durch Nahrungsergänzungsmittel aufgefüllt werden. Ernährungsberater können Ihren DHEA-Status durch die Analyse von Speichelproben bestimmen. DHEA ist in den USA frei erhältlich, nicht aber in Großbritannien und Deutschland, wo es als Medikament eingestuft wird.

Wenn Sie möglichst lange und gesund leben wollen, sollten Sie:
* Alle in diesem Buch genannten Empfehlungen zur Vorbeugung von Killer-Krankheiten befolgen.
* Durch die Ernährung und Nahrungsergänzungsmittel eine optimale Nährstoffzufuhr sicherstellen.

- Sich von vermeidbaren Quellen für freie Radikale fernhalten – gebratenen oder gebräunten Speisen, Abgasen, Rauch, starkem Sonnenlicht etc.
- Eine Extradosis antioxidative Nährstoffe nehmen – Vitamin A, C und E, Selen und Zink.
- Ihre Kalorienaufnahme auf genau die Menge begrenzen, die Sie brauchen, um fit und gesund zu bleiben.
- Sich mit mäßig (nicht übertrieben) viel aerobem Sport fit halten.
- Streß vermeiden.
- Ihren DHEA-Spiegel überprüfen lassen.

27. Den Krebs besiegen

Krebs ist die zweithäufigste Todesursache in der westlichen Welt. In Großbritannien wird eine von drei Personen einmal im Leben mit der Diagnose Krebs konfrontiert, und eine von vier Personen stirbt an ihm. Zu Krebs kommt es, wenn Zellen anfangen, sich anomal zu verhalten, wenn sie wachsen, sich vermehren und sich ausbreiten. Es ist wie eine Revolution im Körper: Eine Gruppe von Zellen hört auf, zum Wohl des Ganzen zu arbeiten, und spielt verrückt. Gelegentliche »revolutionäre« Zellen sind für den Körper etwas Normales und werden vom Immunsystem isoliert und zerstört. Bei Krebs jedoch wird das Immunsystem überrannt, und der Schaden breitet sich aus.

Konventionelle Behandlungsmethoden betrachten den Krebs als Feind und schneiden ihn heraus, verbrennen ihn durch Bestrahlung oder machen ihm mit Chemotherapie den Garaus. All diese Methoden schwächen den Körper. Fortschritte bei diesen Methoden beziehen sich immer nur auf weniger schädliche Möglichkeiten ihrer Anwendung und können nicht als Durchbruch betrachtet werden. Die leichte Erhöhung der Überlebenszahlen ist eher auf fortschrittlichere Diagnosemethoden als auf erfolgreichere Behandlungen zurückzuführen.

Was verursacht Krebs?
Wesentliche Fortschritte sind in bezug auf das Wissen um die Ursachen und Risiken vieler Krebsarten gemacht worden. Mindestens 75 % aller Krebsfälle hängen mit Faktoren der Lebensweise zusammen, etwa Ernährung, Rauchen und Alkoholkonsum. An-

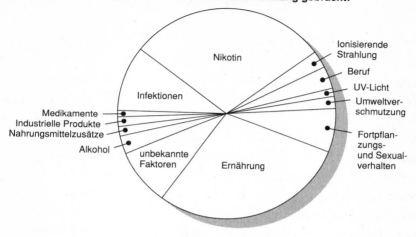

Mindestens 75% aller Krebsfälle werden mit folgenden Faktoren in Zusammenhang gebracht:

Was verursacht Krebs?

dere Risikofaktoren sind Hormonstörungen, die Einwirkung von Strahlungen oder ultraviolettem Licht, die Umweltverschmutzung, Nahrungsmittelzusätze, Medikamente und Infektionen.

Der größte Risikofaktor ist die Ernährung, was auch die großen Fortschritte bei der Behandlung und Vorbeugung von Krebs durch Ernährungsinterventionen belegen. Ursache vieler Krebsarten scheint nämlich der von den freien Radikalen an der DNS der Zellen angerichtete Schaden zu sein, der ihr verändertes Verhalten auslöst. Risikofaktoren wie Rauchen und die Einwirkung von Strahlungen fördern die Aktivität der freien Radikalen, während die reichliche Zufuhr antioxidativer Nährstoffe einen gewissen Schutz bietet.

Schutz durch Antioxidanzien

Während bereits vor zehn Jahren starke Indizien dafür vorlagen, daß die antioxidativen Nährstoffe Vitamin A, Beta-Carotin, Vitamin C, Vitamin E und Selen Tiere vor bestimmten Krebsarten schützen, belegen heute Jahr für Jahr mehr Langzeitstudien an Menschen die wichtige Rolle der Ernährungstherapie. Wir wissen jetzt auch, wie Nährstoffe beim Schutz vor Krebs synergetisch als Team zusammenarbeiten.

Ein hoher Spiegel an Vitamin A (Retinol) im Blut wird seit langem mit einem verminderten Krebsrisiko in Verbindung gebracht. Neuere Forschungen haben gezeigt, daß zwei Retinol-Metaboliten, 13-cis-Retinsäure und Transretinsäure, starke Anti-Krebs-Wirkstoffe sind. Eine von Dr. Huang durchgeführte Studie ergab, daß Transretinsäure bei akuter myeloischer Leukämie zu einer vollständigen Remission führt.[65] Eine andere Studie von Dr. Hong und Dr. Lippman stellte fest, daß 13-cis-Retinsäure Nacken- und Kopfkarzinome unterdrückte.[66] Sie gaben 49 Patienten 13-cis-Retinsäure; nach einem Jahr hatten nur 4 % einen weiteren Tumor entwickelt, verglichen mit 24 % von 51 Patienten, die ein Placebo bekommen hatten.

Beta-Carotin, das in Vitamin A umgewandelt werden kann, bekämpft Krebs ebenfalls. Eine japanische Studie an 265 000 Personen ergab eine signifikante Korrelation zwischen einer niedrigen Beta-Carotin-Aufnahme und dem Auftreten von Lungenkrebs.[67] Das Lungenkrebsrisiko ist bei Rauchern mit einem guten Antioxidanzien-Spiegel tatsächlich genauso hoch wie bei Nichtrauchern mit einem niedrigen Antioxidanzien-Spiegel!

Allerdings waren nicht alle Studien positiv. In einer Untersuchung des National Cancer Institute erhielten Raucher Beta-Carotin; es kam zu einem um 28 % höheren Vorkommen von Lungenkrebs.[68] Verwirrend, oder? Vielleicht war dieser Eindruck beabsichtigt. Ein genauerer Blick auf die Zahlen zeigt nämlich, daß dieser »Trend« im Unterschied zwischen fünf und sechs Krebsfällen auf je 1000 Probanden bestand – Menschen, die jahrelang geraucht hatten und wahrscheinlich bereits vor Versuchsbeginn einen unentdeckten Krebs hatten. In den Zahlen versteckte sich ein Ergebnis, von dem nicht berichtet wurde. Bei denen, die im Verlauf der Studie das Rauchen aufgaben und Beta-Carotin nahmen, traten 20 % weniger Lungenkrebs-Fälle auf. Bedeutet das, daß beide Ergebnisse, wie die Statistik sagt, Zufallstreffer sind und eine kleine Pille synthetisches Beta-Carotin (der alle anderen Antioxidanzien fehlen, die in natürlichem Beta-Carotin enthalten sind) keine Wirkung haben kann, wenn Sie ein Leben lang geraucht haben? Wir werden es nie erfahren. Die Studie, die 27 Millionen britische Pfund gekostet hatte, wurde abgebrochen. Wie konnte das National Cancer Institute zulassen, daß eine so magere Studie angefangen und dann eingestellt wurde, nachdem 200 Versuche die Unbedenklichkeit und die Wirksamkeit von Beta-Carotin bereits gezeigt hatten?

Krebs-Patienten leben mit Vitamin C viermal länger

Der Nobelpreisträger Linus Pauling und der Krebsexperte Dr. Ewan Cameron waren die ersten, die in den 60er Jahren die erstaunliche Anti-Krebs-Wirkung von Vitamin C belegten. Sie gaben Krebspatienten im Endstadium 10 Gramm Vitamin C pro Tag und zeigten, daß sie viermal länger lebten als Patienten, die kein Vitamin C bekamen.[69] Seitdem sind viele weitere Studien durchgeführt worden. Eine Überprüfung der Vitamin-C-Forschung ergab, daß »sehr viel dafür spricht, daß Vitamin C bei nicht hormonbedingten Krebsarten eine Schutzwirkung besitzt. Von den 46 Studien, bei denen ein ernährungsbezüglicher Vitamin-C-Index berechnet wurde, stellten 33 einen statistisch signifikanten Schutz fest«.

Das Antioxidans Vitamin C kann nicht nur freie Radikale unschädlich machen, sondern auch verschiedene andere Karzinogene (krebsauslösende Substanzen), zum Beispiel Nitrosamine. Sie können entstehen, wenn chemische Stoffe namens Nitrate sich mit Aminen verbinden. Gemüse, das mit Düngern auf Nitrat-Basis gezogen wurde, hat einen hohen Nitratspiegel, ebenso Wasser aufgrund von Rückständen im Boden. Nitrate werden außerdem manchen haltbar gemachten Fleischwaren zugesetzt, zum Beispiel rohem und gekochtem Schinken, Würstchen und Pastete. 70 % unserer Nitrat-Aufnahme stammen von mit Kunstdünger gezogenem Gemüse, 21 % aus dem Trinkwasser und 6 % aus Fleisch.

Der Synergie-Effekt Vitamin C, Vitamin E und Selen

Eine 1996 abgeschlossene Zehnjahresstudie an 11 000 Personen ergab, daß das generelle Risiko, an Krebs und Herzkrankheiten zu sterben, bei denen, die die antioxidativen Vitamine C und E in Zusatzstoffen nahmen, nur halb so hoch war.[70] Vitamin C ist wasserlöslich, Vitamin E dagegen fettlöslich. Gemeinsam können sie die Gewebe und Flüssigkeiten im Körper schützen. Darüber hinaus kann Vitamin C durch Vitamin E wieder aufgeladen werden, wenn es ein Karzinogen entwaffnet hat, und umgekehrt. Deshalb potenziert sich die Wirkung dieser Nährstoffe, wenn sie in der Ernährung und im Körper gemeinsam vorkommen.

Vitamin E ist ein starker Anti-Krebs-Wirkstoff, besonders in Kombination mit Selen. Ein hoher Vitamin-E-Spiegel im Blut wird mit einem signifikanten Rückgang des Krebsrisikos in Zusammenhang gebracht. Zudem haben Studien durch Dr. Salonen in Finnland ergeben, daß es das Krebsrisiko um mehr als das Zehnfache erhöht, wenn sowohl wenig Vitamin E als auch wenig Selen im Blut sind.[71]

Daß der Mineralstoff Selen vor Krebs schützt, ist seit langem bekannt. Studien in der Region Quidong in China, die die höchste

Leberkrebsquote der Welt hat, stellten eine hohe Korrelation zwischen einer geringen Selen-Aufnahme und dem Krebsrisiko fest. Weitere Risikofaktoren sind eine Hepatitis-B-Infektion, das Nahrungsmittelkarzinogen Aflatoxin und eine genetische Prädisposition.[72] Die Forscher begannen daraufhin mit einer breit angelegten Selen-Studie, bei der ein ganzes Dorf mit 20 000 Personen zusätzlich Selen erhielt, das dem Salz zugesetzt wurde. In den folgenden Jahren ging die Zahl der Hepatitis-B- und der Leberkrebs-Fälle signifikant zurück. Der Selen- und Krebs-Experte Professor Carl Schrauzer empfiehlt eine Zufuhr von 200–300 µg Selen für Personen, die einen optimalen Schutz möchten.

Welcher Nährstoff für welche Krebsart?

Die folgenden antioxidativen Vitamine und Mineralstoffe haben sich bislang in medizinischen Studien gegen die angegebenen Krebsarten als wirksam erwiesen.

Art	Vitamin A	Beta-Carotin	Vitamin C	Vitamin E	Selen
Bauchspeicheldrüse			•		
Blase	•				•
Brust	•		•	•	•
Dickdarm	•	•	•		•
Gebärmutterhals	•		•	•	•
Haut	•		•		•
HIV-bedingt			•		
Kopf und Nacken	•	•			
Leber					•
Leukämie			•		•
Lunge	•	•	•	•	
Lymphom	•				
Magen	•		•	•	•
Mund	•	•	•		
Nieren			•		
Prostata	•				•
Speiseröhre			•		•

Hormonabhängige Krebsarten

Obwohl antioxidative Nährstoffe vor vielen Krebsarten schützen, ist der durch freie Radikale angerichtete Schaden wahrscheinlich nicht bei allen die Hauptursache. Immer mehr Indizien deuten darauf hin, daß das hohe Vorkommen von Brust-, Gebärmutterhals- und Eierstockkrebs bei Frauen sowie von Prostata- und Hodenkrebs bei Männern mit einem gestörten Hormongleichgewicht verbunden sein könnte. Alle genannten Körpergewebe sind hormonsensibel. Eine Überladung mit Östrogen, einem Hormon, das das Zellwachstum stimuliert, spielt bei diesen Krebsarten möglicherweise eine Schlüsselrolle.

Die Forschungen von Dr. Chang, de Lignieres und Kollegen haben gezeigt, daß die Vermehrungsgeschwindigkeit von Brustzellen bei einem erhöhten Östrogenspiegel über 200 % zunimmt, das heißt doppelt so schnell wie normal ist.[73] Wenn dagegen Progesteron verabreicht wird und im Brustgewebe in normaler Konzentration vorhanden ist, fällt die Geschwindigkeit der Zellmultiplikation auf 15 % gegenüber unbehandelten Frauen. Die an gesunden Frauen vor den Wechseljahren vorgenommene Studie zeigt, daß Östrogen die Vermehrung von Brustkrebszellen fördert, während Progesteron schützt. Dies könnte erklären, warum das Brustkrebsrisiko bei Frauen, die fünf Jahre oder länger eine Hormonersatztherapie mit Östrogen machen, doppelt so hoch ist. Das Risiko für Eierstockkrebs bei Frauen, die eine Hormonersatztherapie mit Östrogen machen, ist 72 % höher. Dies ergab eine 1995 abgeschlossene Studie der Emery University School of Public Health, die 240 000 Frauen acht Jahre lang begleitete.

Das vermehrte Auftreten von hormonabhängigen Krebsarten kann jedoch nicht ausschließlich auf das Konto einer Östrogen-Dominanz infolge einer Hormonersatztherapie gehen. Vor allem gilt dies nicht bei Männern, bei denen Prostata-Krebs die fünfthäufigste Todesursache ist und einen von zehn Männern betrifft. Der Hormonexperte Dr. John Lee glaubt, daß viele Faktoren zu einer Östrogen-Dominanz und einem Progesteron-Mangel beitragen, den er für die Hauptursache dieser Krebsarten hält. »Streß zum Beispiel vermehrt das Kortisol, das mit Progesteron konkurriert. Xeno-Östrogene aus der Umwelt können Gewebe schädigen, was im späteren Leben zu einer erhöhten Krebsanfälligkeit führt. Auch diätetische und genetische Faktoren müssen berücksichtigt werden.« Er empfiehlt eine Ernährung auf Pflanzenbasis und den vollständigen Verzicht auf Östrogenquellen, zum Beispiel Fleisch und Milch, deren reichlicher Verzehr mit einem erhöhten Krebsrisiko in Verbindung gebracht wird, vor allem Dickdarmkrebs.

Xeno-Östrogene aus der Umwelt stammen aus Pestizidrückständen, Rückständen aus der Industrie und Kunststoffen, die das Wasser kontaminieren und in die Nahrungskette gelangen. Im Laborversuch hat sich die Kombination winziger Mengen dieser hormonschädigenden Chemikalien als krebserregend erwiesen und als Auslöser für die Vermehrung von Brustzellen. Dabei entsprachen die Substanzen dem im menschlichen Blut vorhandenen Niveau.

Lee empfiehlt Menschen, bei denen das Risiko für hormonabhängige Krebsarten besteht, einen Östrogen-Dominanz-Test und zur Wiederherstellung des Gleichgewichts die Verabreichung von natürlichem Progesteron und Antioxidanzien. In puncto Ernährung rät er, auf gebratene, gebräunte und verbrannte Speisen zu verzichten, in denen freie Radikale sich tummeln. Außerdem sollte der Konsum von Fleisch und Milch reduziert werden, die natürliches Östrogen enthalten. Statt dessen empfiehlt er, biologisch Erzeugtes zu essen.

Lebensmittel gegen Krebs

Der Verzehr bestimmter Lebensmittel wird mit einem verminderten Krebsrisiko in Verbindung gebracht. Immer mehr weist darauf hin, daß es nicht schaden und wahrscheinlich nützen kann, wenn Sie die folgenden Lebensmittel in Ihren Speiseplan aufnehmen:

- Obst und Gemüse sind die wichtigsten Anti-Krebs-Lebensmittel. Sie sind gute Quellen für die Vitamine A und C. Eine Studie in Japan an 265 000 Personen ergab, daß diejenigen, die wenig Beta-Carotin zu sich nahmen – das sich in Obst und Gemüse findet –, ein hohes Lungenkrebsrisiko hatten.[74] Andere Studien haben das gleiche für Dickdarm-, Magen-, Prostata- und Gebärmutterhalskrebs ergeben. Beta-Carotin ist besonders reichlich in Karotten, Brokkoli, Süßkartoffeln, Cantaloupe-Melonen und Aprikosen vorhanden. Frisches Gemüse und Obst enthalten sehr viel Vitamin C.

- Reichlicher Knoblauchverzehr hält Ihnen nicht nur andere Menschen, sondern auch den Krebs vom Leib! Eine 1989 in China durchgeführte Studie des National Cancer Institute ergab, daß Provinzen, die beim Kochen reichlich Knoblauch verwenden, die niedrigsten Magenkrebsquoten hatten.[75] Knoblauch enthält Sulfur-Verbindungen, die Toxinen und freien Radikalen zu Leibe rücken.

- Sojabohnen sind mit einem niedrigeren Brustkrebsrisiko in Zusammenhang gebracht worden. In Japan und China, wo das Protein überwiegend von Sojabohnenlebensmitteln stammt – Tofu, Sojabohnen, Sojamilch – haben Frauen seltener Brustkrebs. Diese Ergebnisse sind durch Tierversuche bestätigt worden.

- Joghurt kann vor Dickdarmkrebs schützen. Die Bakterie Lactobacillus acidophilus, die sich in vielen Lebend-Joghurts findet, verlangsamt die Entwicklung von Darmtumoren. Joghurt-Esser haben weniger oft Darmkrebs. Das gleiche gilt für Menschen mit hoher Kalzium-Aufnahme.[76] Anomale Zellteilungen im Dickdarm verlangsamten sich, wenn die Kalzium-Aufnahme auf 2000 mg pro Tag erhöht wurde.

- Sesam- und Sonnenblumenkerne sind reich an Selen, Vitamin E, Kalzium und Zink. Essen Sie jeden Tag einen Löffel voll, damit Ihre Antioxidanzien-Armee in Topform bleibt.

28. Infektionen auf natürliche Weise bekämpfen

Vorbeugen ist besser als Heilen, und der Wirt ist wichtiger als der Eindringling, sagte Louis Pasteur auf seinem Totenbett. Medizinwissenschaftler stellen zunehmend fest, daß wir nur dann zum Opfer von Bazillen werden, wenn wir körperlich in schlechter Verfassung sind. Die beste Abwehr besteht darin, das Immunsystem zu stärken, damit es zum Angriff bereit ist, wenn ein Eindringling auftaucht (zur Stärkung des Immunsystems siehe Kapitel 19). Eindringlinge haben viele Formen und Größen. Es gibt Bakterien, Viren, Pilze und Parasiten. Es ist wichtig, daß Sie wissen, mit wem Sie es zu tun haben, denn jede Kategorie verlangt eine etwas andere Behandlung. Erkältung, Grippe, Herpes und Masern werden durch Viren hervorgerufen. Bei Ohrentzündungen und Magenschmerzen, Brustkorb- und Nebenhöhleninfektionen (die gewöhnlich im Gefolge einer Erkältung auftreten) sind meist Bakterien die Auslöser. Bei Soor und Fußpilz handelt es sich um Pilzinfektionen.

Immunstärkende Nährstoffe sind das ganze Jahr über von Vorteil, besonders aber, wenn Sie sich angeschlagen fühlen oder von Menschen umgeben sind, die eine Infektion haben. Bei einer Infektion produzieren sowohl der Eindringling als auch die eigene Immunarmee freie Radikale, um sich gegenseitig zu zerstören. Wir können sie mit antioxidativen Nährstoffen attackieren, die jederzeit für jeden gut sind. Stoffe, die gegen Viren, Bakterien oder Pilze wirksam sind, werden am besten dann vermehrt zugeführt, wenn der Eindringling identifiziert ist.

Angesichts der Forschungsergebnisse zu Vitamin C wäre es falsch zu glauben, daß Leute mit gesundem Immunsystem keine Infektionen bekommen. Allerdings haben sie lediglich Vorstadien einer Erkältung, die in 24 Stunden vorbei sind, während weniger gesunde Zeitgenossen eine Woche lang flach liegen. Das Ziel ist also, das Immunsystem zu stärken, damit es sich schnell auf Attacken einstellen kann. Dies wird erreicht durch die richtige Ernährung und die richtige Umgebung.

Während Vitamin C vor allem Viren bekämpft, ist Grapefruitkernextrakt antibakteriell bzw. antibiotisch. Die Übersicht auf S. 288 zeigt, welche natürlichen Heilmittel gegen die verschiedenen Arten von Eindringlingen am besten geeignet sind (siehe auch den Abschnitt »Natürliche Heilmittel zur Infektionsbekämpfung von A–Z« auf S. 292).

Schnell zur Sache kommen

Angriff ist die beste Verteidigung. Je schneller Sie ihn starten, desto größer sind die Chancen, daß Sie wieder auf die Beine kommen, bevor die Infektion richtig losgeht. Alle Eindringlinge produzieren als Teil ihrer Kriegswaffen Toxine. Wenn Sie sich beim Aufwachen schlapper fühlen als normal und eventuell außerdem noch blutunterlaufene Augen, leichte Kopfschmerzen, ein Jucken im Hals, eine leicht verstopfte Nase oder ein vernebeltes Gehirn haben und am Abend vorher keinen Alkohol getrunken haben, läuft wahrscheinlich gerade ein Angriff gegen Sie. Wie bei Alkohol sind dies Anzeichen dafür, daß Ihr Körper versucht, eine unerwünschte Substanz loszuwerden.

Wenn die Schlacht in vollem Gange ist, sollten Sie die Hitze erhöhen. Das Immunsystem funktioniert in einer warmen Umgebung besser. Deshalb erzeugt der Körper durch Fieber eine höhere Temperatur. Also halten Sie sich warm und ruhen Sie sich aus. Ein geruhsamer Tag kann viel ausmachen, vor allem wenn Sie Ihre Immunstreitkraft mit natürlichen Heilmitteln stärken. Schlaf-

Welches Heilmittel bei welchem Eindringling

Nährstoff	anti-oxidativ	immun-stärkend	antiviral	anti-bakteriell
Vitamin A	•	•	•	
Beta-Carotin	•	•	•	
Vitamin C	•	•	•	•
Vitamin E	•	•		
Selen	•	•		
Zink	•	•	•	
Eisen	•	•		
Mangan	•			
Kupfer	•			
B-Vitamine	•	•		
L-Cystein	•			
NA-Cystein	•			
Glutathion	•			
Lysin			•	
Aloe vera		•	•	•
Astragalus	•	•		
»Power«-Pilze		•	•	
Echinacea		•	•	
Johanniskraut		•		•
Knoblauch	•	•	•	•
Grapefruitkerne		•	•	
Silber			•	•
Teebaum				•
Artemisia				•
Blütenpollen				•
Krallendorn	•	•	•	
Gelbwurz				•

mangel nagt gewaltig an den Energiereserven. Vermeiden Sie auch all das, mit dem Sie sonst Energie verbrauchen: Alkohol, eine verräucherte Umgebung, starkes Sonnenlicht, zuviel Essen, Streß, Streit, Extremsport, Sex und Antibiotika. Wenn Sie diese »Energieräuber« auf ein Minimum reduzieren, können Sie die Schlacht zu Ihren Gunsten entscheiden.

In dem Sprichwort: »Ein Fieber muß man aushungern, eine Erkältung füttern« liegt ein Körnchen Wahrheit. Hören Sie bei einer Infektion auf Ihren Körper. Es ist in Ordnung, wenn Sie einen Tag lang nichts essen, aber wenn eine Infektion längere Zeit andauert, braucht Ihr Immunsystem verschiedene Nährstoffe und Protein, um seine Truppen wiederaufzufüllen. Am besten essen Sie etwas Leichtes – kleine Mahlzeiten aus energiereichen, rohen oder leicht gekochten naturbelassenen Lebensmitteln. Da der Körper bei einer Infektion schwer kämpfen muß, um die Abfallprodukte des Krieges zu beseitigen, sollten Sie viel Wasser oder Kräutertee trinken. Dies hilft dem Körper, sich zu entgiften und Schleim auszuscheiden. Verzichten Sie auf Salz und schleimerzeugende und fettige Speisen, zum Beispiel Fleisch, Eier und Milchprodukte.

Erkältungen den Garaus machen

Obwohl ein Gramm Vitamin C pro Tag dazu beiträgt, daß Erkältungen weniger häufig auftreten und weniger schwer verlaufen, wirkt eine »Sättigung« der Gewebe mit Vitamin C noch besser. Damit ein Erkältungsvirus sich festsetzen kann, muß es in die Zellen hineinkommen und sie so umprogrammieren, daß sie weitere Erkältungsviren produzieren, die dann andere Zellen infizieren. Wenn die Körpergewebe jedoch mit reichlich Vitamin C angefüllt sind, kann das Virus nicht überleben. Eine Gewebesättigung wird eher erreicht, wenn Sie etwa 10–15 Gramm Vitamin C täglich bzw. 3 Gramm alle vier Stunden nehmen, das heißt das 375fache der offiziell empfohlenen Dosis! Zum Glück ist Vitamin C eine der für Menschen am wenigsten toxischen Substanzen. Eine tägliche Aufnahme von 2–5 Gramm reicht aus, damit der Immunschutz hoch bleibt.

Viren gelangen in Körperzellen, indem sie deren Wände mit winzigen Spornen durchlöchern, die aus einer Substanz namens Hämaglutinin bestehen. Die Virologin Madeleine Mumcuoglu, die mit Dr. Jean Linderman arbeitet (entdeckte Interferon), meint aufgrund ihrer Forschungen, daß Holunderbeerextrakt die Sporne dadurch unschädlich macht, daß er sich mit ihnen verbindet und sie so daran hindert, die Zellmembran zu durchdringen.[77] »Das war die erste Entdeckung«, sagt Mumcuoglu. »Später habe ich Indizien dafür gefunden, daß Holunderbeeren das Grippevirus auch auf andere Weise bekämpfen. Die Virensporne sind mit einem Enzym namens Neuraminidase bedeckt, das das Zusammenbrechen der Zellwand unterstützt. Die Holunderbeeren unterbinden die Wirkung dieses Enzyms. Ich glaube, wir werden noch feststellen, daß Holunderbeeren auch auf andere Weise gegen Viren wirken.«

Mumcuoglu testete einen Holunderbeerextrakt namens Sambucol in einer kontrollierten Doppelblindstudie an Menschen, bei denen verschiedene Stämme von Grippeviren diagnostiziert worden waren. Die 1995 veröffentlichten Ergebnisse zeigten bei 20 % der Patienten eine signifikante Besserung der Symptome – Fieber, Husten, Muskelschmerzen – innerhalb von 24 Stunden und bei weiteren 73 % innerhalb von 48 Stunden. Nach drei Tagen waren 90 % völlig symptomfrei. Die Placebo-Gruppe dagegen brauchte mindestens sechs Tage, um sich zu erholen. Obwohl dies die erste veröffentlichte Studie zu Holunderbeerextrakt ist, habe ich von meinen Klienten oft gehört, daß sie sich durch die Einnahme von Sambucol von einer Erkältung oder Grippe sehr viel schneller erholten.

Immunstärkende Heilpflanzen

Immer mehr immunstärkende Heilpflanzen zur Bekämpfung von Infektionen werden entdeckt. Vier sehr gute, die ausführlicher in der folgenden Übersicht beschrieben werden, sind Krallendorn (Uncaria tomentosa), Echinacea, Knoblauch und Grapefruitkernextrakt. Krallendorntee schmeckt gut mit einem Schuß Schwarze-Johannisbeer- und Apfelkonzentrat; eine Tasse pro Tag reicht zur Erhaltung der Abwehrkraft aus (alternativ können Sie auch Krallendorn-Kapseln nehmen). Wenn Sie Halsschmerzen oder eine Magenverstimmung haben, können Sie vier Scheiben Ingwerwurzel dazugeben. Echinacea ist die »Schlangenwurzel« der amerikanischen Indianer und wurde später als »Schlangenöl« bekannt. Grapefruitkernextrakt wirkt ähnlich wie Antibiotika, aber ohne die Darmflora zu schädigen. Wenn Sie Probiotika nehmen, zum Beispiel Acidophilus, ist es trotzdem am besten, sie nicht zusammen mit dem Grapefruitkernextrakt zu nehmen.

Die folgenden Maßnahmen helfen Ihnen, eine Infektion abzuwehren (genauere Informationen zur Dosierung finden Sie im nächsten Kapitel):

- Essen Sie etwas Leichtes und sorgen Sie dafür, daß Sie genug Protein bekommen, das für den Aufbau von Immunzellen benötigt wird. Halten Sie sich warm. Meiden Sie Milchprodukte, wenn die Infektion mit Schleimabsonderungen einhergeht.
- Erhöhen Sie Ihre Vitamin-C-Zufuhr auf 3 Gramm alle vier Stunden.
- Trinken Sie Krallendorn-Tee und fügen Sie bei Bedarf Ingwer oder Echinacea-Tropfen hinzu; oder nehmen Sie Krallendorn-Kapseln, Knoblauchkapseln oder Nelken.
- Wenn Sie eine Erkältung haben: Nehmen Sie viermal täglich einen Teelöffel Holunderbeerextrakt.
- Wenn Bakterien, Pilze oder Parasiten Ihre Infektion ausgelöst haben: Nehmen Sie zwei- oder dreimal täglich 10 Tropfen Grapefruitkernextrakt.

- Finden Sie heraus, um welche Infektion es sich handelt, und konsultieren Sie notfalls Ihren Arzt, vor allem wenn es Ihnen nicht innerhalb von fünf Tagen besser geht.
- Ziehen Sie die Anwendung der im nächsten Kapitel genannten Heilmittel in Betracht.

Natürliche Heilmittel zur Infektionsbekämpfung von A–Z

Es werden jeweils zwei Dosierungen angegeben: Die erste soll einem anrollenden Angriff die Spitze nehmen; die zweite dient der generellen Gesunderhaltung. Warten Sie nach einer Invasion 48 Stunden, bevor Sie auf die Gesunderhaltungs-Dosis heruntergehen. Bei einigen natürlichen Heilmitteln ist keine Gesunderhaltungs-Dosis angegeben: Sie werden nur zur Infektionsbekämpfung empfohlen.

Vitamin A

Vitamin A ist einer der wichtigsten immunstärkenden Nährstoffe. Es trägt dazu bei, Haut und Schleimhaut zu kräftigen. Deshalb ist es unser erstes Abwehrbollwerk, das dafür sorgt, daß Lunge, Verdauungstrakt und Haut intakt bleiben. Da es die Zellwände stärkt, hält es Viren draußen. Vitamin A kann in hoher Dosierung toxisch sein: Eine Einnahme von über 10 000 IE wird deshalb nur für kurze Zeit empfohlen.

Zur Infektionsbekämpfung: 10 000–25 000 IE täglich (maximal eine Woche)

Zur Gesunderhaltung: 7500 IE täglich.

Aloe vera

Wirkt immunstärkend, antiviral und antiseptisch. Ist ein gutes Allround-Stärkungsmittel, günstig bei allen Infektionen. Tägliche Dosis wie auf dem Produkt angegeben.

Antioxidanzien

Zu diesen Substanzen, die freie Radikale unschädlich machen, gehören die Vitamine A, C und E sowie Beta-Carotin, Zink, Selen und viele andere nicht-essentielle Stoffe, zum Beispiel Mariendistel, Pygnogenol, Liponsäure, Bioflavonoide und Heidelbeerextrakt.

Bei einer Infektion nehmen Sie am besten ein Allround-Antioxidanzienpräparat.

Artemisia

Wirkt auf natürliche Weise gegen Pilze, Parasiten und Bakterien; wird oft zusammen mit Caprylsäure zur Behandlung einer Candida-Mykose oder Soor eingesetzt.

Zur Infektionsbekämpfung: 100–1000 mg täglich.

Astragalus

Eine chinesische Heilpflanze, die für ihre generelle immunstärkende Wirkung bekannt ist und reich an körperfreundlichen Mucopolysacchariden ist.

Zur Infektionsbekämpfung: 1–3 Gramm täglich.

Zur Gesunderhaltung: 200 mg täglich.

Beta-Carotin

Diese pflanzliche Vorstufe von Vitamin A ist ein eigenständiges Antioxidans. Rote, orangefarbene und gelbe Lebensmittel sowie frisches Gemüse sind die besten Quellen. Karotten- oder Wassermelonensaft sind eine gute Möglichkeit, diesen Allround-Infektionsbekämpfer zu trinken.

Zur Infektionsbekämpfung: 10 000 –25 000 IE täglich.

Zur Gesunderhaltung: 7500 IE täglich.

Blütenpollen

Ein natürliches Antibiotikum. Ist zur allgemeinen Kräftigung wahrscheinlich besser geeignet als für spezielle Behandlungen. Seien Sie vorsichtig, wenn Sie pollen-sensibel sind.
Zur Infektionsbekämpfung: 1–2 Teelöffel täglich.
Zur Gesunderhaltung: 1 Teelöffel täglich.

Vitamin C

Vitamin C ist ein ausgezeichneter Antiviren-Wirkstoff. In einer vitamin-C-reichen Umgebung können Viren nicht überleben. Dazu nehmen Sie 3 Gramm Vitamin C sofort und dann alle vier Stunden 2 Gramm. Oder Sie vermischen 6–10 Gramm Vitamin-C-Pulver mit verdünntem Fruchtsaft und trinken dies im Lauf des Tages. Vitamin C ist nicht toxisch, aber zuviel kann zu weichem Stuhl führen. Verringern Sie gegebenenfalls die Dosis.
Zur Infektionsbekämpfung: 6–10 Gramm täglich.
Zur Gesunderhaltung: 1 (1000 mg)–3 Gramm täglich.

Caprylsäure

Eine gegen Pilze wirksame Substanz aus Kokosnüssen. Sie wird besonders zur Vernichtung von Candida albicans verwendet, des für Soor verantwortlichen Pilzes. Anti-Candida-Behandlungen werden am besten unter Aufsicht eines qualifizierten Ernährungsberaters durchgeführt.
Zur Infektionsbekämpfung: 1–3 Gramm täglich.

Cystein

Siehe Glutathion und Cystein.

Vitamin E

Vitamin E ist das wichtigste fettlösliche Antioxidans. Es findet sich in Nüssen, Samen, Weizenkeimen und ihren kaltgepreßten Ölen; achten Sie darauf, daß diese frisch sind. Bei einer Infektion wird Vitamin E am besten täglich substituiert.

Zur Infektionsbekämpfung: 500–1000 IE täglich.

Echinacea

Ein ausgezeichnetes Allround-Mittel, das Viren und Bakterien bekämpft. Bei den Wirkstoffen handelt es sich wahrscheinlich um spezielle Mucopolysaccharide. Ist als Kapseln oder als Extrakt erhältlich.

Zur Infektionsbekämpfung: 2–3 Gramm täglich (oder 15 Tropfen konzentrierter Extrakt dreimal täglich).

Zur Gesunderhaltung: 1 Gramm täglich.

Gelbwurz (Hydrastis canadensie)

Die Heilpflanze wirkt auf natürliche Weise antibakteriell und enthält spezielle Alkaloide, die besonders bei Problemen mit der Schleimhaut hilfreich sind. Kann als Antiseptikum äußerlich für Spülungen oder zum Gurgeln verwendet werden. Die innere Anwendung sorgt für ein gesundes Verdauungssystem.

Zur Infektionsbekämpfung: 200–500 mg täglich.

Glutathion und Cystein

Beides sind starke antioxidative Aminosäuren. Sie finden sich in vielen Allround-Antioxidanzien-Präparaten. Eine länger dauernde Virusinfektion braucht diese Aminosäuren auf, und möglicherweise lohnt es sich, sie zu substituieren. Die verwertbarsten Formen sind reduziertes Gluthadio bzw. N-Acetyl-Cystein.

Zur Infektionsbekämpfung: 2–3 Gramm täglich.

Zur Gesunderhaltung: 1 Gramm täglich.

Grapefruitkernextrakt

Ein starkes natürliches Antibiotikum, wirksam gegen Pilze und Viren. Die Tropfen können geschluckt, zum Gurgeln oder als Nasen- oder Ohrentropfen verwendet werden, je nach dem Ort der Infektion.

Zur Infektionsbekämpfung: 20–30 Tropfen täglich.

Zur Gesunderhaltung: 5 Tropfen täglich.

Holunderbeerextrakt

Verkürzt die Dauer von Erkältungen und Grippe, weil er das Virus daran hindert, sich festzusetzen.

Zur Infektionsbekämpfung: 1 Teelöffel dreimal täglich.

Ingwer

Besonders gut bei Halsschmerzen und Magenverstimmungen. Geben Sie sechs Scheiben frische Ingwerwurzel mit einem Stück Zimtrinde in eine Kanne, und füllen Sie sie mit kochendem Wasser auf. Fünf Minuten später haben Sie einen köstlichen Ingwer-Zimt-Tee, der Ihre Halsschmerzen lindert. Nach Geschmack können Sie ein wenig Zitrone oder Honig dazugeben.

Johanniskraut (Hypericum)

Besonders gut bei allem, was die Haut durchdringt, zum Beispiel Wunden und Infektionen. Ist ein gutes Allround-Kräftigungsmittel für das Immunsystem.

Zur Infektionsbekämpfung: 50–500 mg täglich.

Knoblauch

Enthält Allicin, einen Stoff, der Viren, Pilze und Bakterien bekämpft. Knoblauch wirkt außerdem antioxidativ, weil er reich an schwefelhaltigen Aminosäuren ist. Bei der Bekämpfung von Infektionen ist er ein wichtiger Verbündeter. Es empfiehlt sich, ihn in die tägliche Kost aufzunehmen, denn Knoblauchesser haben am wenigsten Krebs. Nehmen Sie eine Zehe oder das Äquivalent in Kapselform als tägliche Dosis.

Zur Infektionsbekämpfung: 2–6 Zehen täglich.

Zur Gesunderhaltung: 1 Zehe täglich.

Krallendorn

Ein starker antiviraler, antioxidativer und immunstärkender Wirkstoff aus der peruanischen Regenwaldpflanze Uncaria tomentosa. Sie enthält chemische Stoffe namens Alkaloide; einer von ihnen ist Isopteridin, das erwiesenermaßen die Immuntätigkeit stärkt. Ist als Pulver oder als Kapseln erhältlich.

Zur Infektionsbekämpfung: 2–6 Gramm täglich.

Zur Gesunderhaltung: 2 Gramm täglich.

Lysin

Diese Aminosäure trägt dazu bei, dem Herpes-Virus den Garaus zu machen. Bei einer Infektion ist es am besten, arginin-reiche Nahrungsmittel zu reduzieren, zum Beispiel Bohnen, Linsen, Nüsse und Schokolade.

Zur Infektionsbekämpfung: 1–3 Gramm täglich.

Zur Gesunderhaltung: 1 Gramm täglich.

»Power«-Pilze

Die chinesischen Taoisten glaubten, daß Shiitake-, Maiitake-, Reishi-, Ganoderma- und andere Pilze unsterblich machen. Sie alle enthalten erwiesenermaßen immunstärkende Polysaccharide. Die Pilze sind in manchen immunstärkenden Nahrungsergänzungsmitteln und Tonika enthalten. Shiitake-Pilze können Sie auch frisch im Supermarkt oder getrocknet im Reformhaus kaufen.

Probiotika

Anders als bei Antibiotika handelt es sich hier um körperfreundliche Bakterien, die die Gesundheit fördern. Bei einer bakteriellen Infektion und nach der Einnahme von Antibiotika sollten sie zugesetzt werden. Heute sind Bakterienstämme im Handel erhältlich, die sich in der natürlichen Darmflora finden. Suchen Sie nach ABCDophilus, einer Kombination von drei Bakterienstämmen, die für Säuglinge und Kinder günstig sind. Es ist belegt, daß sie nach einem Diarrhö-Anfall die Erholungszeit auf die Hälfte verkürzen. Lactobacillus salivarius ist ein guter Bakterienstamm für Erwachsene.

Dosierung: Folgen Sie den Anweisungen auf der Packung.

Selen

Ein immunstärkender Mineralstoff, der auch antioxidativ wirkt. Besonders reichlich in Meerestieren und Samen enthalten, vor allem Sesam-Selen ist auch Bestandteil der meisten Antioxidanzienpräparate.

Zur Infektionsbekämpfung: 200–300 µg täglich.

Zur Gesunderhaltung: 100 µg täglich.

Teebaumöl

Ein australisches Heilmittel mit antiseptischer Wirkung. Eignet sich sehr gut zum Einreiben des Brustkorbs, als Badezusatz oder für Dampfinhalationen; hält auch Mücken fern.

Dosierung: Folgen Sie den Anweisungen auf der Packung. Es gibt auch Pastillen.

Zink

Der wichtigste immunstärkende Mineralstoff. Es lohnt sich, ihn bei jeder Infektion verstärkt zuzuführen. Sein Beitrag zur Infektionsbekämpfung steht außer Zweifel. Gegen Halsschmerzen sind Zinkpastillen erhältlich. Zink ist auch in den meisten Antioxidanzienpräparaten enthalten.

Zur Infektionsbekämpfung: 25–50 mg täglich.

Zur Gesunderhaltung: 15 mg täglich.

29. Hilfe beim Abspecken

Mindestens ein Sechstel aller Frauen versuchen irgendwann einmal abzunehmen, berichtet die Marktforschungsgesellschaft Mintel. Amtliche Zahlen zur Gesundheit zeigen, daß 37 % der Männer Übergewicht haben; bei den Frauen sind es nur 24 %. Trotzdem machen doppelt so viel Frauen wie Männer eine Diät. 17 % von ihnen versuchen, mehr abzunehmen, als gesund ist. Das ist schlecht für die Frauen, nicht aber für die Diät-Industrie mit ihren Hunderten Millionen Mark Umsatz im Jahr, der sich seit 1988 vervierfacht hat. Diät-Bücher stehen auf den Bestsellerlisten immer noch ganz oben. Zeitungen preisen weiterhin Sieben-Tage-Wunderdiäten an, die die Auflage in die Höhe treiben, weil Millionen Menschen auf der Jagd nach neuen Möglichkeiten des Abspeckens sind. Aber wieviel von dem, was uns gesagt wird, ist Fakt und wieviel Fiktion?

Dazu folgendes Experiment: Zwei Gruppen von Frauen bekommen einen Milchshake zu trinken. Der einen Gruppe wird gesagt, er sei kalorienarm, der anderen, er sei kalorienreich. De facto haben alle Milchshakes den gleichen Inhalt. Dann bekommt jede Teilnehmerin einen riesigen Becher mit Schokoladeneis. Welche Gruppe ißt am meisten? Die Gruppe, die dachte, der Milchshake sei kalorienreich. Denn wenn man seine guten Vorsätze sowieso schon einmal über Bord geworfen hat, spielt der Rest auch keine Rolle mehr.

Erfolgreiche Diäten zeichnen sich nicht dadurch aus, daß sie funktionieren, wenn man sich an sie hält. Man muß sich auch an sie halten können. Kurzfristige Ergebnisse sind leicht zu erzielen – hören Sie einfach auf zu essen. Aber wie lange werden Sie sich daran halten? Auch sogenannte Formula-Diäten, bei denen die normale Ernährung komplett durch synthetische Drinks ersetzt wird, sind eine einfache Alternative. Aber können Sie sich vorstellen, Ihr Leben lang Diät-Milchshakes zu trinken – und wenn ja: Welche Langzeitfolgen haben sie? Eine gute Diät sollte:

- zu einem Gewichtsverlust führen
- Ihrer Gesundheit guttun
- Sie zu einer lebenslangen Ernährung anleiten, bei der Sie ein gesundes Gewicht halten und Ihre Gesundheit generell fördern
- relativ leicht zu befolgen sein, so daß Sie weder hungern müssen noch saft- und kraftlos werden.

Fakten über Fett

Da Sie Fett loswerden wollen, hilft es, wenn Sie verstehen, was das überhaupt ist. Ein Besuch beim örtlichen Metzger ist in dieser Hinsicht sehr aufschlußreich. Bitten Sie ihn, Ihnen ein Pfund Fett zu zeigen. Es ist so groß wie ein kleiner Ziegelstein. Die Vorstellung, daß der Körper 7 Pfund Fett in einer Woche verlieren kann, ist absurd. Der maximale Fettverlust liegt eher bei 2 Pfund pro Woche, und 1 Pfund ist noch realistischer. Jeder weitere Gewichtsverlust ist Wasser und wird wahrscheinlich schnell wiederkommen. Wenn Sie mehr kohlenhydrat- oder fettreiche Speisen essen – und damit glukoseartige Moleküle –, als Sie brauchen, wird der Überschuß als Glykogen in Muskeln und Leber gespeichert. Wenn die Glykogen-Speicher voll sind, wird der Überschuß in Fett umgewandelt und in den Fettzellen deponiert. Wenn Sie weniger essen, als Ihr Körper braucht, wird das Glykogen zerlegt. Mit jeder aufgebrauchten Glykogen-Einheit gehen neun Einheiten Wasser verloren. Wenn die Glykogen-Speicher sich leeren, wird Fett in Glykogen umgewandelt. Deshalb führen die meisten Diäten, insbesondere sehr kalorienarme, zu einem anfänglichen Gewichtsverlust, der hauptsächlich aus Wasser besteht. Wenn Sie anfangen, so viel zu essen, wie Ihr Körper benötigt, füllen Ihre Glykogen-Speicher sich wieder auf, und entsprechend sammelt Wasser sich an. Unter anderem aus diesem Grund verlieren Sie bei manchen Diäten in der ersten Woche schnell an Gewicht, aber wenn Sie die Diät beenden, nehmen Sie auch schnell wieder zu.

Die meisten Diät-Apostel verkünden, daß das, was Sie essen, minus dem, was Sie durch Ihre normale Aktivität und Sport »verbrennen«, als Speckpolster um die Hüften endet. Wenn Sie abnehmen wollen, müssen Sie also nur weniger essen oder mehr Sport treiben. Einfach, nicht wahr? In der Theorie schon, aber nicht in der Praxis. Erstens geht diese Methode nicht auf die Gründe ein, aus denen wir zuviel essen (oder zuwenig Sport treiben), und zweitens funktioniert sie nicht. Sehen Sie sich das folgende Beispiel an. Ein Apfel hat ungefähr 100 Kalorien. Wenn Sie also ein Jahr lang einen Apfel pro Tag weniger essen würden, würden Sie 36 500 Kalorien verlieren. Ein Pfund Körperfett entspricht etwa 4000 Kalorien. Das bedeutet, daß Sie 10 Pfund im ersten Jahr verlieren würden, nach fünf Jahren 25 kg abgenommen hätten, nach zehn Jahren 50 kg und nach 15 Jahren vollständig verschwunden wären! Und all das nur, weil Sie einen Apfel weniger am Tag gegessen haben.

Ihr Gewicht ist ein Verbrennungsproblem

Die Kalorientheorie geht nicht auf, weil ihr etwas fehlt – wie den meisten Diäten, bei denen die Kalorien gezählt werden. Dieses fehlende Glied ist der Stoffwechsel – die Umwandlung des »Treibstoffs« in der Nahrung in eine Energie, die der Körper verwerten kann. Die Fähigkeit, Nahrung in Energie umzuwandeln, ist von Mensch zu Mensch sehr unterschiedlich ausgeprägt. Wer es nicht so gut kann, hat einen langsamen Stoffwechsel und wandelt infolgedessen mehr Nahrung in Fett um. Die meisten Dicken haben einen langsameren Stoffwechsel als Dünne.

Eins der großen Probleme von Crash-Diäten mit weniger als 1000 Kalorien pro Tag besteht darin, daß der Körper diese Reduzierung als Bedrohung empfindet und die Stoffwechselgeschwindigkeit um 45 % herunterfährt. Kurzfristig können Sie etwa 7 Pfund Körperflüssigkeit und – mit ein bißchen Glück – maximal 2 Pfund Körperfett pro Woche verlieren, was insgesamt 10 Pfund in zwei oder drei Wochen ergeben könnte. Aber sobald Sie wieder das essen, was Sie vorher gegessen haben, kommt die Flüssigkeit wieder – und genauso das Fett. Die langsamere Stoffwechselgeschwindigkeit bedeutet nämlich, daß Sie bei gleichem Gewicht weniger essen müssen. Dieser Rückprall-Effekt ist natürlich ein gutes Geschäft für die Diät-Industrie, deren Kunden durchschnittlich dreimal jährlich eine Crash-Diät versuchen. Sehen Sie sich die Geschichte von Michelle und Caroline an, die sich für eine Diät-Test-Seite in der Sunday-Times zur Verfügung stellten. Michelle bekam die sogenannte »Cambridge-Diät«, eine Formula-Diät mit 330 Kalorien pro Tag. Caroline machte die »Fettverbrenner«-Diät, eine Ernährungsform mit 1500 Kalorien täglich, die am ION verwendet wird und eher auf der Beeinflussung des Stoffwechsels als auf einer reduzierten Kalorienzufuhr beruht. Michelle beschrieb ihre Erfahrungen wie folgt: »Die ersten drei Tage waren eine Qual, aber dann wurde es noch schlimmer. Ich mußte mich richtig aufraffen, nur über die Straße zu gehen. Ich war ständig schlapp und konnte mich nicht konzentrieren, so daß meine Arbeit sehr litt. Mit dem Gewicht ging es nur langsam abwärts – nachdem ich die Anpreisungen in der Werbung gelesen hatte, hatte ich Wunder erwartet. Aber in der letzten Woche passierte es endlich. Mein Gesicht sah so ausgezehrt aus, wie ich es mir gewünscht hatte … Aber leider folgte mein Busen schnell nach. Als ich wieder anfing zu essen, blähte ich mich auf wie ein Ballon und schien literweise Wasser zu enthalten; andererseits war die Haut schlabbrig geworden, als hätte ich Fledermausflügel. Als ich mit der Diät aufhörte, überkam mich eine unwiderstehliche Freßgier, aber nach sechs Wochen habe ich es mit Hilfe von Sport und Disziplin fertiggebracht, den Schaden auf eine Zunahme von 5 Pfund zu beschränken.«

Michelle verlor 10 Pfund in einem Monat und nahm 5 wieder zu. Auch Caroline nahm 10 Pfund in einem Monat ab und in den Ferien nach der Diät 2 Pfund wieder zu. Als sie nach ihrer Diät gefragt wurde, meinte sie: »Für mich war am schwierigsten – aber auch am besten –, daß darauf bestanden wurde, daß ich Kaffee und Stimulanzien aufgeben müßte. In den ersten paar Tagen hatte ich wegen des Koffein-Entzugs Kopfschmerzen, aber danach fühlte ich mich immer besser – wach, fit und gründlich entgiftet. Aus dem Badezimmerspiegel starrten mich keine verquollenen Augen mehr an. Im Urlaub nahm ich 2 Pfund wieder zu, aber durch eine vernünftige Ernährung werde ich die wieder loswerden.«

Caroline aß mehr als viermal so viel Kalorien wie Michelle und verlor trotzdem fast doppelt so viel Gewicht. Für die Gewichtskontrolle sind Faktoren entscheidend, die den Stoffwechsel beeinflussen. Und welches Geheimnis sorgt dafür, daß Ihr Stoffwechsel für und nicht gegen Sie arbeitet?

Nahrungsmittel, die Treibstoff liefern

Entscheidend ist nicht nur, wieviel Sie essen, sondern auch, was Sie essen. Der menschliche Körper ist so konzipiert, daß er zum Funktionieren komplexe – mit anderen Worten: langsam resorbierte – Kohlenhydrate braucht. Das sind Vollkorngetreide, Bohnen, Linsen, Gemüse und Obst. Die heutige Ernährung legt allerdings kaum Wert auf Nahrungsmittel, die ihren Gehalt an Zucker langsam abgeben. Die langsame Abgabe führt zu einem gleichmäßigeren Energiepegel und längeren Sättigungsgefühl und gibt dem Körper eher die Chance, die Nahrungsmittel zu verwerten, anstatt sie in Fett umzuwandeln.

Bei schätzungsweise acht von zehn Übergewichtigen ist der Blutzuckerspiegel nicht im Gleichgewicht. Für diese Menschen ist es sehr wichtig, daß sie eine Ernährung befolgen, die wenig Stimulanzien und reichlich komplexe Kohlenhydrate enthält (siehe Kapitel 10). Aber viele Diäten sorgen eher für den Konsum von noch mehr Stimulanzien, anstatt diese zu verbieten. Dazu gehören Schlankheitspillen und Diäten, die Kaffee oder Guarana erlauben – beides konzentrierte Lieferanten für Koffein, das die Nebennieren stimuliert. Kurzfristig mögen diese Stimulanzien zu einem Gewichtsverlust führen, weil sie die Stoffwechselprozesse beschleunigen, aber langfristig sind sie eher ein Hindernis als eine Hilfe.

Fettphobie

Die durchschnittliche Ernährung bezieht 42 % ihrer Kalorien aus Fett, 15 % aus Protein und die restlichen 43 % hauptsächlich aus denaturierten Kohlenhydraten und Zucker. Die ideale Ernährung sollte maximal 30 % ihrer Kalorien aus Fett, 15 % aus Protein und die verbleibenden 55 % aus komplexen Kohlenhydraten beziehen. Da Fett das Lebensmittel mit der dichtesten Energie ist, das heißt die meiste Wärme erzeugt, schränken viele Diäten die Fettzufuhr ein. Der überwiegende Teil des Fetts, das der Durchschnittsbürger zu sich nimmt, stammt von Fleisch, Milchprodukten, Brotaufstrichen und fettreichen Fertig- bzw. Fast-Food-Gerichten. Eine fettarme Ernährung muß sich daher zwangsläufig einer pflanzlichen Kost annähern. Studien haben gezeigt, daß das Gewicht bei pflanzlicher Ernährung zunächst zurückgeht und anschließend leichter gehalten wird. Eine Studie, die die Auswirkungen pflanzlicher Ernährung auf Arthritis testete, ergab eine 9%ige Verminderung des

Körpergewichts in drei Monaten – und das, obwohl die Ernährung nährstoff- und kalorienreich war, hauptsächlich aufgrund eines relativ hohen Fettgehalts durch den Verzehr von Nüssen, Samen und deren Ölen, die an Soßen und Salatdressings gegeben wurden. Eine mögliche Erklärung für dieses Ergebnis könnte sein, daß pflanzliche Ernährung aufgrund ihres hohen Gehalts an Ballaststoffen weniger »bioverfügbare« Substanzen enthält. Denkbar ist auch, daß der höhere Nährstoffgehalt den Stoffwechsel angeregt hat.

Während gesättigte Fettsäuren nicht notwendig sind, sind bestimmte mehrfach ungesättigte Fettsäuren lebenswichtig, die sich in fettem Fisch sowie Nüssen, Samen und deren Ölen finden. Udo Erasmus, der Autor von Fats and Oils, behauptet, daß diese essentiellen Fette sogar dazu beitragen, Fett zu verbrennen. Wenn Sie den Verzehr von gesättigten Fettsäuren radikal einschränken, aber Nüsse, Samen und Fisch weiter essen, erreichen Sie das beste Gleichgewicht zwischen einer fettarmen Kost und einer optimalen Ernährung. In der Praxis bedeutet dies: Nichts Gebratenes mehr! Backen, kochen oder dünsten Sie die Speisen statt dessen, indem Sie ihnen Wasser, Gemüsebrühe, Sojasoße, Zitronensaft oder andere fettfreie Geschmacksträger zufügen und den Deckel auf den Topf geben. Die Vorliebe für gebratene oder fette Speisen ist nichts anderes als eine Gewohnheit. Wenn sie erst einmal abgelegt ist, sind die meisten Menschen ohne sie genauso glücklich.

Der Faktor Ballaststoffe

Schon in den 80er Jahren erkannte Audrey Eyton das Hauptproblem einer kalorienarmen Ernährung: Sie bekommen Hunger! Deshalb dachte sie sich eine Diät mit 1000 Kalorien täglich und ballaststoffreichen Lebensmitteln aus. Diese drosseln nämlich den Appetit, und außerdem haben sie weitere gesundheitliche Vorteile. Die meisten Leute denken an Kleie, wenn sie an Ballaststoffe denken, aber Weizenkleie ist einer der wirkungslosesten Ballaststoffe. Die Ballaststoffe in Gemüsen, Haferflocken, Linsen und Bohnen sind sehr viel effizienter. Sie machen die Nahrung voluminöser, und deshalb fühlen Sie sich satt. Außerdem tragen sie dazu bei, den Blutzuckerspiegel zu regulieren.

In dieser Hinsicht beispiellos ist die Glucomannan-Faser. Sie stammt von einer japanischen Pflanze namens Konjac und absorbiert über zehnmal soviel Wasser wie Weizenkleie. Deshalb ist sie ein besserer »Füllstoff«. Noch wichtiger ist, daß sie den Blutzuckerspiegel so effizient reguliert, daß sie in Japan zur Behandlung von Diabetes eingesetzt wird. Schon 3 Gramm haben in kontrollierten Versuchen zu einer Gewichtsreduktion von 2–5 Pfund im Monat geführt, ohne daß die Ernährung sichtbar verändert oder mehr Sport getrieben wurde.[77] Sonst werden uns 30 Gramm Ballaststoffe täglich empfohlen.

In Großbritannien ist der Verkauf von Glucomannan aufgrund des Lebensmittelgesetzes, das ihn als Emulgator klassifiziert, seit 1986 verboten. Gemahlene Konjac-Fasern dagegen sind immer noch legal erhältlich. In Deutschland war es Ende der 90er Jahre erlaubt. 60 % der Konjac-Fasern bestehen aus Glucomannan; 5 Gramm Konjac-Fasern täglich liefern also 3 Gramm Glucomannan – die Menge, die in drei Versuchen zu einer signifikanten Gewichtsreduktion führte. Die einzige placebo-kontrollierte Doppelblindstudie mit Konjac-Fasern ergab einen Gewichtsverlust von etwa 4,25 Pfund im Verlauf von zwölf Wochen in der Faser-Gruppe, verglichen mit etwa 1,17 Pfund in der Placebo-Gruppe.[78]

Dieser Unterschied war statistisch nicht signifikant, hatte bei einigen Personen aber trotzdem eine sehr günstige Wirkung. Auf jeden Fall lohnt es sich, die Fasern auszuprobieren.

Der Faktor Nahrungsergänzungsmittel

Wie gut Sie Fett verbrennen, hängt nicht nur von der Art der Lebensmittel ab, die Sie essen – dem »Treibstoff«. Es kommt auch darauf an, daß Vitamine und Mineralstoffe vorhanden sind. Sie tragen nämlich dazu bei, die Aufspaltung von Glukose zu steuern, die den Körperzellen Energie zuführt. Ein Mangel an einem dieser lebenswichtigen Nährstoffe führt zu weniger Energie und folglich der stärkeren Neigung, Fett einzulagern. Der Glukose-Transport vom Blut in die Zellen hängt vom Vorhandensein der Vitamine B_3 (Niacin) und B_6 sowie Chrom und Zink ab. Die Aufspaltung der Glukose in Energie ist auf die Vitamine B_1, B_2, B_3, B_5 und C, Eisen und das Co-Enzym Q angewiesen. Die angemessene Zufuhr dieser Nährstoffe stellt eine weitere Möglichkeit dar, die Wirksamkeit egal welchen Abspeck-Programms zu erhöhen.

Obwohl all diese Nährstoffe wichtig sind, ist Chrom zum »Stoffwechsel«-Mineralstoff schlechthin ernannt worden; Studien legen nämlich nahe, daß eine vermehrte Chrom-Zufuhr die Fettverbrennung verbessert. Dabei kann auch die Form der Chromverbindung wichtig sein. Positive Ergebnisse sind mit Chrompicolinat erzielt worden. An Vitamin B_3 gebundenes Chrom, sogenanntes Chrompolynicotinat, könnte sich als eine gut verwertbare Form dieses Mineralstoffs erweisen. Für eine maximale Effizienz des Stoffwechsels sind etwa 200 µg pro Tag erforderlich. Diese Menge kann auch die ausgewogenste Kost nicht bieten. Dazu ist die Einnahme eines Zusatzpräparats erforderlich. Obwohl noch nicht eindeutig bewiesen ist, daß die zusätzliche Zufuhr eine Gewichtsreduktion bewirkt, lassen klinische Forschungen darauf schließen, daß sie für einen gleichmäßigen Appetit sorgt, wilde Eßgelüste zügelt und die Energie vermehrt. All das ist natürlich für eine langfristige Gewichtskontrolle sehr wichtig.

Hydroxyzitronensäure

Ein weiteres nützliches Mittel zur Unterstützung der Fettverbrennung ist Hydroxyzitronensäure, kurz HCA. Die ursprünglich von dem Arzneimittelhersteller Hoffmann-LaRoche entwickelte Substanz verlangsamt die Fettproduktion und zügelt den Appetit. HCA ist ähnlich wie Zitronensäure eine schwache Säure, offenbar nicht toxisch und in puncto Sicherheit unbedenklich. Sie wird aus der Schale der Tamarindenfrucht *(Garcinia cambogia)* extrahiert, die im Osten seit Jahrhunderten als Gewürz verwendet wird und als reichhaltigste Quelle für HCA gilt.

HCA hemmt das Enzym, das Zucker in Fett umbaut. Wenn die Kohlenhydrate einer Mahlzeit in Treibstoff oder Glykogen umgewandelt worden sind, baut das Enzym ATP-citrat-lyase eventuelle Überschüsse in Fett um. HCA blockiert dieses Enzym und erhöht so die Menge der verfügbaren Glukose, was dem Gehirn signalisiert: »Appetit drosseln!«

Anzeichen für die fettverbrennende Wirkung von HCA gibt es seit 1965. In den 70er Jahren stellten drei Studien von Dr. Sullivan fest, daß der Fettspiegel von Versuchstieren, die absichtlich dick gemacht worden waren und dann HCA erhielten, zurückging, ohne daß das Körperprotein abnahm.[78] Ein Jahrzehnt später wurden die Ergebnisse eines HCA-Versuchs an fettleibigen Männern in den *Annals of the New York Academy of Science* veröffentlicht.[78] Die Studie belegte einen durchschnittlichen Gewichtsverlust von 3,15 Pfund in einer Woche, wenn ein 100-kg-Mann pro Tag 800 mg HCA erhielt.[78] Seitdem sind mehrere kontrollierte Studien zu HCA durchgeführt worden, manchmal in Kombination mit Chrompicolinat: Alle zeigten seine Wirksamkeit. Zum Beispiel ergab eine achtwöchige Doppelblind-Studie von Dr. Conte einen durchschnittlichen Gewichtsverlust von 10 Pfund pro Person. In der Placebo-Gruppe betrug er nur 3,8 Pfund. Beide Gruppen befolgten dasselbe Ernährungs- und Sportprogramm.[78] Es gibt auch Hinweise darauf, daß HCA die Verbrennung der Kalorien und den Energiestatus verbessert. Trotzdem raten deutsche Mediziner von HCA eher ab.

Wunderpillen

Obwohl HCA und Chrom als Teil einer ganzheitlichen Abspeck-Methode durchaus wertvoll sind, werden ihre Vorzüge oft von Trittbrettfahrern übertrieben, die »Wunderpillen« auf den Markt bringen, ohne eine Veränderung der Ernährung oder der sportlichen Betätigung zu empfehlen. Auch »Stärkeblocker«, die die Verdauung von Zucker, Fett und Kohlenhydraten stoppten, wurden als »Wunderpillen« angepriesen, ebenso »Fett-Magnete«, die die Verdauung der Fette unterbinden. Erstere erwiesen sich als ineffizient und hatten die unangenehme Nebenwirkung, eine Menge Blähungen zu verursachen. Letztere können sehr gefährlich sein: Denn wenn sie funktionieren, blockieren sie die Fähigkeit, lebenswichtige Fette zu resorbieren, die bei den meisten Schlankheitskuren sowieso Mangelware sind. Lassen Sie die Finger von diesen Wunderpillen.

Durch Sport Fett verbrennen

Die gute Nachricht in Sachen Sport ist, daß Sie kein Fitneßfan sein müssen, um abzunehmen. Auch das liegt weniger an den Kalorien als am Stoffwechsel.

Die Befürworter der Kalorientheorie führen häufig an, daß Sport zum Abnehmen fast nichts beiträgt. Wenn Sie anderthalb Kilometer laufen, verbrennen Sie gerade einmal 300 Kalorien – was zwei Scheiben Toast oder einem Stück Apfelkuchen entspricht. Aber dieses Argument läßt verschiedene wichtige Faktoren außer acht.

Erstens summiert sich die Wirkung von Sport. Wenn Sie eine Meile laufen, verbrennt das vielleicht nur 300 Kalorien, aber wenn Sie das ein Jahr lang dreimal in der Woche machen, sind das schon 22 000 Kalorien, was einem Gewichtsverlust von 10 Pfund entspricht. Wieviel Kalorien Sie verbrennen, hängt auch davon ab, wie fett oder fit Sie zu Beginn des Trainingsprogramms sind. Je dicker und untrainierter Sie sind, desto mehr profitieren Sie von kleinen Einheiten Sport.

Im Gegensatz zur landläufigen Meinung vermindert mäßiger Sport auch Ihren Appetit. Offenbar ist ein gewisses Maß an körperlicher Aktivität erforderlich, damit die Mechanismen richtig funktionieren, die den Appetit regulieren. Menschen, die keinen Sport treiben, haben einen sehr starken Appetit.

Sport ist für das Abnehmen deshalb wichtig, weil er die Stoffwechselgeschwindigkeit beeinflußt. Professor McArdel, Sportphysiologe an der City-Universität in New York, meint:»Durch längeres Radfahren, Laufen oder Schwimmen können die meisten Leute eine Stoffwechselgeschwindigkeit erreichen, die um das Acht- bis Zehnfache über dem Ruhewert liegt. Dazu paßt die Beobachtung, daß intensiver Sport die Stoffwechselgeschwindigkeit bis zu 15 Stunden lang erhöht.« Umfragen belegen, daß schlankere Menschen mehr Sport treiben.

Unterstützung durch Selbsthilfegruppen

Das Abnehmen in der Gruppe bietet einen motivierenden Faktor: Unterstützung. Aber wie wichtig ist sie? Eine Studie verglich die Ergebnisse der »Fatburner-Diät« – einer Diät mit 1500 Kalorien pro Tag, die den Blutzuckerspiegel ins Gleichgewicht bringen soll und mit stoffwechselverbessernden Nahrungsergänzungsmitteln kombiniert ist – mit »Unislim«, einem Diätprogramm mit bewußter Ernährung, Sport und wöchentlichen Gruppentreffen. Aber trotz der fehlenden Unterstützung durch Gleichgesinnte nahmen die »Fatburner«-Teilnehmer im Verlauf von drei Monaten durchschnittlich 12,5 Pfund ab, die Unislim-Leute dagegen nur 2 Pfund.

Mit diesen Tips können Sie abnehmen, ohne zu leiden:
- Nehmen Sie eine Ernährung zu sich, die wenig bis mittelviel Kalorien (1000–1500), viele Ballaststoffe und wenig Fett enthält und die in puncto Fett, Protein und Kohlenhydraten ausgewogen ist.
- Meiden Sie Zucker, gesüßte Speisen, Kaffee, Tee, Zigaretten und Alkohol, oder reduzieren Sie zumindest den Konsum so weit wie möglich.
- Treiben Sie mindestens zweimal wöchentlich aeroben Sport (Laufen, Schwimmen, Walking, Aerobic, Tanzen, etc.).
- Ergänzen Sie Ihre Ernährung mit Vitaminen und Mineralstoffen. Am wichtigsten sind die B-Vitamine, Vitamin C und die Mineralstoffe Zink und Chrom. Überlegen Sie auch, ob Sie täglich 750 mg HCA nehmen wollen, das in Zusatzpräparaten oft mit Chrom kombiniert ist.
- Überlegen Sie, ob Sie Ihre Ernährung mit 3 Gramm Glucomanna bzw. 5 Gramm Konjac-Fasern täglich ergänzen wollen.

30. Der Ursache von Eßstörungen auf der Spur

Vielen Menschen, insbesondere Teenagern, fällt nicht das Abnehmen, sondern das Zunehmen schwer. Eßstörungen, etwa Magersucht und Eß-Brech-Sucht – bei der die Erkrankten erst gierig Essen in sich hineinschlingen und sich dann zum Erbrechen bringen –, betreffen Tausende von Menschen und nehmen stark zu.

Dr. William Gull war der erste, der 1874 die Magersucht als Krankheit erkannte. Er trat dafür ein, »dem Patienten in regelmäßigen Abständen Nahrung zuzuführen und ihn mit Menschen zu umgeben, die eine moralische Kontrolle über ihn haben, wobei Bekannte und Freunde im allgemeinen die schlechtesten Gesellschafter sind«. Heute geht man im Grunde oft genauso vor: Ein Artikel im Guardian über die Behandlung in »führenden Krankenhäusern« resümierte die Therapie folgendermaßen: »Gib ihnen Medikamente, gib ihnen zu essen, und laß sie ansonsten in Ruhe.« Die »moderne« Behandlung beinhaltet eine »Verhaltenstherapie« – mit anderen Worten Belohnungen und Vergünstigungen – sowie Medikamente, die Willfährigkeit erzeugen sollen. Zu letzteren gehören Tranquilizer, etwa Chlorpromazin, sowie Sedativa und Antidepressiva. Die Ernährung ist kohlenhydratreich mit manchmal 5000 Kalorien täglich, wobei auf die Qualität wenig Wert gelegt wird.

Der Keim einer Idee
1973 kamen die beiden Zink-Forscher Hambidge und Silverman zu dem Schluß, daß »bei jedem Appetitverlust von Kindern ein Zinkmangel vermutet werden sollte«. 1979 bemerkte Bakan, ein

kanadischer Gesundheitsforscher, daß bei Magersucht und Zinkmangel zum Teil dieselben Symptome vorliegen, und regte klinische Versuche an, die die Wirksamkeit von Zink bei der Behandlung von Magersucht testen sollten. David Horrobin, der für seine
Forschungen zum Nachtkerzenöl am bekanntesten ist, schlug als
Ursache für Magersucht »die Kombination eines Mangels an Zink
mit einem Mangel an essentiellen Fettsäuren« vor.

Die Bestätigung der Zink-Hypothese

1980 begann der erste Versuch an der Universität von Kentucky.[79]
Die Forscher entdeckten, daß 10 von 13 Patienten, die mit Magersucht eingeliefert wurden, und 8 von 14 Eß-Brechsucht-Patienten
einen Zinkmangel hatten. Nach intensiver Nahrungszufuhr wurde
der Zinkmangel noch größer. Da Zink zur Verdauung und Verwertung von Protein erforderlich ist, aus dem Körpergewebe aufgebaut wird, empfahlen die Forscher folgendes: Wenn Anorexie-
Patienten anfangen, zu essen und zuzunehmen, soll ihnen Zink in
größerer Menge zugeführt werden, als es normalerweise zur Korrektur eines Zinkmangels notwendig wäre.

  1984 bestätigte sich die Vermutung durch zwei wichtige Forschungsergebnisse und den ersten mit Zink behandelten Anore-
xie-Fall. Die erste Studie zeigte, daß Tiere, die kein Zink mehr bekamen, sehr schnell einen Appetitmangel entwickelten. Sie wurden schwer krank, wenn man sie zwecks Gewichtszunahme mit
einem zinkfreien Futter zwangsernährte. Die zweite Untersuchung ergab, daß ein Zinkmangel die Darmwand und also die Resorption der Nährstoffe einschließlich Zink schädigt, so daß der
Mangel sich unter Umständen immer weiter verschärft.

  1984 berichteten Professor Bryce-Smith, bekannt für seine Dar-
stellung der Gefahren von Blei, und Dr. Simson, ein Allgemeinarzt
an der Universität von Reading, über den ersten Fall einer mit

Symptome von Magersucht und Zinkmangel

MAGERSUCHT	ZINKMANGEL
Symptome	*Symptome*
Gewichtsverlust	Gewichtsverlust
Appetitverlust	Appetitverlust
Ausbleibende Monatsblutungen	Ausbleibende Monatsblutungen
Impotenz bei Männern	Impotenz bei Männern
Übelkeit	Übelkeit
Hautläsionen	Hautläsionen
Schlechte Nährstoff-Resorption	Schlechte Nährstoff-Resorption
Fehlwahrnehmungen	Fehlwahrnehmungen
(verworrenes Denken)	(verworrenes Denken)
Depression	Depression
Angst	Angst
Risikofaktoren	*Risikofaktoren*
Weiblich unter 25	Weiblich unter 25
Streß	Streß
Pubertät	Pubertät

Zink behandelten Anorexie. Die Patientin war ein weinerliches, depressives Mädchen von 13 Jahren, das 37 kg wog. Sie war zur Mitbehandlung an einen Psychiater überwiesen worden, aber trotz der Therapie war ihr Gewicht drei Monate später auf 31,5 kg gefallen. Nachdem sie zwei Monate lang 45 mg Zink pro Tag erhalten hatte, wog sie 44,5 kg, war wieder fröhlich, und Zinkmangel-Tests zeigten normale Ergebnisse.

Jetzt fingen Wissenschaftler auf der ganzen Welt damit an, die Auswirkungen von Zink auf Magersucht zu testen. Zwei schwedische Ärzte an der Universität von Göteborg berichteten, daß »unsere erste Patientin derzeit zusätzliche Zink-Gaben (45 mg pro Tag) erhält. Es geht ihr sehr gut: Ihr Gewicht und ihre Menstruation haben sich normalisiert«.[80] Inzwischen ist die erste Doppelblindstudie mit 15 Anorexie-Patientinnen an der Universität von

Kalifornien durchgeführt worden.[81] 1987 berichteten die Forscher
über ihre Ergebnisse: »Die zusätzliche Verabreichung von Zink
führte zu einer Verminderung der Depression und der Angst. Unsere Befunde deuten darauf hin, daß bei Menschen mit Anorexia
nervosa das Risiko eines Zinkmangels besteht und sie auf zusätzliche Zink-Gaben positiv ansprechen.« 1990 hatten viele Forscher
festgestellt, daß bei über der Hälfte der untersuchten Anorexie-
Patientinnen klare biochemische Beweise für einen Zinkmangel
vorlagen. 1984 führten Dr. Birmingham und seine Kollegen eine
kontrollierte Doppelblindstudie durch, bei der die eine Gruppe
100 mg Zinkglukonat erhielt.[82] Die Forscher kamen zu der Schlußfolgerung, daß »in der Zink-Zufuhr-Gruppe die Körpermasse
doppelt so schnell zunahm wie in der Placebo-Gruppe, und dieser
Unterschied war statistisch signifikant«. Leider geben viele Thera-
piezentren Magersüchtigen immer noch kein zusätzliches Zink.

Seele oder Körper?
Obwohl hochdosierte Zink-Gaben die Behandlung von Magersucht unterstützen, ist Zinkmangel nicht die Ursache dieser
Krankheit. Seelische Probleme führen wahrscheinlich bei anfälli-
gen Personen zu einer Veränderung der Eßgewohnheiten. Durch
den Verzicht auf das Essen kann ein junges Mädchen die Anzeichen dafür unterdrücken, daß es erwachsen wird. Die Menstruation setzt aus, die Brüste bilden sich zurück, der ganze Körper
bleibt klein. Das Hungern führt zu einer Art »Hoch«, denn es verändert wichtige chemische Stoffe im Gehirn, was möglicherweise
dazu beiträgt, daß schwierige Gefühle und Themen ausgeblendet
werden. Sobald der Weg des Nahrungsverzichts gewählt wurde
und zu einer Gewohnheit geworden ist, ist ein Mangel an Zink fast
unvermeidlich, denn es wird zuwenig aufgenommen und zuwenig
resorbiert. Dies verstärkt den Appetitmangel, die Depression, die

Fehlwahrnehmungen und generell die Unfähigkeit, mit den Belastungen fertig zu werden, vor denen viele Heranwachsende stehen.

Bei Mager- und Eß-Brech-Süchtigen wird eine optimale Ernährung am besten in Zusammenarbeit mit einem erfahrenen Psychotherapeuten durchgeführt. Bei der Ernährung steht die Qualität, nicht die Quantität im Vordergrund. Durch Nahrungsergänzungsmittel wird sichergestellt, daß die Patientin genügend Vitamine und Mineralstoffe aufnimmt, wozu natürlich auch 45 mg Zink täglich gehören. Die Dosis kann halbiert werden, wenn die Patientin zugenommen und das Gewicht sich stabilisiert hat.

31. Psychische Gesundheit – die Nährstoff-Connection

Es heißt, jemand sei wahnsinnig, wenn er immer wieder dasselbe tut, aber immer wieder ein anderes Ergebnis erwartet. Genau das passiert aber bei der konventionellen Behandlung ausgeprägter psychischer Krankheiten, der Schizophrenie. Die Behandlung konzentriert sich auf Medikamente und vielleicht noch ein bißchen Psychotherapie. Beide verzeichnen keine berauschenden Erfolge. Fraglich ist auch, ob man überhaupt von »Erfolg« sprechen kann, wenn Medikamente wie zum Beispiel Chlorpromazin verwendet werden. Wenn normale Menschen nur einen Bruchteil der Dosis bekommen, die an Personen mit ausgeprägten psychischen Krankheiten verabreicht wird, ist ihre »Normalität« dahin. Bill Mandel, ein Journalist des *San Francisco Examiner*, probierte 50 mg Thorazin aus und berichtete:»Ich bekam eine totale Mattscheibe. Da Thorazin und verwandte Medikamente im Psycho-Geschäft als ›flüssige Leukotomie‹ bezeichnet werden, hatte ich erwartet, daß eine graue Wolke sich über meine Fähigkeiten senkt. Es gab keine graue Wolke, nur kleine alarmierende Nebelfetzen. Ich kam geistig nicht in die Gänge. Ich hatte keinerlei intellektuelle Zugkraft. Es war schwierig, sich an einfache Worte zu erinnern.«

Dr. Abram Hoffer, Ex-Direktor für psychiatrische Forschung in einem Teil Kanadas, meint, daß Tranquilizer psychische Krankheiten nie heilen, weil sie nur die eine Psychose durch eine andere ersetzen. Nach vierzigjähriger Erfahrung als Psychiater empfiehlt er Tranquilizer nur als letzten – und vorübergehenden – Ausweg. Er zieht ihnen eine Ernährungsintervention vor, die 80 % der akuten Schizophrenie-Fälle heilt. Diese Behauptung wird durch seine eigenen und unabhängige kontrollierte Doppelblindstudien bestätigt.[83] Für ihn ist jemand geheilt, wenn er drei Bedingungen erfüllt: Er ist symptomfrei, in der Lage zu sozialen Interaktionen mit seiner Familie und der Gemeinschaft, und er zahlt die Einkommensteuer: Letzteres, das heißt eine Erwerbstätigkeit, ist bei Menschen, die Tranquilizer nehmen, nur selten der Fall.

Vierzig Jahre nach der Einführung des ersten Tranquilizers, Chlorpromazin, haben die Medikamente sich kaum verändert, die Sorgen zu den langfristigen Nebenwirkungen sich bestätigt und die Verordnungen für Medikamente, die nicht heilen können, sich ständig erhöht. *Das,* glaube ich, ist Wahnsinn.

Die Nährstoff-Connection

Wenn es keine bessere Alternative gäbe, wäre es vielleicht berechtigt, so weiterzumachen wie bisher. Aber es gibt eine bessere Behandlungsmethode, die ausprobiert und getestet wurde und sich vierzig Jahre lang bewährt hat – genauso lange, wie chemische Interventionen modern waren. Die Ernährungsintervention ist nichts Neues. Schon die allerersten kontrollierten Doppelblindstudien in der Geschichte der Psychiatrie testeten die Wirkungen von Niacin (Vitamin B$_3$) auf die Behandlung der akuten Schizophrenie. Diese Tests wurden 1953 von Dr. Hoffer und Dr. Osmond durchgeführt. Die Ergebnisse, die zeigten, daß die Niacin-Therapie die Genesungsdauer halbierte, wurden später durch die Forschungen von Dr. Wittenberg an der Rudgers-Universität in Jersey bestätigt.[84] Wiederholte Versuche mit chronisch kranken Patienten, die meist seit Jahren hospitalisiert waren, führten jedoch nicht zu denselben Ergebnissen. Im Kielwasser der chemischen Revolution nahm das Interesse an der Niacin-Therapie bald ab. Die Kombination anderer Nährstoffe und die Ausschaltung von Überempfindlichkeiten gegen Lebensmittel hat die Erfolgsquote von Ernährungsinterventionen jedoch auf 80 % erhöht. In den nächsten 30 Jahren entwickelte sich ein umfassendes Modell zum Nährstoffbedarf und zur ernährungsspezifischen Behandlung bei Schizophrenie, Depression, Angst, Süchten, Lernschwierigkeiten, Eßstörungen und ähnlichen Krankheitsbildern. Unterstützt wurde dies durch die zunehmende Zahl durchgängig ermutigender Berichte von praktischen Ärzten, die diese Methoden angewandt hatten. Einige Ergebnisse waren so bemerkenswert, daß Psychiater sie mit schulmedizinischen Maßstäben mißtrauisch geprüft haben. In den 60er Jahren berichtete Dr. Henry Turkel aus Michigan über ein Mädchen mit Down-Syndrom, dessen IQ im Verlauf von fünf Jahren von 44 auf 85 stieg, so daß es nicht mehr als minderbegabt galt. Das Ergebnis wurde von einem unabhängigen Psychologen verifiziert.[85] Dr. Alfred Libby aus Kalifornien berichtete über die Verabreichung von Nährstoff-Megadosen bei Drogensucht, die Entzugserscheinungen und die Gier nach der suchtauslösenden Substanz innerhalb von 48 Stunden beseitigten.[86]

Ich bin ein ungläubiger Thomas: Erst nachdem ich 1980 das von Dr. Carl Pfeiffer, der damals führenden Kapazität der neuen Ernährungsmethode, gegründete Brain-Bio-Center in Princeton/New Jersey besucht hatte, war ich von einem wichtigen Durchbruch überzeugt. Meine über 15jährigen Erfahrungen mit Menschen, die an unterschiedlichsten psychischen Gesundheitsstörungen litten, haben diese Überzeugung bestätigt.

Die ganze Palette

Generell gesagt sind die besten Ergebnisse nicht mit einer »Zauberpille« wie Niacin, Folsäure oder Zink erzielt worden, sondern durch die sorgfältige Einschätzung des biochemischen Status eines Menschen und einer entsprechend maßgeschneiderten Ernährung plus Nahrungsergänzungsmitteln zur Wiederherstellung des

Gleichgewichts. Niacin (B₃) führt zu einer eklatanten Verringerung der Symptome und verbessert die Genesung. Genauso Zink, wie Forschungen von Pfeiffer und anderen belegen, und Folsäure, wie eine neuere Doppelblindstudie am King's College Hospital in London bestätigte, die über signifikante Besserungen bei schizophrenen und depressiven Patienten berichtete.[87] Angesichts dieser Befunde überrascht es nicht, daß die »Schrotflinten-Taktik« noch bessere Ergebnisse erzielte, das heißt die optimale Zufuhr aller Nährstoffe.

Aber obwohl mit Nährstoff-Kombinationen bessere Ergebnisse erzielt wurden als mit einzelnen Nährstoffen, müssen einige Annahmen hinterfragt werden. Brauchen alle Menschen mit bestimmten psychischen Störungen Nährstoff-Sonderrationen? Und wenn ja: Benötigen sie dieselben Nährstoffe? Warum? In wissenschaftlichen Kreisen bestehen kaum Zweifel, daß biochemische Störungen, die oft mit genetischen Abweichungen verbunden sind, an vielen Formen psychischer Krankheiten beteiligt sind. Trotzdem erfaßt die konventionelle klinische Diagnostik weder den biochemischen noch den genetischen Status.

Pfeiffer und seine Kollegen haben gezeigt, daß ein Teil der schizophrenen und depressiven Patienten zuviel Histamin produziert, einen chemischen Stoff, der an der Funktion des Gehirns und der Immunreaktion beteiligt ist. Die Forscher entwickelten sowohl den entsprechenden Test als auch die Behandlung – eine Kombination von Kalzium und der Aminosäure Methionin. Sie berichteten, daß eine Histamin-Überproduktion zu einem beschleunigten Stoffwechsel, extremer Gedankenfülle, der Tendenz zu zwanghaftem Verhalten und starken Depressionen führt. Den Menschen mit zuviel Histamin fehlten aufgrund ihres schnellen Stoffwechsels bald auch andere Nährstoffe, die ebenfalls ersetzt werden mußten.

Das Forschungsteam löste auch das Geheimnis des »Malven-
faktors« auf. Diese Substanz findet sich bei etwa der Hälfte der als
schizophren diagnostizierten Personen im Urin. Die Forscher
identifizierten sie als die chemische Substanz Kryptopyrrol und
zeigten, daß Extra-Rationen Zink und Vitamin B_6 die Produktion dieses Quertreibers drosselten und die Symptome der Schizophrenie besserten.

Dies sind zwei Beispiele für biochemische Charakteristika, die
wahrscheinlich beide mit genetischer Disposition und Nährstoffmangel zu tun haben und zu einer so starken biochemischen Störung führen, daß psychische Probleme auftreten.

Fortschritte wie diese erlauben Ernährungsberatern, biochemische Störungen auszutesten und gegebenenfalls mit Hilfe von Ernährung und Nahrungsergänzungsmitteln zu korrigieren. Natürlich hat nicht jeder seine psychischen Probleme aufgrund einer genetischen Disposition oder einer suboptimalen Ernährung. Aber
mit Hilfe der Tests läßt sich feststellen, wer am ehesten auf eine Ernährungsintervention anspricht.

Wenn keine offensichtlichen Anzeichen für eine nutritive/bio-
chemische Störung vorliegen, ist die Krankheit unter Umständen
vorwiegend seelisch bedingt. In diesem Fall werden Nährstoffe
nicht helfen. Wenn jedoch eine ernährungsbedingte oder biochemische Störung zugrunde liegt, ist eine Psychotherapie weniger effizient – so die Forschung. Jugendliche Straftäter zum Beispiel
sprechen auf eine Psychotherapie besser an, wenn ihre Ernährung
verbessert wird.

Die moderne Klassifizierung psychischer Krankheiten

Wir wissen heute, daß viele biochemische Pfade zur Entstehung
psychischer Krankheiten führen können. Die meisten können
durch eine Ernährungsintervention erfolgreich verhindert oder

gebessert werden. Dies kann und sollte getestet werden, bevor potentiell schädliche Therapien in Erwägung gezogen werden, etwa die Langzeiteinnahme von Tranquilizern.

Aus ernährungstechnischer Sicht gibt es fünf Hauptfaktoren, die untersucht werden sollten.

Pyrrolurie – der Faktor Streß

Manche Menschen produzieren extrem viele Kryptopyrrole (siehe oben), die sich im Urin feststellen lassen. Die Herstellung dieses biochemischen Stoffs raubt dem Körper Zink und Vitamin B_6, so daß ein Mangel und ein Bedarf entstehen, der weit über dem liegt, was normalerweise für eine optimale Gesundheit als notwendig gilt. Dieser Zustand, die sogenannte Pyrrolurie, liegt bei etwa 10 % der Gesamtbevölkerung und rund 50 % der psychisch Kranken vor. Eine Streßphase, die die Zinkspeicher leert, kann Menschen mit dieser biochemischen Tendenz völlig aus der Bahn werfen. Das Ergebnis können Symptome wie zum Beispiel Depression, Verwirrtheit, Denkstörungen und sozialer Rückzug sein. Eine Pyrrolurie läßt sich durch einen einfachen Urintest leicht feststellen. Die Korrektur erfolgt durch eine bessere Ernährung sowie Zink- und Vitamin-B_6-Zusatzgaben. Da Zink mit Mangan konkurriert, wird gewöhnlich auch dieses Element zusätzlich verabreicht.

Haben Sie Pyrrolurie?

Haben Sie Fehlwahrnehmungen (Denkstörungen) und einige der folgenden Merkmale?

_____ Unverträglichkeit von bestimmten Protein-Lebensmitteln, Alkohol oder Drogen (auch Medikamente)?

_____ Ausgeprägten Mund- und Körpergeruch?

_____ Morgendliche Übelkeit und Verstopfung?

_____ Schwierigkeiten, sich an Ihre Träume zu erinnern?

____ Eng zusammenstehende obere Schneidezähne?

____ Weiße Flecken auf den Fingernägeln?

____ Blasse Haut, die keine Sonne verträgt?

____ Häufige Oberbauchschmerzen?

____ Häufige, auf den Kopfbereich konzentrierte Erkältungen und Infektionen?

____ Schwangerschaftsstreifen?

____ Unregelmäßige Menstruationszyklen oder Impotenz?

____ Einen der vorgenannten Faktoren, wenn Sie gestreßt sind?

____ Gehören Sie zu einer Familie, in der es nur Mädchen gibt und die Schwestern sich ähnlich sehen?

Wenn die meisten obigen Punkte zutreffen, profitieren Sie möglicherweise von:
- Vitamin B_6: 100 mg morgens und abends – soviel, daß Sie sich an nächtliche Träume erinnern (nehmen Sie nicht mehr als 1000 mg)
- Zink: 30 mg morgens und abends
- Mangan: 10 mg morgens und abends
- Plus einem grundlegenden Nahrungsergänzungsmittel-Programm (siehe S. 412)

Psychoanalyse oder Neuroanalyse?

Gehirn und Nervenzellen kommunizieren miteinander, indem sie chemische Stoffe abgeben, die sogenannten Neurotransmitter, die den Informationsaustausch sicherstellen. Die Wirkung von Antidepressiva und Tranquilizern beruht darauf, daß sie das Gleichgewicht der Neurotransmitter verändern. In nicht allzu ferner Zukunft werden zur psychiatrischen Diagnostik möglicherweise Tests zur Feststellung von Neurotransmitter-Ungleichgewichten gehören und zur Therapie entsprechende maßgeschneiderte Nahrungsergänzungsmittel. Histamin ist ein Neurotransmitter, der getestet und mit Hilfe einer Ernährungsintervention korrigiert werden kann. Es ist dieselbe chemische Substanz, die für allergische und entzündliche Reaktionen verantwortlich ist. Menschen mit einer angeborenen Tendenz zur Histamin-Überproduktion – sogenannte

Histadeliker – haben einen schnellen Stoffwechsel und denken schnell. Pfeiffer hat sie beschrieben als »wie gemacht für das 21. Jahrhundert, einschließlich der Selbstzerstörung«. Denn ein schneller Stoffwechsel führt oft dazu, daß die Nährstoffdepots sich leeren: Histadeliker können daher sehr depressiv werden. Allerdings kann auch ein Histamin-Mangel problematisch sein: Er wird mit Halluzinationen und Paranoia in Zusammenhang gebracht.

Sind Sie Histadeliker?

Trifft bei Ihnen folgendes zu?

_____ Niesen Sie in hellem Sonnenlicht?

_____ Waren Sie als Teenager schüchtern und hypersensibel?

_____ Weinen Sie leicht, sondern Sie leicht Speichel ab, ist Ihnen leicht übel?

_____ Hören Sie abends im Bett, wie der Puls in Ihrem Kopf auf Ihr Kopfkissen hämmert?

_____ Bekommen Sie anderswo Juckreiz, wenn Sie sich am Bein kratzen?

_____ Haben Sie oft Rückenschmerzen, Magenschmerzen und Muskelkrämpfe?

_____ Haben Sie beim Geschlechtsverkehr leicht einen Orgasmus?

_____ Haben Sie regelmäßig Kopfschmerzen und jahreszeitlich bedingte Allergien?

_____ Sind Sie innerlich angespannt, und haben Sie gelegentlich Depressionen?

_____ Haben Sie anomale Ängste, Zwänge oder Rituale?

_____ Glauben Sie, daß Sie einen leichten Schlaf haben?

_____ Verbrennen Sie Nahrungsmittel schnell?

_____ Denken Sie manchmal an Selbstmord?

_____ Vertragen Sie viel Alkohol und andere »dämpfende« Mittel?

_____ Haben Sie wenig Körperhaar und einen schlanken Körperbau?

_____ Haben Sie große Ohren und lange Finger und Zehen?

_____ Gehören Sie zu einer Familie, die nur aus Jungen besteht?

Wenn die meisten obigen Punkte zutreffen, profitieren Sie möglicherweise von:
• Einer Ernährung mit wenig Protein und vielen komplexen Kohlenhydraten
• Kalzium: 500 mg morgens und abends mit ...

- Methionin: 500 mg morgens und abends
- Plus einem grundlegenden Nahrungsergänzungsmittel-Programm (siehe S. 412)
- Meiden Sie jedoch Folsäure und Multivitaminpräparate, die Folsäure enthalten, denn sie kann den Histamin-Spiegel erhöhen.

Ob Sie zuviel oder zuwenig Histamin haben, läßt sich durch einen Bluttest feststellen. Ein hoher Histamin-Spiegel kann durch die zusätzliche Einnahme von Kalzium und Methionin korrigiert werden. Menschen mit zuwenig Histamin sprechen gut auf zusätzliche Gaben Folsäure und Vitamin B_{12} an.

Nährstoff-Mangel oder Anti-Nährstoff-Überschuß?

Manche Menschen brauchen von bestimmten Nährstoffen sehr viel mehr als andere. Dies ist anhand der offensichtlichen Abhängigkeit mancher Psychiatrie-Patienten von großen Mengen Niacin (B_3) oder Folsäure überzeugend gezeigt worden. Heute nimmt man an, daß möglicherweise genetische Störungen vorliegen, die sich bis zu einem gewissen Grad durch die hohe Zufuhr dieser Nährstoffe korrigieren lassen.

Ein Mangel an Niacin und Folsäure läßt sich durch Bluttests nachweisen. Ein normaler Wert bedeutet jedoch nicht zwangsläufig, daß Sie auf zusätzliche Gaben nicht positiv ansprechen. Denken Sie daran, nicht-rötendes Niacin zu kaufen, um den hautrötenden Effekt dieses Vitamins zu vermeiden. Am besten erfolgt diese Therapie unter Anleitung eines Experten.

Anhand von Haar-, Blut- oder Schweißtests läßt sich auch feststellen, ob die Konzentration toxischer Elemente, etwa Blei, Kadmium oder Quecksilber, im Körper hoch ist. Wenn jemand Probleme mit seiner psychischen Gesundheit hat, lohnt es sich, diesen einfachen Faktor zu überprüfen.

Kann eine Niacin-Therapie Ihnen helfen?

Haben Sie einige der folgenden Charakteristika?

_____ Bei Ihnen wurde vor kurzem eine psychische Krankheit diagnostiziert.

_____ Optische oder akustische Halluzinationen oder Illusionen

_____ Angstzustände oder Paranoia

_____ Weicher Stuhl oder Hautprobleme, als die Krankheit begann

_____ Geistige Verwirrtheit und Unfähigkeit, folgerichtig zu denken

_____ Depression

_____ Persönlichkeitsverfall

Wenn die meisten obigen Punkte zutreffen, profitieren Sie möglicherweise von:
- Niacin, nicht-rötendem Niacin oder Niacinamid: 1000 mg (1 Gramm) zweimal täglich
- Vitamin C: 1 Gramm nach jeder Mahlzeit
- Plus einem grundlegenden Nahrungsergänzungsmittel-Programm (siehe S. 412)

Den Blutzucker ins Gleichgewicht bringen

Das Gehirn arbeitet mit Glukose, dem Endprodukt aus der Aufspaltung von Kohlenhydraten. Das Gleichgewicht der im Blut zirkulierenden Glukose bestimmt das geistig-seelische Gleichgewicht. Defizite verursachen Verwirrtheit, geistige Erschöpfung und Fehlwahrnehmungen. Das wiederum führt zu Reizbarkeit, Streß und Aggression. Der Verzehr von zuviel weißem Zucker sowie die Verwendung von Stimulanzien (Tee, Kaffee, Cola-Getränke, Zigaretten) bringt den Blutzuckerspiegel durcheinander. Ob die Glukose verwertet werden kann, hängt wiederum vom Vorhandensein einer ganzen Reihe von Mikronährstoffen ab, insbesondere den Vitaminen B_3 und B_6 sowie Chrom, Zink und Mangan.

Das Blutzuckergleichgewicht kann durch einen Bluttest namens glykosyliertes Hämoglobin oder fünfstündige Glucosetoleranztests geprüft werden. Aber auch die Symptome liefern gute Hinweise auf entsprechende Probleme. Die zusätzliche Aufnahme der obigen Nährstoffe sowie eine vollwertige Ernährung tragen dazu bei, Störungen des Blutzuckerspiegels zu korrigieren.

Haben Sie eine Glukose-Intoleranz?

Haben Sie Fehlwahrnehmungen (Denkstörungen) und ...

_____ Schwäche, Erschöpfung, Ohnmacht und Schwindel?

_____ Nervosität, Reizbarkeit, Zittern und Angst?

_____ Depression, Vergeßlichkeit, Verwirrtheit und Konzentrationsschwierigkeiten?

_____ Herzjagen oder Blackouts?

Wenn die meisten obigen Punkte zutreffen, profitieren Sie möglicherweise von:

- Dem Verzicht auf minderwertige Nahrung, Zucker, Alkohol und Weißbrot
- Regelmäßigem Sport
- Mangan: 10 mg morgens und abends
- Zink: 15 mg morgens und abends
- Chrom: 200 µg täglich
- Plus einem grundlegenden Nahrungsergänzungsmittel-Programm (siehe S. 412)

Überempfindlichkeit gegen Nahrungsmittel oder Chemikalien

Manche Menschen werden depressiv oder manisch, nur weil sie unwissentlich etwas essen, auf das sie überempfindlich reagieren. Obwohl der Mechanismus dieser »zerebralen Allergien« noch nicht klar verstanden wird, ist das Phänomen an sich gut erforscht. Man schätzt, daß es bei einer von vier Personen mit geistig-seelischen Gesundheitsstörungen vorliegt. Obwohl das Nahrungsmittel, das eine überempfindliche Reaktion auslöst, bei jedem ein anderes sein kann, sind die häufigsten Nahrungsmittelallergene Weizengluten, sonstige glutenhaltige Getreidesorten (Hafer, Roggen, Gerste) und Milchprodukte.

Es gibt unterschiedliche Allergietests, und die Labors können Allergene immer genauer bestimmen. (Ich bevorzuge einen quantitativen IgG-ELISA-Test.) Wenn der Missetäter aufgespürt ist, müssen die entsprechenden Lebensmittel mindestens drei Monate lang gemieden werden. In dieser Zeit sollten Sie Verdauungsprobleme korrigieren. Sie können zu Allergien führen, weil Nahrungsmittel nicht richtig verdaut oder resorbiert werden.

Haben Sie zerebrale (Gehirn-) Allergien?

Haben Sie Fehlwahrnehmungen (Denkstörungen) und...

_____ als Kind Koliken gehabt?

_____ als Kind Ekzeme gehabt?

_____ Einheimische Sprue (Minderresorption von Nährstoffen) gehabt?

_____ Asthma, Ausschläge oder Heuschnupfen gehabt?

_____ tägliche Lieblingsspeisen?

_____ extreme tägliche Stimmungswechsel?

_____ häufig und schnell eine Erkältung?

_____ jahreszeitliche Allergien?

_____ Besserung der Symptome durch Fasten?

_____ Unverträglichkeit von Nahrungsmitteln wie Weizen oder Milch?

Wenn die meisten obigen Punkte zutreffen, profitieren Sie möglicherweise von:
- Methionin: 500 mg morgens und abends
- Kalzium: 500 mg morgens und abends
- Zink: 15 mg morgens und abends
- Mangan: 10 mg morgens und abends
- B_6: soviel, daß Sie sich an Ihre Träume erinnern können (maximal 1000 mg pro Tag)
- Vitamin C: 1000–2000 mg morgens und abends
- Plus einem grundlegenden Nahrungsergänzungsmittel-Programm (siehe S. 412)
- Einem Allergietest und der Meidung der entsprechenden Substanzen

Psychische Krankheiten sind ein komplexes Thema. Die besten Ergebnisse werden immer erzielt, wenn Sie mit einem auf diesem Gebiet erfahrenen Ernährungsberater zusammenarbeiten. Er kann Ihnen sagen, welche Tests sich für Sie eignen, und ein therapeutisches Ernährungs- und Nahrungsergänzungsmittel-Programm zusammenstellen, das Ihre Körperchemie wieder ins Gleichgewicht bringt.

Teil V
Die richtige Ernährung für jedes Lebensalter

32. Schwangerschaft und Geburt

Wir alle sind älter, als wir gerne annehmen. Im Hinblick auf die Gesundheit sind die neun Monate, die wir im Mutterleib verbracht haben, und die Monate vor der Empfängnis die entscheidendste Phase unseres Lebens. Wissenschaftler entdecken immer mehr Hinweise darauf, daß Gesundheit und Ernährung der Mutter vor der Empfängnis und während der Schwangerschaft die Gesundheit des Säuglings tiefgreifend beeinflussen und daß Krankheitsmuster, die im Erwachsenenalter auftreten, sich bis zur Ernährung des Säuglings zurückverfolgen lassen. Eine optimale Ernährung erhöht die Fruchtbarkeit, die Gesundheit während der Schwangerschaft und die Chancen, ein gesundes Baby zur Welt zu bringen, das Krankheiten gegenüber widerstandsfähig ist.

Die Fruchtbarkeit maximieren
Eins von vier Paaren leidet in irgendeiner Form unter Unfruchtbarkeit. Für manche Paare bedeutet dies, daß sie weniger Kinder haben, als sie gerne hätten. Für die meisten bedeutet es, überhaupt keine Kinder zu haben. Und sogar für fruchtbare Paare ist das Schwangerwerden nicht so einfach, wie man gemeinhin annimmt.

Durchschnittlich dauert es sechs Monate, bis eine Frau schwanger wird, aber auch 18 Monate sind nicht ungewöhnlich. Solange Fruchtbarkeitstests jedoch nicht das Gegenteil bewiesen haben, bedeutet es nicht zwangsläufig, daß Sie völlig unfruchtbar sind, wenn innerhalb von 18 Monaten keine Empfängnis stattgefunden hat.

Die Fruchtbarkeit und die Wartezeit bis zur Empfängnis hängen von vielen Faktoren ab, von denen manche psychisch, manche physisch und manche ernährungsbedingt sind. Im Urlaub zum Beispiel werden mehr Kinder empfangen, weil der Streß geringer ist – ein Hauptfaktor für Unfruchtbarkeit. Die Chancen für eine Empfängnis sind auch größer, wenn Sie den Geschlechtsverkehr so legen, daß er mit dem Eisprung zusammenfällt (der Abgabe des weiblichen Eis, so daß es vom Sperma befruchtet werden kann). Auch Ihre Ernährung und insbesondere Ihr Vitaminstatus spielen eine entscheidende Rolle.

Vitamine für mehr Fruchtbarkeit

Für etwa $^1/_3$ der Unfruchtbarkeitsfälle ist der männliche Partner verantwortlich. (Ich möchte betonen, daß Unfruchtbarkeit nichts mit sexueller Potenz zu tun hat, die im allgemeinen nicht betroffen ist.) Beim üblichen Unfruchtbarkeitstest für Männer werden die Spermien gezählt – je höher ihre Anzahl, desto größer die Fruchtbarkeit. Eine Studie hat gezeigt, daß zusätzliches Vitamin C die Anzahl der Spermien und deren Mobilität erhöht; der Grund dafür ist noch nicht genau bekannt.[88] Ebenso ist festgestellt worden, daß ein Mangel an Vitamin E oder lebenswichtigen Fetten bei beiden Geschlechtern zu Unfruchtbarkeit führt, weil er eine Schädigung des Fortpflanzungsgewebes verursacht. Wenn Sie unfruchtbar sind, läßt sich dies jedoch leider nicht dadurch umkehren, daß Sie Vitamin E nehmen.

Der hohe Anteil an Unfruchtbarkeit bei Diabetikern gibt uns vielleicht einen Hinweis. Diabetiker haben oft wenig Vitamin A, das zur Herstellung der männlichen Geschlechtshormone unentbehrlich ist. Vitamin A ist darauf angewiesen, daß die Leber Zink abgibt. Zink ist vielleicht am besten erforscht von allen Nährstoffen, die erwiesenermaßen die männliche Fruchtbarkeit beeinflussen. Zu den Anzeichen für Zinkmangel gehören eine späte sexuelle Reifung, kleine Geschlechtsorgane und Unfruchtbarkeit. Durch eine angemessene Zink-Zufuhr können diese Probleme korrigiert werden. Auch Dr. Carl Pfeiffer hat einen hohen Grad an Impotenz und Unfruchtbarkeit bei männlichen Patienten mit Zinkmangel festgestellt. »Bei einer adäquaten Zufuhr von Vitamin B_6 und Zink«, schrieb er, »sollte die sexuelle Potenz des Mannes innerhalb von ein oder zwei Monaten zurückkehren.« Angesichts der Tatsache, daß über die Ernährung durchschnittlich halb so viel Zink aufgenommen wird wie offiziell empfohlen, hat Zink für die Fruchtbarkeit substantielle und weit verbreitete Folgen. Zink findet sich in hoher Konzentration in den männlichen Geschlechtsdrüsen und im Spermium selbst. Im Spermium wird es zur Bildung der äußeren Schicht und des Schwanzes benötigt.

Gesundheitsfürsorge vor der Empfängnis

Die besten Chancen auf eine gesunde Nachkommenschaft haben Sie, wenn beide Partner sich auf die Schwangerschaft vorbereiten. Spermien brauchen drei Monate, um heranzureifen, das Ei einen Monat. Wenn beide Partner sich in diesen Monaten vor der Empfängnis optimal ernähren, den Konsum von Antinährstoffen, insbesondere Alkohol, auf ein Minimum reduzieren und gesund bleiben, bestehen gute Chancen für eine gesunde Empfängnis – besonders wenn das Paar in den nichtfruchtbaren Phasen des Monats keinen Sex hat.

Bei einer von drei Schwangerschaften kommt es in den ersten drei Monaten zu einem spontanen Fruchtabgang. Dieses Risiko wird vermindert, wenn beide Partner optimal ernährt und gesund sind. Eine häufige Ursache für einen Fruchtabgang ist ein Mangel an Progesteron, das in den ersten Wochen für das Weiterbestehen der Schwangerschaft erforderlich ist. Dieser Mangel kann das Ergebnis einer Östrogen-Dominanz sein (siehe Kapitel 20 und 34).

Vitamine für eine gesunde Schwangerschaft

Eine optimale Ernährung kann Ihre Chancen auf eine gesunde Schwangerschaft stark verbessern. Auch die geringste Nährstoff-Unterversorgung in der Schwangerschaft kann für die Gesundheit ihres Sprößlings schwerwiegende Folgen haben. Die These, daß angeborene kindliche Schädigungen oft durch einen Nährstoffmangel der Mutter entstehen, wird immer mehr akzeptiert.

Bislang ist eine leichte Unterversorgung mit den Vitaminen B_1, B_2 und B_6, Folsäure, Zink, Eisen, Kalzium und Magnesium mit angeborenen Anomalitäten in Verbindung gebracht worden – und ebenso sehr hohe Konzentrationen an toxischen Metallen, insbesondere Blei, Kadmium und Kupfer. Ein starker Mangel an egal welchem Vitamin führt zu angeborenen Anomalitäten, denn ein Vitamin ist per definitionem für das normale Wachstum notwendig. Eine gesunde Schwangerschaft setzt voraus, daß all diese Nährstoffe in größeren Mengen zugeführt werden als normal, denn die werdende Mutter muß ja nicht nur ihren eigenen Bedarf decken, sondern auch den des heranwachsenden Fötus.

5 % der geborenen Kinder weisen einen Entwicklungsdefekt auf, der in vielen Fällen das zentrale Nervensystem betrifft. Eine Spina bifida, bei der die Wirbelsäure sich nicht richtig entwickelt hat, ist sehr stark mit einem Mangel an Folsäure und wahrscheinlich auch anderen Nährstoffen in der mütterlichen Ernährung in

Verbindung gebracht worden. Eine Umfrage unter 23 000 Frauen ergab, daß diejenigen, die ihre Ernährung in den ersten sechs Schwangerschaftswochen mit Nahrungsergänzungsmitteln anreicherten, 75 % weniger Kinder mit Defekten des Neuralrohrs gebaren als Frauen, die dies nicht taten.[89] Diese Mißbildung ist sehr viel häufiger, wenn die Mütter sich in den ersten drei Schwangerschaftsmonaten schlecht ernährt haben. Eine Studie ergab, daß eine Ernährungsberatung die Spina-bifida-Häufigkeit bei gefährdeten Müttern senkte, daß aber zusätzliche Folsäure-Gaben – allein oder in einem Multivitaminpräparat – zu einer noch geringeren Zahl von Babys mit Neuralrohr-Defekten führte. Da die empfohlene Folsäure-Zufuhr bei 400 µg pro Tag liegt und die tatsächliche durchschnittliche Aufnahme nur 109–203 µg pro Tag beträgt, sollten Frauen, die schwanger werden wollen, mindestens 300 µg täglich in Zusatzform nehmen.

In den ersten drei Schwangerschaftsmonaten werden alle Organe des kindlichen Körpers vollständig ausgebildet. Deshalb ist eine optimale Ernährung in dieser Phase äußerst wichtig. Allerdings ist vielen Frauen ständig übel, und das verleidet ihnen die Lust am Essen. Die fälschlich als »morgendliche Übelkeit« bezeichneten Beschwerden gelten in den ersten drei Schwangerschaftsmonaten als normal und werden wahrscheinlich durch die erhöhte Produktion eines Hormons namens HCG verursacht. Besonders gefährdet sind Frauen, die sich schlecht ernähren. In der Schwangerschaft nimmt der Bedarf an den Vitaminen B_6 und B_{12}, Folsäure, Eisen und Zink zu. Werden sie zusätzlich genommen, hört gewöhnlich auch die schlimmste Schwangerschafts-Übelkeit auf. Oft hilft es, häufig kleine Mengen Obst oder komplexe Kohlenhydrate zu essen wie Nüsse, Samen oder Vollkorngetreide. Am besten ist es jedoch, schon lange vor der Schwangerschaft für eine optimale Ernährung zu sorgen. Am ION begleiteten wir vier Frauen, die ein

Programm zur optimalen Ernährung mitmachten, vor und während der Schwangerschaft: Durchschnittlich wurde von zwei Tagen mit Übelkeit und Brechreiz berichtet. Manchen Frauen ist die ganze Schwangerschaft hindurch übel!

Eine weitere Komplikation der Schwangerschaft ist eine präeklamptische Toxämie, die in erhöhtem Blutdruck, Ödemen (Schwellungen) und extrem viel Protein im Urin besteht. Es gibt viele Theorien über die Gründe für diese Erkrankung, aber auch bei ihr spielt die Ernährung eine entscheidende Rolle. Eine Klientin von mir, die in ihrer ersten Schwangerschaft eine präeklamptische Toxämie hatte, verbesserte ihre Ernährung und nahm Ergänzungsmittel: Ihre zweite Schwangerschaft verlief problemlos.

Eine optimale Ernährung vor und während der Schwangerschaft garantiert der Mutter eine gesündere Schwangerschaft mit weniger Komplikationen, was zu einem gesünderen und schwereren Baby führt. Zu Ihrem Nahrungsergänzungs-Menü sollten 200 µg Folsäure, 20 µg Vitamin B_{12}, 200 mg Vitamin B_6, 15 mg Zink, 500 mg Kalzium, 250 mg Magnesium und 12 mg Eisen gehören. Nehmen Sie nicht mehr als 10 000 IE Vitamin A, und lassen Sie eine Haaranalyse durchführen, um zu prüfen, ob Ihr Körper extrem viel Kupfer, Blei oder Kadmium gespeichert hat.

Stärkung nach der Geburt

Eine optimale Ernährung ist nach der Geburt doppelt wichtig, denn die Mutter muß sich und ihr Kind ernähren. Die Belastung durch die Mutterschaft, schlaflose Nächte und der zusätzliche Nährstoffbedarf machen die ersten Monate oft zu einer harten Arbeit. In dieser Zeit lohnen sich eine ideale Ernährung und Nahrungsergänzungsmittel besonders. Sorgen Sie dafür, daß Sie Hilfe und einen guten Vorrat an leicht zuzubereitenden, nahrhaften Speisen im Haus haben, besonders in den ersten Wochen.

Postnatale Depression

Es ist nicht ungewöhnlich, daß Mütter sofort nach der Geburt eine Depression bekommen. Hier muß zweifellos eine psychische Komponente mitbedacht werden: Jetzt haben Sie ein Baby – eine große Verantwortung. Viele Forscher glauben jedoch, daß diese postnatale Depression durch hormonelle und chemische Veränderungen entsteht, die durch eine gesunde Ernährung gestoppt werden können.

Ein Auslöser könnte zu viel Kupfer sein. Der Kupferspiegel steigt in der Schwangerschaft oft an, während der Zinkspiegel absinkt, weil auch das Baby diesen Nährstoff braucht. Bei den meisten Frauen nimmt der Zinkgehalt der Muttermilch schnell ab, weil der Säugling die Reserven der Mutter aufzehrt. Die Weltgesundheitsorganisation siedelt den geschätzten Zinkbedarf bei 25 mg pro Tag an, durchschnittlich werden aber nur 7,5 mg pro Tag aufgenommen. Da Ärzte nur selten raten, mehr zinkreiche Lebensmittel zu essen oder entsprechende Zusatzpräparate zu nehmen, ist ein Zinkmangel bei Müttern nach der Geburt häufig. Eine Depression ist ein klassisches Symptom, das durch die zusätzliche Verabreichung von Zink und Vitamin B_6 korrigiert werden kann. Dr. Carl Pfeiffer, der dazu beitrug, die Wichtigkeit von Zink für die Funktion des Gehirns nachzuweisen, stellte fest: »Bei unseren Patientinnen, die mit Zink und B_6 behandelt wurden, haben wir keine postnatale Depression oder Psychose beobachten können.«

Wie wichtig ist das Stillen?

Obwohl das Stillen dem Baby keine optimale Ernährung garantiert, bestehen kaum Zweifel, daß Muttermilch am besten ist. Das gilt besonders, wenn die Mutter sich optimal ernährt. Bei einem optimalen Ernährungszustand ist das Nährstoffgleichgewicht in der Muttermilch dem von Fertigmilch weit überlegen. Ein wesentlicher Faktor dabei ist der hohe Anteil an essentiellen Fettsäuren, die für die intellektuelle Entwicklung notwendig sind. Die intellektuelle Leistungsfähigkeit von gestillten Babys ist im späteren Leben besser als die von Flaschenkindern. Diese Entdeckung führte zu der Erkenntnis, daß es wichtig ist, Säuglingen einen hohen Anteil an essentiellen Fettsäuren zuzuführen.

Ein weiterer großer Nachteil der Fertigmilch ist die Milch an sich. Säuglinge sollten keine Kuhmilch bekommen, bis sie mindestens sechs Monate alt sind. Ihr Verdauungs- und Immunsystem ist nämlich noch nicht ausgereift genug, um mit diesem komplexen Protein zurechtzukommen – das Ergebnis ist oft eine Allergie. Kürzlich wurde festgestellt, daß Jugenddiabetes dadurch verursacht wird, daß das Immunsystem eine Allergie gegen ein Protein in Kuhmilch und Rindfleisch entwickelt und daß es dann mit einem fast identischen Protein in der Bauchspeicheldrüse zu einer Kreuzreaktion kommt, was zur Zerstörung von Bauchspeicheldrüsengewebe führt; diese Entdeckung hat viele Kinderärzte dazu veranlaßt, nicht nur vor der Verabreichung von Kuhmilch an Säuglinge vor dem Alter von sechs Monaten zu warnen, sondern auch den Müttern zu raten, in der Stillzeit auf Rindfleisch und Milch zu verzichten. Wenn der Befund sich als zutreffend erweist, könnte der Jugenddiabetes durch ein verhältnismäßig einfaches Opfer ausgemerzt werden (eine ausführlichere Diskussion findet sich in Kapitel 8).

Wann entwöhnen, was zufüttern?

Sobald ein Kind nachts durchschlafen kann, ohne gefüttert werden zu müssen, oder Zähne bekommt, kann man es an feste Nahrung gewöhnen. Im allgemeinen ist das im Alter von etwa sechs Monaten der Fall. Wenn das Kind auf einem Stück Gurke oder Karotte herumkaut, kommen auch die anderen Zähne leichter durch. Da die längste Zeitspanne zwischen den Mahlzeiten die Zeit zwischen Abendessen und Frühstück sein sollte, schläft das Kind nachts vielleicht eher durch, wenn es zum Abendessen auch etwas Festes bekommt.

Gesunde Babys brauchen genauso wie gesunde Erwachsene Lebensmittel, die frisch, naturbelassen, frei von Zusatzstoffen, zuckerfrei (ohne Saccharose, Glukose, Dextrose, Maltose und Fruktose), salzfrei und fettarm sind. Mit anderen Worten: Die Nahrung sollte möglichst so sein, wie sie in der Natur vorgefunden wird. Das Baby soll später dieselben Lebensmittel essen wie Sie (die natürlich, wenn Sie den Empfehlungen in diesem Buch folgen, absolut gesund sind). Deshalb empfiehlt es sich, das Kind von Anfang an diese Ernährungsform zu gewöhnen. Ein paar Vorschläge für eine gesunde Ernährung ohne zuviel Baby-Fertignahrung finden Sie unten. Gerechterweise muß ich sagen, daß die Fertignahrung immer besser wird. Sie enthält keine synthetischen Zusatzstoffe mehr, und manche Produkte sind zuckerfrei. Trotzdem ist die Idee, daß ein Baby zwar Ballaststoffe, aber auf seinem pürierten Roastbeef keinen Zucker braucht, noch nicht bis zu allen Herstellern von Babynahrung vorgedrungen. Wenn Sie gelegentlich Fertignahrung verwenden wollen, sollten Sie sich, wie bei Erwachsenen-Nahrung auch, die Angaben zu den Inhaltsstoffen durchlesen. Bei Getreide sollte es sich um Vollmehl handeln. Nicht enthalten sein sollten die oben aufgeführten Zuckerarten, modifizierte Stärke, gehärtetes Fett, hydrolysiertes pflanzliches Protein oder sonstige Zutaten, die Sie nicht verstehen.

Ballaststoffe für Babys

Manche Mütter geben ihren Babys keine ballaststoffreiche Kost, weil sie »nur so durch sie hindurchgeht«. Damit meinen sie oft, daß sie drei schmutzige Windeln am Tag geliefert bekommen und sich nicht die Umstände machen wollen, sie so oft zu wechseln. Ich persönlich würde lieber ein oder zwei Jahre lang dreimal täglich schmutzige Windeln wechseln, als später, wenn das Baby erwachsen ist, einen Darmkrebs-Pflegefall versorgen zu müssen. Wie bei Erwachsenen sollte auch der gesunde Darm eines Säuglings sich zwei- oder dreimal täglich entleeren. Ein Großteil der Nahrung wird als erkennbare Linsen oder Traubenhäutchen wieder zum Vorschein kommen, weil das Baby die Nahrung nicht richtig kauen kann.

Vorbeugung gegen Allergien

Wenn Sie anfangen, Ihr Baby zu entwöhnen, sollten Sie ihm Lebensmittel geben, die leicht verdaulich sind und aller Voraussicht nach keine allergischen Reaktionen auslösen. Gekochte, pürierte Gemüse und Früchte sind ein guter Anfang. Wenn ein Obst oder Gemüse roh gegeben werden kann, sollten Sie es so lassen – zum Beispiel Bananen, Avocados, sehr reife Williamsbirnen oder Papayas. Je später Sie ein Lebensmittel einführen, desto unwahrscheinlicher ist es, daß es eine allergische Reaktion auslöst. Potentielle Allergene sollten Sie so spät wie möglich einführen, wenn Sie vermuten, daß Ihr Kind allergisch reagieren könnte (weil zum Beispiel in Ihrer Familie Allergien vorkommen), oder wenn Sie einfach absolut sicher sein wollen, daß Ihr Kind keine Allergien bekommt. Die Nahrungsmittel und Lebensmittelgruppen in der folgenden Liste sind so angeordnet, daß die Wahrscheinlichkeit von allergischen Reaktionen mit aufsteigender Reihenfolge zunimmt. Fangen Sie also mit der zuerst genannten Lebensmittelkategorie an. Wenn sie keine Probleme bereitet, können Sie zur nächsten übergehen, und so weiter.

- Gemüse
- Obst (außer Orangen)
- Nüsse und Samen

- Hülsenfrüchte und Bohnen
- Reis
- Fleisch
- Hafer, Gerste und Roggen
- Orangen
- Weizen
- Milchprodukte
- Eier

Führen Sie jeden Tag ein oder zwei Lebensmittel ein, und notieren Sie, welche Sie gegeben haben und welche Reaktionen möglicherweise aufgetreten sind. Denkbar sind leichte bis schwere Ekzeme, extreme Schläfrigkeit, eine laufende Nase, Koliken, Ohrentzündungen, starker Durst, Hyperaktivität oder asthmatisches Atmen. Wenn Sie eine Reaktion feststellen, sollten Sie dieses Nahrungsmittel nicht mehr geben und andere neue Lebensmittel erst einführen, wenn die Reaktion abgeklungen ist. Sie können Ihre Beobachtungen ein paar Monate später überprüfen: Möglicherweise tritt die Reaktion nicht mehr auf, weil das Verdauungssystem herangereift ist. Die zuletzt genannten vier Nahrungsmittel sollten erst eingeführt werden, wenn das Baby neun oder zehn Monate alt ist. Dies gilt auch für alle Nahrungsmittel, von denen bekannt ist, daß ein Elternteil allergisch auf sie reagiert.

Pürees für Babys

Ein Baby, das entwöhnt wird, bekommt immer noch sehr viel Nahrung über die Muttermilch. Möglicherweise stellen Sie fest, daß Sie genausoviel stillen wie vorher. Das ist ganz in Ordnung – Mütter sollten viel stillen, bis das Baby ein Jahr alt ist. Wenn wir von der Annahme ausgehen, daß das Baby Protein, Fett und Kohlenhydrate überwiegend durch die Muttermilch bezieht, füttern Sie

am besten viel vitamin- und mineralstoffreiches Gemüse und Obst
zu. Kochen Sie eine Kombination verschiedener Gemüse- oder
Obstsorten und pürieren Sie sie. Es ist nicht notwendig, Zucker zuzufügen. Hier ein paar gute Kombinationen:

- Karotten solo
- Blumenkohl und weiße Rüben (Steckrüben)
- Karotten, Spinat und Blumenkohl
- Saubohnen und Blumenkohl oder Karotten plus ein wenig Sel-
  lerie
- Geschälte Zucchini (die Haut könnte bitter sein) und Fenchel
- Lauch und Kartoffeln
- Gelbe Rüben, weiße Rüben und Kartoffeln

Experimentieren Sie. Um Zeit und Mühe zu sparen, nicht zu reden
von der Enttäuschung, wenn Ihr Baby die liebevoll zubereiteten
Pürees ablehnt, können Sie diese Mischungen einfrieren. Fangen
Sie für kleinste Mengen mit Eiswürfelbehältern an, und gehen Sie
dann zu kleinen Gefäßen über (zum Beispiel Joghurtgläschen mit
Deckeln). Sie können auch Muttermilch ausdrücken und in steri-
lisierten Eiswürfelbehältern einfrieren, um sie später mit Pürees
zu mischen; so schmecken sie mehr nach dem, was Ihr Baby gewöhnt ist.

Diesen Pürees können Sie nach und nach andere Zutaten zufügen. Versuchen Sie halbe rote Linsen, gekochte Bohnensprossen,
gar gekochten Vollreis, weiße Bohnen und andere Hülsenfrüchte,
Milch, Käse, Joghurt oder Sojamilch.

Auch das Frühstück kann aus pürierten Gemüsen bestehen – Babys brauchen keine süßen Frühstücksflocken oder Obst. Das fördert nur die Sucht nach Süßem. Wenn Sie Getreide in die Kost einführen, können Sie Vollreismehl wie Grieß kochen und püriertes
Obst dazugeben; so haben Sie ein schönes Frühstück. Eine einfa-

chere Alternative besteht darin, etwas kochendes Wasser auf drei Teelöffel feines Hafermehl zu gießen und dies ein paar Minuten stehenzulassen. Geben Sie püriertes Obst, zerdrückte Bananen, Joghurt, Mutter- oder Reismilch dazu. Hirseflocken, die in Bioläden und Reformhäusern erhältlich sind, können genauso wie Hafermehl zubereitet werden. Wenn das Kind älter wird, können Haferflocken an die Stelle von Hafermehl treten, und die Banane kann in Scheiben geschnitten statt zerdrückt werden.

33. Superkids – Ernährung für die nächste Generation

Was Sie Ihrem Kind zu essen geben, bestimmt zu einem hohen Maß seine Gesundheit und seine Ernährungsgewohnheiten für das ganze Leben. Die Zeit, die Sie als Mutter oder Vater damit verbringen, Ihr Kind richtig zu ernähren, kann der größte Beitrag sein, den Sie zu seiner Entwicklung leisten. In der heutigen Fastfood-Kultur, in der Kinder und Erwachsene mit Werbung für minderwertige Nahrung bombardiert werden, müssen Sie stark sein und Ihrem Kind helfen, gute Eßgewohnheiten zu entwickeln. Es lohnt sich.

Gute Gewohnheiten entwickeln

Die Lust auf Süßes wird dadurch erworben, daß immer süßere Nahrungsmittel gegessen werden. Sie kann dadurch abgelegt werden – meist gegen einigen Widerstand –, daß Sie die Süße von Speisen und Getränken allmählich reduzieren. Das bedeutet, daß Sie gesüßte Getränke durch Fruchtsaft ersetzen, den Sie halb und halb mit Wasser verdünnen. Apfelsaft enthält den am langsamsten resorbierten Zucker, Traubensaft den am schnellsten resorbierten. Deshalb ist Apfelsaft vorzuziehen. Die wenigsten Kinder trinken genug Wasser. Sie können Ihr Kind ermuntern, Wasser zu trinken, indem Sie dies bei den Mahlzeiten auf den Tisch stellen und Ihren durstigen Sprößlingen erst ein Glas Wasser und dann ein Glas verdünnten Fruchtsaft anbieten.

Geben Sie Süßigkeiten, gesüßte Speisen, Cola und sonstige gesüßte Getränke nie als Belohnung, denn dann werden sie mit etwas Gutem assoziiert. Im späteren Leben belohnen Ihre Kinder sich dann vielleicht ständig damit. Frischer Orangen- oder Ananassaft, verdünnt mit Sprudelwasser, sind die bessere Alternative. Cola-Getränke dagegen sind besonders schlecht, weil sie meist Koffein enthalten, eine süchtigmachende Droge. Um offiziell rauchen und Alkohol trinken zu dürfen, muß man erwachsen sein; deshalb ist es ziemlich erstaunlich, daß Koffein ohne jede Einschränkung Getränken zugesetzt werden darf, die für Kinder angepriesen werden, die noch nicht einmal lesen können.

Nur sehr wenige Frühstücksflocken-Produkte sind wirklich zuckerfrei. Die Nahrungsmittelhersteller tragen dazu bei, daß Kinder von klein an eine Vorliebe für Süßes entwickeln: Die meisten industriell aufbereiteten Frühstücksflocken enthalten schnell resorbierte Zucker und Zuckerzusätze. Geben Sie Ihrem Kind statt dessen Hafer- oder Hirseflocken oder zuckerfreie Cornflakes. Halten Sie es dazu an, seine Getreideflocken mit Obst zu süßen, zum Beispiel in Scheiben geschnittenen Bananen, Äpfeln oder Birnen, Beeren oder vielleicht auch Rosinen.

Die beste Zwischenmahlzeit ist Obst. Sorgen Sie dafür, daß Sie immer eine Schale mit frischem, appetitlichem Obst im Haus haben, das zum Zugreifen einlädt. Schicken Sie Ihre Kinder auch lieber mit Obst in die Schule, anstatt ihnen Geld zu geben, mit dem sie sich Süßigkeiten kaufen können.

Wenn Kinder älter werden und Taschengeld bekommen, werden sie natürlich Süßigkeiten kaufen und von anderen bekommen. Aber wenn Süßigkeiten und gesüßte Speisen und Getränke nicht zu ihrer alltäglichen Kost gehören, werden sie wahrscheinlich keine besondere Lust auf Süßigkeiten haben und nicht süchtig nach ihnen werden.

Eine weitere gute Gewohnheit, die Sie bei Ihren Kindern entwickeln können, ist der Verzehr von Gemüse bei jeder Mahlzeit. Bieten Sie auch immer etwas Rohes an. Der Trick besteht darin,

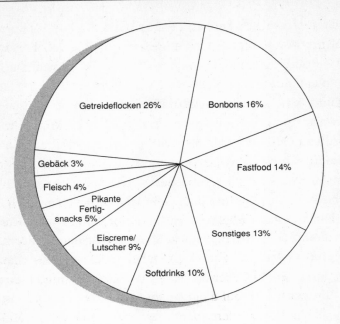

Süß und scharf –
so setzt sich die Ernährung von Kindern zusammen

die Gemüse so zuzubereiten, daß sie gut schmecken. Die meisten Gemüse werden zerkocht und schmecken langweilig. Rohe biologische Karotten, Erbsen oder Pastinaken-Chips (die Sie durch Dünsten in verdünnter Sojasoße herstellen), Kartoffelpüree oder Ofenkartoffeln sind von Natur aus süß, und Kinder mögen sie gern. Wenn Sie bei jeder Mahlzeit etwas Rohes servieren – auch wenn es nur ein paar Blättchen Kresse, ein bißchen geschnetzelter Rotkohl, Tomatenscheiben oder geraspelte Karotten sind –, entwickelt dies die Vorliebe für Salat.

Obwohl es viele Möglichkeiten gibt, ein gesundes Dessert zuzubereiten, erwirbt das Kind eine lebenslange Gewohnheit, wenn eine Mahlzeit immer auf diese Weise beendet wird. Reservieren Sie gesunde Desserts für besondere Gelegenheiten, und geben Sie dem Kind so viel von dem Hauptgericht, wie es möchte. Wenn meine Kinder immer noch Hunger haben, helfen sie sich mit Obst.

Allergien fangen im Kindesalter an

Kinder sind wie die Kanarienvögel, mit deren Hilfe man früher überprüfte, ob Bergwerksstollen giftige Gase enthielten: Sie sind sehr empfindlich und reagieren schnell auf alle möglichen Stoffe. Das ist die erste Phase der Streßreaktion (siehe S. 252). Durch Beobachtung können Sie herausfinden, was Ihrem Kind nicht bekommt. Viele Kinder zeigen unerwünschte Reaktionen auf Zusatzstoffe in Nahrungsmitteln, auf Zucker, Milchprodukte, Erdnüsse, Weizen, Detergenzien, Hausstaubmilben oder Abgase. Manche Kinder reagieren auf Eier, Orangen und glutenhaltige Getreide wie Hafer. Achten Sie auf die folgenden Symptome:

- *Gesicht:* Ringe unter den Augen, verquollenes Gesicht, ständiges Schniefen, häufige Erkältungen, starke Schleimproduktion, häufige Ohrenschmerzen, Mandelentzündungen
- *Haut:* Juckreiz, Ausschläge, Ekzeme, Aufgedunsenheit bzw. Flüssigkeitsansammlungen
- *Verdauungssystem:* Koliken, Erbrechen, Durchfall, Magenschmerzen, Blähungen
- *Atemwege:* Husten, häufige Halsschmerzen, Zunge oder Rachen geschwollen, Asthma, Atemwegsinfektionen
- *Geist und Seele:* Hyperaktivität, Konzentrationsmangel, extreme Emotionalität, Schlaflosigkeit, Bettnässen

All dies sind die klassischen Anzeichen einer Allergie. Zum Glück reagieren Kinder schnell, wenn die beeinträchtigende Substanz entfernt wird. Versuchen Sie, verdächtige Nahrungsmittel oder Umweltallergene zehn Tage lang zu meiden, und beobachten Sie, ob es dem Kind besser geht. Bei starken allergischen Reaktionen empfiehlt sich ein Allergietest durch einen qualifizierten Gesundheitsexperten. Achten Sie auch darauf, daß die Ernährung des Kindes nicht zu spartanisch wird.

Eine optimale Ernährung und die umsichtige Verwendung von Nahrungsergänzungsmitteln kann das Allergiepotential beträchtlich vermindern, wenn die störenden Stoffe entfernt werden. Oft kann das Kind nach ein paar Monaten ein Nahrungsmittel vertragen, das früher zu Beeinträchtigungen führte. Das Kind sollte das Nahrungsmittel nur alle vier Tage essen, damit der Körper sich nicht daran »erinnert« und lernt, wieder allergisch zu reagieren.

Gehirnnahrung

Es steht außer Frage, daß eine optimale Ernährung die Lern- und die schulische Leistungsfähigkeit des Kindes verbessert. Alle korrekt angelegten Studien haben gezeigt, daß die intellektuelle Leistungsfähigkeit zunimmt, wenn Kinder Multivitamin- und -mineralstoffpräparate bekommen (siehe Kapitel 23). Auch essentielle Fettsäuren sind für die intellektuelle Entwicklung unentbehrlich. Forschungen durch Professor Crawford und Kollegen haben gezeigt, daß der Spiegel an essentiellen Fettsäuren bei Säuglingen mit der intellektuellen Leistungsfähigkeit der herangewachsenen Kinder korreliert. Essentielle Fettsäuren bauen nicht nur Prostaglandine auf – hormonähnliche Substanzen mit Einfluß auf die Hirnfunktionen –, sondern sind auch für die Membranen der Nervenzellen unentbehrlich. Versuche, bei denen Kindern mit Legasthenie und Aufmerksamkeitsstörungen essentielle Fettsäuren verabreicht wurden, haben zu positiven Ergebnissen geführt. Daher ist die Hypothese geäußert worden, daß für diese Probleme anfällige Kinder geringfügig defekte Membranen haben könnten, verursacht durch die Kombination von ererbten Faktoren und einem Mangel an essentiellen Fettsäuren. Es kann nicht schaden, Kindern viele Nahrungsmittel mit essentiellen Fettsäuren zu geben, zum Beispiel Samen, Nüsse und deren Öle. Die besten sind Sesam, Sonnenblumen, Kürbiskerne und Leinsamen, Mandeln, Walnüsse und Pekannüsse (Erdnüsse und Olivenöl enthalten keine essentiellen Fettsäuren). Leider werden diese Lebensmittel von vielen gewichtsbewußten Erwachsenen nicht in die Essensplanung einbezogen. Das geht zu Lasten der Kinder! Am ehesten werden Ihre Kinder mehr essentielle Fettsäuren aufnehmen, wenn Sie gemahlene Samen über Frühstücksflocken und in Suppen streuen, statt Butter ein kaltgepreßtes Öl (oder eine Mischung kaltgepreßter Öle) über Gemüse oder Ofenkartoffeln gießen. Halten Sie außerdem für den kleinen Hunger zwischendurch Nüsse und Sonnenblumenkerne parat. Kerne und Samen können auch an selbstgemachten Kuchen, Brot und Plätzchen gegeben werden. Insgesamt werden sie jedoch am besten roh verzehrt, weil die Hitzezufuhr die essentiellen Fettsäuren beschädigt.

Problemkinder

Bei immer mehr Kindern werden Legasthenie, Aufmerksamkeitsstörungen, Hyperaktivität und/oder Kriminalität diagnostiziert. Bei manchen Kindern sind die Probleme leicht. Aber die meisten Schulen haben wenigstens ein paar Kinder mit so gravierenden Problemen, daß das Lernumfeld der anderen gestört wird. Meist haben die verhaltensauffälligen Kinder eine oder mehrere der folgenden Ernährungsstörungen:

- Gestörter Zuckerhaushalt
- Mangel an Vitaminen oder Mineralstoffen, oft Zink und B_6 oder Niacin
- Mangel an essentiellen Fettsäuren
- Allergien

Sobald diese Faktoren identifiziert und korrigiert sind, werden die meisten Kinder wieder lenkbar. Aber ohne Korrektur kann aus einem hyperaktiven Sechsjährigen leicht ein krimineller Sechzehnjähriger werden.

Leider werden viele hyperaktive Kinder nicht mit Nährstoffen behandelt, sondern bekommen Medikamente wie zum Beispiel Ritalin. Bei einer Überprüfung der Behandlungsergebnisse stellte Professor Bernard Rimland aus Kalifornien fest, daß sich nach der Verabreichung von Ritalin der Zustand bei 50 % der Kinder verschlechterte, während er sich durch nutritive Maßnahmen bei 18 von 19 behandelten Kindern verbesserte.

Nahrungsergänzungsmittel für Kinder

Sobald ein Kind abgestillt ist und normale Kost bekommt, ist es an der Zeit, diese durch zusätzliche Nährstoffe zu ergänzen. Am besten eignen sich Multivitamin- und -mineralstoffpräparate, die es speziell für Kinder auch zum Kauen oder als Brausetabletten gibt. Achten Sie darauf, daß sie nicht mit Zucker gesüßt sind und daß Fruchtextrakte oder eine kleine Menge Fruchtzucker den Geschmack der Vitamine kaschieren. Kinder brauchen dieselben Nährstoffe wie Erwachsene: Besonders Vitamin A, um starke Membranen aufzubauen, die keine Infektionen in den Körper hineinlassen; Vitamin D, das die Kalzium-Resorption unterstützt; die Vitamine B und C für die Entwicklung des Gehirns; Zink zur Unterstützung des Wachstums; plus Chrom, Selen, Magnesium und Mangan. Achten Sie darauf, daß all diese Stoffe in angemessenen Mengen enthalten sind, vor allem Zink. Zink kann auch in Tropfen gegeben werden oder zusammen mit Kalzium, Magnesium und essentiellen Fettsäuren in Form gemahlener Samen, die Sie über die Kost Ihres Kindes streuen. Die folgende Übersicht nennt die optimale Vitamin- und Mineralstoffzufuhr.

Optimale zusätzliche Nährstoffmengen für Kinder von 1–13 Jahren

Vitamine	unter 1	1	2	3–4	Alter 5–6	7–8	9–11	12–13	
A (Retinol und Beta-Carotin	2500	2800	3200	3600	4000	4400	4800	5500	IE
(in µgRE)	750	840	970	1080	1200	1320	1440	1650	µg
D	200	200	200	200	200	200	200	300	IE
E	10	15	20	30	40	50	60	70	IE
C	100	175	250	325	400	475	550	625	mg
B_1 (Thiamin)	3	4	5	6	8	12	16	20	mg
B_2 (Riboflavin)	3	4	5	6	8	12	16	20	mg
B_3 (Niacin)	7	8	9	10	15	20	25	35	mg
B_5 (Pantothensäure)	7	8	9	10	15	20	25	35	mg
B_6 (Pyridoxin)	7	8	9	10	15	20	25	35	mg
B_{12}	3	4	5	6	7	8	9	10	µg
Folsäure	50	55	60	65	70	80	90	100	µg
Biotin	20	25	30	35	40	45	50	55	µg
Mineralstoffe									
Kalzium	150	150	150	150	150	150	150	150	mg
Magnesium	25	35	45	55	65	75	85	95	mg
Eisen	2	2	3	4	5	6	7	8	mg
Zink	3	4	5	6	7	8	10	12	mg
Mangan	0,7	1	1,3	1,5	1,7	1,8	1,9	2	mg
Chrom	10	12,5	15	17,5	20	22,5	25	30	µg
Selen	7	8	10	12	14	16	18	20	µg

Forschungsergebnisse zum optimalen Bedarf von Kindern gibt es kaum. Wenn daher Ihr Kind 20 % der oben angegebenen Mengen aufnimmt, reicht dies wahrscheinlich. Nur wenige Nahrungsergänzungsmittel stellen genug Kalzium und Magnesium zur Verfügung. Sie kommen reichlich in Samen vor, die außerdem essentielle Fettsäuren liefern. (Für kleine Kinder sollten sie gemahlen werden.)

Für sehr kleine Kinder sind Tabletten zum Kauen schwierig oder gefährlich. Es ist besser, die Tabletten zu zerdrücken und über die Speisen zu streuen. Mir sind am liebsten die Kautabletten, bei denen die Dosierung so bemessen ist, daß das Kind für jeweils zwei Lebensjahre eine Tablette bekommt. Wenn es den Geschmack mag (einige schmecken wirklich gut), kann das Kind sie nehmen, bis es 12 ist. Dann kann man zu denselben Mitteln wie für Erwachsene übergehen, die geschluckt werden.

34. Pubertät, prämenstruelles Syndrom und Wechseljahre

Der Übergang vom Kind zum Erwachsenen ist biologisch und psychologisch nicht einfach. In der Pubertät macht der Körper zahlreiche schnelle Veränderungen durch, die sich auf die sexuelle Entwicklung konzentrieren und eine optimale Ernährung erfordern, damit »Nebenwirkungen« vermieden werden – etwa Akne und Fettleibigkeit, Eß- und Verhaltensstörungen sowie psychische Probleme. Sie alle sind häufig ein Hinweis darauf, daß die oder der Betreffende sich nicht so gut an die Veränderungen anpaßt, wie es möglich wäre.

Mädchen und Jungen benötigen in der Pubertät mehr Vitamin A, D und B$_6$, Biotin, Zink, Kalzium, Magnesium und essentielle Fettsäuren. Im Vergleich zur Liste auf S. 351 steigt der Bedarf an diesen Nährstoffen zwischen 14 und 16 Jahren an. Sobald ein Kind 14 Jahre alt ist, hat es denselben Nährstoffbedarf wie ein Erwachsener. Dabei liegt auf den genannten Nährstoffen größeres Gewicht. Da der Wachstumsprozeß von Jugendlichen noch nicht abgeschlossen ist, brauchen sie außerdem genug Protein.

Oft liegt eine Unterversorgung mit Zink und Magnesium vor. Beide Geschlechter, vor allem aber Jungen, brauchen Zink für die sexuelle Reifung. Der relative Rückgang der Wachstumsgeschwindigkeit von Jungen in der Adoleszenz geht wahrscheinlich zum Teil auf eine suboptimale Zink-Zufuhr zurück – das vorhandene Zink wird für die sexuelle Reifung benötigt, so daß für das Wachstum nichts mehr übrig bleibt. Wachstumsprobleme, »Wachstumsschmerzen« und Akne sind mögliche Hinweise auf einen Zinkmangel.

Die Teenagerjahre sind mit größerer Freiheit oder Selbstbestimmung verbunden – das gilt auch für das Essen. Deshalb ist es wichtig, daß Teenager lernen, sich gesund zu ernähren. Ohne entsprechende Anleitung durch die Schule oder die Eltern entscheiden sie sich wahrscheinlich eher für Nahrungsmittel, die ihnen gut schmecken, als für solche, die ihnen guttun. Die Verbindung zwischen Ernährung, gesunder Haut, körperlicher und geistiger Leistungsfähigkeit muß betont werden, denn all dies sind erwünschte Qualitäten.

Ermuntern Sie Jugendliche vor allem zu folgenden Gewohnheiten:
- dem Verzehr von Samen, die reich an Zink, Magnesium und essentiellen Fettsäuren sind (ein Eßlöffel gemahlene Samen läßt sich gut über Getreideflocken streuen)
- dem Verzehr von Obst anstelle von Süßigkeiten und fetten, zuckerhaltigen Zwischenmahlzeiten
- dem Verzehr von Gemüse zu jeder Mahlzeit. Oft wird Gemüse nicht appetitlich zubereitet, so daß Kinder eine Abneigung dagegen entwickeln
- der Einnahme einer richtigen Mahlzeit, anstatt im Vorbeigehen hier und da »Treibstoff« nachzutanken.

Prämenstruelles Syndrom (PMS) und Ernährung

Zu den prämenstruellen Beschwerden zählen Depressionen, Angespanntheit, Kopfschmerzen, Empfindlichkeit der Brüste, Wasserverhaltung, Aufgetriebenheit, Energiemangel und Reizbarkeit. Obwohl sie bis vor kurzer Zeit als Los der Frau hingenommen wurden, sind sie in den meisten Fällen vermeidbar. Üblicherweise treten sie in der Woche vor der Menstruation auf. Ein kleiner Prozentsatz der Frauen hat die Symptome jedoch schon ab der Mitte des Zyklus, das heißt dem Eisprung. Da prämenstruelle Probleme eine Folge hormoneller Veränderungen sind, werden sie per Hormonbehandlung korrigiert. Solche medikamentösen Behandlungen müssen jedoch ernsthaft in Frage gestellt werden, denn sie stören die Körperchemie und sind mit einem erhöhten Krebsrisiko in Verbindung gebracht worden.

Einige Studien haben gezeigt, daß Vitamin B_6 70 % der betroffenen Frauen helfen kann.[90] Die Forscher fanden jedoch bald heraus, daß die Kombination von Vitamin B_6 mit Zink noch wirkungsvoller ist, weil Zink benötigt wird, um B_6 in seine chemisch aktive Form umzuwandeln. Dann entdeckte Dr. Guy Abrahams, daß Magnesium besonders gut gegen die Empfindlichkeit und das Anschwellen der Brüste wirkt.[91] In jüngerer Zeit hat die Forschung sich auf die Rolle von GLA (Gammalinolensäure) konzentriert, einer essentiellen Fettsäure, die sich in Nachtkerzen- und Borretschöl findet. Daß GLA in 60 % der Fälle erfolgreich ist, geht fast sicher auf ihre Rolle bei der Herstellung von Prostaglandinen zurück.[92] Wir wissen heute, daß zur Herstellung von Prostaglandinen auch Vitamin B_6, Zink und Magnesium erforderlich sind. Möglicherweise helfen diese Stoffe deshalb bei prämenstruellen Symptomen.

Diese Nährstoffe allein können die Symptome bereits halbieren, wie wir durch einen Versuch am ION herausfanden. Dabei beurteilten die Frauen und ihre Ärzte die Verbesserung, die bei jedem prämenstruellen gesundheitlichen Problem 55–85 % betrug. Nach der dreimonatigen Einnahme von Nahrungsergänzungsmitteln kann eine Frau eine durchschnittliche Besserung von jedem Problem um 66 % erwarten.

Bei manchen Formen von PMS beeinträchtigen hormonelle Veränderungen die Regulierung des Blutzuckerspiegels und lösen Veränderungen des Zucker- und des Stimulanzienhaushalts sowie die Symptome Müdigkeit und Reizbarkeit aus. Eine strikt zucker-

und stimulanzienfreie Kost mit komplexen Kohlenhydraten oder kleinen, häufigen Portionen Obst kann hier vieles zum Besseren wenden. Oft lassen prämenstruelle Symptome sich durch die richtige Ernährung in Kombination mit Nahrungsergänzungsmitteln vollkommen beheben.

Bei einem kleinen Prozentsatz der Frauen weist das prämenstruelle Syndrom auf eine ausgeprägtere Hormonstörung hin, die durch nutritive Maßnahmen allein nicht korrigiert werden kann. Ursache einer solchen Störung ist im allgemeinen eine Östrogen-Dominanz (siehe S. 216) bzw. ein relativer Mangel an Progesteron. Dazu kann es kommen, wenn Sie eine Zeitlang die Anti-Baby-Pille genommen haben. Der Hormonspiegel muß durch einen qualifizierten Ernährungsberater oder einen Arzt überprüft und gegebenenfalls korrigiert werden.

Empfängnisverhütung – pro und contra

Die Pille als Mittel zur Empfängnisverhütung hat viele gesundheitliche Nachteile. Die beste Verhütungsmethode für jedes Paar besteht meines Erachtens darin, die Körpertemperatur und die Veränderungen des Vaginalschleims zu beobachten und so zu wissen, wann der Eisprung stattfindet (weitere Einzelheiten finden sich u. a. in dem Buch *Unser Körper – unser Leben*[93]). Wenn eine Frau auf ihren Zyklus eingestimmt ist, spürt und fühlt sie oft, daß der Eisprung stattfindet. Außerdem sind heute entsprechende Schnelltests erhältlich. Eine Empfängnis ist ausgeschlossen vom dritten Tag nach dem Eisprung bis sieben Tage vor dem nächsten Eisprung. Das ist schon die Hälfte des Zyklus. In der übrigen Zeit können nicht-invasive Barrieremethoden, zum Beispiel Kondome oder Pessare, oder auch sexuelle Enthaltsamkeit angewandt werden.

Das Problem bei der genauen Selbstbeobachtung als Methode zur Empfängnisverhütung besteht darin, daß eine suboptimale Ernährung oft zu einem unregelmäßigen Zyklus führt. Auch bei einer Hormonstörung, zum Beispiel einer Östrogen-Dominanz, kann es eine Zeitlang dauern, bis sich ein regelmäßiger Zyklus einstellt. In solchen Fällen ist es besonders wichtig, auf synthetische Hormone zu verzichten, die meist die Störung erst verursacht haben.

Wechseljahre und Ernährung
Mit den Wechseljahren endet bei der Frau die gebärfähige Phase. Meist ist dies zwischen 45 und 50 Jahren der Fall, manchmal völlig ohne unangenehme Symptome, manchmal aber auch nicht. Die häufigsten Beschwerden sind Hitzewallungen, nächtliche Schweißausbrüche, eine trockene Scheide, Müdigkeit, Kopfschmerzen, Reizbarkeit, Depressionen und Gelenkschmerzen. Die Beschwerden können nur ein paar Monate oder anderthalb Jahre lang auftreten. Heimtückischer ist das erhöhte Risiko für brüchige Knochen oder Osteoperose.

Immer mehr weist darauf hin, daß eine optimale Ernährung viele dieser Symptome lindern und die Dauer ihres Auftretens verkürzen kann. Als hilfreich haben sich die Korrektur von Störungen des Blutzuckerhaushalts oder Allergien sowie die zusätzliche Zufuhr der Vitamine E und B_6 sowie Kalzium, Magnesium und Zink erwiesen. Auch essentielle Fettsäuren wie Nachtkerzenöl können nützlich sein. Eine Studie am ION ergab, daß die zusätzliche Verabreichung von Vitamin E die Symptome linderte.[94] Ein späterer Versuch mit einer Kombination von Kalzium, Magnesium und den Vitaminen D und E führte zu noch besseren Ergebnissen.[95] Dabei gingen in einem Zeitraum von zwölf Wochen die berichteten Symptome in einer Gruppe von 19 Frauen um 62 % zurück. Obwohl möglicherweise eine bessere Ernährung allein hilft, scheint die Kombination von Ernährung und Nahrungsergänzungsmitteln am effizientesten zu sein.

Synthetische oder natürliche Hormonersatztherapie?

Üblicherweise wird angenommen, daß Wechseljahrssymptome durch einen Östrogenmangel entstehen. Es gibt kaum Zweifel, daß die Menstruation deshalb aufhört, weil der Östrogenspiegel sinkt, denn Östrogen ist zur Auslösung des Eisprungs notwendig. Aus diesem Grund wird ein Östrogen-Ersatzpräparat verabreicht. Oft kommt es jedoch schon viele Jahre vor dem Ausbleiben der Regel zu Zyklen ohne Eisprung, so daß kein Progesteron mehr produziert wird. (Das Progesteron wird in dem Follikel produziert, der nach dem Eisprung zurückbleibt.) Während die Östrogen-Produktion zurückgeht – sie hört nicht ganz auf –, fällt die Progesteron-Produktion auf Null. Der ständige relative Überschuß an Östrogen im Verhältnis zu Progesteron könnte, zusammen mit einem Progesteron-Mangel, die Hauptursache für Wechseljahrsbeschwerden sein.

Sowohl eine Hormonersatztherapie mit Östrogen als auch die vermehrte Zufuhr von natürlichem Progesteron (das als kleine Menge Hautcreme zweimal täglich verabreicht wird) kann die Symptome stoppen. Die konventionelle Hormonersatztherapie sagt jedoch nur wenigen Frauen zu: 70 % beenden sie innerhalb eines Jahres, meist wegen der unangenehmen Begleitsymptome oder fehlender Ergebnisse. Während eine Hormonersatztherapie mit Östrogen oder synthetischem Progestin mit einem erhöhten Brustkrebsrisiko in Zusammenhang gebracht wird, wirkt natürliches Progesteron Krebs entgegen (siehe S. 276) und ist bei der Besserung von Osteoporose viermal effizienter (siehe S. 220). Bei der Korrektur von Hormonstörungen ist es am besten, sich professionell beraten und entsprechende Tests durchführen zu lassen. Normalerweise kann die Kombination von besserer Ernährung, Nahrungsergänzungsmitteln und notfalls kleinen Mengen natürlichem Progesteron die Wechseljahrsbeschwerden eindämmen.

Die Wechseljahre des Mannes

Auch Männer können unter »Wechseljahrsbeschwerden« leiden. Die Symptome der Menopause des Mannes, die als Andropause bezeichnet wird, gleichen denen der Wechseljahre der Frau: Erschöpfung, Depression, Reizbarkeit, schnelles Altern, schmerzende Glieder, Schwitzen, Hitzewallungen und abnehmende sexuelle Potenz. Nach der erfolgreichen Behandlung von Tausenden betroffener Männer ist Dr. Malcolm Carruthers davon überzeugt, daß die Andropause etwas durchaus Reales ist und mit einem abnehmenden Spiegel an freiem Testosteron zusammenhängt, dem männlichen Sexualhormon (siehe S. 217). Warum der Spiegel an freiem Testosteron abnimmt, ist noch nicht ganz klar. Verschiedene Faktoren könnten daran beteiligt sein, unter anderem Streß, zuviel Alkohol und eine Überwärmung der Hoden. Tückischer jedoch sind die Folgen der Xeno-Östrogene, die in der Umwelt vermehrt vorkommen und ähnlich wirken wie das weibliche Hormon Östrogen. Kürzlich wurde festgestellt, daß Xeno-Östrogene antiandrogen (also gegen die männlichen Geschlechtshormone) wirken und die Wirkung von Testosteron blockieren.

Xeno-Östrogene finden sich fast überall, von Pestiziden bis zu Plastik. »Zukünftige Archäologengenerationen«, meint Carruthers, »werden sich vielleicht durch eine dicke Schicht Plastiktüten graben, die den Untergang des *Homo plasticus* bzw. *Plastiktütenmenschen* bezeugt, den die Nebenprodukte der Konsumgesellschaft fortpflanzungsunfähig machten.« Neueren Forschungen zufolge zerfällt das Pestizid DDT in die Substanz (DDE), die kaum östrogen wirkt, aber 15mal anti-androgener als DDT. Rückstände dieser seit langem verbotenen chemischen Stoffe finden sich immer noch in der Nahrungsmittelkette. In welchem Ausmaß die Aufnahme von Pestizidrückständen zum sinkenden Testosteronspiegel beiträgt, ist nicht bekannt.

Testosteron wird im Körper aus Cholesterin aufgebaut. Eine Ernährung mit sehr wenig Cholesterin kann den Testosteronspiegel senken, aber antioxidative Nährstoffe wie zum Beispiel Vitamin E tragen dazu bei, das wertvolle Cholesterin vor Beschädigung zu schützen. Testosteron kann auch aus DHEA hergestellt werden, einem von den Nebennieren produzierten natürlichen Hormon. Wer meint, unter den »Wechseljahren des Mannes« zu leiden, sollte die in diesem Buch genannten Grundsätze zur optimalen Ernährung befolgen, sich auf einen eventuellen Testosteronmangel hin untersuchen lassen und nur in diesem Fall zur Korrektur notfalls Testosteron-Implantate oder Cremes verwenden.

35. Den Beschwerden des hohen Alters vorbeugen

Die beste Methode, um auch im hohen Alter gesund zu sein, besteht darin, Krankheiten vorzubeugen. Viele Tiere bleiben schließlich ihr ganzes Leben lang gesund. In der westlichen Welt hingegen ist es gesetzlich gar nicht zulässig, an hohem Alter zu sterben: Auf dem Totenschein muß eine Ursache angegeben werden, eine Krankheit. Ich glaube ganz fest, daß es möglich ist, ein aktives Leben zu führen, ohne jahrelang bei schlechter Gesundheit zu sein und unnötig zu leiden. Drei »Großväter« der optimalen Ernährung, Linus Pauling, Roger Williams und Carl Pfeiffer, sind alle sehr alt geworden.

Der Trick besteht natürlich darin, Krebs und Herzkrankheiten vorzubeugen, indem Sie den Empfehlungen in Kapitel 18 und 27 folgen. Pauling und Pfeiffer waren davon überzeugt, daß man sein Leben durch eine optimale Ernährung um mindestens zehn gesunde Jahre verlängern könne. Williams sagte: »Eine vielseitige Ernährung einschließlich reichlicher Mengen Vitamin C und E kann erheblich dazu beitragen, das Leben von Menschen, die jetzt im mittleren Alter sind, zu verlängern. Die größte Hoffnung auf eine Verlängerung der Lebensspanne bietet eine Ernährung, die – von der pränatalen Phase bis ins hohe Alter – durchgängig von höchster Qualität ist.« Pfeiffer nahm gegen Ende seines Lebens 10 Gramm Vitamin C täglich, Pauling 16 Gramm. Es ist sicher eine gute Sache, für jedes Lebensjahrzehnt 1 Gramm Vitamin C (1000 mg) und 100 IE Vitamin E (67 mg) zu nehmen. Bei einem Alter von 80 Jahren wären das also 8 Gramm Vitamin C und 800 IE Vitamin E.

Verdauung und Resorption verbessern

Die Produktion von Magensäure und Enzymen geht oft im Alter zurück. Zur Herstellung von Magensäure ist Zink notwendig. Sorgen Sie deshalb dafür, daß Sie diesen Mineralstoff reichlich aufnehmen. Ein Zinkmangel läßt auch den Geschmacks- und Geruchssinn abstumpfen, was zu einer Vorliebe für Salz, Soßen und kräftig schmeckende Nahrungsmittel führt wie Käse und Fleisch. Menschen mit Zinkmangel lassen außerdem oft das Obst und Gemüse stehen. Es kann Ihre Gesundheit beträchtlich verbessern und auch Verstopfung beheben, wenn Sie Ihre Zinkzufuhr erhöhen, anstatt Gemüse zu zerkochen und mit stark gewürzten Soßen zu servieren.

Der Mangel an Magensäure und Enzymen führt auch zu einer schlechten Resorption der Nährstoffe. Wenn Sie Verdauungsprobleme haben oder über 60 Jahre alt sind, lohnt es sich, zur Unterstützung der Nährstoffresorption ein Verdauungsenzym-Präparat zu nehmen, das eine kleine Menge Betainhydrochlorid (Magensäure) enthält. Dies kann die Effizienz von Vitamin- und Mineralstoffpillen verbessern. Es lohnt sich auch, für die am leichtesten resorbierten Mineralstoffkomplexe etwas mehr Geld auszugeben (siehe Kapitel 40).

Arthritis und Schmerzen bekämpfen

Eine der Hauptursachen des Leidens im hohen Alter sind schmerzende Gelenke und Arthritis. Oft wird uns weisgemacht, dagegen könne man nichts tun, außer Schmerzmittel zu nehmen, die meist das Fortschreiten der Krankheit noch beschleunigen. Aber das ist falsch. Es gibt viele bewährte – in Kapitel 21 kurz und in meinem Buch Say No to Arthritis ausführlich dargestellte – Methoden, Schmerzen und Entzündungen ohne Medikamente zu lindern, und zwar auch bei schweren Degenerationserscheinungen. Eine meiner Klientinnen, die über 80 war, hatte nach sechswöchiger optimaler Ernährung keine Schmerzen in den Beinen mehr, und ihre Rückenschmerzen waren um 50 % zurückgegangen.

Die wichtigsten Strategien zur Verminderung von Schmerzen und Entzündungen sind:

- die Identifikation und Vermeidung von Allergenen
- die zusätzliche Einnahme essentieller Fettsäuren (zum Beispiel 300 mg GLA täglich plus Fischöle)
- die zusätzliche Einnahme von Niacin (bis zu 500 mg täglich) und Pantothensäure (500 mg täglich)
- die zusätzliche Einnahme von Antioxidanzien einschließlich Kurkumin, einem natürlichen entzündungshemmenden Wirkstoff, der sich in Kurkuma und Senf findet
- die zusätzliche Zufuhr von Weihrauchsäure, einem weiteren entzündungshemmenden (nebenwirkungsfreien) Wirkstoff; innerlich einnehmen und/oder als Creme auftragen
- ganz generell eine optimale Ernährung

Manchmal schmerzen die Muskeln und nicht die Gelenke. Dann ist die Ursache nicht eine Arthritis, sondern möglicherweise eine der beiden folgenden Krankheiten. Die erste ist eine Fibromyalgie (Weichteilrheumatismus). Ihre Kennzeichen sind empfindliche Stellen in bestimmten Muskeln. Heute nimmt man an, daß dies auf ein Problem im Energiestoffwechsel der Muskelzellen zurückzuführen und keine Entzündung ist. Entzündungshemmende Wirkstoffe helfen deshalb nicht, obwohl Schmerzmittel die Symptome unterdrücken können. Eine bestimmte Form von Magnesium, Magnesium-Malat, erweist sich zur Linderung von Fibromyalgie als sehr wirksam, zusammen mit einer unterstützenden Kost plus Nahrungsergänzungsmitteln. Streß, der Magnesium aufbraucht, verschlimmert die Beschwerden.

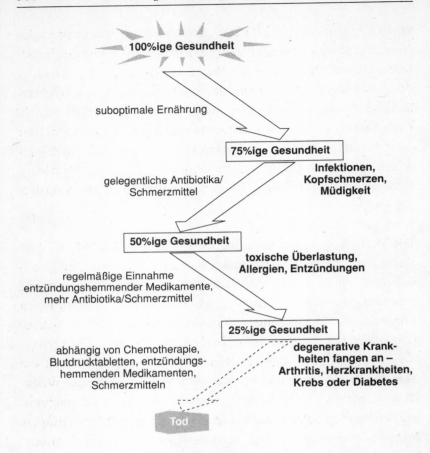

Das Medikamenten-Dilemma

Eine Polymyalgie ist gekennzeichnet durch eine frühmorgendliche Steifheit, oft in Schultern und Hüften. Sie entsteht meist, wenn die Entgiftungssysteme des Körpers überlastet sind. Dann werden Leber, Nieren, Gehirn und alle Zellen einschließlich der Muskelzellen mit dem durch die Verdauung und das tägliche Leben produzierten Müll nicht mehr fertig. Dies kann verschiedene Körpersysteme beeinträchtigen. Manche Menschen sind chronisch müde, andere haben körperliche Schmerzen. Bei wieder anderen ist das Nervensystem in Mitleidenschaft gezogen, was zu vorzeitiger Senilität oder Multiple-Sklerose-ähnlichen Symptomen führt. Oder das Immunsystem beginnt aus der Reihe zu tanzen, was Infektionen, Allergien, Entzündungen und Autoimmunkrankheiten auslöst, zum Beispiel rheumatoide Arthritis. Eine Polymyalgie, bei der es sich um eine entzündliche Erkrankung handelt, spricht gewöhnlich gut auf die zusätzliche Verabreichung von Antioxidanzien und eine Entgiftung der Leber an. Die Schulmedizin verordnet Prednisolon.

Die Medikamentenspirale vermeiden

Die meisten Menschen mit gesundheitlichen Beschwerden gelangen schließlich in die Medikamentenspirale. Sie fangen mit Schmerzmitteln oder Steroiden an, und wenn es zu Infektionen kommt, gehen sie zu Antibiotika über. Die Medikamente behandeln das Symptom, aber nicht die Ursache. Oft verschlimmern sie die Ursache sogar, denn sie reizen den Darm und machen die Darmwand durchlässiger – wie etwa nicht-steroidale entzündungshemmende Medikamente und Antibiotika. Das bedeutet, daß noch mehr Müll in den Körper gelangt, was die Entgiftungskanäle weiter belastet. Viele Medikamente, zum Beispiel Paracetamol, sind von Natur aus Toxine und belasten die Leber schwer. Die Überlastung der Körpersysteme nimmt so immer weiter zu, was schwerere Krankheiten und Infektionen anzieht.

Vorbeugung gegen vorzeitige Senilität und Alzheimer

Ich bin überzeugt, daß die toxische Überlastung oft eine der Ursachen für vorzeitige Senilität und vielleicht auch Alzheimer ist. Gehirn und Nervensystem werden nicht mehr entgiftet und beginnen, Toxine anzusammeln. Ein niedriger Antioxidanzien-Spiegel und ein hohes Niveau an Schwermetallen, insbesondere Aluminium, werden mit vorzeitiger Senilität in Zusammenhang gebracht. Das gleiche gilt für Blockaden in den Blutgefäßen, die das Gehirn mit »Treibstoff« und Nahrung versorgen. Antioxidanzien, etwa die Vitamine C und E, helfen dem Körper, Sauerstoff zu verwerten. Sie tragen auch dazu bei, arterielle Blockaden zu vermeiden und zu bessern.

Die Ursache, nicht das Symptom behandeln

Die Lösung der meisten Altersbeschwerden besteht darin, die Ursache und nicht das Symptom zu behandeln und eine optimale Nährstoffversorgung des Gehirns sicherzustellen. Dazu gehören auch die in Kapitel 23 beschriebenen Intelligenz-Nährstoffe, die dazu beitragen, die Gedächtnisleistung zu maximieren.

Die Kombination von Fehlernährung, Alkohol, Medikamenten und Infektionen führt im späteren Leben oft zu Problemen. Dank der jüngsten biochemischen Fortschritte ist es jetzt möglich, durch einfache Urintests festzustellen, ob das empfindliche Gleichgewicht der körperfreundlichen Bakterien im Darm gestört ist (was als Dysbiose bezeichnet wird), inwieweit die Darmwand durchlässig geworden ist (was eine Hauptursache für eine toxische Überladung darstellt) und genau welche Entgiftungskanäle in der Leber überlastet sind. Jeder Entgiftungsvorgang hängt von einer Abfolge von Enzymen ab, die wiederum auf Nährstoffe angewiesen sind. Ein Ernährungsberater kann ein spezielles Ernährungs- und Nahrungsergänzungsmittel-Programm zusammenstellen, das bestimmte Vitamine, Mineralstoffe, Aminosäuren und Fettsäuren enthält, die die toxische Belastung des Körpers reduzieren und sein Entgiftungspotential wiederherstellen. Die Ergebnisse sind oft spektakulär.

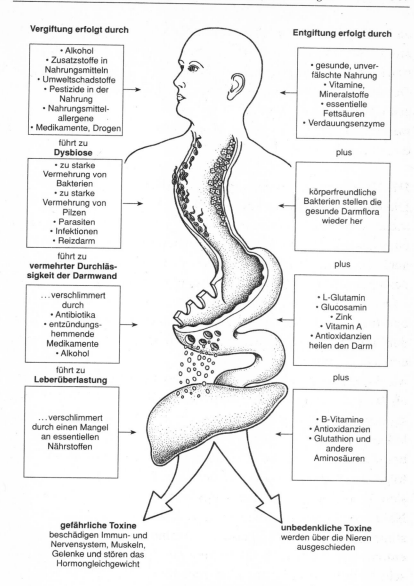

Vergiftung erfolgt durch

- Alkohol
- Zusatzstoffe in Nahrungsmitteln
- Umweltschadstoffe
- Pestizide in der Nahrung
- Nahrungsmittel-allergene
- Medikamente, Drogen

führt zu
Dysbiose

- zu starke Vermehrung von Bakterien
- zu starke Vermehrung von Pilzen
- Parasiten
- Infektionen
- Reizdarm

führt zu
vermehrter Durchlässigkeit der Darmwand

…verschlimmert durch
- Antibiotika
- entzündungs-hemmende Medikamente
- Alkohol

führt zu
Leberüberlastung

…verschlimmert durch einen Mangel an essentiellen Nährstoffen

gefährliche Toxine
beschädigen Immun- und Nervensystem, Muskeln, Gelenke und stören das Hormongleichgewicht

Entgiftung erfolgt durch

- gesunde, unver-fälschte Nahrung
- Vitamine, Mineralstoffe
- essentielle Fettsäuren
- Verdauungsenzyme

plus

körperfreundliche Bakterien stellen die gesunde Darmflora wieder her

plus

- L-Glutamin
- Glucosamin
- Zink
- Vitamin A
- Antioxidanzien
heilen den Darm

plus

- B-Vitamine
- Antioxidanzien
- Glutathion und andere Aminosäuren

unbedenkliche Toxine
werden über die Nieren ausgeschieden

Wie der Körper vergiftet und entgiftet wird

TEIL VI
IHR PERSÖNLICHES ERNÄHRUNGS-PROGRAMM

36. Den optimalen Nährstoffbedarf ermitteln

Wie gesund möchten Sie sein? Wenn Sie geistig und körperlich Ihr volles Potential verwirklichen wollen, müssen Sie Ihren optimalen Nährstoffbedarf ermitteln. Aber wie sollen Sie das machen, wenn Ihr Bedarf ganz individuell ist? Seit 1980 habe ich ein präzises System zur Analyse des Nährstoffbedarfs entwickelt und verfeinert, das auf der Bewertung der wichtigsten Faktoren beruht, die den individuellen Bedarf beeinflussen. Dieses System wird heute von qualifizierten Ernährungsexperten auf der ganzen Welt angewandt. Über 20 000 Menschen haben von diesem System profitiert, und deshalb weiß ich, welche Ergebnisse von ihm zu erwarten sind. Unter anderem sind dies:

- mehr geistige Wachheit
- ein besseres Gedächtnis
- mehr körperliche Energie
- eine bessere Gewichtskontrolle
- ein vermindertes Risiko für degenerative Erkrankungen

Obwohl ein individuelles Gesundheitsprogramm vielen Menschen mit diagnostizierten Krankheiten helfen konnte, ist sein Ziel weniger die Behandlung von Krankheiten als deren Vorbeugung.

Bitte überprüfen Sie, wenn Sie an einer identifizierten medizinischen Erkrankung leiden, ob dieses Programm mit der Behandlung, die Sie bereits erhalten, vereinbar ist.

Die Kapitel 36 und 37 stellen eine vereinfachte Version dieses Diagnose-Systems vor, die auf dem am ION verwendeten Fragebogen zur optimalen Ernährung basiert. Die Ergebnisse machen deutlich, was Sie für eine optimale Gesundheit benötigen. Sie sind als Ausgangspunkt gut geeignet. Der Fragebogen kann jedoch nicht dasselbe leisten wie die Einschätzung Ihres Nährstoffbedarfs durch einen Ernährungsberater. Dies ist natürlich eindeutig vorzuziehen – und unabdingbar für jeden, der gesundheitlich nicht auf der Höhe ist oder an einer diagnostizierten Krankheit leidet. Hinweise zur Suche nach einem qualifizierten Ernährungsberater finden Sie im Abschnitt »Nützliche Adressen« auf S. 531.

Faktoren, die Ihren Nährstoffbedarf beeinflussen

Mindestens acht Faktoren beeinflussen Ihren optimalen Nährstoffbedarf. Das Alter, das Geschlecht und das Ausmaß der sportlichen Betätigung sind schnell abgehakt. Aber welche Auswirkungen die Umweltverschmutzung, Streß, Ihre bisherige Krankengeschichte, Ihr genetisches Erbe und natürlich die Nährstoffe (und Anti-Nährstoffe) in Ihrer Ernährung haben, läßt sich nicht so einfach bestimmen. Trotzdem müssen diese Details – und noch mehr berücksichtigt werden. Die vier wichtigsten Möglichkeiten zur Einschätzung sind:

- eine Analyse Ihrer Ernährung
- biochemische Analysen
- eine Analyse Ihrer Symptome
- eine Analyse Ihrer Lebensweise

Ernährungsanalyse

Sie bietet sich ganz selbstverständlich als Ausgangspunkt an: Wenn wir wissen, was in den Körper hineingeht, müßten wir auch erkennen, was fehlt. Aber leider berücksichtigt eine Aufschlüsselung der Nahrungsmittel, die im Verlauf eines bestimmten Zeitraums gegessen werden, weder Abweichungen des Nährstoffgehalts in den Nahrungsmitteln noch Ihren individuellen Bedarf. Sie sagt auch nichts darüber aus, wie gut die Nährstoffe verwertet werden, nachdem sie resorbiert wurden, und ob dies überhaupt der Fall war. Ich kenne viele Menschen, die sich anscheinend perfekt ernährten, die aber trotzdem Anzeichen für einen Vitaminmangel aufwiesen. Bei sehr vielen bestand das Problem in einer schlechten Resorption. Solche Variablen machen eine computergefertigte Ernährungsanalyse weniger nützlich, als man erwarten könnte.

Eine Ernährungsanalyse ist hilfreich, wenn es um die Beurteilung von Substanzen geht, die bekanntermaßen unseren Nährstoffbedarf beeinflussen, zum Beispiel Zucker, Salz, Kaffee, Tee, Alkohol, Zusatz- und Konservierungsstoffe. Andere Faktoren, etwa die Aufnahme von Fett, Kohlenhydraten, Protein und Kalorien, lassen sich ebenfalls anhand einer Ernährungsanalyse bestimmen.

Biochemische Analysen

Tests, zum Beispiel eine Haaranalyse oder die Bestimmung der Vitaminspiegel im Blut, geben unwiderlegliche Hinweise auf Ihren biochemischen Status und tragen dazu bei, daß ein Ernährungsberater über den aktuellen Ernährungszustand Ihres Körpers Bescheid weiß. Aber nicht alle Tests liefern brauchbare Informationen für die Zusammenstellung Ihres Nährstoffprogramms.

So sollte jeder Vitamin- oder Mineralstofftest etwas über die Fähigkeit des Nährstoffs aussagen, im Körper wirksam zu werden. Eisen zum Beispiel ist ein unentbehrlicher Bestandteil der roten

Blutkörperchen. Es trägt dazu bei, den Sauerstoff durch den Körper zu transportieren. Die Messung des Eisenstatus in Ihren Zellen erlaubt, Ihren Eisenbedarf einzuschätzen. Vitamin B_6 dagegen hat keine ähnlich direkte Funktion im Blut. Es wird bei anderen chemischen Reaktionen benötigt, zum Beispiel der Produktion der Hirnsubstanz Serotonin, die uns beim Einschlafen hilft. Die Bestimmung des Vitamin-B_6-Spiegels im Blut würde daher nichts aussagen. Wird B_6 in anderen Bereichen des Körpers nicht richtig verwendet, kann es sogar sein, daß seine Konzentration im Blut hoch ist, auch wenn es anderswo fehlt. Deshalb ist für Vitamin B_6 eine ausgeklügelte Methode entwickelt worden, ein sogenannter funktioneller Enzymtest. Tryptophan, eine Protein-Komponente, wird durch Enzyme aktiviert, die es im Körper in Nicotinsäure (Vitamin B_3) umwandeln. Eins dieser Enzyme ist auf Vitamin B_6 angewiesen. Wenn Sie also nicht genug B_6 haben, ist das Endergebnis nicht B_3, sondern ein Abbauprodukt namens Xanthurensäure, die im Harn ausgeschieden wird. Durch die Messung der ausgeschiedenen Menge Xanthurensäure läßt sich einschätzen, ob Sie genug B_6 bekommen und ob es richtig verwertet wird. Dies ist nur einer von verschiedenen Tests, die derzeit zur Bestimmung des Vitamin-B_6-Status verwendet werden.

Da jeder Nährstoff im Körper eine andere Funktion hat, kann man nicht sagen, daß Bluttests besser als Urintests sind oder daß die Analyse der Mineralstoffkonzentration im Haar zutreffendere Informationen liefert als die Konzentration im Blut. Für jeden Nährstoff gibt es unterschiedliche Tests, je nachdem, was Sie herausfinden wollen. Für einen Zinkmangel existieren über ein Dutzend Tests, zu denen das Blut, der Urin, das Haar, der Schweiß und sogar der Geschmack herangezogen werden.

Die Durchführung umfassender Testserien wäre teuer. Meine Nummer Eins in bezug auf das Preis/Leistungsverhältnis ist eine

Haaranalyse, die den Mineralstatus eines Menschen zeigt. Anhand einer kleinen Haarprobe kann die Konzentration an Kalzium, Magnesium, Zink, Chrom, Selen und Mangan festgestellt werden. Die Ergebnisse bedürfen jedoch einer sorgfältigen Interpretation. Eine Haaranalyse liefert auch nützliche Informationen über den Gehalt an Blei, Kadmium, Arsen, Aluminium und Kupfer, die alle in großen Mengen toxisch sind. Eine Haaranalyse kann manchmal Resorptionsprobleme erklären oder Gründe für Bluthochdruck oder häufige Infektionen.

Zur Feststellung des Vitaminstatus verwende ich eine Reihe funktioneller Enzymtests, die teurer sind als eine Haaranalyse. Die Ergebnisse dieser Enzymtests bestätigen jedoch im allgemeinen die Befunde, die durch die Symptomanalyse gewonnen wurden. Ich verwende sie hauptsächlich zur Feinabstimmung oder wenn die Ergebnisse eines vorherigen Tests nicht ganz klar sind.

Symptomanalyse

Die Analyse der bei einem Mangel auftretenden Symptome ist die am meisten unterschätzte Methode bei der Feststellung des Nährstoffbedarfs. Sie beruht auf über 200 Anzeichen und Symptomen, die bei einem leichten Vitamin- oder Mineralstoffmangel festgestellt wurden. Mundgeschwüre zum Beispiel hängen mit einem Vitamin-A-Mangel zusammen, Muskelkrämpfe mit einem Magnesiummangel. Bei vielen Symptomen ist der Mechanismus bekannt. Magnesium etwa wird benötigt, damit die Muskeln sich entspannen können. Solche Beschwerden können erste Warnsignale für einen Mangel sein, denn sie zeigen, daß unser Körper nicht ordnungsgemäß funktioniert. Aber obwohl ein Mangel an den Vitaminen C, B_3 oder B_5 zu verminderter Energie führt, weil diese Nährstoffe an der Energieproduktion beteiligt sind, bedeutet ein Energiemangel nicht zwangsläufig, daß Sie nicht genug von diesen

Vitaminen haben. Vielleicht arbeiten Sie nur zu viel oder schlafen schlecht. Wenn Sie jedoch ein ganzes Bündel von Symptomen haben, die alle mit einem B_3-Mangel zusammenhängen, ist es sehr viel wahrscheinlicher, daß Sie für eine optimale Gesundheit mehr Vitamin B_3 brauchen.

Der Vorteil der Symptomanalyse besteht darin, daß die Gesundheit direkt gemessen wird. Die Ergebnisse hängen nicht – wie bei der Ernährungsanalyse – davon ab, ob Sie vitamin-C-reiche Orangen essen oder ob Sie die Nahrung gut resorbieren und verwerten. Kritiker haben diese Methode angegriffen, weil sie auf subjektiven Informationen des Betroffenen beruht – aber die meisten medizinischen Diagnosen basieren auf subjektiven Informationen des Patienten. Ist es nicht das Nächstliegende, danach zu fragen, wenn Sie herausfinden wollen, wie jemand sich fühlt? Ich frage meine Klienten immer, warum sie meinen, daß sie krank sind. Meist haben sie recht.

Analyse der Lebensweise

Die genannten drei Analyse-Methoden sollten bei richtiger Anwendung erkennen lassen, was Sie jetzt brauchen, um optimal ernährt zu werden. Aber es empfiehlt sich auch zu überprüfen, ob dieser Bedarf Ihre ganz individuelle Lebensweise berücksichtigt. Wenn Sie beispielsweise rauchen und häufig Alkohol trinken, haben Sie einen höheren Nährstoffbedarf. Wenn Sie schwanger sind, in einer Stadt leben, einen stressigen Job haben oder unter Allergien leiden, kann dies Ihren Bedarf ebenfalls verändern.

Eine Analyse der Lebensweise ist das vierte Puzzlestück, das einem Ernährungsexperten hilft, Ihren Bedarf zu bestimmen. In den nächsten beiden Kapiteln werden Sie Ihre Ernährung, Ihre Symptome und Ihre Lebensweise analysieren, um Ihr persönliches Gesundheitsprogramm zusammenstellen zu können.

37. Ihre optimale Ernährung

Bevor die Nahrung uns Lebenskraft schenken kann, müssen Hunderte von chemischen Reaktionen stattfinden, an denen 28 Vitamine und Mineralstoffe beteiligt sind. Diese Mikronährstoffe sind die Schlüssel, um die verborgene Energie in unseren Lebensmitteln aufzuschließen.

Wie vital Sie sind, hängt vom heiklen Gleichgewicht von mindestens 50 Nährstoffen ab. Zu ihnen gehören die Energie- bzw. Kalorienlieferanten: Kohlenhydrate, Fette und Proteine; 13 bislang bekannte Vitamine, 15 Mineralstoffe, 24 Aminosäuren (die wir bekommen, wenn die Proteine verdaut werden) und 2 essentielle Fettsäuren. Obwohl wir von manchen Mineralstoffen, etwa Selen, weniger als 1 Millionstel unseres Bedarfs an Proteinen brauchen, sind sie genauso wichtig. Tatsächlich hängt ein Drittel aller chemischen Reaktionen im Körper von winzigen Mineralstoffmengen ab, und noch mehr Reaktionen sind auf Vitamine angewiesen. Wenn einer dieser Nährstoffe fehlt, sind Vitalität, Energie und ein ideales Gewicht nicht möglich.

Zum Glück ist ein Mangel an Proteinen, Fett und Kohlenhydraten sehr selten. Ein Mangel an Vitaminen, Mineralstoffen und essentiellen Fettsäuren leider nicht – ganz im Gegensatz zur landläufigen Meinung. Viele Ernährungsexperten glauben, daß nur eine von zehn Personen über die Ernährung soviel Vitamine, Mineralstoffe und essentielle Fettsäuren erhält, wie für eine optimale Gesundheit erforderlich sind.

Zwei Drittel der durchschnittlichen Kalorienaufnahme bestehen aus Fett, Zucker und Weißmehl. Die Kalorien in Zucker werden als »leer« bezeichnet, weil sie keine Nährstoffe liefern. Wenn in bezug auf das Gewicht ein Viertel und in bezug auf die Kalorien zwei Drittel Ihrer Ernährung aus solchen unvollständigen Nahrungsmitteln bestehen, bleibt wenig Platz für all die lebenswichtigen Nährstoffe, die Sie brauchen.

Von Weizen werden im Verlauf des Verarbeitungsprozesses zu Weißmehl 25 Nährstoffe entfernt, aber nur vier (Eisen und die Vitamine B_1, B_2 und B_3) werden ersetzt. Durchschnittlich gehen 87 % der lebensnotwendigen Mineralstoffe Zink, Chrom und Mangan verloren. Fleischwaren, etwa Hamburger und Würstchen, sind nicht besser: Die Verwendung von minderwertigem, fettreichem Fleisch senkt den Nährstoffgehalt. Eier, Fisch und Hühnchen sind nährstoffreiche Proteinlieferanten, aber ein Proteinmangel ist selten das Problem.

Gemüse, Obst, Nüsse, Samen, Bohnen und Getreide stecken voller Lebenskraft, denn sie sind vollwertige Lebensmittel. Viele sind »Samen«-Lebensmittel, das heißt, sie enthalten alles, was die Pflanze zum Wachsen braucht, auch Zink. Brokkoli, Karotten, Erbsen und Süßkartoffeln sind reich an Antioxidanzien. Paprikaschoten, Brokkoli und Obst enthalten viel Vitamin C und andere bioaktive Pflanzenstoffe. Samen und Nüsse sind reich an essentiellen Fettsäuren. Bohnen und Getreide liefern Protein und komplexe Kohlenhydrate. Solche Nahrungsmittel sollten mindestens die Hälfte – wenn nicht 100 % – Ihrer Ernährung ausmachen.

Ernährungstest

Viele Menschen wünschten, sie könnten all die »schlechten« Nahrungsmittel weiter essen, solange sie ihre Vitaminpillen schlucken. Aber wenn Sie gesund bleiben wollen, können Sie sich weder ausschließlich auf die Ernährung, noch auf Zusatzpräparate, noch auf Sport verlassen. Alle drei sind unentbehrlich.

Fragebogen zum Ernährungstest

Jede Ja-Antwort zählt einen Punkt. Die höchste Punktzahl ist 20, die niedrigste 0.

_____ Geben Sie fast täglich Zucker an Speisen oder Getränke?

_____ Essen Sie fast täglich Nahrungsmittel mit Zuckerzusatz? (Sehen Sie auf dem Etikett nach)

_____ Salzen Sie Ihre Speisen?

_____ Trinken Sie an den meisten Tagen mehr als eine Tasse Kaffee?

_____ Trinken Sie an den meisten Tagen mehr als drei Tassen Tee?

_____ Rauchen Sie mehr als 5 Zigaretten pro Woche?

_____ Nehmen Sie entspannende Drogen, zum Beispiel Cannabis?

_____ Trinken Sie mehr als 30 g Alkohol täglich (1 Glas Wein, 1 Liter Bier, 2 cl Hochprozentiges)?

_____ Essen Sie öfter als zweimal wöchentlich gebratene Speisen (zum Beispiel Rührei mit Schinken, Bratwurst mit Pommes)?

_____ Essen Sie öfter als zweimal wöchentlich Fertiggerichte?

_____ Essen Sie öfter als zweimal wöchentlich rotes Fleisch?

_____ Essen Sie oft Nahrungsmittel, die Zusatz- und Konservierungsstoffe enthalten?

_____ Essen Sie öfter als zweimal wöchentlich Schokolade oder Süßigkeiten?

_____ Besteht weniger als ein Drittel Ihrer Ernährung aus rohem Obst und Gemüse?

_____ Trinken Sie weniger als 1 Liter pures Wasser am Tag?

_____ Essen Sie normalerweise eher weißen Reis, Weißmehl oder Weißbrot als Vollkorngetreide?

_____ Trinken Sie mehr als 1½ Liter Milch wöchentlich?

_____ Essen Sie durchschnittlich mehr als drei Scheiben Brot täglich?

_____ Haben Sie das Gefühl, nach irgendwelchen Nahrungsmitteln »süchtig« zu sein?

_____ Gesamtpunktzahl

0–4 Punkte: Sie sind offenbar ein gesundheitsbewußter Mensch, und Ihre kleinen Sünden beeinträchtigen Ihre Gesundheit wahrscheinlich nicht allzu sehr. Wenn Sie Ihre Ernährung mit den richtigen Vitaminen und Mineralstoffen ergänzen, können Sie sich auf ein langes und gesundes Leben freuen.

5–9 Punkte: Sie sind auf dem richtigen Weg, aber Sie sollten ein bißchen konsequenter sein. Machen Sie einige einfache Experimente, statt Ihre schlechten Gewohnheiten abrupt aufzugeben. Verzichten Sie zum Beispiel einen Monat lang auf zwei oder drei der Nahrungsmittel oder Getränke, von denen Sie wissen, daß sie nicht gut für Sie sind. Beobachten Sie, wie Sie sich dabei fühlen. Vielleicht beschließen Sie, einige gelegentlich zu konsumieren, während Sie andere ganz aufgeben. Aber seien Sie einen Monat lang konsequent – momentane Eßgelüste sind nur kurzfristige Entzugssymptome. Setzen Sie sich zum Ziel, innerhalb von drei Monaten eine Punktzahl von unter 5 zu erreichen.

10–14 Punkte: Sie ernähren sich nicht gut und werden Veränderungen vornehmen müssen, wenn Sie eine optimale Gesundheit anstreben. Aber gehen Sie schrittweise vor. Setzen Sie sich zum Ziel, innerhalb von sechs Monaten eine Punktzahl von 5 zu erreichen. Fangen Sie damit an, daß Sie die Empfehlungen in diesem Kapitel befolgen, und lassen Sie sich auch von den Anregungen in Teil 2 inspirieren. Sie werden feststellen, daß einige Ihrer schlechten Ernährungsgewohnheiten sich zum Besseren wenden, wenn Sie schmackhafte Alternativen entdecken. Die restlichen schlechten Gewohnheiten sollten Sie nacheinander angehen. Denken Sie daran, daß Zucker, Salz, Kaffee und Schokolade süchtig machen. Sie werden sehr viel weniger oder gar keine Lust mehr auf sie haben, wenn Sie erst einmal einen Monat lang auf sie verzichtet haben.

15–20 Punkte: Sie können sich nicht weiter so ernähren und trotzdem gesund bleiben. Sie essen viel zu viel Fett, denaturierte Nahrungsmittel und künstliche Stimulanzien. Befolgen Sie sorgfältig die Empfehlungen in Teil 2 und verändern Sie Ihre Lebensweise allmählich und dauerhaft. Suchen Sie sich zum Beispiel zwei Fragen aus, die Sie mit »Ja« beantwortet haben, und nehmen Sie solche Veränderungen vor, daß Sie einen Monat später »Nein« antworten könnten (zum Beispiel könnten Sie im ersten Monat den Zucker- und den Kaffeekonsum einstellen). Machen Sie so weiter, bis Ihre Punktzahl 5 oder weniger beträgt. Es kann sein, daß Sie sich in den ersten zwei Wochen schlechter fühlen, aber nach spätestens einem Monat werden Sie anfangen, die positiven Auswirkungen einer gesunden Ernährung zu spüren.

Lebenskraft essen

Ein Geheimnis für ein längeres und gesünderes Leben besteht im Verzehr von Lebensmitteln, deren Vitamine und Mineralstoffe ein hohes Maß an Lebenskraft enthalten. Aber das ist nicht das einzige Kriterium für die Beurteilung eines Lebensmittels. Gute Lebensmittel sollten wenig Fett, Salz und schnell resorbierte Zucker enthalten, aber viele Ballaststoffe und basenbildend sein. Nichttierische Proteinquellen sind wünschenswert. Eine solche Ernährung wird auch wenig Kalorien haben, aber Sie brauchen sie nicht zu zählen, denn Ihr Körper wird immer effizienter arbeiten und nicht nach überflüssiger Nahrung verlangen. Wenn Sie schon genügend Kalorien aufgenommen und trotzdem Lust auf ein bestimmtes Nahrungsmittel haben, ist das oft das Verlangen nach mehr Nährstoffen. Nahrungsmittel, die »leere« Kalorien liefern, sind deshalb konsequent zu meiden.

Die goldenen Regeln für eine gesunde Ernährung lauten:
- Meiden Sie Zucker.
- Meiden Sie denaturierte Kohlenhydrate: Weißbrot, Gebäck, Kuchen, Fertiggerichte etc.
- Essen Sie mehr Bohnen, Linsen und Vollkorngetreide.
- Essen Sie mehr Gemüse, roh oder leicht gekocht.
- Essen Sie täglich drei Teile frisches Obst.
- Meiden Sie Kaffee, Tee und Zigaretten.
- Schränken Sie den Alkoholkonsum ein.

Gute und schlechte Nahrungsmittel für ein langes, gesundes Leben

Gut	*Schlecht*
Basenbildende Nahrungsmittel: alle frischen Früchte und Gemüse; Hirse; Mandeln; Brasilnüsse; Kräutertees; Joghurt; Bohnenkeimlinge	*Säurebildende Nahrungsmittel:* Bohnen; Fleisch und Fisch jeder Art; Getreide; die meisten Nüsse; Samen; Milchprodukte; Tee; Kaffee; Schokolade; Zucker; Fette
Fettarme Nahrungsmittel: Meerestiere; Joghurt und Käse (beides fettarm); Magermilch; Sojamilch; Tofu; Bohnen; Gemüse; Obst	*Fettreiche Nahrungsmittel:* Fleisch; Milchprodukte einschließlich Butter, Käse und Eiscreme; Margarine, Pflanzenöle
Nicht-fleischliche Protein-Nahrungsmittel: Milch; Käse; Joghurt; Eier; Bohnen; Reis; Linsen; Nüsse; Samen; Tofu	*Fleischliche Protein-Nahrungsmittel:* Fleisch jeder Art, zum Beispiel Rind, Schwein, Lamm; auch Hühnchen und Fisch
Langsam resorbierte Zucker: frisches Obst; Vollkorngetreide, z. B. Müsli; Vollreis; Linsen, Bohnen	*Schnell resorbierte Zucker:* weißer, brauner und Rohzucker; Melasse; Ahornsirup; Glukose, Malz, Honig und die meisten Siruparten
Kaliumreiche Nahrungsmittel: Obst einschließlich Ananas, Trauben und Bananen; Gemüse; Löwenzahnkaffee, Zichorienkaffee	*Natriumreiche Nahrungsmittel:* Salz einschließlich Meersalz; Hefeextrakte; geräucherter Fisch jeder Art; manche Käsesorten; Chips; gesalzene Nüsse; die meisten Dosen-Nahrungsmittel; Sojasoße
Naturbelassene Nahrungsmittel: Nüsse; Samen; Vollkorngetreide; Vollkornmehl und -brot; Linsen; Bohnen; Vollreis	*Denaturierte Nahrungsmittel:* Weißmehl; weißer, brauner und Rohzucker; weißer Reis; industriell bearbeitete und die meisten abgepackten Nahrungsmittel

Sorgen Sie dafür, daß Ihre Ernährung hauptsächlich aus den Nahrungsmitteln in der linken Spalte besteht, und befolgen Sie die Richtlinien am Ende der einzelnen Kapitel in Teil II.

38. Ihr optimales Nahrungsergänzungs-Menü

In die Berechnung Ihres persönlichen Nährstoffbedarfs gehen Ihre Lebensweise und die körperlichen Anzeichen und Symptome ein, die mit einem Nährstoffmangel zusammenhängen. Beantworten Sie die folgenden Fragen, so gut Sie können, und stellen Sie für jeden Nährstoff Ihre Punktzahl fest. Wenn Sie fünf oder mehr Punkte haben, nehmen Sie wahrscheinlich diesen Nährstoff zur Zeit nicht in einer optimalen Menge auf. Der zweite Teil des Kapitels zeigt Ihnen, wie Sie Ihre Ergebnisse in ein individuell abgestimmtes optimales Nahrungsergänzungs-Menü umwandeln können.

Fragebogen zur optimalen Ernährung

Symptomanalyse: Jedes Symptom, das Sie oft bei sich feststellen, bekommt 1 Punkt. Viele Symptome tauchen mehr als einmal auf, weil ein Mangel an verschiedenen Nährstoffen sie auslösen kann. Fettgedruckte Symptome zählen 2 Punkte. Die höchste Punktzahl bei jedem Nährstoff ist 10. Tragen Sie Ihr Ergebnis für jeden Nährstoff in das Kästchen am Ende ein.

Vitaminprofil

Vitamin A

____ **Mundgeschwüre**

____ Nachtblindheit

____ Akne

____ **Häufige Erkältungen oder Infektionen**

____ Trockene, schuppige Haut

____ Schuppen

____ Mundsoor oder Blasenentzündung

____ Durchfall   ____ Punkte

Vitamin B$_1$

____ Empfindliche Muskeln

____ Augenschmerzen

____ Reizbarkeit

____ Konzentrationsmangel

____ Kribbeln in den Beinen

____ Schlechtes Gedächtnis

____ Magenschmerzen

____ Verstopfung

____ Kribbeln in den Händen

____ Schneller Herzschlag   ____ Punkte

Vitamin B$_2$

____ **Blutunterlaufene, brennende oder juckende Augen**

____ **Empfindlichkeit gegenüber hellem Licht**

____ Schmerzende Zunge

____ Grauer Star

____ Stumpfes oder fettiges Haar

____ Ekzeme oder Dermatitis

____ Brüchige Nägel

____ Rissige Lippen   ____ Punkte

Vitamin B$_3$ (Niacin)

____ Energiemangel

____ Durchfall

____ Schlaflosigkeit

____ Kopfschmerzen oder Migräne

____ Schlechtes Gedächtnis

____ Angst oder Anspannung

____ Depression

____ Reizbarkeit

____ Blutendes oder empfindliches Zahnfleisch

____ Akne   ____ Punkte

Vitamin B₅

____ Muskelzittern, -krämpfe oder Spasmen

____ Apathie

____ Konzentrationsmangel

____ **Brennen in den Füßen oder empfindliche Fersen**

____ Übelkeit oder Erbrechen

____ Energiemangel

____ Erschöpfung nach leichtem Sport

____ Angst oder Anspannung

____ Zähneknirschen ____ Punkte

Vitamin B₆

____ **Schlechtes Traumerinnerungsvermögen**

____ **Ödeme**

____ Kribbeln in den Händen

____ Depressionen oder Nervosität

____ Reizbarkeit

____ Muskelzittern, -krämpfe oder Spasmen

____ **Energiemangel** ____ Punkte

Vitamin B₁₂

____ Schlechtes Haarbild

____ Ekzeme oder Dermatitis

____ Mund überempfindlich gegen Hitze oder Kälte

____ Reizbarkeit

____ Angst oder Anspannung

____ **Energiemangel**

____ Verstopfung

____ Empfindliche oder schmerzende Muskeln

____ Blasse Haut ____ Punkte

Vitamin C

_____ Häufige Erkältungen

_____ Energiemangel

_____ **Häufige Infektionen**

_____ Blutendes oder empfindliches Zahnfleisch

_____ Leicht blaue Flecken

_____ Nasenbluten

_____ Langsame Wundheilung

_____ Rote Pustel auf der Haut   _____ Punkte

Vitamin D

_____ **Arthritis oder Osteoporose**

_____ Rückenschmerzen

_____ Karies

_____ Haarausfall

_____ **Muskelzucken oder -krämpfe**

_____ **Gelenkschmerzen oder Steifheit**

_____ Schwache Knochen   _____ Punkte

Vitamin E

_____ Fehlender Sexualtrieb

_____ **Erschöpfung nach leichtem Sport**

_____ **Leicht blaue Flecken**

_____ Langsame Wundheilung

_____ Krampfadern

_____ Schlechte Hautelastizität

_____ Verlust des Muskeltonus

_____ Unfruchtbarkeit   _____ Punkte

Biotin

_____ Dermatitis oder trockene Haut

_____ Schlechtes Haarbild

_____ Vorzeitig graues Haar

_____ Empfindliche oder schmerzende Muskeln

_____ Appetitmangel oder Übelkeit   _____ Punkte

Folsäure

_____ Ekzeme

_____ Vorzeitig graues Haar

_____ Angst oder Anspannung

_____ Schlechtes Gedächtnis

_____ **Energiemangel**

_____ Depression

_____ Appetitmangel

_____ Magenschmerzen   _____ Punkte

Mineralstoffprofil

Chrom

_____ **Starker oder kalter Schweiß**

_____ **Schwindel oder Reizbarkeit**

nach sechs Stunden ohne Nahrung

_____ **Bedürfnis nach häufigen Mahlzeiten**

_____ **Kalte Hände**

_____ **Großes Schlafbedürfnis oder**

Schläfrigkeit tagsüber   _____ Punkte

Eisen

_____ **Blasse Haut**

_____ **Schmerzende Zunge**

_____ **Müdigkeit oder Lustlosigkeit**

_____ **Appetitverlust oder Übelkeit**

_____ **Starke Menstruationsblutungen**

oder Blutverlust   _____ Punkte

Kalzium

_____ **Muskelkrämpfe, -zittern oder Spasmen**

_____ **Schlaflosigkeit oder Nervosität**

_____ **Gelenkschmerzen oder Arthritis**

_____ **Karies**

_____ **Hoher Blutdruck**   _____ Punkte

Magnesium

____ **Muskelkrämpfe, -zittern oder Spasmen**

____ Muskelschwäche

____ Schlaflosigkeit, Nervosität oder Hyperaktivität

____ Hoher Blutdruck

____ Unregelmäßiger oder schneller Herzschlag

____ Verstopfung

____ Epileptische Anfälle oder
unkontrollierte Bewegungen

____ Empfindlichkeit der Brüste oder Ödeme

____ Depression oder Verwirrtheit   ____ Punkte

Mangan

____ **Muskelzucken**

____ **»Wachstumsschmerzen« in der Kindheit**

____ **Schwindel oder schlechter Gleichgewichtssinn**

____ **Epileptische Anfälle oder
unkontrollierte Bewegungen**

____ **Schmerzende Knie**   ____ Punkte

Selen

____ **Krebs in der Familie**

____ **Anzeichen für vorzeitiges Altern**

____ **Grauer Star**

____ **Hoher Blutdruck**   ____ Punkte

Zink

____ Schlechter Geschmacks- oder Geruchssinn

____ Weiße Flecken auf mehr als zwei
Fingernägeln

____ Häufige Infektionen

____ Schwangerschaftsstreifen

____ Akne oder fettige Haut   ____ Punkte

Profil der essentiellen Fettsäuren: Omega 3 und Omega 6

_____ **Trockene Haut, Ekzeme oder trockene Augen**
_____ Trockenes Haar oder Schuppen
_____ Entzündliche Beschwerden, z. B. Arthritis
_____ Prämenstruelles Syndrom oder Schmerzen
     in den Brüsten
_____ Ödeme
_____ Häufige Infektionen
_____ Schlechtes Gedächtnis oder
     Lernschwierigkeiten
_____ Hoher Blutdruck oder hohe
     Lipidwerte im Blut   _____ Punkte

Tragen Sie jetzt die einzelnen Punkte in der zweiten Spalte auf S. 394 (der Spalte mit der Überschrift »Punkte Symptome«) an den entsprechenden Stellen ein.

Lebensstil-Analyse: Die Klärung der folgenden Punkte erlaubt Ihnen, Ihren Nährstoffbedarf an Aspekte Ihrer Gesundheit und Ihrer Lebensweise anzupassen. Beantworten Sie auch diese Fragen, so gut Sie können, und ermitteln Sie Ihre Punktzahl. Bei den meisten Bereichen ist die maximale Punktzahl 10; falls nicht anders angegeben, bekommt jede Ja-Antwort 1 Punkt.

Wenn Sie in einer Kategorie fünf oder mehr Punkte haben, müssen Sie die in der Übersicht auf S. 394 angegebenen Punkte zu Ihren Ergebnissen bei der Nährstoffauswertung hinzuaddieren. Das geht am einfachsten, wenn Sie alle Zahlen in den entsprechenden Spalten auf S. 394 einkreisen. Wenn Sie zum Beispiel beim Energieprofil mehr als fünf Punkte haben, kreisen Sie alle Zahlen in der Spalte »Energie« auf S. 394 ein.

Bei den Fragen für Frauen und nach dem Alter ist nur entscheidend, ob Sie »Ja« oder »Nein« antworten, ohne daß Punkte zusammengezählt werden. Bei einer »Ja«-Antwort kreisen Sie die Zahlen in der entsprechenden Spalte auf S. 394 ein.

Energieprofil

_____ Benötigen Sie mehr als acht Stunden Schlaf pro Nacht?

_____ Sind Sie selten innerhalb von 20 Minuten nach dem Aufstehen ganz wach und bereit, den Tag anzugehen?

_____ Brauchen Sie etwas, um morgens in die Gänge zu kommen, zum Beispiel eine Tasse Kaffee oder Tee oder eine Zigarette?

_____ Konsumieren Sie tagsüber in regelmäßigen Abständen Tee, Kaffee, Zigaretten, zuckerhaltige Nahrungsmittel oder Getränke?

_____ Fühlen Sie sich tagsüber oder nach den Mahlzeiten oft müde oder schläfrig?

_____ Wird Ihnen schwindelig oder werden Sie reizbar, wenn Sie sechs Stunden nichts gegessen haben?

_____ Vermeiden Sie sportliche Aktivitäten, weil Sie keine Energie haben?

_____ Schwitzen Sie nachts oder tagsüber viel, oder werden Sie sehr durstig?

_____ Verlieren Sie manchmal die Konzentration, oder ist Ihr Kopf manchmal völlig leer?

_____ Haben Sie heute weniger Energie als früher?

_____ Punkte

Streßprofil

_____ Haben Sie Schuldgefühle, wenn Sie sich entspannen?

_____ Haben Sie ständig das Bedürfnis, anerkannt zu werden oder etwas zu leisten?

_____ Sind Ihre Lebensziele Ihnen nicht klar?

_____ Konkurrieren Sie gern?

_____ Arbeiten Sie härter als die meisten anderen Leute?

_____ Werden Sie leicht wütend?

_____ Erledigen Sie oft zwei oder drei Aufgaben gleichzeitig?

_____ Werden Sie ungeduldig, wenn Menschen oder Dinge Sie aufhalten?

_____ Haben Sie Schwierigkeiten mit dem Einschlafen, schlafen Sie unruhig, oder wachen Sie mit sich überschlagenden Gedanken auf?

_____ Punkte

Sportprofil

Jede Ja-Antwort zählt 2 Punkte.

_____ Betreiben Sie mindestens dreimal wöchentlich einen Sport, der Ihren Herzschlag mindestens 20 Minuten lang merklich beschleunigt?

_____ Ist Ihre berufliche Tätigkeit mit viel Gehen, Heben oder anderen körperlich anstrengenden Aktivitäten verbunden?

_____ Betreiben Sie regelmäßig einen spielerischen Sport? (Fußball, Squash etc.)?

_____ Haben Sie ein körperlich anstrengendes Hobby? (Gärtnern, Schreinern etc.)?

_____ Trainieren Sie intensiv für ein sportliches Ereignis?

_____ Halten Sie sich für fit?

_____ Punkte

Immunprofil

_____ Haben Sie mehr als drei Erkältungen pro Jahr?

_____ Fällt es Ihnen schwer, eine Infektion (Erkältung oder sonstiges) abzubiegen?

_____ Neigen Sie zu Soor oder Blasenentzündung?

_____ Nehmen Sie im allgemeinen zwei- oder mehrmals jährlich Antibiotika?

_____ Hatten Sie im letzten Jahr einen größeren persönlichen Verlust?

_____ Ist in Ihrer Familie Krebs aufgetreten?

_____ Hatten Sie Tumore oder Knoten, die entfernt oder durch eine Biopsie entnommen wurden?

_____ Haben Sie eine entzündliche Krankheit, zum Beispiel Ekzeme, Asthma oder Arthritis?

_____ Leiden Sie unter Heuschnupfen?

_____ Leiden Sie unter allergischen Problemen?

_____ Punkte

Umweltbelastungsprofil

____ Leben Sie in einer Stadt oder an einer verkehrsreichen Straße?

____ Verbringen Sie mehr als zwei Stunden pro Woche in starkem Verkehr?

____ Treiben Sie an einer verkehrsreichen Straße Sport, oder arbeiten Sie dort?

____ Rauchen Sie mehr als fünf Zigaretten täglich?

____ Leben oder arbeiten Sie in einer verrauchten Atmosphäre?

____ Kaufen Sie Nahrungsmittel, die an verkehrsreichen Straßen Abgasen ausgesetzt sind?

____ Essen Sie normalerweise Produkte, die nicht aus biologischer Produktion stammen?

____ Trinken Sie mehr als eine Einheit Alkohol pro Tag (ein Glas Wein, ½ Liter Bier, 2 cl Hochprozentiges)?

____ Verbringen Sie viel Zeit vor dem Fernsehen oder einem Computerbildschirm?

____ Trinken Sie normalerweise ungefiltertes Leitungswasser?

____ Punkte

Herz-Kreislauf-Profil

____ Haben Sie einen Blutdruck von über 140/90?

____ Haben Sie nach 15 Minuten Ruhe einen Puls von über 75?

____ Liegt Ihr Gewicht mehr als 7 Kilo über Ihrem Idealgewicht?

____ Rauchen Sie mehr als fünf Zigaretten täglich?

____ Treiben Sie weniger als 2 Stunden wöchentlich intensiv Sport (eine Stunde, wenn Sie über 50 sind)?

____ Essen Sie mehr als einen Eßlöffel Zucker pro Tag?

____ Essen Sie mehr als fünfmal wöchentlich Fleisch?

____ Salzen Sie Ihre Speisen?

____ Trinken Sie mehr als zwei alkoholische Getränke (zwei Einheiten Alkohol) täglich?

____ Sind in Ihrer Familie Herzkrankheiten oder Diabetes aufgetreten?

____ Punkte

Gesundheitsprofil für Frauen

_____ Leiden Sie regelmäßig unter dem prämenstruellen Syndrom (PMS)? (ja/nein)

_____ Sind Sie schwanger, oder versuchen Sie, schwanger zu werden? (ja/nein)

_____ Stillen Sie? (ja/nein)

_____ Haben Sie Wechseljahrsbeschwerden oder die Wechseljahre hinter sich? (ja/nein)

Altersprofil

_____ Sind Sie unter 11? (ja/nein)

_____ Sind Sie 11–16? (ja/nein)

_____ Sind Sie über 50? (ja/nein)

Den optimalen Nährstoffbedarf bestimmen

Die Symptomanalyse des Fragebogens hat Sie zu einem Basiswert für jeden Nährstoff geführt. Er muß jetzt, je nach Ihren Antworten in der Lebensstil-Analyse, modifiziert werden. Dazu addieren Sie die eingekreisten Zahlen zu der Symptom-Punktzahl dazu. Machen Sie dies für jede Spalte, und tragen Sie die einzelnen Gesamtwerte in die Spalte »Ihre Gesamtpunktzahl« auf S. 395 ein. Je mehr Punkte Sie bei einem Nährstoff haben, desto mehr von ihm brauchen Sie.

Wenn Sie Ihr Endergebnis für jeden Nährstoff haben, können Sie Ihren Zusatzbedarf ermitteln, indem Sie Ihre Punktzahl mit den Punkten in der Übersicht auf S. 395 vergleichen. Wenn Sie zum Beispiel bei Vitamin C 6 Punkte haben, beträgt die geschätzte ideale zusätzliche Zufuhr für dieses Vitamin 2000 mg pro Tag. Stellen Sie jetzt entsprechend für jeden Nährstoff Ihren Ergänzungsbedarf fest.

Wenn Sie bei einem Nährstoff 0–4 Punkte erreichen, empfehle ich trotzdem eine zusätzliche Zufuhr, was sich durch ein gutes, täglich einzunehmendes Multivitaminpräparat leicht verwirklichen läßt.

Denken Sie daran: *Die angegebenen Mengen sind Ihr Zusatzbedarf, nicht Ihr Gesamtbedarf einschließlich der Ernährung.* Ich bin davon ausgegangen, daß Sie Ihre Ernährung (gemäß der Analyse auf S. 381) entweder schon verbessert haben oder dies noch tun werden, so daß die Basisversorgung mit diesen Nährstoffen gesichert ist. *Wenn Sie eine schlechte Ernährung mit Vitaminpillen aufpeppen, kommen Sie nicht zu denselben Ergebnissen.*

Die ideale tägliche Kalzium-Aufnahme etwa beträgt 800–1200 mg (1200 mg, wenn der Bedarf hoch ist, etwa wenn Sie schwanger oder älter sind). Die durchschnittliche De-facto-Aufnahme liegt bei rund 500 mg. Durch entsprechende Veränderungen Ihrer Ernährung können Sie gut auf 650 mg kommen. Wenn Ihre Symptome oder Ihre Lebensweise keine Hinweise auf einen erhöhten Bedarf ergeben haben, beträgt der Ergänzungsbedarf 800 mg minus 650 mg = 150 mg. Wenn Sie schwanger sind, beträgt der zusätzliche Bedarf 1200 mg minus 650 mg = 550 mg. Deshalb ist die auf S. 395 angegebene Spanne für die zusätzliche Zufuhr von 150 bis 600 mg ausreichend.

Nicht in der Tabelle aufgeführte Mineralstoffe werden im allgemeinen von den meisten Menschen über die Ernährung ausreichend aufgenommen und können durch deren Veränderung vermehrt zugeführt werden. Kalium, das Natrium (Salz) ins Gleichgewicht bringt, wird am besten durch den Verzehr von sehr viel rohem Obst und Gemüse zugeführt. Ein Phosphor-Mangel ist extrem selten; außerdem ist dieser Mineralstoff in fast allen Zusatzpräparaten als Calciumphosphat enthalten. Ein Jod-Defizit kommt in Deutschland durchaus vor. Kupfer liefert die tägliche Kost oft zuviel. Außerdem kann es toxisch sein. Vollwertkost enthält fast immer genug Kupfer.

Berechnung des Bedarfs für Kinder

Die angegebenen Nährstoffmengen repräsentieren den Bedarf von Erwachsenen. Sie lassen sich mit Hilfe einer einfachen Methode leicht an den Bedarf von Kindern unter 14 Jahren anpassen. Nehmen Sie das Gewicht des Kindes in Pfund, und teilen Sie es durch 100. (Oder nehmen Sie das Gewicht des Kindes in Kilo und teilen Sie durch 50.) Multiplizieren Sie dann die Zufuhrmenge für Erwachsene mit der Zahl, die Sie errechnet haben, und Sie haben die Dosis für das Kind. Wenn ein Kind zum Beispiel 50 Pfund wiegt und wir dies durch 100 teilen, ergibt dies 0,5. Wenn das Kind bei Vitamin C 6 Punkte hat, was einem Zusatzbedarf von 2000 mg entspricht, multiplizieren wir dies mit 0,5 und erhalten 1000 mg. Das ist die ungefähre optimale Vitamin-C-Dosis für dieses Kind.

Sie können auch die Angaben zu den optimalen Zufuhrmengen für Kinder bis 13 Jahren auf S. 351 verwenden. Ab 14 Jahren können dieselben Mengen wie für Erwachsene gegeben werden.

Planen Sie Ihr ideales Nahrungsergänzungs-Menü

Falls Sie sich jetzt fragen, ob Sie jeden Tag 30 verschiedene Pillen schlucken sollen, kann ich Sie beruhigen: Das ist nicht nötig. Ihr Bedarf läßt sich auf vier oder fünf verschiedene Produkte reduzieren, die die obigen Nährstoffe in unterschiedlicher Kombination enthalten. Am gängigsten sind Multivitaminpräparate (die A, B, C, D und E enthalten) und Multimineralstoffpräparate, die alle Mineralstoffe enthalten. Vitamin C wird im allgemeinen separat eingenommen, weil die optimale Mindestmenge von 1000 mg (1 g) auch ohne andere Nährstoffe schon eine ziemlich große Tablette darstellt.

Auswertung des Fragebogens zur optimalen Ernährung

Nähr-stoffe	Punkte Symptome	Energie	Streß	Sport	Immun	Umwelt-belastung	Herz/Kreislauf	Schwanger/Stillen	PMS	Wechseljahre	Alter 14-16	Alter über 50
A (Beta-Carotin)					2	1					1	
D								1		1	1	1
E				1	1	1	1			1		
C		1	2	1	1	2	1					
B₁		1	2	1								
B₂		1	2	1								
B₃		2	2	1			1					
B₅		1	2	1								
B₆		1	2	1	1			1	2		1	
B₁₂								2				
Folsäure								2				
Biotin								1			1	
Omega-3-Omega-6-Fettsäuren								2	2	1		1
Kalzium		1		1	1	2		2		1	1	1
Magnesium		1	1	1	1					2		1
Eisen				1				1				
Zink		1	1		2	2		2	2		1	1
Mangan												1
Selen					1	1	1					1
Chrom		2	1									1

Gesamt-punkt-zahl	Nährstoffe	PUNKTE				Was Sie brauchen
		0–4	5–6	7–8	9 oder mehr	
	A (Beta-Carotin)	7500	10 000	15 000	20 000	IE
	D	200	400	600	800	IE
	E	100	300	500	1000	IE
	C	1000	2000	3000	4000	mg
	B_1	25	50	75	100	mg
	B_2	25	50	75	100	mg
	B_3	50	75	100	150	mg
	B_5	50	100	200	300	mg
	B_6	50	100	200	250	mg
	B_{12}	5	10	50	100	µg
	Folsäure	50	100	200	400	µg
	Biotin	50	100	150	200	mg
	Omega-3-Omega-6-Fettsäuren	— —	800 150	1600 225	2400 300	mg mg
	Kalzium	150	300	450	600	mg
	Magnesium	75	150	225	300	mg
	Eisen	10	15	20	25	mg
	Zink	10	15	20	25	mg
	Mangan	2,5	5	10	15	mg
	Selen	25	50	75	100	µg
	Chrom	20	50	100	200	µg

Die Wahl des richtigen Produkts ist eine Kunst für sich. Kapitel 39 hilft Ihnen durch das Labyrinth hindurch und zeigt Ihnen, was das Kleingedruckte bedeutet und was zwischen den Zeilen steht. Kapitel 40 erklärt, wie Sie die Nahrungsergänzungen in Ihren Tagesablauf integrieren können. Sie können auch in Ihre Apotheke oder ins Reformhaus gehen, dem Personal die Berechnung Ihres persönlichen Bedarfs zeigen und es bitten, Ihnen die Präparate so zusammenzustellen, daß Ihr Bedarf gedeckt wird.

39. Was Sie über Nahrungsergänzungsmittel wissen sollten

Nicht alle Nahrungsergänzungspräparate sind gleich. Angesichts der Vielzahl der Produkte, die alle vollkommene Gesundheit versprechen und sich im Preis oft erheblich unterscheiden, ist man schnell verwirrt. In diesem Kapitel erfahren Sie, wodurch sich gute Präparate auszeichnen.

Die Angaben zu den Inhaltsstoffen verstehen

Die gesetzlichen Vorschriften zur Angabe der Inhaltsstoffe sind von Land zu Land verschieden, aber viele Grundsätze sind dieselben. Auf der nächsten Seite finden Sie eine typische Deklaration der Inhaltsstoffe und Hinweise zur Interpretation des Kleingedruckten.

Bei dieser Deklaration sind die Dosierungen leicht zu verstehen, die chemischen Bezeichnungen für die verschiedenen Vitamine sind angegeben, und die Füllstoffe (etwa Calciumphosphat) sind aufgeführt. Es wird gesagt, wann und wie Sie die Tabletten einnehmen sollen. Auf diese Dinge sollten Sie achten, wenn Sie ein Nahrungsergänzungsmittel kaufen: Lassen Sie sich von einer attraktiven Verpackung oder einem sehr günstigen Preis nicht in die Irre führen, aber zahlen Sie auch nicht zuviel!

Leider enthalten nicht alle Präparate das, was die Deklaration verspricht. Deshalb ist es nicht immer am besten, das Billigste zu kaufen. Renommierte Hersteller von Nahrungsergänzungsmitteln sollten alle Inhaltsstoffe in der Deklaration aufführen.

Bezeichnung und Menge der Vitamine

Bei den meisten Nahrungsergänzungspräparaten müssen die Inhaltsstoffe in der Reihenfolge ihres Gewichts aufgeführt werden, angefangen mit dem Bestandteil, der die größte Menge ausmacht. Das ist oft verwirrend, denn die Liste enthält so auch Zusatzstoffe, die keine Nährstoffe, aber zur Herstellung der Tabletten notwendig sind. Oft wird statt der üblichen Vitaminbezeichnung der chemische Name des Nährstoffs angegeben (zum Beispiel Ergocalciferol für Vitamin D).

Vitamin	Chemische Bezeichnung
A	Retinol, Retinylpalmitat oder Beta-Carotin
B_1	Thiamin, Thiaminhydrochlorid, Thiaminmononitrat
B_2	Riboflavin
B_3	Niacin, Niacinamid
B_5	Pantothensäure, Calciumpantothenat
B_6	Pyridoxin, Pyridoxal-S-phosphat, Pyridoxinhydrochlorid
B_{12}	Cyanocobalamin
C	Ascorbinsäure, Calciumascorbat, Magnesiumascorbat, Natriumascorbat
D	Ergocalciferol, Cholecalciferol
E	d(1)alpha-Tocopherol, Tocopherylacetat, Tocopherylsuccinat
Biotin	Biotin
Folsäure	Folat

Wenn Sie die Nährstoffe identifiziert haben, sehen Sie sich die Menge für die tägliche Dosis an. Bei manchen Präparaten ist sie auf zwei Tabletten aufgeteilt, weil das Präparat zweimal täglich genommen werden soll (dann heißt es: »Zwei Tabletten enthalten ...«). Die Menge wird in Milligramm (mg) oder Mikrogramm (mcg oder µg) angegeben. Die meisten Länder verwenden als Symbol für Mikrogramm jetzt µg; ein Mikrogramm ist ein Tausendstel Milligramm.

Den Beipackzettel verstehen

Multivitamin- und Mineralstoffpräparat

für eine optimale Nährstoffzufuhr

Leichte Resorption durch Citrat-Mineralstoffe

30 Tabletten

pflanzlich

Kühl und trocken aufbewahren
Mindesthaltbarkeit: siehe Packungsboden

Dieser Mineralstoff-komplex wird gut resorbiert.

Die Dosierung der meisten Nährstoffe ist höher als offiziell empfohlen.

Dies ist die Menge in <u>drei</u> Tabletten.

Gesamte Vitamin-A-Menge, zwei Drittel aus Retinol, ein Drittel aus Beta-Carotin.

Die ideale Vitamin-C-Zufuhr liegt bei 1000–3000 mg. In einem Kombi-Präparat werden Sie kaum mehr als 300 mg finden – es würde zu voluminös werden.

Dies ist die Dosis der reinen Mineralstoffe.

INFORMATION
Drei Tabletten enthalten durchschnittlich:

		%RDA*
Vitamine		
Vitamin A (10 000 IE)	3002 µg	375
aus Retinol	2252 µg	—
aus Beta-Carotin (4,5 mg)	750 µg	—
Vitamin D (300 IE)	7,5 µg	150
Vitamin E (150 IE)	100,6 mg	1006
Vitamin C	300 mg	500
Thiamin (Vitamin B$_1$)	37,5 mg	2678
Riboflavin (Vitamin B$_2$)	37,5 mg	2344
Niacin	75 mg	417
Vitamin B$_6$	75 mg	3750
Folsäure	150 µg	75
Vitamin B$_{12}$	15 µg	1500
Biotin	0,075 mg	50
Pantothensäure	75 mg	1250
Mineralstoffe		
Calcium	500 mg	63
Eisen	15 mg	107
Magnesium	225 mg	75
Zink	15 mg	100
Jod	45 µg	30
Kupfer	75 µg	
Mangan	4,5 mg	
Chrom	30 µg	
Selen	45 µg	
Sonstige Nährstoffe		
Cholin	30 mg	
Inositol	30 mg	

* RDA = Recommended Dayly Allowances (EU-Empfehlungen zur Nährstoffzufuhr)

Optimale Nährstoffzufuhr

30 Tabletten

Nehmen Sie drei Tabletten täglich zu den Mahlzeiten.
Kinder 5–11 Jahre: 1 Tablette täglich; 11–14 Jahre: 2 Tabletten täglich.

Dieses Produkt enthält Vitamin A. Nehmen Sie es nicht, wenn Sie schwanger sind oder werden wollen, es sei denn auf Anweisung Ihres Arztes.

Inhaltsstoffe: Calciumcarbonat, dreibasisches Calcium-phosphat, Magnesiumoxid, Vitamin C prep., Maisstärke, Magnesiumcitrat, Calciumcitrat, Vitamin E (als **d-alpha-Tocopherolsuccinat**), Akazie, Pantothensäure (als Calcium D-Pantothenat), Vitamin B6 (als Pyridoxinhydrochlorid), Niacin (als Nicotinamid), Stearinsäure, **Eisencitrat, Zinkcitrat,** Beta-Carotin prep., Thiamin (als Thiaminhydrochlorid), Riboflavin, Vitamin A (als Retinolacetat prep., Antioxidans: dl-alpha-Tocopherol), Cholin di-hydrogencitrat, Inositol, Überzug Schellack, Mangancitrat, Magnesiumstearat, **Selenomethionin** prep., Vitamin D (als Cholecalciferol prep., Antioxidans: dl-alpha-Tocopherol), **Kupfercitrat, Chrompicolinat,** Folsäure, Biotin, Kaliumjod, Vitamin B12 (als Cyanocobalamin).

Bei den Mineralstoffmengen handelt es sich um bereinigte Werte. Ohne Zusatz von Zucker, Salz, Soja, Hefe, Weizen, Milchprodukten, Konservierungs-, Geschmacks- oder Farbstoffen. Nicht in der Reichweite von Kindern aufbewahren.

Kalzium ist teilweise als Citrat, teilweise als Carbonat enthalten.

Dies ist natürliches Vitamin E.

Die Spurenelemente haben eine leicht resorbierbare Form.

Diese Rezeptur ist für Allergiker geeignet.

Die Angaben zu Vitamin A sind ein bißchen kompliziert. Das liegt daran, daß Beta-Carotin kein Vitamin A ist, sondern im Körper erst in Vitamin A umgewandelt werden kann. Um die Wirkung einer bestimmten Menge Beta-Carotin im Vergleich zu Vitamin A (Retinol) anzugeben, wird eine Einheit namens »µgRE« oder »mcgRE« verwendet. Dies steht für »Mikrogramm Retinol-Äquivalent«. Es bedeutet, daß diese Menge Beta-Carotin dieselbe Wirkung hat wie die angegebene Retinolmenge. 6 µg Beta-Carotin entsprechen 1 µg Retinol und werden daher als 1 µgRE Beta-Carotin aufgeführt. Wenn ein Präparat Vitamin A und Beta-Carotin enthält, ergibt die Addition der beiden µgRE-Mengen die Gesamtmenge an Vitamin A.

Mineralstoffe

Bei den Mineralstoffen wird oft nicht die Menge des reinen Mineralstoffs, sondern nur die Menge der chemischen Verbindung angegeben, an die der Mineralstoff gebunden ist. 100 mg Zink-Aminosäurenchelat liefern zum Beispiel nur 10 mg Zink plus 90 mg der Aminosäure, an die es chelatiert (gebunden) ist. Was Sie aber wissen müssen, ist die Menge des reinen Mineralstoffs, in diesem Beispiel 10 mg. Die meisten großen Hersteller machen Ihnen das Leben leicht, indem sie beispielsweise schreiben »Zinkaminosäurenchelat 50 mg (entspricht 5 mg Zink)« oder »Zink (als Aminosäurenchelat) 5 mg«; beides bedeutet, daß Sie 5 mg des Elements Zink bzw. reines Zink bekommen. Wenn diese Angabe fehlt, sollten Sie den Hersteller kontaktieren und um ausführlichere Informationen bitten. Die meisten guten Firmen geben Ihnen diese Information entweder auf der Packung oder auf dem Beipackzettel.

Auf der Packung muß auch angegeben sein, wieviel Prozent der offiziell empfohlenen Zufuhrmenge das Produkt abdeckt. Für eine optimale Nährstoffzufuhr ist dies jedoch weitgehend irrelevant, weil die benötigten Mengen oft um ein Vielfaches höher sind als die offiziell empfohlenen Mengen.

Füllstoffe, Bindemittel, Gleitmittel und Überzüge

Nahrungsergänzungspräparate enthalten oft auch andere Bestandteile, die für ihre Herstellung erforderlich sind. Kapseln brauchen eigentlich keine weiteren Zusatzstoffe, Tabletten aber im allgemeinen wohl, denn sonst halten sie nicht zusammen. Sie sind ursprünglich ein Pulver, das durch Füllstoffe Masse und durch Bindemittel die richtige Konsistenz bekommt. Auch Gleitmittel werden verwendet. Nur so kann die Mischung in ein kleinkörniges, ungleichmäßiges Granulat verwandelt werden, das dann unter beträchtlichem Druck zu Tabletten gepreßt wird. Durch das Granulieren hält die Mischung zusammen und bildet eine feste Masse. Die Tablette kann zusätzlich einen Überzug aus Protein bekommen, der sie vor dem Schlechtwerden schützt und dafür sorgt, daß sie sich leichter schlucken läßt.

Leider werden viele Tabletten außerdem mit künstlichen Farb- und Geschmacksstoffen versetzt und mit Zucker überzogen. Viele Vitamin-C-Tabletten bekommen eine orangene Farbe und einen süßen Geschmack, weil wir Vitamin C mit Orangen assoziieren! Vitamin C ist von Natur aus fast weiß und ganz bestimmt nicht süß – das Ergänzungspräparat sollte es auch nicht sein. Als Faustregel gilt: Kaufen Sie nur Produkte, bei denen Füllstoffe und Bindemittel angegeben sind. Seriöse Firmen geben solche Informationen gerne. Die folgenden Füllstoffe und Bindemittel sind akzeptabel. Einige werten die Tablette ernährungsphysiologisch sogar noch weiter auf:

- *Dicalciumphosphat* ist ein natürlicher Füllstoff, der Kalzium und Phosphat enthält.
- *Zellulose* ist ein natürliches Bindemittel aus Pflanzenfasern.

- *Alginsäure/Natriumalginat* ist ein natürliches Bindemittel aus Algen.
- *Akaziengummi/Gummiarabikum* ist ein natürliches pflanzliches Gummiharz.
- *Calciumstearat* oder *Magnesiumstearat* ist ein natürliches Gleitmittel (gewöhnlich tierischen Ursprungs).
- *Kieselerde* wirkt als natürliches Gleitmittel.
- *Zein* ist ein Mais-Protein zum Überziehen der Tabletten.
- *Brasilwachs* wird als natürlicher Überzug aus Palmen hergestellt.

Stearat ist die chemische Bezeichnung für »gesättigtes Fett« und wird als Gleitmittel verwendet. Das billigste stammt von Tieren, aber es gibt auch nicht-tierische Stearate. Wenn Sie ein strenger Veganer oder Vegetarier sind, wollen Sie diesen Punkt vielleicht mit dem Hersteller abklären. Wenn auf dem Produkt »Für Veganer geeignet« vermerkt ist, darf es von Gesetzes wegen keine Zutaten tierischen Ursprungs enthalten.

Die meisten großen Tabletten haben einen Überzug. Das macht sie glänzend, glatt und leicht zu schlucken. Bei kleinen Tabletten ist das nicht so notwendig. Wenn eine Tablette außen rauh ist, hat sie keinen Überzug. Ein Überzug kann, je nach Substanz, auch die Inhaltsstoffe schützen und deren Haltbarkeit verlängern. Meiden Sie mit Zucker überzogene, künstlich gefärbte Produkte. Gegen natürliche Farben, etwa aus Beerenextrakten, ist nichts einzuwenden.

Gelegentlich gerät der Überzug bei einer Tablettenpartie zu dick. Dies kann die Auflösung der Tablette behindern, vor allem wenn jemand wenig Magensäure hat. Die meisten seriösen Firmen überprüfen bei jeder Partie die Auflösungszeit, um diese Möglichkeit auszuschließen. Deshalb ist dies ein seltenes Problem.

Frei von Zucker, Gluten, tierischen Produkten etc.

Bei vielen besseren Produkten ist auch angegeben, daß das Produkt zucker- und glutenfrei ist. Wenn Sie auf Milch oder Hefe allergisch reagieren, sollten Sie überprüfen, ob die Tabletten Laktose (Milchzucker) oder Hefe enthalten. B-Vitamine können aus Hefe gewonnen sein, also seien Sie vorsichtig. Kontaktieren Sie im Zweifelsfall den Hersteller und bitten Sie um eine unabhängige Analyse der Inhaltsstoffe: Gute Firmen geben diese Information. Manchmal werden Tabletten mit Glukose, Fruktose oder Dextrose gesüßt, und auf der Packung steht trotzdem »zuckerfrei«. Solche Produkte lassen Sie am besten stehen. Eine kleine Menge Fruktose ist jedoch das geringere Übel, wenn Sie einem Kind die Einnahme von Vitaminpillen schmackhaft machen wollen. Produkte mit anderen Konservierungs- oder Geschmacksstoffen sollten Sie meiden, es sei denn, diese sind natürlich. Ananas-Essenz zum Beispiel ist ein natürlicher Zusatzstoff.

Wenn Sie Veganer oder Vegetarier sind, sollten Sie Produkte wählen, die einen entsprechenden Eignungsvermerk haben. Retinol (Vitamin A) kann tierischen Ursprungs sein, synthetisiert werden oder von einer pflanzlichen Quelle stammen, zum Beispiel Retinylpalmitat. Vitamin D kann synthetisch hergestellt sein, von Schafwolle oder von einer pflanzlichen Quelle stammen. Die Firmen müssen die Herkunft der Nährstoffe nicht angeben, nur ihre chemische Bezeichnung.

40. Nahrungsergänzungsmittel individuell zusammenstellen

Nachdem Ihnen jetzt bei den Inhaltsstoffen niemand mehr etwas vormachen kann und Sie feststellen können, ob ein bestimmtes Produkt das enthält, was Sie brauchen, können Sie Ihren Nährstoffbedarf in ein Nahrungsergänzungs-Programm umwandeln.

Theoretisch könnten Sie in das eine Extrem verfallen und ein Mega-Multipräparat schlucken, das alles enthält, was Sie eventuell brauchen könnten. Der Haken dabei ist, daß es riesig und unmöglich zu schlucken wäre. Außerdem würde es Ihnen von manchen Nährstoffen sicher sehr viel mehr geben, als Sie verwerten können. Das andere Extrem ist ein jeweils genau auf Ihren Bedarf abgestimmtes Produkt für jeden Nährstoff – aber dann haben Sie am Schluß ganze Hände voll Pillen.

Ernährungsexperten verwenden stattdessen Nährstoffkombinationen, die Ihrem Bedarf nahekommen. Bei einem typischen Nahrungsergänzungs-Menü nehmen Sie am Schluß vier oder fünf Mittel – sie sind so etwas wie Bausteine, die zusammen ein vollständiges Gebäude ergeben.

Ideale Kombinationen

Jeder Ernährungsexperte hat eine andere Vorstellung von der »besten« Vitamin- und Mineralstoffkombination; dies zeigt sich auch an der immer breiteren Palette der Produkte. Die ideale Zusammenstellung hängt letztlich von Ihrem persönlichen Bedarf ab.

Doch es gibt ein paar Basis-Kombinationen, die gute Bausteine für Ihr persönliches Gesundheitsprogramm sind:

Multivitaminpräparate

Ein gutes Multivitaminpräparat sollte mindestens 7500 IE von A, 400 IE von D, 100 IE von E, 250 mg C, je 50 mg B_1, B_2, B_3, B_5 und B_6, 10 µg B_{12} und je 50 µg Folsäure und Biotin enthalten. Kalzium, Magnesium, Eisen, Zink und Mangan können auch dazu gehören, denn an ihnen mangelt es häufig.

Multimineralstoffpräparate

Sie sollten mindestens 150 mg Kalzium, 75 mg Magnesium, 10 mg Eisen, 10 mg Zink, 2,5 mg Mangan, 20 µg Chrom und 25 µg Selen enthalten, plus etwas Molybdän.

Multivitamin- und Multimineralstoffpräparate

Die obigen Vitamine und Mineralstoffe passen einfach nicht alle in eine Tablette. Gut kombinierte Präparate erreichen diese Zufuhrhöhen durch die Einnahme von zwei oder drei Tabletten täglich. Die Nährstoffe, die die meiste Masse ausmachen, sind Vitamin C, Kalzium und Magnesium. In Multivitamin- und -mineralstoffpräparaten sind sie oft nur unzureichend enthalten und müssen eventuell gesondert zugeführt werden. Mit Ausnahme dieser drei Nährstoffe sollte ein gutes Multivitamin- und -mineralstoffpräparat die Nährstoffmengen zur Verfügung stellen, die in der Übersicht auf S. 395 in der Spalte »0–4 Punkte« angegeben sind, und so den Grundstock Ihres Nahrungsergänzungs-Menüs bilden.

Vitamin C

Es lohnt sich, es gesondert zu nehmen, denn die Menge, die Sie benötigen, paßt nicht in ein Kombipräparat. Eine Tablette sollte 1000 mg Vitamin C mit mindestens 25 mg Bioflavonoiden oder anderen die Wirkung optimierenden Stoffen enthalten, zum Beispiel Hagebutten- oder Beerenextrakte.

B-Komplex

Wenn Sie beim Energie- oder Streßprofil des Fragebogens zur optimalen Ernährung viele Punkte haben, brauchen Sie möglicherweise mehr B-Vitamine. Ihr Bedarf läßt sich leicht decken, wenn Sie zusätzlich zu Ihrem Basis-Zusatzpräparat ein gutes B-Komplex-Präparat nehmen, bis Sie weniger Punkte – und also weniger Symptome – haben.

Antioxidanzien-Komplex

Wenn Sie beim Sport-, Immun- oder Umweltbelastungsprofil viele Punkte haben oder einfach Ihre Lebensspanne optimal verlängern möchten, können Sie außerdem einen Antioxidanzien-Komplex nehmen. Darin sollten angemessene Mengen der folgenden Antioxidanzien enthalten sein: Vitamine A, C und E, Beta-Carotin, Zink, Selen, eventuell Eisen, Kupfer, Mangan, die Aminosäuren Glutathion und Cystein sowie antioxidative bioaktive Pflanzenstoffe, zum Beispiel Heidelbeerextrakt, Pycnogenol oder Grapefruitkernextrakt.

Essentielle Fettsäuren

Es gibt zwei Möglichkeiten, Ihren Bedarf an essentiellen Fettsäuren zu decken: Entweder Sie essen ein oder zwei Eßlöffel einer Mischung von kaltgepreßten biologischen Samenölen, die Omega 3 (Leinsamen und Kürbiskerne) und Omega 6 (Sesam, Sonnenblumen, Borretsch und Nachtkerze) enthalten. Oder Sie nehmen konzentrierte Öle als Zusatzpräparat: Für Omega 3 Leinsamenöl-Kapseln oder die konzentrierteren Fischölkapseln, die EPA und DHA liefern; für Omega 6 Nachtkerzen- oder Borretschöl (liefern GLA).

Achten Sie darauf, daß das Präparat soviel GLA und EPA/DRA enthält, wie Sie Ihrer Berechnung nach brauchen. Wenn Sie 0–4

Punkte haben und schon fetten Fisch und/oder viele Samen essen, kann dies Ihren Bedarf bereits decken.

Mineralstoff-Komplex für gesunde Knochen

Wenn die obigen Kombinationen Ihnen noch nicht genug Kalzium und Magnesium zur Verfügung stellen, wenn Sie schwanger sind, stillen, die Wechseljahre hinter sich haben oder älter sind, können Sie Ihren Bedarf durch einen Mineralstoff-Komplex decken. Er sollte Kalzium, Magnesium, Vitamin D, Bor und etwas Zink, Vitamin C oder Kieselerde für den Knochenaufbau enthalten.

Individuelle Nährstoffe

Manchmal bekommen Sie trotz der obigen Kombinationsmöglichkeiten von einzelnen Nährstoffen nicht genug. Das Defizit betrifft meist die Vitamine B_3 (Niacin), B_5 (Pantothenat), B_6 (Pyridoxin) sowie Zink und Chrom. Wenn Sie Vitamin B_3 und Chrom brauchen, empfehle ich Chrompolynicotinat, das die beiden Stoffe verbindet. Wenn Sie speziell B_3 brauchen, sollten Sie daran denken, daß normales Niacin hautrötend wirkt; suchen Sie deshalb nach Niacinamid bzw. nicht-rötendem Niacin. Vitamin B_6 und Zink finden sich oft in einer Tablette.

Eine Liste empfehlenswerter Hersteller von Nahrungsergänzungsmitteln, deren Produkte die hier vertretenen Zufuhrhöhen für Vitamine und Mineralstoffe enthalten, findet sich auf S. 531.

Den Nährstoffbedarf in ein Nahrungsergänzungs-Programm umwandeln

Die Auswertung des Fragebogens auf S. 394 hat Ihnen Ihren optimalen täglichen Nährstoffbedarf deutlich gemacht. Wenn Sie ausnahmslos weniger als 5 Punkte haben, wird Ihr Bedarf leicht durch folgendes »Menü« gedeckt:

Präparat	tägliche Dosis
Multivitamin	1
Multimineral	1
Vitamin C 1000 mg	1

Wenn Sie 5 oder mehr Punkte bei den Vitaminen A, D oder E haben, werden Sie wahrscheinlich die Dosis für das Multivitaminpräparat verdoppeln müssen. Wenn Sie 7 oder mehr Punkte bei Vitamin E haben, sollten Sie eine tägliche Extra-Dosis Vitamin E einplanen. Wenn Sie bei mindestens zwei B-Vitaminen 7 oder mehr Punkte haben, empfiehlt es sich, jeden Tag zwei Vitamin-B-Komplex-Tabletten zu nehmen. Wenn Sie jedoch nur bei B_6 eine hohe Punktzahl haben, ist es praktischer, nur B_6 in der gewünschten Dosis gesondert zu nehmen. Dasselbe gilt für Vitamin C. Wenn Ihre optimale Zufuhrhöhe bei 2000 mg liegt, sollten Sie zwei Vitamin-C-Tabletten pro Tag nehmen.

Wenn Sie bei mindestens zwei Mineralstoffen 5 oder mehr Punkte haben, werden Sie Ihren Bedarf wahrscheinlich decken können, wenn Sie Ihre Multimineralstoffzufuhr verdoppeln. Wenn jedoch nur Kalzium und Magnesium fehlen, können beide zusammen durch ein Präparat für gesunde Knochen zugeführt werden. Wenn Sie vor allem Chrom brauchen, brauchen Sie möglicherweise auch eine Extra-Dosis Vitamin B_3; einige Hersteller kombinieren die beiden Stoffe. Dasselbe gilt für Zink und B_6. Suchen Sie nach diesen Nährstoff-Kombinationen, denn so können Sie Geld sparen und die Anzahl der Tabletten, die Sie einnehmen müssen, reduzieren. Wenn Sie ein schwaches Immunsystem haben oder vielen Umweltschadstoffen ausgesetzt sind, brauchen Sie möglicherweise mehr Vitamin A, C und E sowie Selen und Zink. Diese antioxidativen Nährstoffe schützen das Immunsystem und helfen Ihnen, mit den Folgen der Umweltverschmutzung fertigzuwerden.

Tips zum Einnahmezeitpunkt

Wann Sie Ihre Fitmacher einnehmen, hängt nicht nur davon ab, was technisch am besten ist, sondern auch von Ihrer Lebensweise. Wenn Sie die Mittel zweimal täglich nehmen wollen, die zweite Hälfte aber meist vergessen, sind Sie wahrscheinlich besser beraten, wenn Sie alle auf einmal nehmen. Hier die »10 Gebote« der Einnahme von Nahrungsergänzungsmitteln:

1. Nehmen Sie Vitamine und Mineralstoffe eine Viertelstunde vor oder nach einer Mahlzeit ein oder während einer Mahlzeit.

2. Nehmen Sie die meisten Mittel mit der ersten Mahlzeit des Tages.

3. Nehmen Sie B-Vitamine nicht spätabends, wenn Sie Schlafprobleme haben.

4. Nehmen Sie Sonderrationen Mineralstoffe abends, insbesondere Kalzium und Magnesium – sie wirken schlaffördernd.

5. Wenn Sie zwei oder mehr Vitamin-B-Komplex- oder -C-Tabletten pro Tag nehmen, sollten Sie bei jeder Mahlzeit eine nehmen.

6. Nehmen Sie keine einzelnen B-Vitamine, es sei denn, Sie nehmen auch ein B-Komplex-Präparat, etwa in einem Multivitaminpräparat.

7. Nehmen Sie keine einzelnen Mineralstoffe, es sei denn, Sie nehmen auch ein Multimineralstoff-Präparat.

8. Wenn Sie eine Anämie (Eisenmangel) haben, sollten Sie zusätzliches Eisen zusammen mit Vitamin C nehmen.

9. Nehmen Sie immer mindestens zehnmal soviel Zink wie Kupfer. Wenn Sie wissen, daß Sie einen Kupfer-Mangel haben, sollten Sie Kupfer nur mit zehnmal soviel Zink nehmen, das heißt zum Beispiel 0,5 mg Kupfer mit 5 mg Zink.

10. Nehmen Sie die Mittel immer. Eine unregelmäßige Einnahme hat keine Wirkung.

An zwei Einnahmestrategien können die meisten Menschen sich meiner Erfahrung nach gut halten. Nehmen Sie die meisten Mittel morgens und ein paar abends, dann brauchen Sie keine mit zur Arbeit zu nehmen. Wenn Ihr Programm zum Beispiel aus drei Kombi-Präparaten, drei Vitamin-C-Tabletten und drei Antioxidanzien-Pillen besteht, können Sie sie auch alle drei in ein Döschen geben und bei jeder Mahlzeit eine von jeder Sorte nehmen.

Gibt es Nebenwirkungen?

Die Nebenwirkungen einer optimalen Ernährung sind mehr Energie, mehr geistige Wachheit und eine größere Widerstandsfähigkeit gegen Krankheiten. Eine Befragung von Menschen, die Nahrungsergänzungen nehmen, ergab, daß 75 % eine eindeutige Verbesserung ihrer Energie feststellten, 66 % fühlten sich emotional ausgeglichener, 60 % hatten ein besseres Gedächtnis und mehr geistige Wachheit, bei 55 % hatte sich das Hautbild verbessert, und 61 % stellten eine eindeutige Verbesserung ihres generellen Wohlbefindens fest. Solange Sie sich an die in diesem Buch angegebenen Zufuhrhöhen halten und keine toxischen Mengen nehmen (siehe Kapitel 42), sind Nahrungsergänzungsmittel Ihrer Gesundheit zuträglich. Bei wenigen Personen kommt es zu leichten Symptomen, wenn sie mit der Einnahme der Mittel anfangen. Das kann daran liegen, daß sie zuviele Präparate mit zu wenig Nahrung aufnehmen, oder daran, daß ein Präparat etwas enthält, das ihnen nicht bekommt, etwa Hefe. Die Beschwerden vergehen im allgemeinen, wenn Sie zunächst mit der Einnahme aufhören. Nehmen Sie dann vier Tage lang ein Mittel, die nächsten vier Tage ein zweites dazu und so weiter, bis Sie alles integriert haben. Dies zeigt im allgemeinen, ob eine Substanz Beschwerden verursacht. Meist vergehen diese von selbst.

Manchmal fühlt jemand sich schlechter, bevor es ihm besser

geht. Stellen Sie sich vor, wie Ihr Körper sich anstrengt, um mit der Umweltverschmutzung, schlechter Ernährung, Giften und Stimulanzien fertig zu werden, und dann plötzlich eine wundervolle Ernährung und alle Nahrungsergänzungsmittel bekommt, die er braucht. Dies kann zu einem Entgiftungsprozeß führen, bei dem der Körper sich selbst von angesammeltem »Müll« befreit. Das ist nichts Schlechtes und klingt im allgemeinen innerhalb eines Monats ab. Wenn unerklärliche Symptome auftreten, sollten Sie einen Ernährungsberater aufsuchen.

Welche gesundheitlichen Verbesserungen können Sie erwarten?

Vitamine und Mineralstoffe sind keine Arzneien, deshalb sollten Sie nicht über Nacht eine Besserung Ihrer Gesundheit erwarten. Die meisten Menschen stellen innerhalb von drei Monaten eine eindeutige Verbesserung ihrer Gesundheit fest – das ist die kürzeste Zeitspanne, die Sie mit Nahrungsergänzungsmitteln experimentieren sollten. Die ersten spürbaren Veränderungen sind mehr Energie, geistige Wachheit und emotionale Stabilität sowie ein besseres Hautbild. Ihre Gesundheit wird sich weiter verbessern, solange Ihr Programm stimmt. Wenn Sie nach drei Monaten keine Besserung feststellen, sollten Sie einen Ernährungsberater aufsuchen.

Wann sollten Sie Ihren Bedarf neu ermitteln?

Zu Beginn wird Ihr Bedarf sich sicher verändern. Daher ist es sinnvoll, ihn alle drei Monate zu überprüfen. Mit zunehmender Gesundheit sollte Ihr Nährstoffbedarf abnehmen. Denken Sie daran, daß Sie eine optimale Ernährung am meisten brauchen, wenn Sie gestreßt sind. In Krisenzeiten oder wenn Sie besonders hart arbeiten, sollten Sie doppelt dafür sorgen, daß Sie sich gesund ernähren und jeden Tag Ihr »Nährstoffmenü« nehmen.

41. Die besten Nahrungsergänzungsmittel aussuchen

Während die goldene Regel für jede Einnahme von Nahrungsergänzungsmitteln lautet, die richtigen Dosierungen herauszufinden und die Mittel regelmäßig zu nehmen, sind bei deren Auswahl viele weitere Kriterien zu berücksichtigen. Sind natürliche Nährstoffe besser als synthetische? Sind Kapseln besser als Tabletten? Werden bestimmte Formen von Mineralstoffen besser resorbiert? Gibt es gute und schlechte Kombinationen? Was ist, wenn Sie Medikamente nehmen – gibt es Lebensumstände, in denen Sie keine Nahrungsergänzungsmittel nehmen sollten?

Kapseln oder Tabletten?

Kapseln wurden früher immer aus Gelatine hergestellt, die ein tierisches Produkt ist und sich deshalb für Vegetarier nicht eignet. Dank technologischer Fortschritte kann Gelatine jetzt durch pflanzliche Zellulose ersetzt werden – allerdings noch nicht für die »Softgel«-Kapseln, die für Öle wie etwa Vitamin E verwendet werden. Tabletten haben den Vorteil, daß aufgrund der Kompression mehr Nährstoffe in sie hineinpassen. Der Nachteil ist, daß sie Füllstoffe und Bindemittel brauchen. Manche Leute meinen, bei Kapseln würden die Nährstoffe besser resorbiert. Aber wenn die Tablette richtig hergestellt ist, besteht kaum ein Unterschied, selbst wenn Sie eine schlechte Verdauung haben. Die meisten Vitamine, auch die fettlöslichen, können in Tablettenform gebracht werden. Natürliches Vitamin E zum Beispiel gibt es in zwei Formen: d-alpha-Tocopherolacetat (Öl) und d-alpha-Tocopherolsuccinat (Pulver). Beide sind gleich wirksam.

Natürlich oder synthetisch?

Über die Vorteile natürlicher Vitamine ist viel Unsinn gesagt und geschrieben worden. Zumal viele angeblich natürliche Produkte nicht natürlich sind. Von Rechts wegen muß ein bestimmter Prozentsatz eines Produkts natürlich sein, bevor auf dem Etikett »natürlich« stehen darf. Wieviel Prozent, ist von Land zu Land verschieden. Durch eine geschickte Wortwahl wird dafür gesorgt, daß der Inhalt mancher Zusatzpräparate natürlich klingt, auch wenn er es nicht ist. Zum Beispiel ist unter »Vitamin C mit Hagebutten« durchaus synthetisches Vitamin C zu verstehen, das mit Hagebutten angereichert wurde, auch wenn es oft mit Vitamin C aus Hagebutten verwechselt wird. Und welches ist nun besser?

Schon von der Definition her muß ein synthetisches Vitamin alle Eigenschaften des in der Natur vorkommenden Vitamins aufweisen. Wenn es das nicht tut, haben die Chemiker nicht richtig gearbeitet. Das ist bei Vitamin E der Fall. Natürliches d-alpha-Tocopherolsuccinat ist 36 % wirksamer als synthetisches Vitamin E, das als d1-alpha-Tocopherol bezeichnet wird (in diesem Fall steht das »1« für den chemischen Unterschied). Deshalb ist natürliches Vitamin E besser, das normalerweise aus Weizenkeim- oder Sojaöl hergestellt wird.

Synthetisches Vitamin C (Ascorbinsäure) ist nach Dr. Linus Pauling biologisch genauso wirksam wie die natürliche Substanz. Moderne wissenschaftliche Techniken haben jedoch sichtbare Unterschiede zwischen den beiden gezeigt. Niemand hat bislang belegt, daß natürliches Vitamin C wirksamer oder vorteilhafter ist. Das meiste Vitamin C wird aus einem »natürlichen« Zucker synthetisiert, zum Beispiel Traubenzucker; zwei chemische Reaktionen weiter haben Sie Ascorbinsäure. Dies unterscheidet sich kaum von den chemischen Reaktionen, die in Tieren stattfinden, die Zucker in Vitamin C umwandeln. Vitamin C, das zum Beispiel von Acerolakirschen stammt – der konzentriertesten Quelle – benötigt außerdem sehr viel mehr Platz und ist teurer. Acerola besteht nur zu 20 % aus Vitamin C; eine 1000-mg-Tablette wäre also fünfmal größer als eine normale Tablette und würde zehnmal mehr kosten!

Richtig ist, daß Vitamine natürlicher Herkunft möglicherweise unbekannte Elemente enthalten, die ihre Wirksamkeit verbessern. Vitamin E bzw. d-alpha-Tocopherol kommt zusammen mit Beta-, Gamma- und Delta-Tocopherol vor, und möglicherweise ist es günstig, wenn sie das d-alpha-Tocopherol begleiten. Vitamin C findet sich in der Natur zusammen mit Bioflavonoiden, das heißt bioaktiven Nährstoffen, die seine Wirksamkeit zu erhöhen scheinen, vor allem seine Fähigkeit, winzige Blutgefäße zu kräftigen. Gute Quellen für Bioflavonoide sind Beeren und Zitrusfrüchte; Vitamin-C-Tabletten, die mit Zitrus-Bioflavonoiden oder Beerenextrakten angereichert wurden, sind deshalb der Natur ein Stückchen näher.

Möglich ist auch, daß Hefe und Reiskleie, die sehr gute Quellen für die B-Vitamine sind, unbekannte, vorteilhafte Inhaltsstoffe enthalten. Deshalb werden diese Vitamine am besten mit Hefe oder Reiskleie kombiniert. Tabletten oder Pulver aus Bierhefe sind sehr viel weniger effiziente Möglichkeiten, B-Vitamine zu nehmen, als Vitamin-B-Komplex-Präparate, denen etwas Hefe zugefügt wurde – um optimale Mengen an B-Vitaminen zuzuführen, müßten Sie die Hefetabletten pfundweise essen. Manche Leute sind jedoch allergisch gegen Hefe, und wenn Ihnen ein Präparat nicht bekommt, könnte dies an der Hefe liegen. Aus diesem Grund enthalten viele Zusatzpräparate keine Hefe.

Es gibt noch viele andere potentiell hilfreiche Substanzen, die mit den Nährstoffen in einer Komplexverbindung erhältlich sind. Dazu gehören die sogenannten Co-Enzyme, die dazu beitragen, den Nährstoff in seine aktive Form zu überführen. Vitamin B_6 muß von

Pyridoxin zu Pyridoxal-5-phospat umgewandelt werden, bevor es im Körper wirksam wird. Dieser Vorgang erfordert Zink, das heute in einer Reihe von B_6-Zusatzpräparaten enthalten ist. Es gibt auch Produkte mit Pyridoxal-5-phosphat; sie müßten theoretisch leichter verwertbar sein. Die Zeit wird zeigen, ob solche Innovationen wirklich ein Vorteil sind. Der Dreh- und Angelpunkt ist jedoch, daß Sie von jedem essentiellen Nährstoff genug bekommen.

Vitamin- und Mineralstoffresorption

Vitamine und insbesondere Mineralstoffe sind in unterschiedlichen chemischen Verbindungen im Handel, die ihre Resorption und ihre Verwertbarkeit beeinflussen. Daneben fördern oder behindern auch Faktoren, die mit der Ernährung und der Lebensweise zu tun haben, die Verfügbarkeit der Stoffe für den Organismus.

Wasserlösliche Nährstoffe

Vitamin oder Mineralstoff	Beste Form	Bester Einnahmezeitpunkt	Fördert die Resorption	Behindert die Resorption
B_1	Thiamin	separat oder zu den Mahlzeiten	B-Komplex, Mangan	Alkohol, Streß, Antibiotika
B_2	Riboflavin	separat oder zu den Mahlzeiten	B-Komplex,	Alkohol, Nikotin, Streß, Antibiotika
B_3	Nikotinsäure, Nicotinamid	separat oder zu den Mahlzeiten	B-Komplex,	Alkohol, Streß, Antibiotika
B_5	Calciumpantothenat	separat oder zu den Mahlzeiten	Biotin, Folsäure, B-Komplex	Antibiotika Streß

Vitamin oder Mineralstoff	Beste Form	Bester Einnahmezeitpunkt	Fördert die Resorption	Behindert die Resorption
B₆	Pyridoxin-hydrochlorid,	separat oder zu den Mahlzeiten	Zink, Magnesium, B-Komplex	Alkohol, Antibiotika, Streß
B₁₂	Cyano-cobalamin	separat oder zu den Mahlzeiten	Kalzium, B-Komplex	Alkohol, Darmparasiten, Streß, Antibiotika
C	Ascorbinsäure, Kalzium-ascorbat	zwischen den Mahlzeiten	Salzsäure im Magen	schwere Mahlzeiten
Folsäure		separat oder zu den Mahlzeiten	C, B-Komplex	Alkohol, Streß, Antibiotika
Biotin		separat oder zu den Mahlzeiten	B-Komplex	Avidin (in rohem Eiweiß), Streß, Antibiotika

Fettlösliche Vitamine

Vitamin oder Mineralstoff	Beste Form	Bester Einnahmezeitpunkt	Fördert die Resorption	Behindert die Resorption
A	Retinol, Beta-Carotin	mit fett- oder ölhaltigen Speisen	Zink, E, C	Mangel an Galle
E	d-alpha-Tocopherol	mit fett- oder ölhaltigen Speisen	Selen, C	Mangel an Galle, 3-wertiges Eisen, oxidierte Fette
D	Ergocalciferol, Cholecalci-ferol	mit fett- oder ölhaltigen Speisen	Kalzium Phosphor, E, C	Mangel an Galle

Mineralstoffe

Vitamin oder Mineralstoff	Bester Einnahmezeitpunkt	Fördert die Resorption	Behindert die Resorption
Kalzium – Ca	mit Protein-Nahrungsmitteln	Magnesium, D, Salzsäure im Magen	Tee, Kaffee, Rauchen
Magnesium – Mg	mit Protein-Nahrungsmitteln	Kalzium, B_6, D, Salzsäure im Magen	Alkohol, Tee, Kaffee, Rauchen
Eisen – Fe	mit Nahrungsmitteln	C, Salzsäure im Magen	Oxalsäure, Tee, Kaffee, Rauchen
Zink – Zn	auf leeren Magen, nachmittags	B_6, C, Magensäure	Phytinsäure, Blei, Kupfer, Kalzium, Tee, Kaffee
Mangan – Mn	mit Protein-Nahrungsmitteln	C, Salzsäure im Magen	hochdosiertes Zink, Tee, Kaffee, Rauchen
Selen – Se	auf leeren Magen	E, Salzsäure im Magen	Kaffee, Quecksilber, Tee, Rauchen
Chrom – Cr	mit Protein-Nahrungsmitteln	B_3, Salzsäure im Magen	Tee, Kaffee, Rauchen

Die Bioverfügbarkeit der Mineralstoffe

Die meisten für die Gesundheit unentbehrlichen Mineralstoffe stellt die Nahrung dem Körper als chemische Verbindung zur Verfügung, die an ein größeres (Nahrungsmittel-) Molekül gebunden ist. Diese Verbindung wird als Chelatbildung bezeichnet (das griechische Wort chela bedeutet »Klaue«). Eine gewisse Chelatbildung ist wichtig, weil die meisten essentiellen Mineralstoffe in ihrem »Rohzustand« eine leicht positive elektrische Ladung haben. Die Darmwand ist leicht negativ geladen. Ohne Chelatbildung würden sich daher die ungebundenen Mineralstoffe, die durch die Verdauung von der Nahrung getrennt wurden, lose an die Darmwand heften. Sie würden nicht resorbiert, sondern sich an unerwünschte Substanzen binden wie an die Phytinsäure in Kleie, die Tanninsäure in Tee, die Oxalsäure etc. Diese Säuren entfernen den Mineralstoff aus dem Körper.

Die Bioverfügbarkeit eines Mineralstoffs, die als verwertbarer Anteil definiert wird, hängt von vielen Faktoren ab, unter anderem von der Menge an vorhandenen verstärkenden und hemmenden Stoffen (zum Beispiel Phytate, andere Mineralstoffe sowie Vitamine) und der Azidität (dem Säuregrad) im Verdauungstrakt. Die meisten Mineralstoffe werden, unterstützt durch die Magensäure, im Zwölffingerdarm resorbiert, dem ersten Teil des Dünndarms.

Zur Unterstützung der Resorption sind die Mineralstoffe an verschiedene chemische Verbindungen gebunden. Das können Aminosäuren sein, zum Beispiel Chrompicolinat, Selenocystein oder Zinkaminosäurechelat. Sie werden gut resorbiert, genauso wie andere »organische« Verbindungen, etwa Citrate, Gluconate und Aspartate. Anorganische Verbindungen, zum Beispiel Carbonate, Sulfate und Oxide, werden weniger gut resorbiert.

Bei manchen Mineralstoffen machen die höheren Kosten, die für die Aminosäuren-Bindungen zu zahlen sind, die Vorteile nicht wett. Magnesium-Aminosäurenchelat etwa wird nur zweimal so gut resorbiert wie Magnesium-Carbonat, eine kostengünstige Quelle für Magnesium. Eisen-Aminosäurenchelat dagegen wird viermal besser resorbiert und ist also den höheren Preis wert. Die folgenden Formen sind für den Körper am leichtesten verwertbar; die Reihenfolge entspricht der Bioverfügbarkeit.

- *Kalzium:* Aminosäurenchelat, Ascorbat, Citrat, Gluconat, Carbonat

- *Magnesium:* Aminosäurenchelat, Ascorbat, Citrat, Gluconat, Carbonat
- *Eisen:* Aminosäurenchelat, Ascorbat, Citrat, Gluconat, Sulfat, Oxid
- *Zink:* Picolinat, Aminosäurenchelat, Ascorbat, Citrat, Gluconat, Sulfat
- *Mangan:* Aminosäurenchelat, Ascorbat, Citrat, Gluconat
- *Selen:* Selenocystein oder Selenomethionin, Natriumselenit
- *Chrom:* Picolinat, Polynicotinat, Ascorbat, Gluconat

Depotpräparate

Manche Vitaminpräparate werden als Depotpräparate oder Präparate mit zeitverzögerter Abgabe bezeichnet. Das bedeutet, daß die Inhaltsstoffe nicht alle gleichzeitig zur Resorption zur Verfügung stehen. Dies kann bei der Einnahme großer Mengen wasserlöslicher Vitamine, etwa B-Komplex oder C, sinnvoll sein. Die Resorption ist jedoch personen- und dosierungsabhängig. Manche Menschen können eine Einzeldosis von 1000 mg Vitamin C resorbieren und verwerten; von einer zeitverzögerten Abgabe hätten sie wenig. Wenn Sie jedoch drei 1000-mg-Tabletten pro Tag nehmen, könnten Sie dank der verzögerten Abgabe alle drei auf einmal nehmen. Da Depotpräparate teurer sind, müssen Sie das Für und Wider abwägen. Unsinnig ist die Einnahme von Depotpräparaten bei den fettlöslichen Vitaminen, zum Beispiel A, D und E, weil sie im Körper gespeichert werden können.

Die besten Depotpräparate sind Kapseln mit kleinen Perlen, die den Nährstoff enthalten, sich unterschiedlich schnell auflösen und so die Nährstoffe zeitversetzt abgeben. Da die Methode jedoch sehr platzaufwendig ist, ist die Dosis im allgemeinen nicht besonders hoch, so daß die verzögerte Abgabe weniger wichtig wird.

Gute und schlechte Kombinationen

Als generelle Regel gilt, Nahrungsergänzungsmittel zu den Mahlzeiten zu nehmen. Dies hauptsächlich deshalb, weil die Magensäure die Resorption vieler Mineralstoffe unterstützt und die Fette und Öle, die in den meisten Mahlzeiten vorhanden sind, die fettlöslichen Vitamine transportieren. Die Nährstoffe konkurrieren jedoch um die Resorption. Wenn Sie zum Beispiel von einer bestimmten Aminosäure, etwa Lysin (gut für die Arterien und zur Vorbeugung von Herpes), eine große Menge resorbieren wollen, geht das besser, wenn Sie sie auf leeren Magen oder mit einem Nicht-Protein-Nahrungsmittel wie Obst einnehmen. Auch ein in winzigen Mengen erforderlicher Mineralstoff, zum Beispiel Selen, wird besser resorbiert, wenn er separat und nicht als Bestandteil eines Multimineralstoffpräparats eingenommen wird.

Niemand möchte aber jeden Nährstoff einzeln nehmen. Wenn Sie also nicht einen bestimmten Bedarf oder Mangel haben oder die Resorption durch die Einzelaufnahme eines Nährstoffs verbessern wollen, sollten Sie die Nährstoffe zu den Mahlzeiten nehmen, wie die Natur es vorgesehen hat.

Aber keine Regel ohne Ausnahme: Wenn Sie die basenbildende Ascorbin-Form von Vitamin C in hoher Dosierung nehmen wollen (3 Gramm oder mehr pro Tag), sollten Sie sie in zeitlichem Abstand zu den Mahlzeiten nehmen, damit die Magensäure nicht neutralisiert wird. Sollten Sie nach der Einnahme von Vitamin C in Form von Ascorbinsäure (eine schwache Säure) ein leichtes Brennen verspüren, kann es sein, daß eine Irritation des Magen-Darm-Trakts oder sogar ein Geschwür vorliegt. Konsultieren Sie Ihren Arzt, und lassen Sie dies überprüfen. Obwohl Vitamin C die Wundheilung unterstützt, kann die saure Form ein bestehendes Problem verschärfen und sollte in diesem Fall vermieden werden.

Wechselwirkungen zwischen Medikamenten und Nährstoffen: Schwierigkeiten und Gefahren

Gefährliche Wechselwirkungen zwischen Medikamenten und Nährstoffen gibt es nur sehr wenige. Viele Arzneimittel beeinträchtigen jedoch die Wirkung der Nährstoffe und erhöhen Ihren Bedarf:

- Aspirin erhöht den Bedarf an Vitamin C.
- Die Anti-Baby-Pille und Hormonersatzpräparate steigern den Bedarf an B_6, B_{12}, Folsäure und Zink.
- Antibiotika erhöhen den Bedarf an B-Vitaminen und darmfreundlichen Bakterien.
- Paracetamol vermehrt den Bedarf an Antioxidanzien.

Potentiell gefährlich sind die folgenden Kombinationen, die zu meiden sind:

- Warfarin (ein blutverdünnendes Medikament), Aspirin, Vitamin E und hochdosierte EPA/DHA-Fischöle verdünnen das Blut. Werden sie kombiniert, könnte die Wirkung zu stark sein. Es ist besser, die Medikamente zu reduzieren und die Nährstoffzufuhr zu erhöhen. Besprechen Sie dies aber erst mit Ihrem Arzt.
- Die Einnahme von MAOI-Antidepressiva (zum Beispiel Nardil oder Parstelin) bedeutet, daß Sie Hefe (auch in Vitaminpillen), Alkohol und bestimmte Nahrungsmittel meiden müssen.
- Manche Antikonvulsiva (Antikrampfmittel) sind Folat-Antagonisten, was bedeutet, daß sie einen erhöhten Bedarf an Folsäure erzeugen, deren zusätzliche Zufuhr aber die Wirkung des Medikaments beeinträchtigen kann. Lassen Sie sich von Ihrem Arzt oder Ernährungsexperten beraten. Epileptiker sollten mit der zusätzlichen Zufuhr des Hirnnährstoffs DMAE vorsichtig sein oder mit hochdosierten essentiellen Fettsäuren, zum Beispiel Nachtkerzenöl.

- Bei einem B_{12}-Mangel kann die zusätzliche Einnahme von Folsäure die Symptome vermindern, während der zugrundeliegende Mangel schlimmer wird. Deshalb werden am besten beide Nährstoffe zusätzlich zugeführt, vorzugsweise als Teil eines B-Komplex-Präparats.

Nahrungsergänzungsmittel einnehmen –
was Sie tun und was Sie besser lassen sollten

Bei der Einnahme von Vitaminen können nur sehr wenige Probleme auftreten. Trotzdem ist es klug, folgendes im Auge zu behalten:

- Schwangere und Frauen, die schwanger werden wollen, sollten Vitamin A (Retinol) nicht in Dosierungen über 10 000 IE (3000 µg) nehmen. Überprüfen Sie, daß die Gesamtdosis, die Sie möglicherweise über verschiedene Zusatzpräparate aufnehmen (ein Multivitaminpräparat, ein Antioxidanzienpräparat etc.), diese Menge nicht überschreitet.
- Sehr große Mengen Beta-Carotin färben die Haut gelb. In diesem Fall sollten Sie überprüfen, wieviel Beta-Carotin Sie insgesamt über die Nahrung und Nahrungsergänzungsmittel aufnehmen. Nichts zu tun hat diese Gelbfärbung mit einer Gelbsucht oder Hepatitis, bei der das Weiße in den Augen gelb wird.
- Vitamin B_2 (Riboflavin) färbt den Urin hellgelb. Das ist normal.
- Vitamin B_3 in Form von Niacin kann, normalerweise in Dosen von 100 mg oder mehr, dazu führen, daß die Haut bis zu 30 Minuten lang rot und heiß wird und juckt. Das ist normal und keine Allergie. Der Nährstoff tut gut, aber wenn Sie diese Nebenwirkung nicht mögen, sollten Sie weniger oder zweimal täglich jeweils die halbe Dosis nehmen. Bei regelmäßiger Einnahme wird Ihr »Errötungspotential« geringer. (Alternativ können Sie die nicht-rötende Niacin-Form kaufen.)

- Vitamin C wirkt in sehr hohen Dosierungen abführend, normalerweise bei mehr als 5 Gramm pro Tag. Manche Menschen reagieren auch schon auf 1 Gramm pro Tag, während andere 10 Gramm pro Tag vertragen können. Die ideale Menge ist die »Darmtoleranz«-Menge; passen Sie die Zufuhr entsprechend an.
- Kupfer ist ein essentieller Mineralstoff, aber toxisch. Nehmen Sie kupferhaltige Zusatzpräparate nur, wenn Sie auch mindestens zehn- bis fünfzehnmal soviel Zink enthalten. (Bei 1 mg Kupfer also auch 10–15 mg Zink.) Dies verhindert, daß das Kupfer gespeichert wird.

Das Preis-Leistungsverhältnis

Damit ein Nahrungsergänzungsmittel gut ist, müssen die Herstellung, die Kombination und der Preis gut sein. Die Qualität eines Produkts ist schwer zu beurteilen, es sei denn, Sie haben im Hinterzimmer ein größeres Chemielabor. Aber Sie können vier einfache Tests durchführen:

1. Enthält die Flasche so viele Tabletten wie angegeben? (Tests am ION ergaben, daß bei einem Hersteller durchschnittlich nur 95 Tabletten in der Flasche waren, anstatt 100.)
2. Hat die Tablette einen fehlerfreien Überzug und ist sie deshalb leicht zu schlucken? (Wenn der Überzug fehlt oder schadhaft ist, kann die Tablette brechen oder unangenehm schmecken.)
3. Sagt das Etikett Ihnen alles, was Sie wissen müssen? (Je besser die Firma ist, desto mehr Informationen wird sie Ihnen geben.)
4. Legt die Firma Wert auf die Qualitätskontrolle, und kann sie Ihnen auf Nachfrage unabhängige Analysen zu ihren Produkten zur Verfügung stellen?

42. Vitamine und Mineralstoffe –
wieviel ist unbedenklich?

Wie unbedenklich sind Vitamin- und Mineralstoffpillen? Was passiert, wenn Sie mehr Vitamine oder Mineralstoffe einnehmen, als Sie brauchen? Wieviel ist zu viel? Diese häufigen Bedenken werden durch Berichte in den Medien gespeist, die Vitamin C mit Nierensteinen in Verbindung bringen und vor der Einnahme von Vitamin A in der Schwangerschaft warnen. Aber wieviel davon ist Fakt und wieviel Fiktion?

Die optimale Nährstoffaufnahme ist von Mensch zu Mensch verschieden und hängt vom Alter, vom Geschlecht, von der gesundheitlichen Verfassung und von zahlreichen anderen Faktoren ab. Insofern kann man erwarten, daß auch die Menge beträchtlich schwankt, die zu Anzeichen einer Vergiftung führt. Bei bestimmten Krankheiten kann der Vitaminbedarf drastisch in die Höhe gehen: Vitamin C, das die Infektionsbekämpfung unterstützt, ist dafür das beste Beispiel. In diesem Kapitel bin ich eher übervorsichtig bei der Angabe der Nährstoffmengen, die bei einem geringen Prozentsatz von Menschen zu Vergiftungserscheinungen führen können. Dabei habe ich sowohl eine kurzzeitige (bis zu einem Monat) als auch eine langfristige Einnahme (drei Monate bis drei Jahre) berücksichtigt und angegeben, welche Symptome bleiben und welche weggehen, sobald die hohe Dosierung reduziert wird.

Wichtig ist die Erkenntnis, daß eigentlich alles giftig ist, wenn die Dosis hoch genug ist. 1990 ist ein Mann daran gestorben, daß er 10 Liter Wasser in zwei Stunden trank. Die entscheidende Frage lautet also: Das Wievielfache der normalen Dosis müssen Sie aufnehmen, um eine toxische Höhe zu erreichen?

Die Unbedenklichkeit von Vitaminen

Die Überprüfung der Ergebnisse von über hundert Forschungsberichten in wissenschaftlichen Fachblättern führt zu der generellen Schlußfolgerung, daß bei den meisten Vitaminen mit Ausnahme von A und D eine Dosis, die hundertmal höher ist als die offiziellen US-Zufuhrempfehlungen, bei einer Langzeiteinnahme wahrscheinlich unbedenklich ist.[96] In der Praxis bedeutet dies, daß die Wahrscheinlichkeit extrem gering ist, auf die höherdosierten, in Apotheken erhältlichen Zusatzpräparate mit Vergiftungserscheinungen zu reagieren, es sei denn, Sie nehmen sehr viel mehr Tabletten als empfohlen. Dies entspricht weitgehend den staatlichen Unterlagen über Todesfälle, die Nahrungsergänzungsmitteln zugeschrieben werden. Eine Übersicht der *Local Poison Control Centers* (lokalen Giftüberwachungszentren) in den USA für die Jahre 1983 bis 1987 zum Beispiel listete 1182 Todesfälle durch Medikamente auf, aber keinen, dessen Ursache ein Vitaminpräparat war. In Großbritannien habe ich keinen Todesfall finden können, der einer zusätzlichen Vitaminzufuhr zuzuschreiben war. Dagegen sind rund 15 000 Todesfälle jährlich pharmazeutischen Drogen zuzuschreiben. Der Tod ist jedoch eine recht hohe Meßlatte. Wie sieht es mit der generellen Toxizität oder nachteiligen Folgen aus? Auch sie sind nach der Einnahme von Nahrungsergänzungsmitteln extrem ungewöhnlich. In den bald zwanzig Jahren, die ich nun praktiziere, lehre und schreibe, ist mir noch kein einziger Fall einer realen Vergiftung begegnet.

Vitamin A

Vitamin A gibt es in zwei Formen: Die tierische Form, Retinol, wird im Körper gespeichert. Die pflanzliche Form, Beta-Carotin, wird in Retinol umgewandelt, sofern der Retinol-Spiegel im Körper nicht bereits hoch ist. Beta-Carotin gilt deshalb nicht als toxisch, wenn man davon absieht, daß eine extrem hohe Zufuhr eine reversible Gelbfärbung der Haut bewirkt.

In einer Reihe von Fällen ist es zu unerwünschten Reaktionen auf Retinol gekommen, gewöhnlich bei einer Aufnahme von 500 000 IE oder mehr über sehr lange Zeit. Zu den Symptomen gehören ein Abschälen und eine Rötung der Haut, Störungen des Haarwachstums, Appetitmangel und Erbrechen. Laut Dr. John Marks, medizinischer Direktor am Girton College, Cambridge, waren »toxische Reaktionen unter 30 000 IE extrem selten … Die tägliche Verabreichung von bis zu 50 000 IE an Erwachsene scheint unbedenklich zu sein.« Dies stimmt mit Schätzungen überein, wonach unsere Vorfahren in einer tropischeren Umgebung 40 000 IE Vitamin A aufnahmen – dabei stammte der größte Teil allerdings wahrscheinlich von Beta-Carotin.

Berichtet wird auch von mehreren Fällen einer Vergiftung und von angeborenen kindlichen Schädigungen durch einen synthetischen Verwandten von Vitamin A, Isotretinoin, das als Medikament Roaccutan im Handel ist. Diese Wirkung ist zu Unrecht auf natürliches Vitamin A ausgedehnt worden. Fünf Fälle von angeborenen kindlichen Schädigungen sind von Babys berichtet worden, die von Frauen geboren wurden, die große Mengen Retinol einnahmen (25 000–500 000 IE pro Tag). In keinem dieser Fälle ist jedoch eine klare Ursache-Wirkung-Beziehung hergestellt worden. Andere Studien haben gezeigt, daß Frauen, die ihre Ernährung durch Multivitamine einschließlich Vitamin A ergänzen, gewöhnlich bei einer Dosierung von 7500 IE bis 25 000 IE, weniger Babys mit angeborenen Schädigungen gebaren. Eine 1995 veröffentlichte Studie stellte eine mögliche Verbindung fest: Von 22 747 Frauen gebaren 121 Kinder mit der Art von Schädigung, die unter anderem mit einer Vitamin-A-Vergiftung in Zusammenhang gebracht wird. Von den 121 könnten zwei Fälle der Zufuhr von über

10 000 IE Vitamin A in Form von Retinol zuzuschreiben sein. Angesichts der Möglichkeit, daß große Mengen Retinol zu kindlichen Schädigungen führen können, sollten Frauen im gebärfähigen Alter nicht mehr als 10 000 IE Retinol in Zusatzform aufnehmen. Diese Vorsichtsmaßnahme gilt nicht für Beta-Carotin.

Vitamin D

Von allen Vitaminen verursacht D wahrscheinlich am ehesten toxische Reaktionen. Es fördert die Kalziumresorption, und eine extrem hohe Aufnahme kann zu Kalziumablagerungen im weichen Gewebe führen. Die Mengen, die zu dieser Wirkung führen, liegen jedoch sicher über 10 000 IE, wahrscheinlich sogar eher bei 50 000 IE. Eine tägliche Dosis von maximal 2000 IE bei Erwachsenen und 1000 IE bei Kindern gilt im allgemeinen als unbedenklich.

Vitamin E

Die Toxizität von Vitamin E ist eingehend erforscht worden. Eine Überprüfung von 216 Versuchen mit hochdosiertem Vitamin E an 10 000 Patienten ergab, daß tägliche Dosen von 3000 IE über eine Dauer von bis zu elf Jahren und von 55 000 IE für einige Monate keine schädliche Wirkung hatten. Unerwünschte Reaktionen sind jedoch gelegentlich für Dosen unter 2000 IE berichtet worden, besonders bei Kindern. Grund könnte eine allergische Reaktion auf die Quelle des Vitamin E sein. Vitamin E scheint die gerinnungshemmende Wirkung des Medikaments Warfarin zu verstärken: Eine hohe Dosierung ist für Menschen, die Warfarin nehmen, daher nicht zu empfehlen. Auch Personen, die an rheumatischem Fieber leiden, sollten keine großen Mengen nehmen. Einige alte Berichte, wonach Frauen mit Brustkrebs Vitamin E nicht zusetzen sollten, sind falsch: Eine Zufuhr ist vielmehr ausgesprochen günstig. Eine tägliche Aufnahme bis 1500 IE gilt als unbedenklich.

Vitamin C

Vitamin C ist wasserlöslich. Überschüsse werden deshalb schnell aus dem Körper ausgeschieden. Die offiziell empfohlenen Zufuhrmengen sind von Land zu Land verschieden. Aufgrund aktueller Forschungen herrscht allgemeine Übereinstimmung, daß 100 mg pro Tag eine gute Basis darstellen. Die optimale Aufnahme liegt wahrscheinlich zwischen 1000 und 3000 mg pro Tag. Mehrere Studien haben die Wirkung von Vitamin C auf einzelne Krankheiten untersucht. Zum Einsatz kamen Dosierungen von über 10 000 mg pro Tag. Die Empfehlung dieser hohen Dosis wurde kontrovers diskutiert: Behauptet wurde, daß Vitamin C die Bildung von Nierensteinen auslöst, die B_{12}-Resorption behindert und per Rebound-Effekt Skorbut auslöst, wenn die Zufuhr eingestellt wird. All diese Behauptungen haben sich als nicht stichhaltig erwiesen. Der einzige Nachteil bei der Aufnahme großer Mengen Vitamin C ist die abführende Wirkung. Im allgemeinen kann eine Einnahme bis 5000 mg Vitamin C als unbedenklich betrachtet werden.

Vitamin B

Die B-Vitamine sind wasserlöslich, und Überschüsse werden mit dem Urin schnell aus dem Körper ausgeschieden. Deshalb sind sie im allgemeinen sehr wenig toxisch. Thiamin (B_1), Riboflavin (B_2), Pantothensäure (B_5), B_{12} und Biotin führen in Dosierungen, die 100mal höher sind als die offiziellen US-Empfehlungen, zu keinerlei Vergiftungserscheinungen. Vitamin B_3 in Form von Niacin führt bei einer Dosis von 75 mg oder mehr zu einer Hautrötung. Dies ist Teil seiner natürlichen Wirkung und gilt deshalb im allgemeinen nicht als toxischer Effekt. Laut Dr. John Marks vom Girton College in Cambridge sind »Dosierungen von 200 mg bis 10 g pro Tag unter ärztlicher Kontrolle zehn Jahre oder länger therapeutisch zur Senkung des Blut-Cholesterin-Spiegels verwendet worden. Bei diesen sehr hohen Dosierungen ist es zu einigen Reaktionen gekommen, die aber auf ein Ende der Therapie schnell angesprochen haben und manchmal sogar weggegangen sind, wenn die Therapie fortgesetzt wurde.« Die zeitlich unbegrenzte Einnahme bis 100 mg pro Tag gilt als unbedenklich.

Die Toxizität von Vitamin B_6 ist von verschiedenen Forschungsgruppen, unter anderem der US-amerikanischen Lebensmittelbehörde, ausgiebig getestet worden. Sie kam zu dem Schluß, daß »bei der monatelangen täglichen Verabreichung von 50–200 mg bei Menschen keine Nebenwirkungen aufgetreten sind.« Die meisten unbegründeten Berichte, wonach niedrig dosiertes B_6 Nervenschädigungen auslösen soll, scheinen auf dem gut dokumentierten Fall einer Frau zu beruhen, die im Verlauf von zwei Jahren ihre B_6-Aufnahme durch Zusatzpräparate von 500 mg auf 5000 mg erhöhte und Muskelschwächen und -schmerzen bekam, die einer Nervenschädigung zugeschrieben wurden. Ein Forscher, der sieben Menschen untersuchte, die 2000–5000 mg B_6 täglich über längere Zeit einnahmen, sagte, daß es »in allen Fällen in den Monaten nach dem Absetzen von Pyridoxin zu einer wesentlichen Besserung kam, im allgemeinen verbunden mit einer Verbesserung des Gangs und weniger Beschwerden in den Extremitäten. Bei manchen Patienten blieb jedoch ein Rest neurologischer Beschwerden.« Bei Ratten führten täglich injizierte Dosen von 600 mg/kg, was 36 000 mg täglich bei einem Gewicht von 60 kg entspricht, zu einer »peripheren Neuropathie« (beim Menschen mit Kribbeln und Taubheitsgefühlen in Händen und Füßen).

Ein Vitamin-B_6-Mangel führt zu denselben Symptomen. Wahrscheinliche Erklärung: Pyridoxin muß in Pyridoxalphosphat umgewandelt werden, um im Körper aktiv zu werden und die Funktion der Enzyme unterstützen zu können. Wenn der Körper zu viel Pyridoxin bekommt und eine Sättigung vorliegt, findet diese Umwandlung nicht statt. Die Enzyme sind mit einfachem Pyridoxin gesättigt und arbeiten deshalb nicht richtig. Ein Überschuß an B_6 kann daher etwas auslösen, was eigentlich ein Symptom für einen B_6-Mangel ist. Da zur Umwandlung von Pyridoxin in Pyridoxalphosphat Zink erforderlich ist, reduziert es wahrscheinlich die Toxizität von B_6, wenn gleichzeitig Zink genommen wird. Eine zeitlich unbegrenzte Aufnahme von bis zu 200 mg täglich gilt auf jeden Fall im allgemeinen als unbedenklich.

Die Unbedenklichkeit von Mineralstoffen

Die Unbedenklichkeit von Mineralstoffen hängt von drei Faktoren ab: der Menge, der chemischen Form und dem Gleichgewicht mit anderen Mineralstoffen in der Ernährung. Zur Menge läßt sich sagen, daß alle Mineralstoffe in extrem hohen Dosierungen zu Vergiftungserscheinungen führen. In bezug auf die Form ist festzuhalten, daß zum Beispiel dreiwertiges Chrom lebenswichtig ist, sechswertiges Chrom dagegen sehr toxisch ist. Es findet sich weder in Nahrungsmitteln noch in Nahrungsergänzungsmitteln. Und zum Gleichgewicht ist zu bemerken, daß die zusätzliche Zufuhr von Eisen einen Zink-Mangel verschärfen kann, weil Eisen ein Zink-Antagonist ist. Grund für diesen Antagonismus ist, daß die Atome vieler Mineralstoffe eine sehr ähnliche Form haben. Man kann sie mit unterschiedlich großen Zahnrädern vergleichen; wenn Sie von einem Mineralstoff zu wenig haben, von einem ähnlich geformten aber zuviel aufnehmen, kann er sich in das falsche Enzym einschleusen, es beschleunigen, verlangsamen oder seine Tätigkeit überhaupt zum Erliegen bringen.

Angesichts dieser Faktoren gehe ich bei der Angabe der Zufuhrhöhen, die auf den folgenden Seiten bei einer langfristigen Einnahme als unbedenklich angegeben werden, von der Voraussetzung aus, daß auch andere essentielle Mineralstoffe adäquat zugeführt werden. Größere Mengen als angegeben können bei kurzzeitiger Verwendung ebenfalls unbedenklich sein, vor allem für Personen mit Krankheiten, die den Bedarf an einem Mineralstoff erhöhen. Bei manchen Krebsarten zum Beispiel nimmt man einen erhöhten Selenbedarf an.

Kalzium

Zu den am besten resorbierten vielen Kalzium-Formen gehören Calciumascorbat, -aminosäurenchelat, -gluconat, -orotat und -carbonat. Bei gesunden Menschen besteht kaum die Gefahr einer Vergiftung, weil der Körper überschüssige Mengen ausscheidet. In manchen Kulturen werden allein über die Ernährung mehr als 2 g pro Tag konsumiert. Deshalb kann man davon ausgehen, daß diese Menge sicher unbedenklich ist. Beschwerden aufgrund eines Kalzium-Mangels werden mit 3,6 g pro Tag behandelt. Mit einer zu hohen Kalzium-Aufnahme verbundene Probleme entstehen durch andere Faktoren, etwa eine sehr hohe Vitamin-D-Zufuhr (über 25 000 IE pro Tag), Nebenschilddrüsen- oder Nierenstörungen. Aufgrund von Wechselwirkungen zwischen Kalzium und Magnesium sowie Phosphor sollten zusätzliche Gaben Kalzium nur verabreicht werden, wenn die Magnesium- und die Phosphorzufuhr adäquat ist – gegebenenfalls mit Hilfe von Ergänzungspräparaten. Ein Mangel an Phosphor ist selten, ein Magnesium-Mangel dagegen ziemlich häufig. Das ideale Kalzium-Phosphor-Verhältnis ist wahrscheinlich 2:1. Ein Verhältnis von unter 1:2 ist nicht wünschenswert. Das ideale Kalzium-Magnesium Verhältnis liegt wahrscheinlich bei 3:2.

Magnesium

Zu den am besten resorbierten vielen Magnesium-Formen gehören Magnesiumaspartat, -ascorbat, -aminosäurenchelat, -gluconat,

-orotat und -carbonat. Zu den Anzeichen einer Vergiftung gehören eine Rötung der Haut, Durst, niedriger Blutdruck, Verlust der Reflexe und Atemdepression. Das Risiko einer Vergiftung besteht nur bei Menschen mit Nierenkrankheiten, die Magnesium-Ergänzungspräparate nehmen. Bei normalen, gesunden Erwachsenen gilt eine tägliche Aufnahme von bis zu 1000 mg als unbedenklich. Magnesium interagiert mit Kalzium; deshalb sollte Magnesium nur Personen verabreicht werden, die (eventuell über Zusatzpräparate) genügend Kalzium aufnehmen. Das ideale Magnesium-Kalzium-Verhältnis liegt wahrscheinlich bei 2 : 3, bei einem Magnesium-Mangel liegt es bei 1 : 1.

Eisen

Eisen ist einer der Mineralstoffe, bei denen am häufigsten eine Unterversorgung besteht. Die tägliche Kost von mindestens 6 % der Frauen in Großbritannien enthält weniger Eisen als die offiziell empfohlenen Zuführmengen. Eisen hat viele verschiedene Formen. Zu den am besten resorbierten gehören Eisenaspartat, -aminosäurenchelat, -succinat, -lactat und -gluconat (3-wertiges Eisen wird weniger gut resorbiert). Eisensulfat ist weniger toxisch als 3-wertige Eisenformen. Trotzdem können 3 g Eisensulfat bei einem Säugling zum Tod führen; bei Erwachsenen sind es 12 g. Präparate, die große Mengen Eisen enthalten, sollten in einem kindersicheren Behälter aufbewahrt werden. Eisen wird im Körper gespeichert. Eine Toxizität ist daher bei ständiger überhöhter Zufuhr möglich. Sie kann zu einer Hämosiderose führen, der allgemeinen Ablagerung von Eisen im Körpergewebe, oder einer Hämochromatrose. Diese – normalerweise erbliche Krankheit – führt zu Leberzirrhose, Bronzefärbung der Haut, Diabetes, Arthritis und Herzanomalien. Beide Krankheitsbilder sind als Ergebnis der Aufnahme von Eisen über die Ernährung extrem selten. Eine zusätzliche Zufuhr von 50 mg pro Tag gilt im allgemeinen als unbedenklich.

Eisen steht in einer Wechselbeziehung zu vielen anderen Spurenelementen einschließlich Zink, bei dem oft eine Unterversorgung besteht (besonders bei schwangeren und stillenden Frauen). Zusätzliches Eisen sollte deshalb nur genommen werden, wenn der Zink-Status adäquat ist; gegebenenfalls muß Zink zusätzlich zugeführt werden. Der normale Bedarf an Zink und Eisen ist etwa gleich groß.

Zink

Zink ist einer der am gründlichsten erforschten Mineralstoffe. Eine Unterversorgung ist häufig. Jedes Jahr werden etwa 1000 Arbeiten veröffentlicht, die seinen Wert bei den verschiedensten Erkrankungen zeigen. Zu den am besten resorbierten Formen gehören Zinkpicolinat, -aminosäurenchelat, -citrat und -gluconat. Die Aufnahme von Zink als Zusatzpräparat ist relativ unbedenklich. Bei Dosierungen von 2000 mg sind Übelkeit, Erbrechen, Fieber und schwere Anämie als Symptome berichtet worden. Kleine Mengen Zink, besonders in Form von Zinksulfat, können den Verdauungstrakt reizen, wenn sie auf leeren Magen genommen werden. Es gibt auch Hinweise darauf, daß Zink in Dosierungen von 300 mg pro Tag die Immunfunktion nicht verbessert, sondern beeinträchtigt. Im allgemeinen gilt es als unbedenklich, bis zu 50 mg pro Tag zusätzlich zu nehmen.

Zink ist ein Eisen-, Mangan- und Kupfer-Antagonist: Die adäquate Zufuhr dieser Mineralstoffe ist daher ratsam, wenn über lange Zeit große Mengen Zink aufgenommen werden. Mangan wird sehr schlecht resorbiert; deshalb ist es im allgemeinen ratsam, halb so viel Mangan wie Zink zusätzlich zu nehmen, wenn mehr als 20 mg Zink pro Tag durch Präparate zugeführt werden. Der normale Bedarf an Zink ist etwa zehnmal so hoch wie der an Kupfer. Da bei einer gesunden Ernährung durchschnittlich 2 mg Kupfer aufgenommen werden, sollte bei einer Zink-Zufuhr von über 20 mg pro 10 mg Zink 1 mg Kupfer zusätzlich zugeführt werden. Wenn Sie über 20 mg Zink nehmen, sollten Sie außerdem mindestens 12 mg Eisen in Zusatzform nehmen.

Kupfer

Ein Mangel an diesem Mineral ist recht selten, wahrscheinlich weil wir es mit dem Trinkwasser und naturbelassenen Nahrungsmitteln aufnehmen. Zu den am besten resorbierten Formen gehören Kupferaminosäurenchelat und -gluconat. Der Bedarf ist gering (2 mg pro Tag); zur Korrektur eines Mangels sind lediglich 5 mg pro Tag erforderlich. Vergiftungen kommen vor, hauptsächlich dadurch, daß sehr große Mengen Wasser getrunken werden, das durch Kupferrohre geflossen ist. Kupfer ist auch ein starker Zink-Antagonist; deshalb empfiehlt es sich, nicht mehr als 2 mg bzw. 1/10 der Zinkzufuhr zusätzlich zu nehmen. Kupfer führt auch dazu, daß der Manganspeicher sich leert.

Mangan

Nur 2–5% des mit der Nahrung aufgenommenen Mangans werden resorbiert. Die Erhöhung der Aufnahme mit Hilfe der Ernährung hat daher auf den Mangan-Spiegel im Körper nur eine leichte Wirkung. Zu den besseren Resorptionsformen gehören Aminosäurenchelate, Gluconate und Orotate. Es gibt Hinweise darauf, daß Vitamin C die Mangan-Resorption unterstützt. Bei Tieren ist es eins der am wenigsten toxischen Spurenelemente. Bei Menschen ist von einer Toxizität nie berichtet worden. Eine tägliche Aufnahme bis 50 mg gilt als unbedenklich. Eine sehr hohe Zink- oder Kupferaufnahme beeinträchtigt die Manganresorption.

Selen

Dieses Spurenelement wird in sehr kleinen Mengen pro Tag benötigt: 25–200 µg. Es kommt in zwei Formen vor: Der organischen, zum Beispiel Selenomethionin oder Selenocystein oder auch Selenhefe, und in anorganischer Form als Natriumselenit. Die Toxizität betrifft vor allem die anorganische Form und tritt in Dosierungen von 1000 µg oder mehr auf. Die organischen Formen sind bei über 2000 µg toxisch. Bei einer Aufnahme von 750 µg ist für beide Formen keine Toxizität berichtet worden. Eine Aufnahme bis 500 µg für Erwachsene gilt im allgemeinen als unbedenklich. Aufgrund des relativ geringen Unterschieds zwischen nützlicher und schädlicher Dosis sollte Selen außerhalb der Reichweite von Kindern aufbewahrt werden.

Chrom

Von den beiden in der Natur vorhandenen Chrom-Formen, dem sechswertigen und dem dreiwertigen, ist das sechswertige sehr viel toxischer. Es kommt jedoch weder in Nahrungsmitteln noch in Nahrungsergänzungsmitteln vor. Eine Kontamination kann daher nur erfolgen, wenn Sie ihm am Arbeitsplatz ausgesetzt sind. Zu den besser resorbierten Formen gehören Picolinat und Aminosäurenchelat. Die Toxizität von dreiwertigem Chrom ist sehr gering, zum Teil deshalb, weil so wenig resorbiert wird. Eine Aufnahme bis 500 µg gilt als unbedenklich.

TEIL VII
MIT NÄHRSTOFFEN HEILEN:
GESUNDHEITLICHE BESCHWERDEN
VON A–Z

Obwohl es keinen Ersatz für die individuelle Einschätzung des Nährstoffbedarfs gibt, können die folgenden nutritiven Empfehlungen Menschen helfen, die an bestimmten gesundheitlichen Beschwerden leiden. Bei schwereren Krankheiten sollten Sie diesen Anweisungen unter Aufsicht Ihres Arztes oder Ernährungsberaters folgen. Die empfohlenen Nahrungsergänzungen sind für Erwachsene und beruhen auf den in Kapitel 40 genannten Kombinationen und Dosierungen. Da die Zufuhrhöhe entscheidend ist, sollten Sie Präparate wählen, die diesen Vorgaben nahekommen. Wenn für einen einzelnen Nährstoff eine Menge angegeben ist, ist dies die erforderliche Gesamtmenge. Achten Sie darauf, daß Sie nicht »doppeln« und zum Beispiel Vitamin A über ein Multivitamin-, ein Antioxidanzien- und ein Extra-Präparat aufnehmen. Bleiben Sie in bezug auf die Dosierungen auf jeden Fall innerhalb des in Kapitel 42 angegebenen Bereichs. Reservieren Sie die jeweils höhere Menge für Beschwerden, bei denen speziell dieser Nährstoff hilfreich ist, oder wenn Symptome einer Unterversorgung vorliegen. Die Empfehlungen sollen bei den angegebenen Beschwerden die Gesundheit wiederherstellen. *Sie sind kein Ersatz für ärztliche Behandlung und sollten nach Abklingen der Beschwerden nicht auf Dauer befolgt werden.*

Akne

Diese Hautkrankheit ist vor allem bei Teenagern verbreitet. Die in diesem Alter stattfindenden hormonellen Veränderungen sind sicher für viele Hautprobleme verantwortlich. Die Talgdrüsen produzieren zu viel Talg, der die Hautporen verstopft, so daß sie sich leicht entzünden. Auch eine Ernährung mit einem hohen Anteil an gesättigten Fettsäuren oder Gebratenem erhöht die Wahrscheinlichkeit, daß die Poren verstopfen. Ein Vitamin-A-Mangel führt zur Verhärtung der Haut, weil die Hautzellen zu stark verhornen. Ein Mangel an Vitamin A und Zink sowie das Fehlen einer gesunden Darmflora (aufgrund der übermäßigen Verwendung von Antibiotika) schwächt die Infektionsabwehr. Die optimale Ernährung bringt die Hormone ins Gleichgewicht und vermindert das Entzündungsrisiko. Die wichtigsten Nährstoffe sind Vitamin A, B-Komplex (besonders B$_6$), C und E, Zink, Niacin für die Hautdurchblutung und Vitamin E für die Wundheilung. Eine gesunde Ernährung und Sauberkeit sind absolut notwendig. Achten Sie darauf, daß die Präparate kein Jod enthalten, das Akne verschlimmern kann.

Empfehlungen zur Ernährung

Sorgen Sie für eine optimale Ernährung, und trinken Sie viel Wasser. Schwefelreiche Nahrungsmittel, zum Beispiel Eier, Zwiebeln und Knoblauch, sind günstig. Meiden Sie Zucker, Zigaretten, gebratene und fettreiche Speisen. Essen Sie viel frisches Obst und Gemüse (Nahrungsmittel mit hohem Wassergehalt).

Nahrungsergänzung

- Multivitamin- und Multimineralstoffpräparat
- Antioxidanzienkomplex
- 2 x Vitamin C 1000 mg
- Vitamin B$_6$ 100 mg

- Zink 15 mg
- Vitamin E 500 IE (unterstützt die Wundheilung)
- Niacin (B_3) 100 mg 30 Tage lang (zur Durchblutung und Reinigung der Haut)

Lesen Sie auch Kapitel 22.

Alkoholismus

Diese Sucht kommt besonders häufig bei Personen mit extrem hoher Histaminproduktion vor (siehe S. 324) und ist vielleicht zum Teil eine Möglichkeit, mit der überschüssigen Energie fertigzuwerden, die mit dieser Störung einhergeht. B-Vitamine, insbesondere B_1, B_2, B_3 und B_6, werden durch Alkohol zerstört, der vor allem Leber und Nervensystem in Mitleidenschaft zieht. Die Vitamine A und C schützen die Leber. Eine sehr alkalische Ernährung vermindert die Sucht nach Alkohol. Emotionale Probleme liegen Alkoholismus fast immer zugrunde. Sie müssen gelöst werden – genauso wie die Sucht, die im allgemeinen auch nach Zucker besteht.

Empfehlungen zur Ernährung

Halten Sie sich an die in diesem Buch empfohlene Ernährung, und essen Sie viel Vollkorngetreide, Bohnen und Linsen. Trinken Sie viel Wasser. Oft ersetzt die Sucht nach Zucker die Sucht nach Alkohol, der nur eine andere Form von Zucker ist. Deshalb werden auch Zucker und Stimulanzien am besten gemieden. Essen Sie oft Mahlzeiten, die in geringem Umfang Protein-Nahrungsmittel enthalten, zum Beispiel Nüsse, Samen, Fisch, Hühnchen, Eier oder Milchprodukte.

Nahrungsergänzung

- Multivitamin- und Multimineralstoffpräparat
- Antioxidanzienkomplex

- 3 x 1000 mg Vitamin C
- Vitamin B_6 100 mg + Zink 10 mg
- Mineralstoffpräparat für gesunde Knochen (mit 500 mg Kalzium und 300 mg Magnesium)

Lesen Sie auch Kapitel 31.

Allergien

Das Wort »Allergie« löst oft Assoziationen aus, die über die ursprüngliche Bedeutung hinausgehen. Eine Allergie ist eine Unverträglichkeit gegenüber einer bestimmten Substanz. Wenn etwa große Mengen Kaffee zu Symptomen führen, können wir Kaffee nicht vertragen. Manche Menschen haben ausgeprägte Symptome auf normale Nahrungsmittel, zum Beispiel Weizen oder Milch. Wenn Sie meinen, daß Sie Allergien haben, aber nicht wissen auf was, sollten Sie einen Ernährungsberater oder einen Allergie-Spezialisten aufsuchen; die Fachleute können Tests durchführen und Verdauungsstörungen beheben, die Allergien auslösen. Eine optimale Ernährung wird allergische Reaktionen in den meisten Fällen wesentlich vermindern oder sogar ganz beseitigen. Vitamin C, Kalzium und Magnesium tragen dazu bei, die Stärke allergischer Reaktionen zu reduzieren. L-Glutamin heilt den Darm und unterstützt das Immunsystem, was das allergische Potential vermindert.

Empfehlungen zur Ernährung

Ernähren Sie sich generell gesund. Meiden Sie verdächtigte Nahrungsmittel, Milchprodukte und Getreide (sie sind die häufigsten Allergene), insbesondere Weizen. Vielleicht sind Sie nach zwei Monaten soweit, daß Sie verdächtige Nahrungsmittel an jedem vierten Tag wieder ohne Reaktionen essen können. Nach einiger Zeit können Sie die ehemaligen Allergie-Auslöser in kleinen Mengen vielleicht sogar täglich vertragen.

Nahrungsergänzung

- Multivitamin- und Multimineralstoffpräparat
- Antioxidanzienkomplex
- 4 x Vitamin C 1000 mg
- Kalzium/Magnesiumkomplex (mit 500 mg bzw. 300 mg)
- L-Glutaminpulver, 3 g pro Tag

Angina pectoris und Atherosklerose

Eine Atherosklerose ist eine Verengung der Arterien aufgrund von Fettablagerungen. Wenn der Zustand ernster wird, beginnt der Blutdruck zu steigen. Wenn in den Arterien, die das Herz mit Sauerstoff versorgen, eine massive Blockade auftritt, kann es zu einer Angina pectoris kommen. Ihr Kennzeichen sind Schmerzen im Brustkorb bei körperlicher Anstrengung. Eine optimale Ernährung ist die wichtigste Methode, um beiden Krankheiten vorzubeugen. Antioxidative Nährstoffe sind hilfreich zur Verhinderung der Zellschäden, die der Krankheitsentstehung möglicherweise zugrundeliegen. Vitamin C und Lysin tragen dazu bei, daß eine Atherosklerose sich zurückbildet. Vitamin B_3 (Niacin) erhöht HDL, das Cholesterin beseitigt. EPA/DHA-reiche Fischöle verdünnen das Blut und vermindern Cholesterin.

Empfehlungen zur Ernährung

Halten Sie sich strikt an die Ernährungsempfehlungen dieses Buches. Meiden Sie Zucker, Salz, Nahrungsmittel mit hohem Gehalt an gesättigten Fettsäuren, Kaffee und zu viel Alkohol. Sorgen Sie dafür, daß Ihre Ernährung genügend essentielle Fettsäuren enthält: Essen Sie reichlich Samen. Treiben Sie im Rahmen Ihrer Fähigkeiten viel Sport.

Nahrungsergänzung
- Multivitamin- und Multimineralstoffpräparat (mit mindestens 300 mg Magnesium)
- 2 x Antioxidanzienkomplex
- 4 x Vitamin C 1000 mg
- 2 x Lysin 1000 mg
- Vitamin E 500 IE
- Nicht-rötendes Niacin 500 mg
- 2 x EPA-Fischöl 1200 mg

Lesen Sie auch Kapitel 18.

Arthritis

Es gibt zwei Hauptformen von Arthritis. Beide haben viele verschiedene Ursachen. Bei einer Osteoarthritis, die häufiger bei älteren Menschen auftritt, nutzen die Gelenkknorpel sich ab. Das führt zu Schmerzen und Steifheit, vor allem in den Gelenken, die das Körpergewicht tragen. Eine rheumatoide Arthritis erstreckt sich auf den ganzen Körper, nicht nur auf einzelne Gelenke. Antioxidative Nährstoffe, essentielle Fettsäuren und Vitamin B_5 vermindern die Entzündung. B-Vitamine und Vitamin C unterstützen das endokrine System, das den Kalzium-Haushalt steuert. Vitamin D, Kalzium, Magnesium und Bor unterstützen die Gesundheit der Knochen.

Empfehlungen zur Ernährung

Halten Sie sich an die in diesem Buch angegebene Ernährung und meiden Sie Stimulanzien, die die Nebennieren anregen, zum Beispiel Tee, Kaffee, Zucker und andere denaturierte Kohlenhydrate. Trinken Sie viel Wasser und Kräutertees. Machen Sie einen Allergie-Test und lassen Sie eine Haaranalyse durchführen, um Ihren Mineralstoffspiegel zu überprüfen.

Nahrungsergänzung
- Multivitamin- und Multimineralstoffpräparat
- Antioxidanzienkomplex
- 2 x Vitamin C 1000 mg
- Vitamin B_5 (Pantothensäure) 500 mg
- GLA 150–300 mg
- EPA 1200 mg
- Mineralstoffkomplex für gesunde Knochen

Lesen Sie auch Kapitel 21.

Asthma

Diese entzündliche Erkrankung zieht die Lunge und die Atmung in Mitleidenschaft. Kennzeichnend sind Atemschwierigkeiten und häufiges Husten. Zu Anfällen kommt es oft durch eine unterschwellige Allergie, Streß oder Veränderungen der Umweltgegebenheiten, zum Beispiel des Wetters. Vitamin A trägt dazu bei, die Innenauskleidung der Lunge zu schützen, und Vitamin C unterstützt die Beseitigung von Umweltgiften. Antioxidative Nährstoffe und essentielle Fettsäuren wirken entzündungshemmend.

Empfehlungen zur Ernährung
Halten Sie sich an die in diesem Buch angegebene Ernährung. Achten Sie auf eine angemessene Zufuhr essentieller Öle. Konsultieren Sie einen Ernährungsberater, wenn Sie den Verdacht haben, unter Allergien zu leiden.

Nahrungsergänzung
- Multivitamin- und Multimineralstoffpräparat
- Antioxidanzienkomplex
- 2 x Vitamin C 1000 mg
- 2 x GLA 150 mg von Nachtkerzen- oder Borretschöl

Blasenentzündung

Kennzeichen einer Blasenentzündung ist häufiges und schmerzhaftes Wasserlassen. Die Vitamine C und A schützen vor solchen Infektionen. Bei der Bekämpfung ist vor allem Vitamin C hilfreich, außerdem Grapefruitkernextrakt. Die folgenden Empfehlungen gelten nur für die Beseitigung einer kurzzeitigen Blasenentzündung und sollten nicht auf Dauer angewandt werden.

Empfehlungen zur Ernährung
Halten Sie sich an die in diesem Buch angegebene Ernährung. Meiden Sie jeglichen Zucker. Trinken Sie zwei Liter Wasser pro Tag.

Nahrungsergänzung
- Multivitamin- und Multimineralstoffpräparat
- Calciumascorbat-Pulver 10 Gramm pro Tag in Wasser/Saft, bis zum Abklingen der Beschwerden
- 2 x Vitamin A 7500 IE (2270 µg)
- Grapefruitkernextrakt 10 Tropfen 3 x täglich

Lesen Sie auch Kapitel 28.

Bluthochdruck

Bluthochdruck kann durch eine Atherosklerose (eine Verengung und Verdickung der Arterien), eine erhöhte arterielle Spannung oder dickes Blut verursacht werden. Die Spannung in den Arterien wird durch das Verhältnis zwischen Kalzium, Magnesium und Kalium einerseits und Natrium (Salz) andererseits reguliert. Auch Streß spielt eine Rolle. Eine Korrektur dieses Verhältnisses kann den Blutdruck in 30 Tagen senken. Die Vitamine C und E sowie EPA/DHA-reiche Fischöle tragen dazu bei, daß das Blut dünn bleibt. Zur Umkehrung einer Atherosklerose siehe S. 441.

Empfehlungen zur Ernährung

Halten Sie sich an die in diesem Buch empfohlene Ernährung. Meiden Sie Salz und Nahrungsmittel mit Salzzusatz. Essen Sie mehr Obst (mindestens 3 Teile pro Tag) und Gemüse, die viel Kalium enthalten. Essen Sie einen Eßlöffel gemahlene Samen, um eine Extra-Dosis Kalzium und Magnesium zu bekommen. Wenn Sie kein Vegetarier sind, können Sie zweimal wöchentlich Thunfisch, Lachs, Hering oder Makrele essen.

Nahrungsergänzung

- Multivitamin- und Multimineralstoffpräparat
- Antioxidanzienkomplex
- 2 x Vitamin C 1000 mg
- Vitamin E 500 IE
- Mineralstoffkomplex für gesunde Knochen (mit 500 mg Kalzium und 300 mg Magnesium)
- EPA/DHA-Fischöle 1200–2400 mg, oder essen Sie fetten Fisch

Lesen Sie auch Kapitel 18.

Brandwunden, Schnittwunden und blaue Flecken

Die in all diesen Fällen erforderliche Heilung der Haut ist auf eine reichliche Zufuhr der Vitamine A, C und E sowie von Zink und Bioflavonoiden angewiesen. Sie sorgen dafür, daß Blutergüsse kleiner werden, die Heilung schneller abläuft und Narben weniger sichtbar sind. Vitamin-E-Öl kann um – nicht auf – Brand- und Schnittwunden gerieben werden, indem Sie eine Vitamin-E-Kapsel aufstechen. Nützlich sind auch Cremes, die viel Vitamin A, C oder E in einer Form enthalten, die in die Haut eindringt, zum Beispiel Retinyl-, Ascorbyl- oder Tocopherylpalmitat.

Empfehlungen zur Ernährung

Halten Sie sich an die in diesem Buch empfohlene Ernährung. Trinken Sie viel Wasser. Sorgen Sie dafür, daß Sie über Samen und deren kaltgepreßte Öle genügend essentielle Fettsäuren zu sich nehmen.

Nahrungsergänzung

- Multivitamin- und Multimineralstoffpräparat mit 7500 IE (2270 µg) Vitamin A und Beta-Carotin
- Antioxidanzienkomplex
- 2 x Vitamin C 1000 mg mit mindestens 150 mg Bioflavonoiden
- 2 x GLA 150 mg aus Nachtkerzen- oder Borretschöl
- Vitamin E 500 IE
- Zink 10–15 mg

Bronchitis

Bei dieser Erkrankung ist das Gewebe in der Lunge entzündet. Eine optimale Ernährung kann dazu beitragen, einer Bronchitis vorzubeugen, denn sie stärkt das Immunsystem und sorgt für ein gesundes Lungengewebe. Die Vitamine A, B-Komplex, C und E sowie die Mineralstoffe Selen und Zink stärken das Immunsystem. Die Vitamine A und C schützen das Lungengewebe.

Empfehlungen zur Ernährung

Halten Sie sich an die in diesem Buch empfohlene Ernährung, und rauchen Sie nicht. Lindernd wirkt möglicherweise auch eine Ernährung mit wenig schleimbildenden Nahrungsmitteln (schleimbildend wirken Milch und Milchprodukte). Nehmen Sie sehr wenig gesättigte Fettsäuren zu sich, und sorgen Sie dafür, daß Sie über Samen und deren kaltgepreßte Öle genügend essentielle Fettsäuren zu sich nehmen.

Nahrungsergänzung
- Multivitamin- und Multimineralstoffpräparat
- Antioxidanzienkomplex
- 2 x Vitamin C 1000 mg
- 2 x GLA 150 mg aus Nachtkerzen- oder Borretschöl
- Vitamin E 400 IE

Lesen Sie auch Kapitel 28.

Brustkrebs

Die meisten Brustkrebsfälle sind hormonabhängig und haben mit einer Östrogen-Dominanz bzw. einem Progesteron-Mangel zu tun. Streß, die überreichliche Verwendung von Stimulanzien und der Kontakt mit Pestiziden stören das Hormongleichgewicht. Bei manchen Formen von Brustkrebs besteht jedoch eher ein Zusammenhang mit Karzinogenen. Antioxidative Nährstoffe reduzieren erwiesenermaßen das Risiko und erhöhen die Überlebenschancen. Es ist gezeigt worden, daß natürliches Progesteron die Ausbreitung von Tumorzellen stoppt. Lassen Sie von einem Arzt oder Ernährungsberater Ihren Hormonspiegel überprüfen, und erwägen Sie die Verwendung einer Creme mit natürlichem Progesteron (siehe Nützliche Adressen auf S. 531).

Empfehlungen zur Ernährung
Befolgen Sie die Ernährungsratschläge in diesem Buch. Der Schwerpunkt liegt auf Nahrungsmitteln, die reich an Antioxidanzien sind. Meiden Sie Milch und Fleisch, denn sie enthalten Hormone, und essen Sie möglichst biologisch Erzeugtes. Nehmen Sie sehr wenig gesättigte Fettsäuren zu sich, und sorgen Sie dafür, daß Sie über Samen und deren kaltgepreßte Öle genügend essentielle Fettsäuren zu sich nehmen.

Nahrungsergänzung
- Multivitamin- und Multimineralstoffpräparat
- 2 x Antioxidanzienkomplex
- 4 x Vitamin C 1000 mg
- GLA 150 mg

Lesen Sie auch Kapitel 20 und 27.

Candida-Mykose

Der Sproßpilz Candida albicans kann sich überall im Körper zu stark vermehren; meist sind Verdauungstrakt oder Vagina betroffen. Soor oder eine Hefepilzinfektion sind die Folge. Wenn die Pilze sich noch nicht zu stark vermehrt haben, reicht zur Beseitigung ein 4-Punkte-Plan: Antimykotische Wirkstoffe, etwa Caprylsäure und Grapefruitkernextrakt; Einnahme »körperfreundlicher« Bakterien; eine Ernährung und Nahrungsergänzungsmittel, die das Immunsystem stärken; und eine »Anti-Candida-Diät« (siehe unten). Arbeiten Sie möglichst mit einem Ernährungsberater zusammen, der das Ausmaß der Infektion durch geeignete Tests nachweist.

Empfehlungen zur Ernährung

Meiden Sie alle Quellen für Zucker, vor allem schnell resorbierte Zucker (im ersten Monat auch Obst). Verzichten Sie auf hefehaltige Nahrungsmittel, Pilze und fermentierte Nahrungsmittel, etwa Alkohol und Essig. Weizen wird am besten reduziert, weil er den Darm reizt. Angesagt ist also eine Kost mit Gemüse, Getreide, Bohnen, Linsen, Nüssen und Samen. Die Anschaffung eines guten Kochbuchs mit Anti-Candida-Rezepten lohnt sich!

Nahrungsergänzung
- Multivitamin- und Multimineralstoffpräparat
- Antioxidanzienkomplex

- 2 x Vitamin C 1000 mg
- Caprylsäure 700 mg 2 x täglich
- Grapefruitkernextrakt 15 Tropfen 2 x täglich
- Ein probiotisches Zusatzpräparat, zum Beispiel Lactobacillus acidophilus/bifidus. (Nehmen Sie es nicht zusammen mit der Caprylsäure und dem Grapefruitkernextrakt; ein günstiger Einnahmezeitpunkt ist vor dem Zubettgehen.)
Lesen Sie auch Kapitel 19 und 28.

Chronische Erschöpfung

Sie hat viele Ursachen. Die häufigste ist eine suboptimale Ernährung. Zu den Nährstoffen, die für die Energieproduktion benötigt werden, gehören die Vitamine C und der B-Komplex sowie Eisen und Magnesium. Bei der »Muskelkaterkrankheit« (Myalgia acuta epidemica) sind die Symptome ausgeprägter und umfassen unter anderem eine extreme Müdigkeit nach körperlicher Anstrengung. Ursache kann eine Überforderung des Körpers sein, dessen Entgiftungskapazität erschöpft ist. Bei jeder Erzeugung von Energie (Sport) und bei der Verdauung (Essen) entstehen Toxine, mit denen der Körper fertig werden muß. Wenn die Symptome nach dem Essen oder nach dem Sport auftreten, sollten Sie einen Ernährungsberater aufsuchen, der das Entgiftungspotential Ihrer Leber testen kann.

Empfehlungen zur Ernährung

Essen Sie wenig und oft, bevorzugen Sie langsam resorbierte Kohlenhydrate und als Zwischenmahlzeit Obst. Meiden Sie Zucker und Stimulanzien wie zum Beispiel Tee, Kaffee, Schokolade und Alkohol. Folgen Sie ganz allgemein den Ernährungsempfehlungen in diesem Buch.

Nahrungsergänzung
- Multivitamin- und Multimineralstoffpräparat
- 3 x Vitamin C 1000 mg
- B-Komplex
- Antioxidanzienkomplex

Lesen Sie auch Kapitel 24.

Dickdarmentzündung (Kolitis)

Die Entzündung eines Dickdarm-Segments wird oft durch Streß ausgelöst. Sie kann aber auch auf eine ungesunde Ernährung, eine ungenügende Ausscheidung, eine Allergie oder eine suboptimale Nährstoffzufuhr zurückzuführen sein. Wie bei jeder Entzündung besteht der erste Schritt darin, alle verschlimmernden Nahrungsmittel einschließlich Alkohol, Kaffee und Weizen zu reduzieren. Ersetzen Sie sie durch Nahrungsmittel und Getränke, die den Verdauungstrakt leicht passieren, zum Beispiel gedünstetes Gemüse, Reis, Fisch und Obst. Nehmen Sie außerdem Verdauungsenzyme ein. GLA-reiche essentielle Fettsäuren wirken stark entzündungshemmend. Auch Antioxidanzien fördern das Abklingen der Entzündung.

Empfehlungen zur Ernährung

Die in diesem Buch empfohlene Ernährung ist zwar grundsätzlich gut, aber bei dieser Erkrankung kann der hohe Ballaststoffgehalt den Darm noch weiter reizen. Eine Kost mit leicht gedünstetem Gemüse, Fisch und gekochtem Getreide ist deshalb oft vorzuziehen. Essen Sie als Zwischenmahlzeit leicht verdauliches Obst. Meiden Sie alles, was den Darm reizt, das heißt Nahrungsmittel, auf die Sie allergisch sind, sowie Weizen, Alkohol, Kaffee und Gewürze.

Nahrungsergänzung
- Multivitamin- und Multimineralstoffpräparat
- Antioxidanzienkomplex
- 2 x GLA 150 mg
- Vitamin C 500 mg (bis 2000 mg als Ascorbat, weil Ascorbinsäure den entzündeten Darm noch mehr reizen kann)
- Verdauungsenzyme bei jeder Hauptmahlzeit

Lesen Sie auch Kapitel 17.

Depression

Es gibt viele ernährungsabhängige Ursachen für Depressionen: Die häufigste ist eine suboptimale Nährstoffzufuhr, die die geistige und körperliche Energie verringert. Ein gestörtes Blutzuckergleichgewicht kann depressive Phasen auslösen. Auch Menschen, die extrem viel Histamin produzieren, neigen zu Depressivität. Eine Unterfunktion der Nebennieren, zu der es gewöhnlich durch Streß und die reichliche Verwendung von Stimulanzien kommt, kann ebenfalls die Ursache sein. Auch Allergien können eine Depression auslösen. Ein Ernährungsberater kann die Faktoren identifizieren, die mit Hilfe der Ernährung dann korrigiert werden können.

Empfehlungen zur Ernährung
Streichen oder meiden Sie Zucker und denaturierte Nahrungsmittel. Reduzieren Sie Stimulanzien – Tee, Kaffee, Schokolade, Cola-Getränke, Zigaretten und Alkohol. Halten Sie sich an die Ernährungsempfehlungen dieses Buchs. Experimentieren Sie: Verzichten Sie zwei Wochen auf Weizen und Milchprodukte.

Nahrungsergänzung
- Multivitaminpräparat

- Multimineralstoffpräparat mit mindestens 10 mg Zink, 200 mg Magnesium, 5 mg Mangan und 100 µg Chrom
- 2 x Vitamin C 1000 mg
- Pantothensäure 500 mg

Lesen Sie auch Kapitel 31.

Dermatitis

Das Wort bedeutet »Hautentzündung«. Die Beschwerden gleichen denen eines Ekzems. Der Begriff »Dermatitis« wird normalerweise benutzt, wenn die Hauptursache eine Kontaktallergie zu sein scheint. Gehen Sie alle Möglichkeiten durch, zum Beispiel Metalle in Schmuck und Uhren, Parfums, Kosmetika, Reinigungsmittel, Seifen und Shampoos. Bei einer Kontaktallergie liegt oft auch eine Lebensmittelallergie vor: Häufige Missetäter sind Milchprodukte und Weizen. Manchmal kommt es nur zu Symptomen, wenn ein allergieauslösendes Nahrungsmittel gegessen wird und gleichzeitig der Kontakt mit einem externen Allergen besteht. Ein weiterer häufiger Faktor ist der Mangel an – in Samen und deren Ölen vorkommenden – essentiellen Fettsäuren, die im Körper in entzündungshemmende Prostaglandine umgewandelt werden. Deren Aufbau wird auch durch zuviel gesättigtes Fett, gebackene Speisen oder einen Mangel an bestimmten wichtigen Vitaminen und Mineralstoffen blockiert. Die Haut ist für den Körper auch ein Weg, Toxine loszuwerden. Eine bestimmte Art von Dermatitis, die sogenannte Akrodermatitis, spricht besonders gut auf die Zufuhr von Zink an.

Empfehlungen zur Ernährung

Im allgemeinen ist eine pflanzliche Kost mit wenig gesättigten Fettsäuren, aber ausreichend essentiellen, aus Samen bezogenen Fettsäuren am besten. Wenn Sie eine Allergie gegen Milchprodukte oder Weizen vermuten, können Sie dies testen, indem Sie diese Nahrungsmittel meiden.

Nahrungsergänzung
* Multivitamin- und Multimineralstoffpräparat (mit 300 mg Magnesium und 15 mg Zink)
* 2 x Vitamin C 1000 mg
* Antioxidanzienkomplex
* GLA 300 mg
* Vitamin E 500 IE

Lesen Sie auch Kapitel 22.

Diabetes

Sowohl der in der Jugend als auch der im Erwachsenenalter beginnende Diabetes werden durch einen zu hohen Blutzuckerspiegel ausgelöst. Man nimmt an, daß sich Jugenddiabetes durch eine Kreuzreaktion zwischen einem Protein in Milch und Rindfleisch und einem Protein in der Bauchspeicheldrüse entwickelt. Dies kann der Fall sein, wenn genetisch entsprechend disponierte Säuglinge in den ersten Lebensmonaten, das heißt, bevor ihr Verdauungstrakt und ihr Immunsystem ganz ausgereift sind, mit Milchprodukten oder Rindfleisch gefüttert werden. Erwachsenendiabetes ist im allgemeinen die Folge ungesunder Ernährungsgewohnheiten (zuviel Zucker und Stimulanzien). Oft geht ihm eine Hypoglykämie voraus, das heißt ein niedriger Blutzuckerspiegel. Bei der Beschäftigung mit allen Formen von Glukose-Intoleranz und Diabetes sollte unbedingt festgestellt werden, ob die Leber die Nebennierenhormone, Insulin und den Glukosetoleranzfaktor ordnungsgemäß produziert. Besonders wichtig sind die Vitamine C, B_3, B_5 und B_6 sowie Zink und Chrom. Besprechen Sie Änderungen Ihrer Ernährung am besten mit Ihrem Arzt.

Empfehlungen zur Ernährung

Der Schlüsselfaktor einer Diabetes-Diät ist ein konstanter Blutzuckerspiegel. Er kommt am ehesten dadurch zustande, daß Sie wenig, aber oft essen und Nahrungsmittel wählen, die langsam resorbierte Kohlenhydrate plus etwas Protein enthalten: Ein paar Nüsse mit Obst,»Samen«-Gemüse (Mais, Erbsen, grüne Bohnen), Vollkorngetreide, Bohnen oder Linsen. Verzichten Sie auf Zucker und alle Formen konzentrierter Süße, zum Beispiel konzentrierte Fruchtsäfte. Essen Sie nicht zuviel Obst, das schnell resorbierte Kohlenhydrate enthält, zum Beispiel Datteln und Bananen oder Trockenfrüchte. Meiden Sie eine Überladung mit Nebennierenstimulanzien, zum Beispiel Tee, Kaffee, Alkohol, Zigaretten und Salz.

Nahrungsergänzung

- Multivitamin- und Multimineralstoffpräparat
- 2 x Vitamin C 1000 mg
- B-Komplex
- Zink 20 mg
- Chrom 200 µg

Lesen Sie auch Kapitel 10.

Divertikulitis

Bei dieser Krankheit sind die Zotten – Ausbuchtungen in der Wand von Dick- und Dünndarm – vergrößert und dann anfällig für Infektionen und Entzündungen. Die Krankheit ist wahrscheinlich das Ergebnis von zuwenig Ballaststoffen und körperlicher Bewegung. Damit die Darmmuskulatur ihre Spannung behält und das Infektionsabwehrsystem stark bleibt, wird ein generelles Vitaminprogramm empfohlen. Die vermehrte Aufnahme von löslichen Ballaststoffen und regelmäßiger Sport, zum Beispiel Schwimmen, sind die wichtigsten Behandlungsmethoden.

Empfehlungen zur Ernährung

Halten Sie sich an die in diesem Buch empfohlene Ernährung, und achten Sie besonders auf ballaststoffreiche Lebensmittel (siehe Teil IX). Bei einer schweren Entzündung ist es allerdings am besten, leicht gedünstetes Gemüse, Haferflocken (die lösliche Faserstoffe enthalten) und gemahlene Samen oder Nüsse zu essen und auf den Verzehr von »harten« Faserstoffen wie Weizenkleie zu verzichten. Es empfiehlt sich auch, Getreide wie etwa Hafer einzuweichen, damit es mehr Wasser enthält. Diese Nahrungsmittel liefern Ballaststoffe, ohne den entzündeten Bereich zu reizen. Nehmen Sie außerdem eine Mischung solcher kaltgepreßter Öle, die viele Omega-3- und Omega-6-Fettsäuren enthalten. Sie tragen zum Abklingen der Entzündung bei.

Nahrungsergänzung
- Multivitamin- und Multimineralstoffpräparat
- Vitamin E 500 IE
- Vitamin C 1000 mg

Lesen Sie auch Kapitel 17.

Ekzeme

Bei diesem unangenehmen Leiden wird die Haut schuppig und juckt. Sie kann rissig werden und sehr wund sein. Das Wesen und wahrscheinlich auch die Ursache der Krankheit gleichen sehr stark denen einer Dermatitis. Die Möglichkeit einer Allergie sollte immer in Betracht gezogen werden. Man weiß zwar nicht weshalb, aber eine optimale Ernährung ist im allgemeinen hilfreich. Die Vitamine A und C kräftigen die Haut, Vitamin E und Zink fördern den Heilungsprozeß. Wenn keine offenen Wunden vorliegen, fördert das Auftragen von Vitamin-E-Öl die Heilung der Haut. Auch essentielle Fettsäuren fördern das Abklingen der Entzündung.

Empfehlungen zur Ernährung

Im allgemeinen ist eine pflanzliche Kost mit wenig gesättigten Fettsäuren und ausreichend essentiellen Fettsäuren (Samen) am besten. Wenn Sie eine Allergie auf Milchprodukte oder Weizen vermuten, können Sie dies testen, indem Sie diese Nahrungsmittel meiden.

Nahrungsergänzung

- Multivitamin- und Multimineralstoffpräparat (mit 300 mg Magnesium und 15 mg Zink)
- 2 x Vitamin C 1000 mg
- Antioxidanzienkomplex
- GLA 300 mg
- Vitamin E 500 IE

Lesen Sie auch Kapitel 22.

Entzündungen

Viele gesundheitliche Beschwerden, auch all die, die auf »itis« enden, sind entzündlicher Natur. Damit ist gemeint, daß ein Teil des Körpers entzündet ist – ein Muskel, ein Gelenk, der Darm oder die Atemwege. Dies zeigt an, daß der Körper auf etwas reagiert bzw. überreagiert. Die Tendenz zur Überreaktion kann bei einem Mangel an essentiellen Fettsäuren und den sie unterstützenden Nährstoffen entstehen – den Vitaminen B_3 und B_6, Biotin, Vitamin C, Zink und Magnesium. Pantothensäure (Vitamin B_5) wird auch zur Herstellung von Kortisol benötigt, dem entzündungshemmenden Hormon des Körpers. Boswelliasäure, die sich in Weihrauch findet, ist ein natürlicher entzündungshemmender Wirkstoff, der in Form einer Creme für entzündete Gelenke und Muskeln erhältlich ist. L-Glutamin trägt zur Linderung von Darmentzündungen bei. Auch antioxidative Nährstoffe wirken entzündlichen Reaktionen entgegen. Allerdings ist es wenig sinnvoll, eine Entzündung zu lindern, wenn die Ursache für die Irritation bestehen bleibt. Dies kann eine Lebensmittelallergie oder eine reizauslösende Substanz wie Alkohol sein.

Empfehlungen zur Ernährung
Meiden Sie Substanzen, die die Immunreaktion unterdrücken oder Irritationen auslösen können, zum Beispiel Kaffee, Alkohol oder starke Gewürze. Meiden Sie verdächtige Nahrungsmittel (etwa Weizen und Milchprodukte) zehn Tage lang, um zu sehen, wie es Ihnen ohne sie geht. Halten Sie sich ansonsten an die Ernährungsrichtlinien in diesem Buch.

Nahrungsergänzung
- Multivitamin- und Multimineralstoffpräparat (mit 300 mg Magnesium und 15 mg Zink)
- Antioxidanzienkomplex
- 2 x Vitamin C 1000 mg
- 1 x Pantothensäure 500 mg
- L-Glutaminpulver, 3 Gramm täglich
- GLA 300 mg
- EPA/DHA-Fischöl 1200 mg täglich
- Boswelliasäure als Kapseln oder Creme (wenn Sie wollen)

Erkältungen und Grippe
Der Kontakt mit Viren ist unvermeidlich, es sei denn, Sie leben wie ein Eremit. Aber ob das Virus Sie »umhaut«, hängt von der Stärke Ihres Immunsystems zur Zeit der Infektion ab. Studien haben wiederholt gezeigt, daß die tägliche Einnahme von mindestens einem Gramm Vitamin C Häufigkeit, Schwere und Dauer von Erkältungen vermindert. Eine optimale Ernährung kann jedoch, zu-

sammen mit immunstärkenden Nährstoffen, bei Erkältungsepidemien zu noch besseren Ergebnissen führen.

Empfehlungen zur Ernährung
Meiden Sie Milchprodukte aller Art, Eier und zuviel Fleisch oder Soja, denn diese Nahrungsmittel sind schleimbildend. Jetzt haben Sie die beste Gelegenheit, Ihrem Körper eine energiereiche, reine Nahrung mit viel frischem Obst und Gemüse und deren Säften zuzuführen. Nehmen Sie täglich Krallendorn-Kapseln, um das Immunsystem zu stärken.

Nahrungsergänzung
- Multivitamin- und Multimineralstoffpräparat
- Antioxidanzienkomplex
- 2 x Vitamin C 1000 mg (4 g alle vier Stunden, nur wenn eine Infektion vorliegt)
- Holunderbeerextrakt (1 Teelöffel 4 x täglich, nur wenn eine Infektion vorliegt)
- Echinacea-Tropfen (10 Tropfen 2 oder 3 x täglich)
Lesen Sie auch Kapitel 28.

Fettleibigkeit
Wenn Sie abnehmen wollen, sollten Sie erstens nicht mehr essen, als Sie brauchen, zweitens Nahrungsmittel wählen, die den Blutzuckerspiegel konstant halten, und drittens für eine optimale Zufuhr der Nährstoffe sorgen, die den Blutzuckerspiegel stabilisieren. All dies reguliert Ihren Appetit und verbrennt Fett. Zu den empfehlenswerten Nährstoffen gehören die Vitamine B_3, B_6 und C, Zink und Chrom. Auch Konjacfasern, die Glucomannan liefern, unterstützen die Stabilisierung des Blutzuckerspiegels. Hilfreich ist auch HCA, denn diese Substanz verlangsamt die Fähigkeit des

Körpers, überschüssigen Treibstoff in Körperfett umzuwandeln. Bei manchen Menschen lösen Lebensmittelallergien eine Wasserverhaltung aus, die zu Fettleibigkeit beiträgt. Streichen Sie verdächtige Nahrungsmittel – die häufigsten sind Weizen und Milchprodukte – zehn Tage lang vom Speiseplan, um zu testen, ob sie mit der Gewichtszunahme zu tun haben. Auch Schilddrüsenprobleme sollten in Betracht gezogen werden. Sie sollten Ihre Schilddrüse untersuchen lassen, wenn alles andere nichts nützt.

Empfehlungen zur Ernährung

Halten Sie sich an die in diesem Buch empfohlene Ernährung. Der Schwerpunkt liegt auf Nahrungsmitteln mit hohem Wassergehalt, zum Beispiel frischem Obst und Gemüse, und langsam resorbierten Kohlenhydraten (siehe Teil IX). Meiden Sie alles, was schnell resorbierten Zucker liefert. Experimentieren Sie: Fasten Sie einen Tag in der Woche, oder essen Sie einen Tag nur Obst. Machen Sie aeroben Sport zu einem regelmäßigen Bestandteil Ihres Tagesablaufs.

Nahrungsergänzung

- Multivitamin- und Multimineralstoffpräparat
- Vitamin B_6 100 mg mit Zink 10 mg
- Chrom 200 µg und HCA 750 mg
- Vitamin C 1000 mg
- 3 g Glucomannan/Konjacfasern (wenn Sie wollen)

Lesen Sie auch Kapitel 29.

Gallensteine

Gallensteine sind Kalzium-oder Cholesterin-Ansammlungen in dem Gang, der von der Leber zur Gallenblase führt. Diese speichert die für die Fettverdauung benötigte Galle. Wenn der Gang blockiert ist, können die Fette nicht richtig resorbiert werden, und es kommt zu Gelbsucht. Verantwortlich für die Störung ist nicht ein zu hoher Kalzium- oder Cholesterin-Gehalt der Ernährung, sondern die Verarbeitung dieser Substanzen im Körper. Gallensteinträger haben oft von Geburt an sehr enge Gallengänge, was das Risiko erhöht. Lecithin unterstützt die Emulgierung des Cholesterins, und eine optimale Ernährung sollte generell dazu beitragen, daß solche Anomalien nicht auftreten. Verdauungsenzym-Präparate enthalten Lipase, die die Fettverdauung unterstützen.

Empfehlungen zur Ernährung
Halten Sie sich an die Ernährungsempfehlungen dieses Buches. Meiden Sie gesättigte Fettsäuren, und sorgen Sie für die regelmäßige Zufuhr essentieller Fettsäuren – zum Beispiel in Form von Samen zum Frühstück und einem Teelöffel eines kaltgepreßten, Omega-3- und Omega-6-reichen Öls zum Mittag und Abendessen. Vermeiden Sie es, bei einer Mahlzeit große Mengen Fett zu essen.

Nahrungsergänzung
- Multivitamin- und Multimineralstoffpräparat
- Antioxidanzienkomplex
- Vitamin C 1000 mg
- Einen Teelöffel Lecithingranulat oder eine Lecithinkapsel bei jeder Mahlzeit
- 1 x Verdauungsenzym (mit Lipase) bei jeder Mahlzeit

Lesen Sie auch Kapitel 17.

Gicht

Ursache ist ein gestörter Proteinstoffwechsel, der dazu führt, daß die Harnsäurekristalle in Fingern, Zehen und Gelenken abgelagert werden und eine Entzündung auslösen. Eine Ernährung mit wenig

Fett und mäßigen Mengen Protein ist hilfreich, genauso wie Sport. Die vielen am Proteinstoffwechsel beteiligten Nährstoffe, insbesondere B_6 und Zink, sind ebenfalls ein wesentlicher Bestandteil eines nutritiven Programms zur Vorbeugung gegen Gicht.

Empfehlungen zur Ernährung
Halten Sie sich an die in diesem Buch empfohlene Ernährung. Meiden Sie rotes Fleisch und Alkohol. Achten Sie darauf, daß Sie mindestens ½ Liter Wasser pro Tag trinken.

Nahrungsergänzung
- Multivitamin- und Multimineralstoffpräparat
- 3 x Vitamin C 1000 mg
- Vitamin B 600 mg
- Zink 15 mg
- Mineralstoffkomplex für gesunde Knochen (reich an basenbildendem Kalzium und Magnesium)

Haarprobleme
Die meisten Haarprobleme, von trockenem oder fettigem Haar bis zu vorzeitigem Haarausfall, sind mit Ihrer Ernährung verbunden. Fettiges Haar kann mit einem Vitamin-B-Mangel zusammenhängen. Trockenes oder brüchiges Haar ist oft ein Zeichen für einen Mangel an essentiellen Fettsäuren. Wenn die Haare schlecht wachsen oder ihre Farbe verlieren, weist dies auf einen Zink-Mangel hin. Haarausfall hängt mit einem generellen Nährstoffdefizit zusammen, insbesondere einem Mangel an Eisen, Vitamin B_1, Vitamin C oder Lysin (einer Aminosäure). Manche Nahrungsergänzungsmittel speziell für die Haare enthalten all diese Substanzen. Auch eine Massage der Kopfhaut ist hilfreich, ebenso wie das Vornüberbeugen – beides verbessert die Durchblutung der Kopf-

haut. Haarausfall läßt sich erwiesenermaßen am effizientesten vermindern, wenn eine optimale Ernährung mit der vermehrten Durchblutung der Kopfhaut und der Korrektur einer zugrundeliegenden Hormonstörung (siehe Kapitel 20) kombiniert wird. Leider gibt es noch keine therapeutische Lösung für graues Haar, und anscheinend auch keine Verbindung zur Ernährung.

Empfehlungen zur Ernährung
Halten Sie sich an die in diesem Buch empfohlene Ernährung. Achten Sie darauf, daß Sie genug essentielle Fettsäuren und Wasser zu sich nehmen. Meiden Sie Zucker und Stimulanzien, zum Beispiel Tee, Kaffee und Schokolade.

Nahrungsergänzung
• Multivitamin- und Multimineralstoffpräparat (mit 15 mg Eisen und 15 mg Zink)
• B-Komplex
• Vitamin C 1000 mg
• Lysin 1000 mg (nur bei Haarausfall)

Heuschnupfen
Obwohl die allergische Reaktion auf Pollen als Ursache für Heuschnupfen feststeht, erhöhen auch andere Faktoren die Wahrscheinlichkeit für Niesanfälle. Die Heuschnupfen-Quote ist in Städten wesentlich stärker gestiegen als in ländlichen Gebieten. Das führte zu der Entdeckung, daß auch Schadstoffe, zum Beispiel Autoabgase, das Immunsystem zu Reaktionen veranlassen. Im Sommer enthält die Luft in schadstoffbelasteten Gebieten mehr freie Radikale, weil das Sonnenlicht die Sauerstoffmoleküle aktiviert. Deshalb atmen Stadtbewohner mehr Schadstoffe ein. Die Einnahme eines guten Allround-Antioxidanzienpräparates, das

die Vitamine A, C und E, Beta-Carotin, Selen und Zink plus die Aminosäuren Cystein und Glutathion enthält, erhöht Ihre Widerstandskraft. (Die wirksamste Form dieser Aminosäuren ist N-Acetylcystein, das manchmal als NAC bezeichnet wird, und »reduziertes« Glutathion). Die Aminosäure Methionin ist in Kombination mit Kalzium ein effizientes Antihistaminikum. Nehmen Sie zweimal täglich 500 mg L-Methionin mit 400 mg Kalzium. Vitamin C trägt dazu bei, einen extrem hohen Histaminspiegel zu regulieren. Vitamin B_6 und Zink spielen ebenfalls eine Rolle bei der Regulierung des Histaminspiegels und stärken das Immunsystem. Vitamin B_5 lindert die Symptome.

Die drei Substanzen, auf die am häufigsten reagiert wird, sind Pollen, Weizen und Milch. Obwohl ein Zusammenhang nicht bewiesen ist, sind interessanterweise alle drei ursprünglich Grasprodukte. Möglicherweise haben manche Heuschnupfenpatienten eine Sensibilität auf Proteine entwickelt, die in Getreiden, Gräsern und eventuell auch Milch vorkommen. Milchprodukte fördern jedenfalls die Schleimproduktion. Die meisten modernen Weizensorten sind außerdem reich an Gluten, das den Verdauungstrakt reizt und die Schleimproduktion anregt.

Empfehlungen zur Ernährung
Meiden oder reduzieren Sie Weizen, Milchprodukte und Alkohol. Essen Sie viel antioxidanzienreiches Obst und Gemüse sowie Samen, die viel Selen und Zink enthalten.

Nahrungsergänzung
- Multivitamin- und Multimineralstoffpräparat (mit 100 mg B_6 und 15 mg Zink)
- Antioxidanzienkomplex
- 3 x Vitamin C 1000 mg

Wenn Sie wirklich leiden, versuchen Sie ...
- L-Metheonin 500 mg 2 x täglich
- Kalzium 400 mg 2 x täglich
- Pantothensäure 500 mg 2 x täglich

Infektionen

Wenn das Immunsystem geschwächt ist, kommt es zu Infektionen. Viele Nährstoffe und bioaktive Pflanzenstoffe tragen dazu bei, die Abwehrkraft zu stärken. Dazu gehören Vitamin C, alle Antioxidanzien sowie die Pflanzen Echinacea, Krallendorn und Aloe vera. Es gibt auch viele natürliche infektionsbekämpfende Mittel, etwa Probiotika (bei bakteriellen Infektionen), Caprylsäure (bei Pilzinfektionen), Holunderbeerextrakt (bei viralen Infektionen) und Grapefruitkernextrakt (bei allen dreien).

Lesen Sie Kapitel 19 und 28, um herauszufinden, welche Heilmittel je nach Art der Infektion am hilfreichsten sind. Die nachstehenden Empfehlungen eignen sich zur allgemeinen Infektionsbekämpfung.

Empfehlungen zur Ernährung

Halten Sie sich an die Ernährungstips in diesem Buch. Essen bzw. trinken Sie viel Obst, Gemüse und deren Säfte. Trinken Sie viel Wasser und Kräutertee, und nehmen Sie Krallendorn-Kapseln. Verzichten Sie auf schleimbildende Nahrungsmittel – Milchprodukte, Fleisch und Eier.

Nahrungsergänzung
- Multivitamin- und Multimineralstoffpräparat
- Antioxidanzienkomplex
- 3 x Vitamin C 1000 mg
- Echinacea 10 Tropfen 2 x täglich

- Aloe vera 1 x täglich in der auf der Packung angegebenen Menge
- Grapefruitkernextrakt, 10 Tropfen 2 x täglich

Lesen Sie auch Kapitel 19 und 28.

Kater

Die Symptome übermäßigen Alkoholkonsums sind zur Hälfte die einer Dehydratation und zur Hälfte die einer Vergiftung. Wenn die Kapazität der Leber überschritten ist, um den Alkohol zu entgiften, produziert der Körper eine toxische Substanz, die Kopfschmerzen auslöst. Wenn die unten ausgesprochene Empfehlung vor dem Alkoholkonsum befolgt wird, reduziert sie die Symptome am »Morgen danach«. Hilfreich ist auch das Trinken riesiger Mengen Flüssigkeit, was den Alkohol verdünnt. Überflüssig zu sagen, daß der Konsum großer Mengen Alkohol keine optimale Ernährung ist!

Empfehlungen zur Ernährung

Essen Sie naturbelassene Lebensmittel, die die toxische Belastung des Körpers nicht erhöhen. Obst- und Gemüsesäfte, die viele Antioxidanzien enthalten, sind sehr günstig, und auch viel Wasser – 2 Liter pro Tag. Nehmen Sie außerdem Krallendorn-Kapseln.

Nahrungsergänzung

- Multivitamin- und Multimineralstoffpräparat (vorzugsweise mit Molybdän)
- 6 x Vitamin C 1000 mg (1 Gabe alle 2 Stunden)
- 3 x Antioxidanzienkomplex

Kopfschmerzen und Migräne

Kopfschmerzen und Migräne können durch vieles verursacht werden – einen Abfall des Blutzuckerspiegels, eine Dehydratation, eine Allergie, Streß, Anspannung oder eine kritische Kombination all dieser Faktoren. Höhe- und Tiefpunkte des Adrenalin- und des Blutzuckerspiegels können zu Kopfschmerzen führen. Bei einer optimalen Ernährung verschwinden sie oft. Wenn sie andauern, sollten Sie die Möglichkeit einer Allergie in Betracht ziehen. Beobachten Sie, ob Sie zwischen Ihrer Ernährung und dem Auftreten der Kopfschmerzen eine Verbindung feststellen können.

Migränepatienten können statt Aspirin oder Migräne-Medikamenten, die die Blutgefäße verengen, 100–200 mg Vitamin B_3 in Form von Niacin nehmen, das die Gefäße erweitert. Fangen Sie mit der kleineren Dosis an: Dies wird einen beginnenden Migräneanfall oft stoppen oder lindern. Am besten machen Sie dies zu Hause in einer entspannten Umgebung, so daß die Rötung der Haut und das mit ihr verbundene Wärmegefühl Sie nicht stören.

Empfehlungen zur Ernährung
Essen Sie wenig, dafür oft, und vermeiden Sie es, lange Zeit nichts zu essen, besonders wenn Sie gestreßt oder angespannt sind. Sorgen Sie auch dafür, daß Sie regelmäßig etwas trinken. Meiden Sie Zucker und Stimulanzien, etwa Tee, Kaffee und Schokolade.

Nahrungsergänzung
- Multivitamin- und Multimineralstoffpräparat
- B-Komplex
- Vitamin C 1000 mg
- B_3 Niacin 100 mg

Krampfadern
Die Venen enthalten das Blut, das zum Herzen zurückkehrt. Krampfadern sind Venen, die sich erweitert haben und angeschwollen sind. Sie treten gewöhnlich in den Beinen auf, wo die Durchblutung am schwierigsten ist. Wenn die Krampfadern erst

einmal da sind, kann eine optimale Ernährung daran nicht mehr viel ändern. Die ausreichende Zufuhr der Vitamine C und E sowie anderer Antioxidanzien kann jedoch dazu beitragen, daß keine weiteren Krampfadern entstehen. Es gibt auch Hinweise darauf, daß eine ballaststoffreiche Kost Krampfadern vorbeugt.

Empfehlungen zur Ernährung
Halten Sie sich an die in diesem Buch empfohlene Ernährung. Regelmäßiger Sport, besonders Schwimmen, verbessert die Durchblutung. Hilfreich sind Hochlegen der Beine und Beinmassagen.

Nahrungsergänzung
- Multivitamin- und Multimineralstoffpräparat
- Antioxidanzienkomplex
- Vitamin E 500 IE
- 2 x Vitamin C 1000 mg mit Bioflavonoiden

Krebs

Es gibt viele verschiedene Arten von Krebs, die unterschiedliche Ursachen haben. Die meisten Krebsarten werden damit in Zusammenhang gebracht, daß der Patient krebsauslösenden Stoffen ausgesetzt war oder diese aufgenommen hat und ein geschwächtes Immunsystem besitzt. Oft besteht auch ein Zusammenhang mit dem Schaden, den freie Radikale an den Zellen anrichten, die dann kanzerös werden. Je nach Art des Krebses besteht der erste Schritt darin, die krebserregenden Faktoren zu beseitigen – das Rauchen, eine fett- oder fleischreiche Ernährung, eine Hormonersatztherapie, der zu lange Aufenthalt in der Sonne oder der Kontakt mit Pestiziden, Alkohol etc. Der nächste Schritt besteht darin, über die Ernährung und Nahrungsergänzungsmittel das Immunsystem zu stärken und mehr antioxidative Nährstoffe aufzunehmen.

Empfehlungen zur Ernährung

Halten Sie sich strikt an die Ernährungsempfehlungen in diesem Buch. Essen Sie mehr antioxidanzienreiche Lebensmittel (siehe S. 147). Verzichten Sie auf rotes Fleisch sowie Alkohol, und reduzieren Sie alle Quellen für gesättigte Fettsäuren. Eine pflanzliche Kost ist am besten. Trinken Sie außerdem viel Wasser und Kräutertee. Nehmen Sie Krallendorn-Kapseln, die das Immunsystem sehr wirksam stärken.

Nahrungsergänzung

- Multivitamin- und Multimineralstoffpräparat
- 2 x Antioxidanzienkomplex
- 4 x Vitamin C 1000 mg (bis zu 10 g pro Tag)
- 2 x GLA 150 mg aus Nachtkerzen- oder Borretschöl
- Vitamin A 10 000 IE (3000 µg) pro Tag (Überprüfen Sie, wieviel Sie schon über das Antioxidanzien- und das Multivitaminpräparat aufnehmen.)
- Vitamin E 600 IE pro Tag (Überprüfen Sie, wieviel Sie schon über das Antioxidanzien- und das Multivitaminpräparat aufnehmen.)
- Selen 200 µg pro Tag (Prüfen Sie, wieviel Sie schon über das Antioxidanzien- und das Multivitaminpräparat aufnehmen.)

Lesen Sie auch Kapitel 9 und 27.

Magengeschwüre

Geschwüre können im Magen und im Zwölffingerdarm auftreten – dem ersten Abschnitt des Dünndarms, der gegen die sauren Absonderungen des Magens nicht so gut geschützt ist wie der Rest des Darms. Bei Dauerstreß sondert der Magen möglicherweise zuviel Säure ab. Deshalb kann Streß eine Ursache für Geschwüre sein. Auch eine stark säurebildende Ernährung muß vermieden werden. Vitamin A ist der wichtigste Nährstoff, der zum Schutz der Auskleidung des Zwölffingerdarms notwendig ist. Obwohl Vitamin C bei Zwölffingerdarmgeschwüren hilft, sollten nicht mehr als 500 mg eingenommen werden, weil es eine Irritation auslösen kann. Wenn Sie nach der Einnahme von Vitamin C ein Brennen verspüren, war die Dosis zu hoch. Die häufigste Ursache für Geschwüre ist eine Infektion mit Helicobacter pylori. Dies sollte von Ihrem Arzt überprüft und mit einem speziellen antibakteriellen Wirkstoff behandelt werden.

Empfehlungen zur Ernährung
Halten Sie sich an die in diesem Buch empfohlene Ernährung. Der Schwerpunkt sollte dabei auf basenbildenden Lebensmitteln liegen (siehe Teil IX).

Nahrungsergänzung
• Multivitamin- und Multimineralstoffpräparat
• 2 x Vitamin A, 7500 IE (2270 µg Retinol) – nur kurzzeitig und nicht, wenn Sie schwanger sind.
• Vitamin C 500 mg (als Calciumascorbat)
• Körperfreundliche Bakterien, etwa Lactobacillus acidophilus/bifidus nach einer Antibiotika-Serie, die wegen einer Helicobacter-Infektion verabreicht wurde.

Muskelschmerzen und -krämpfe
Krämpfe werden meist durch eine Störung des Kalzium-Magnesium-Haushalts verursacht und durch die Zufuhr von 500 mg Kalzium und 300 mg Magnesium korrigiert. Im Gegensatz zur landläufigen Meinung gehen die Beschwerden sehr selten auf einen Mangel an Salz zurück. In Wirklichkeit ist es sogar am besten, auf den Zusatz von Salz zu verzichten und viel zu trinken. Obst enthält

von Natur aus viel Kalium und Wasser und genügend Natrium, um den Bedarf des Körpers zu decken. Muskelschmerzen können dieselbe Ursache haben oder auftreten, wenn die Muskelzellen nicht in der Lage sind, die Glukose effizient in Energie umzuwandeln. Auch in diesem Fall hilft Magnesium, vor allem in der Form von Magnesium-Malat, ebenso die B-Vitamine. Schmerzen können auch aufgrund einer Entzündung auftreten (siehe S. 456).

Empfehlungen zur Ernährung
Halten Sie sich an die in diesem Buch empfohlene Ernährung. Meiden Sie Salz, und essen Sie mehr Obst (reich an Kalium) und Samen (reich an Kalzium und Magnesium). Trinken Sie viel Wasser.

Nahrungsergänzung
- Multivitamin- und Multimineralstoffpräparat
- Vitamin C 1000 mg
- B-Komplex
- Mineralstoffkomplex für gesunde Knochen (mit 500 mg Kalzium und 300 mg Magnesium) oder Magnesium-Malat plus Kalzium

Nebenhöhlenentzündung
Die Entzündung der Nebenhöhlen und der Nasenwege führt oft zu einer Infektion. Mitverursachende Faktoren sind Stoffe, die die Nasenwege reizen: Abgase, Nikotin, verrauchte Orte, Staub und Pollen; Allergien, oft auf Milchprodukte und Weizen (sie wirken schleimbildend); ein geschwächtes Immunsystem. Zuviel Alkohol, gebratene Speisen oder Streß, ein Mangel an Schlaf oder eine Überlastung des Magens schwächen das Immunsystem. Neben anderen Nährstoffen tragen die Vitamine A und C sowie Zink dazu bei, das Immunsystem zu stärken. Um die Entzündung in Schach zu halten, sind essentielle Fettsäuren erforderlich.

Empfehlungen zur Ernährung

Essen Sie leicht, aber essen Sie: jede Menge vitale Lebensmittel, zum Beispiel biologisches Obst und Gemüse (am besten junges, gerade erntereifes Gemüse) sowie Samen. Sie benötigen Protein (Quinoa, Samen, Nüsse, Fisch, Tofu, Mais etc.), sollten aber schleimbildende Nahrungsmittel meiden, etwa Milch, Eier und Fleisch.

Inhalieren Sie Teebaum- oder Olbasöl, damit die Atemwege frei werden. (Ins Badewasser geben oder das Fläschchen unter die Nase halten. Aber passen Sie auf, daß Sie die Haut nicht zu sehr reizen.) Tigerbalsam ist gut zum Auftragen auf den Brustkorb. Trinken Sie selbstgemachten Ingwer-Zimt-Tee (fünf Scheiben frische Ingwerwurzel und ein Stückchen Zimtrinde in eine Kanne geben und mit ¼ Liter kochendem Wasser übergießen) oder nehmen Sie Krallendorn-Kapseln, um das Immunsystem zu stärken.

Nahrungsergänzung

- Multivitamin- und Multimineralstoffpräparat
- Antioxidanzienkomplex
- 2 x Vitamin C 1000 mg (3 g alle vier Stunden, nur wenn eine Infektion vorliegt)
- 2 x Vitamin A 7500 IE (2270 µg), nur wenn eine Infektion vorliegt, oder ein Glas Karottensaft
- 2 x Zink 15 mg
- Echinacea 15 Tropfen in Wasser, 3 x täglich

Lesen Sie auch Kapitel 19 und 28.

Ohrinfektionen

Infektionen dieser Art liegt meist eine versteckte Allergie zugrunde. Eine allergische Reaktion löst eine Entzündung aus, die den schmalen Gang blockiert, der von den Nebenhöhlen zu den Ohren führt. Anschließend wird die Innenohrkammer zum bevorzugten Ort für eine Infektion. Eine Behandlung mit Antibiotika vervierfacht das Risiko für weitere Infektionen. Mögliche Ursache: Antibiotika reizen die Darmwand, so daß sie durchlässiger wird, was unterschwellige Allergien verschlimmert.

Empfehlungen zur Ernährung
Halten Sie sich an die in diesem Buch empfohlene Ernährung. Essen bzw. trinken Sie viel Obst und Gemüse sowie deren Säfte. Trinken Sie viel Wasser und Kräutertee, und nehmen Sie Krallendorn-Kapseln. Verzichten Sie auf schleimbildende Nahrungsmittel – Milchprodukte, Fleisch und Eier. Eine Allergie auf Milchprodukte ist die häufigste Ursache von Ohrinfektionen.

Nahrungsergänzung
- Multivitamin- und Multimineralstoffpräparat
- Antioxidanzienkomplex
- 3 x Vitamin C, 1000 mg
- Echinacea, 10 Tropfen 2 x täglich
- Aloe vera 1 x täglich in der auf der Packung angegebenen Menge (kaufen Sie das beste, denn die Wirkstoffkonzentration ist von Produkt zu Produkt sehr unterschiedlich)
- Grapefruitkernextrakt 10 Tropfen 2 x täglich

Lesen Sie auch Kapitel 28.

Für Kinder reduzieren Sie die Mengen entsprechend dem Gewicht. Ein Kind, das 30 kg wiegt (halb so viel wie ein durchschnittlicher Erwachsener) bekommt je 5 Tropfen Echinacea und Grapefruitkernextrakt, 3 x täglich 500 mg Vitamin C (insgesamt 1500 mg) und entsprechend Vitamine, Mineralstoffe und Antioxidanzien.

Osteoporose

Die abnehmende Knochendichte erhöht das Risiko für Knochenbrüche und eine Kompression der Rückenwirbel. Aus der Sicht der Ernährung tragen vor allem drei Faktoren zu dieser Krankheit bei: Erstens ein überhöhter Proteinkonsum, der dazu führt, daß Kalzium aus den Knochen ausgeschwemmt wird, um den extremen Säuregehalt des Blutes zu neutralisieren; zweitens eine relative Dominanz von Östrogen im Verhältnis zu Progesteron – letzteres ist ein wichtiger Faktor für die Auslösung des Knochenwachstums; und drittens ein Mangel an den Nährstoffen, die Knochen aufbauen, etwa Kalzium, Magnesium, Vitamin D, Vitamin C, Zink, Kieselerde, Phosphor und Bor. Die Verwendung einer – verschreibungspflichtigen – Creme mit natürlichem Progesteron hat sich bei der Wiederherstellung der Knochendichte als viermal effizienter erwiesen als eine Hormonersatztherapie mit synthetischem Östrogen.

Empfehlungen zur Ernährung
Halten Sie sich an die in diesem Buch empfohlene Ernährung. Reduzieren Sie alle Quellen für gesättigte Fettsäuren – sie wirken östrogenbildend – auf ein Minimum. Essen Sie täglich einen gehäuften Eßlöffel gemahlene Samen – sie liefern Kalzium, Magnesium und Zink.

Nahrungsergänzung
• Multivitamin- und Multimineralstoffpräparat
• Vitamin C 1000 mg
• Mineralstoffkomplex für gesunde Knochen
Lesen Sie auch Kapitel 21.

Prämenstruelles Syndrom

Als »prämenstruelles Syndrom« (PMS) wird bei Frauen ein Bündel von Symptomen bezeichnet, zu dem Aufgetriebenheit im Bauchbereich, Müdigkeit, Reizbarkeit, Depression, Empfindlichkeit der Brüste und Kopfschmerzen gehören. Die Beschwerden treten meist in der Woche vor der Menstruation auf. Sie haben vor allem drei Ursachen: Eine Östrogen-Dominanz und ein relativer Progesteron-Mangel – dies wird korrigiert durch natürliches Progesteron und das Meiden von Stoffen, die Östrogen enthalten; eine Glukose-Intoleranz, deren Kennzeichen die Lust auf Süßes und Stimulanzien ist; und ein Mangel an essentiellen Fettsäuren und Vitamin B_6, Zink und Magnesium, die zusammen Prostaglandine produzieren, die zu einem ausgewogenen Hormonspiegel beitragen. Obwohl der Bedarf an diesen Nährstoffen unmittelbar vor dem Einsetzen der Menstruation größer ist, empfiehlt es sich, sie den ganzen Monat über zu nehmen. Wenn eine bessere Ernährung und die Einnahme von Nahrungsergänzungsmitteln nicht zu einer Besserung führen, sollten Sie von einem Frauenarzt oder einem Ernährungsberater Ihren Hormonspiegel überprüfen lassen.

Empfehlungen zur Ernährung

Halten Sie sich an die in diesem Buch empfohlene Ernährung. Essen Sie vor der Menstruation wenig und oft – am besten Obst. Meiden Sie Zucker, Süßigkeiten und Stimulanzien. Sorgen Sie dafür, daß Ihre tägliche Kost einen Eßlöffel kaltgepreßtes Pflanzenöl enthält, das reich an Omega-3- und Omega-6-Fettsäuren ist.

Nahrungsergänzung
- Multivitamin- und Multimineralstoffpräparat
- 2 x Vitamin B_6 100 mg mit Zink 10 mg
- Vitamin C 1000 mg

- Magnesium 300 mg
- GLA 300 mg

Lesen Sie auch Kapitel 34.

Prostatabeschwerden

Das häufigste Prostata-Problem ist eine Prostatitis bzw. eine gutartige Prostatahyperplasie, bei der die Prostata sich vergrößert und den Harnfluß behindert. Als Ursache wird eine Hormonstörung vermutet, möglicherweise ein Testosteron-Mangel und eine Östrogen-Dominanz, was die Prostaglandine beeinflußt, die entzündungshemmend wirken. Die Einnahme von essentiellen Fettsäuren und Testosteron kann zu einer rückläufigen Entwicklung des Krankheitsbildes führen. Wichtig sind auch Zink und als pflanzliches Mittel Sägepalme. Die Prostata ist auch anfällig für Krebs. Auslöser sind höchstwahrscheinlich Hormonstörungen.

Empfehlungen zur Ernährung
Halten Sie sich an die in diesem Buch empfohlene Ernährung. Dabei sollte die Betonung auf Lebensmitteln liegen, die reich an Antioxidanzien sind. Meiden Sie Milch und Fleisch (enthalten Hormone), und essen Sie möglichst biologisch Erzeugtes. Nehmen Sie sehr wenig gesättigte Fettsäuren zu sich, aber ausreichend essentielle Fettsäuren aus Samen und deren kaltgepreßten Ölen.

Nahrungsergänzung
- Multivitamin- und Multimineralstoffpräparat
- Antioxidanzienkomplex (doppelte Menge bei Prostatakrebs)
- 2 x Vitamin C 1000 mg (doppelte Menge bei Prostatakrebs)
- GLA 300 mg
- Sägepalme 300 mg (nur bei vergrößerter Prostata)

Lesen Sie auch Kapitel 27.

Reizdarm

Zu den Beschwerden, die mit diesem Begriff verbunden sind, gehören ein Wechsel zwischen Durchfall und Verstopfung, heftiger
Stuhldrang, Bauchschmerzen und Verdauungsbeschwerden. Aufgrund der vielfältigen möglichen Ursachen – eine Lebensmittelallergie, eine Darmentzündung, eine Überstimulation der Darmmuskulatur, Streß, eine Infektion oder eine toxische Überlastung –
ist es am besten, einen Arzt oder Ernährungsberater aufzusuchen,
der feststellen kann, welche Faktoren relevant sind. Essentielle
Fettsäuren und die Aminosäure Glutamin lindern eine Darmentzündung. Antioxidanzien helfen dem Körper bei der Entgiftung,
und das richtige Mineralstoffgleichgewicht unterstützt das ordnungsgemäße Funktionieren der Darmmuskulatur.

Empfehlungen zur Ernährung

Essen Sie eine einfache, naturbelassene Kost. Leicht gekochte Gemüse, Fisch, glutenfreie Getreide (Reis, Hirse, Mais, Quinoa), Linsen und Bohnen, gemahlene Samen (liefern essentielle Fettsäuren). Meiden Sie zehn Tage alle Nahrungsmittel, die Sie als Allergieauslöser in Verdacht haben (Weizen, Milchprodukte, Kaffee,
Alkohol, Gewürze), um zu sehen, ob eine Besserung eintritt.

Nahrungsergänzung

- Multivitamin- und Multimineralstoffpräparat
- Antioxidanzienkomplex
- 2 x Vitamin C 500 mg
- L-Glutaminpulver 3 g pro Tag
- GLA 300 mg
- Verdauungsenzyme zu jeder Mahlzeit (wenn Verdauungsbe-
  schwerden zu den Symptomen gehören)

Lesen Sie auch Kapitel 17.

Schilddrüsenprobleme

Die vorne am Halsansatz liegende Schilddrüse steuert die Stoffwechselgeschwindigkeit. Zu den häufigen Symptomen einer Schilddrüsenüberfunktion gehören Hyperaktivität, Gewichtsverlust und Nervosität. Symptome einer Unterfunktion sind Energiemangel, Übergewicht und ein Kropf, bei dem der vordere Halsbereich anschwillt. Eine Überreizung des endokrinen Systems durch Streß und Stimulanzien sowie eine Östrogen-Dominanz sind häufige Ursachen für eine spätere Schilddrüsenunterfunktion. Sie kann auch durch einen Mangel an Jod ausgelöst werden, obwohl dies selten ist. In diesem Fall wird die Einnahme von Blasentang (Kelp) empfohlen, der Jod enthält.

Da die Schilddrüse von der Hirnanhangsdrüse und den Nebennieren gesteuert wird, sind vor allem die Nährstoffe wichtig, die an der Produktion und Regulation der Hormone dieser drei Drüsen beteiligt sind. Dies sind die Vitamine C und B-Komplex (vor allem B_3 und B_5), Mangan und Zink. Auch Selen scheint für die Gesundheit der Schilddrüse eine Rolle zu spielen, genauso wie die Aminosäure Tyrosin, aus der Thyroxin aufgebaut wird. Oft ist zur Korrektur der Beschwerden eine kleine Dosis Thyroxin erforderlich.

Empfehlungen zur Ernährung

Meiden Sie Stimulanzien aller Art, und halten Sie sich an die in diesem Buch empfohlene Ernährung.

Nahrungsergänzung

- Multivitamin- und Multimineralstoffpräparat
- B-Komplex
- Vitamin C 1000 mg
- Mangan 10 mg

- Nur bei Schilddrüsenunterfunktion: Kelp mit Jod und Tyrosin 1000 mg

Lesen Sie auch Kapitel 20.

Schizophrenie

Eine von hundert Personen leidet an dieser schweren Form einer psychischen Störung. Die meisten der vielen Ursachen können durch die Ernährung zumindest teilweise behoben werden. Es empfiehlt sich, einen Ernährungsberater aufzusuchen, der durch Tests feststellen kann, ob biochemische Störungen der Erkrankung zugrundeliegen. Zu den hilfreichen Nährstoffen gehören Folsäure, essentielle Fettsäuren und hohe Dosen Niacin (B_3). Sie helfen nicht allen Patienten und können bestimmte Formen von Schizophrenie verschlimmern – deshalb sind die Tests wichtig. Oft liegen Störungen des Glukosehaushalts und Allergien zugrunde.

Empfehlungen zur Ernährung
Verzichten Sie möglichst auf Zucker und denaturierte Nahrungsmittel. Reduzieren Sie Stimulanzien – Tee, Kaffee, Schokolade, Cola-Getränke, Zigaretten, Alkohol. Halten Sie sich an die in diesem Buch empfohlene Ernährung. Experimentieren Sie: Verzichten Sie zwei Wochen auf Weizen und Milchprodukte.

Nahrungsergänzung
- Multivitaminpräparat
- 2 x Vitamin C 1000 mg
- Multimineralstoff-Präparat (Zink, Magnesium, Mangan, Chrom)
- Folsäure, Niacin oder essentielle Fettsäuren werden am besten nur unter Kontrolle eines Gesundheitsexperten in Zusatzform eingenommen.

Lesen Sie auch Kapitel 31.

Schlafstörungen

Sie können darin bestehen, daß jemand mitten in der Nacht wach wird oder aber Schwierigkeiten hat, überhaupt einzuschlafen. Beides kann die Folge einer schlechten Ernährung oder von zuviel Streß und Angst sein, die auf die eine oder andere Weise das Nervensystem in Mitleidenschaft ziehen. Kalzium und Magnesium haben eine beruhigende Wirkung, ebenso Vitamin B_6. Tryptophan, ein Protein-Baustein, hat die stärkste beruhigende Wirkung. In einer Dosis von 1000–3000 mg ist es bei Schlaflosigkeit ausgesprochen effizient. Die Wirkung tritt nach etwa einer Stunde ein und hält bis zu vier Stunden an. Obwohl Tryptophan nicht süchtig macht und Nebenwirkungen nicht bekannt sind, wird von einer regelmäßigen Einnahme abgeraten. Es ist besser, die Lebensweise so zu verändern, daß Beruhigungsmittel nicht nötig sind.

Empfehlungen zur Ernährung
Halten Sie sich an die in diesem Buch empfohlene Ernährung. Meiden Sie alle Stimulanzien. Verzichten Sie abends auf Zucker, Tee und Kaffee. Essen Sie auch nicht spät am Abend. Essen Sie Samen, Nüsse, Wurzel- und grünes Blattgemüse – sie alle enthalten viel Kalzium und Magnesium.

Nahrungsergänzung
- Multivitamin- und Multimineralstoffpräparat
- Vitamin B_6 100 mg mit Zink 10 mg
- Kalzium 600 mg und Magnesium 400 mg
- Vitamin C 1000 mg
- 2 x L-Tryptophan 1000 mg (nur wenn absolut notwendig)

Schuppenflechte

Psoriasis, so der medizinische Name, ist etwas ganz anderes als Ekzeme oder Dermatitis und spricht im allgemeinen nicht gut auf eine Ernährungsintervention an. Sie kann auftreten, wenn der Körper »toxisch« ist – weil der Pilz Candida albicans sich zu stark vermehrt hat, weil Verdauungsprobleme zu einer Vergiftung geführt haben oder weil die Leber ihrer Entgiftungsfunktion nur ungenügend nachkommt. Ziehen Sie ansonsten die unter »Ekzeme« und »Dermatitis« erörterten Faktoren in Betracht (S. 452 und 455).

Empfehlungen zur Ernährung
Halten Sie sich an die in diesem Buch empfohlene Ernährung. Die Betonung liegt auf wenig Fleisch und Milchprodukten (damit Sie möglichst wenig gesättigte Fettsäuren zu sich nehmen) und reichlich Samen und deren Ölen, die essentielle Fettsäuren liefern. Wenn Sie eine Allergie auf Milchprodukte oder Weizen vermuten, können Sie dies testen, indem Sie sie eine Zeitlang meiden.

Nahrungsergänzung
• Multivitamin- und Multimineralstoffpräparat
• Antioxidanzienkomplex
• Vitamin C 1000 mg
• GLA 300 mg
• Fischöle oder Leinsamenöl täglich

Senilität

Hauptkennzeichen dieses Zustands ist ein Verlust des Gedächtnisses. Die genaue Ursache ist nicht bekannt. Mitverursacher sind: eine schlechte Durchblutung, ein Mangel an Antioxidanzien, der zu einer schlechten Verwertung des Sauerstoffs führt, die verringerte Produktion der Hirnsubstanz Acetylcholin und die Überladung mit toxischen Stoffen, etwa Aluminium. Durch eine Haaranalyse läßt sich feststellen, ob toxische Konzentrationen von Metallen, insbesondere Aluminium, vorliegen. »Intelligenz-Nährstoffe«, zum Beispiel Cholin, Pantothensäure, DMAE und Pyroglutamat, können das Gedächtnis verbessern. Möglicherweise helfen auch Antioxidanzien. Vielleicht erweist sich die Senilität als eine weitere degenerative Erkrankung, deren Ursache eine jahrelange suboptimale Ernährung ist. Eine vollständige Remission ist selten, aber oft kommt es zu einer Besserung.

Empfehlungen zur Ernährung
Halten Sie sich an die Ernährungshinweise dieses Buches, und trinken Sie viel Wasser. Fisch, insbesondere Sardinen, ist eine gute Quelle für Gehirn-Nährstoffe. Meiden Sie Gebratenes, Stimulanzien und Alkohol.

Nahrungsergänzung
- Multivitaminpräparat
- Multimineralstoff-Präparat (mit mindestens 10 mg Zink)
- Kombipräparat mit Intelligenz-Nährstoffen (Cholin, Pantothensäure, DMAE, Pyroglutamat)
- 2 x Antioxidanzienkomplex
- 2 x Vitamin C 1000 mg
- Versuchen Sie auch die Heilpflanze Gingko biloba (100–200 mg 2–3 x täglich)

Lesen Sie auch Kapitel 23 und 35.

Unfruchtbarkeit

Sie ist bei Frauen häufiger als bei Männern, obwohl bei 30 % der Paare mit Empfängnisschwierigkeiten der Mann ein Problem hat. Die Vitamine E und B_6 sowie Selen und Zink sind für beide Ge-

schlechter wichtig; Vitamin C ist wichtig für Männer. Eine Rolle
spielen auch essentielle Fettsäuren. Außer einem Nährstoffmangel
gibt es jedoch viele andere Gründe. Vielleicht die häufigsten sind,
vor allem bei Frauen, Hormonstörungen. Sie können von einem
Ernährungsberater oder Ihrem Arzt anhand von Speichelproben
festgestellt werden, die im Verlauf eines Monats in bestimmten
Abständen entnommen werden.

Empfehlungen zur Ernährung

Halten Sie sich an die in diesem Buch empfohlene Ernährung. Essentielle Fettsäuren finden sich in kaltgepreßten Pflanzenölen.
Deshalb sollte zu Ihrer täglichen Kost ein Eßlöffel einer Ölmi-
schung gehören, die Omega-3- und Omega-6-Fettsäuren liefert,
oder ein gehäufter Eßlöffel gemahlene Samen.

Nahrungsergänzung

- Multivitamin- und Multimineralstoffpräparat (mit Zink 15 mg
  und Selen 100 µg)
- Vitamin E 500 IE
- 2 x Vitamin C 1000 mg
- GLA 150 mg

Lesen Sie auch Kapitel 32.

Verdauungsstörungen

Die unangenehmen Beschwerden können durch verschiedene
Faktoren verursacht werden, etwa die Produktion von zuviel oder
zuwenig Magensäure. Zuviel Magensäure oder eine Hiatushernie
verursachen im allgemeinen Sodbrennen. Eine zu geringe Produktion von Magensäure und Verdauungsenzymen führt meist zu
Verdauungsschwäche und vermindertem Wohlbefinden nach einer Mahlzeit. Auch ein bakterielles Ungleichgewicht oder eine

Pilzinfektion im Darm können zu diesen Symptomen führen – und zu einem Blähbauch, denn die Mahlzeit hat auch unerwünschte Organismen genährt, die sich nun zu stark vermehren. Ernährungsberater können diese Möglichkeiten austesten und die Ursache der Beschwerden feststellen. Die folgenden Empfehlungen sind jedoch ein guter Ausgangspunkt.

Empfehlungen zur Ernährung
Ernähren Sie sich gesund, wie im Buch empfohlen. Sorgen Sie dafür, daß säure- und basenbildende Nahrungsmittel in Ihrer Ernährung ausgewogen vertreten sind (siehe Teil IX). Meiden Sie Substanzen, die den Magen reizen, zum Beispiel Alkohol, Kaffee und Chilischoten, konzentrierte Proteine und alle Nahrungsmittel, von denen Sie vermuten, daß Sie sie nicht vertragen.

Nahrungsergänzung
- Multivitamin- und Multimineralstoffpräparat
- Vitamin C 1000 mg
- Probiotika, zum Beispiel Lactobacillus acidophilus/bifidus
- Verdauungsenzym-Präparat (ohne Betainhydrochlorid, wenn Sie Sodbrennen haben) zu jeder Hauptmahlzeit

Lesen Sie auch Kapitel 17.

Verstopfung
Im Gegensatz zur landläufigen Meinung sollten wir unseren Darm nicht nur einmal, sondern zwei- oder dreimal täglich entleeren. Ein gesunder Stuhl sollte den Körper ohne große Anstrengungen verlassen können. Wenn man diese Kriterien zugrundelegt, leiden die meisten Menschen unter Verstopfung. Eine ballaststoffreiche Ernährung ist hilfreich, und auch der Verzehr von weniger Fleisch und Milchprodukten. Sport ist ganz wichtig, denn er kräftigt die

Bauchmuskulatur. Die Vitamine B, und E sind nützlich; Vitamin C kann den Stuhl weicher machen. Ein nicht darmreizendes Abführmittel, Fructo-Oligosaccharide, ein Pulver, lindert schwere Verstopfungen.

Empfehlungen zur Ernährung

Halten Sie sich an die Ernährungsempfehlungen in diesem Buch. Essen Sie vor allem ballaststoffreiche Lebensmittel. Trinken Sie mindestens einen Liter Wasser täglich, vorzugsweise zwischen den Mahlzeiten. Essen Sie weniger Fleisch und Milchprodukte. Nehmen Sie Hafer und Dörrpflaumen in Ihren Speiseplan auf, außerdem Leinsamen, die gemahlen und über die Speisen gestreut werden können.

Nahrungsergänzung

- Multivitamin- und Multimineralstoffpräparat
- 3 x Vitamin C 1000 mg
- Vitamin E 500 IE

Lesen Sie auch Kapitel 17.

Wechseljahrsbeschwerden

Zu diesem Symptomkreis gehören Müdigkeit, Depression, Gewichtszunahme, Osteoporose, verminderter Sexualtrieb, eine trokkene Scheide und Hitzewallungen. Obwohl eine optimale Ernährung oft dazu beiträgt, diese Symptome zu lindern, sprechen viele Frauen positiv auf kleine Mengen natürliches Progesteron an, das als Creme aufgetragen wird. Es ist auf Rezept über Ihren Arzt erhältlich. Zusätzliche Gaben Vitamin C mit Bioflavonoiden und Vitamin E können dazu beitragen, Hitzewallungen zu reduzieren. Wichtig für dieses und für andere Symptome, auch die vaginale Trockenheit, ist die ausreichende Zufuhr essentieller Fettsäuren:

Sie bauen die Prostaglandine auf, die dazu beitragen, den Hormonspiegel ins Gleichgewicht zu bringen. Damit die Prostaglandine aktiv werden können, sind ausreichend Vitamin B$_6$, Zink und Magnesium erforderlich.

Empfehlungen zur Ernährung
Halten Sie sich an die in diesem Buch empfohlene Ernährung; reduzieren Sie Zucker und Stimulanzien. Essen Sie einen Eßlöffel einer Mischung kaltgepreßter Öle oder einen gehäuften Eßlöffel gemahlene Samen. Sie liefern essentielle Fettsäuren, Magnesium und Zink.

Nahrungsergänzung
- Multivitamin- und Multimineralstoffpräparat
- 2 x Vitamin C 1000 mg mit 500 mg Bioflavonoiden
- Vitamin E 500 IE
- Mineralstoffkomplex für gesunde Knochen (einschließlich einer Extra-Dosis Magnesium und Zink)
- GLA 300 mg

Lesen Sie auch Kapitel 20 und 34.

Teil VIII
Nährstoffe von A – Z

Vitamine

Die Rubrik *Beste Lebensmittelquellen* führt die Nahrungsmittel mit dem höchsten Nährstoffgehalt pro Kalorie in absteigender Reihenfolge auf; die Zahlen in Klammern sind die Menge für eine 100-g-Portion.

A (Retinol und Beta-Carotin)

Wirkung: Notwendig für gesunde Haut innerhalb und außerhalb des Körpers, schützt vor Infektionen. Antioxidativ und immunstärkend. Schützt vor vielen Formen von Krebs. Unentbehrlich für das Sehen bei Nacht.

Anzeichen eines Mangels: Mundgeschwüre, Nachtblindheit, Akne, häufige Erkältungen oder Infektionen, trockene schuppige Haut, Schuppen, Soor oder Blasenentzündung, Durchfall.

Menge:

Offiziell empfohlen: Kinder 600–1100 µgRE, Erwachsene 800–1000 µgRE

Optimal: Kinder 800–1000 µgRE, Erwachsene 800–2000 µgRE (2640–6000 IE)

Therapeutische Anwendung: 2250–6000 µg Retinol (nehmen Sie nicht mehr als 3000 µg Retinol [10 000 IE], wenn Sie schwanger sind oder werden wollen) 3000–30 000 µg Beta-Carotin pro Tag (Anmerkung: RE = Retinoläquivalent. 1 µgRE = 3,3 IE)

Toxizität: Möglich in Dosierungen über:

Kinder 4000–20000 µg pro Tag bzw. 250 000 µg als Einzeldosis Retinol

Erwachsene 8000–30 000 µg pro Tag langfristig oder 300 000 µg als Einzeldosis Retinol

Beste Lebensmittelquellen: Rinderleber (35 778 IE), Kalbsleber (26 562 IE), Karotten (28 125 IE), Kresse (4700 IE), Kohl (3000 IE), Sommerkürbis (7000 IE), Süßkartoffeln (17 055 IE), Melone (3224 IE), Winterkürbis (1600 IE), Mangos (3894 IE), Tomaten (1133 IE), Brokkoli (1541 IE), Aprikosen und Papayas (2014 IE), Mandarinen (920 IE), Spargel (829 IE).

Beste Zusatzform: Retinol (tierische Quelle), natürliches Beta-Carotin und Retinylpalmitat (pflanzliche Quelle).

Helfer: Arbeitet mit Zink zusammen. Vitamin C und E tragen dazu bei, es zu schützen. Wird am besten in einem Multi- oder Antioxidanzienpräparat zu den Mahlzeiten genommen.

Räuber: Hitze, Licht, Alkohol, Kaffee und Rauchen.

B_1 (Thiamin)

Wirkung: Unentbehrlich für die Energieproduktion, die Aktivität des Gehirns und die Verdauung. Hilft dem Körper bei der Proteinverwertung.

Anzeichen eines Mangels: Empfindliche Muskeln, Augenschmerzen, Reizbarkeit, schlechte Konzentration, Kribbeln in Beinen und Händen, schlechtes Gedächtnis, Magenschmerzen, Verstopfung, schneller Herzschlag.

Menge:

Offiziell empfohlen: Kinder 0,7–1,4 mg, Erwachsene 1,1–1,3 mg

Optimal: Kinder 3,1–3,3 mg, Erwachsene 3,5–9,2 mg

Therapeutische Anwendung: Kinder 12,5–50 mg, Erwachsene 25–100 mg

Toxizität: Nicht erwähnenswert

Beste Lebensmittelquellen: Kresse (0,1 mg), Sommerkürbis (0,05
mg), Zucchini, Lamm (0,12 mg), Spargel (0,11 mg), Pilze (0,1
mg), Erbsen (0,32 mg), Kopfsalat (0,07 mg), Paprikaschoten
(0,07 mg), Blumenkohl (0,10 mg), Kohl (0,06 mg), Tomaten (0,06
mg), Rosenkohl (0,10 mg), Bohnen (0,55 mg).

Beste Zusatzform: Thiamin.

Helfer: Arbeitet zusammen mit anderen B-Vitaminen, Magnesium
und Mangan. Wird am besten als Teil eines B-Komplex-Präparates zu den Mahlzeiten genommen.

Räuber: Antibiotika, Tee, Kaffee, Streß, Anti-Baby-Pille, Alkohol,
alkalische Wirkstoffe wie Backpulver, Schwefeldioxid (Konservierungsmittel), Kochen und die industrielle Bearbeitung von
Lebensmitteln.

B$_2$ (Riboflavin)

Wirkung: Trägt dazu bei, Fette, Zucker und Protein in Energie umzuwandeln. Notwendig, damit die innere und äußere Haut gesund wird und bleibt. Trägt dazu bei, den Säure-Basen-Haushalt
zu regulieren. Wichtig für Haare, Nägel und Augen.

Anzeichen eines Mangels: Brennende oder juckende Augen, Empfindlichkeit gegenüber hellem Licht, schmerzende Zunge, grauer
Star, stumpfes oder fettiges Haar, Ekzeme oder Dermatitis, brüchige Nägel, rissige Lippen.

Menge:

Offiziell empfohlen: Kinder 0,8–1,5 mg, Erwachsene 1,5–1,1 mg

Optimal: Kinder 1,8–2 mg, Erwachsene 1,8–2,5 mg

Therapeutische Anwendung: Kinder 12,5–60 mg, Erwachsene
25–100 mg

Toxizität: Nicht bekannt. Verlust oder Übermaß führen zu hellem
gelbgrünem Urin.

Beste Lebensmittelquellen: Pilze (0,4 mg), Kresse (0,1 mg), Kohl (0,05 mg), Spargel (0,12 mg), Brokkoli (0,3 mg), Winterkürbis (0,04 mg), Bohnenkeimlinge (0,03 mg), Makrele (0,3 mg), Milch (0,19 mg), Bambusschößlinge, Tomaten (0,04 mg), Weizenkeime (0,25 mg).

Beste Zusatzform: Riboflavin.

Helfer: Arbeitet mit anderen B-Vitaminen und Selen zusammen. Wird am besten als Teil eines B-Komplex-Präparates zu den Mahlzeiten genommen.

Räuber: Alkohol, Anti-Baby-Pille, Tee, Kaffee, alkalische Wirkstoffe (etwa Backpulver), Schwefeldioxid (Konservierungsmittel), Kochen und die industrielle Bearbeitung von Lebensmitteln.

B$_3$ (Niacin)

Wirkung: Unentbehrlich für die Energieproduktion, die Aktivität des Gehirns und die Haut. Trägt dazu bei, den Blutzucker ins Gleichgewicht zu bringen und den Cholesterinspiegel zu senken. Auch an Entzündungen und der Verdauung beteiligt.

Anzeichen eines Mangels: Energiemangel, Durchfall, Schlaflosigkeit, Kopfschmerzen oder Migräne, schlechtes Gedächtnis, Angst oder Anspannung, Depression, Reizbarkeit, blutendes oder empfindliches Zahnfleisch, Akne, Ekzeme/Dermatitis.

Menge:

Offiziell empfohlen: Kinder 9–17 mg, Erwachsene 15–18 mg

Optimal: Kinder 25 mg, Erwachsene 25–30 mg

Therapeutische Anwendung: Kinder 25–50 mg, Erwachsene 50–150 mg

Toxizität: Unter 3000 mg nicht bekannt.

Beste Lebensmittelquellen: Pilze (4 mg), Thunfisch (12,9 mg), Hühnchen (8,2 mg), Lachs (7,0 mg), Spargel (1,11 mg), Kohl (0,3 mg), Lamm (4,18 mg), Makrele (8,0 mg), Truthahn (8,5 mg), Tomaten (0,7 mg), Zucchini und Sommerkürbis (0,54 mg), Blumenkohl (0,6 mg), Vollweizen (4,33 mg).

Beste Zusatzform: Niacin (kann hautrötend wirken) und Niacinamid.

Helfer: Arbeitet mit anderen Vitaminen des B-Komplexes und Chrom zusammen. Wird am besten zu den Mahlzeiten genommen.

Räuber: Antibiotika, Tee, Kaffee, Anti-Baby-Pille und Alkohol.

B₅ (Pantothensäure)

Wirkung: Beteiligt an der Energieproduktion, reguliert den Fettstoffwechsel. Unentbehrlich für Gehirn und Nerven. Unterstützt die Herstellung von Antistreßhormonen (Steroiden). Sorgt für gesunde Haut und gesundes Haar.

Anzeichen eines Mangels: Muskelzittern oder -krämpfe, Apathie, Konzentrationsmangel, brennende Füße oder empfindliche Fersen, Übelkeit oder Erbrechen, Energiemangel, Erschöpfung nach leichtem Sport, Angst oder Anspannung, Zähneknirschen.

Menge:

Offiziell empfohlen: Kinder und Erwachsene 4–6 mg

Optimal: Kinder 10 mg, Erwachsene 25 mg

Therapeutische Anwendung: Kinder 25–150 mg, Erwachsene 50–300 mg

Toxizität: Nicht bekannt in Dosierungen, die unter dem Hundertfachen der offiziell empfohlenen Menge liegt.

Beste Lebensmittelquellen: Pilze (2 mg), Kresse (0,10 mg), Brokkoli (0,10 mg), Alfalfa-Keimlinge (0,56 mg), Erbsen (0,75 mg), Linsen (1,36 mg), Tomaten (0,33 mg), Kohl (0,21 mg), Sellerie (0,40 mg), Erdbeeren (0,34 mg), Eier (1,8 mg), Sommerkürbis (0,16 mg), Avocados (1,07 mg), Vollweizen (1,1 mg).

Beste Zusatzform: Pantothensäure.

Helfer: Arbeitet mit anderen B-Vitaminen zusammen. Biotin und Folsäure unterstützen die Resorption. Wird am besten zu den Mahlzeiten genommen.

Räuber: Streß, Alkohol, Tee, Kaffee. Hitze und die Verarbeitung von Lebensmitteln zerstören es.

B_6 (Pyridoxin)

Wirkung: Unentbehrlich für die Protein-Verdauung und -verwertung, die Aktivität des Gehirns und die Hormonproduktion. Trägt dazu bei, die Sexualhormone ins Gleichgewicht zu bringen, daher hilfreich bei prämenstruellem Syndrom und in den Wechseljahren. Natürliches Antidepressivum und Diuretikum. Trägt dazu bei, allergische Reaktionen in Schach zu halten.

Anzeichen eines Mangels: Schlechtes Traumerinnerungsvermögen, Ödeme, Kribbeln in den Händen, Depression oder Nervosität, Reizbarkeit, Muskelzittern oder -krämpfe, Energiemangel, schuppige Haut.

Menge:

Offiziell empfohlen: Kinder 0,9–1,8 mg, Erwachsene 1,6–2,8 mg

Optimal: Kinder 2–5 mg, Erwachsene 10–25 mg

Therapeutische Anwendung: Kinder 25–125 mg, Erwachsene 50–250 mg

Toxizität: Fälle einer Pyridoxin-Vergiftung werden berichtet für Dosierungen über 1000 mg. Diese wurden nicht von einer B-Komplex-Verbindung begleitet, die für eine ausgewogene Zufuhr gesorgt hätte.

Beste Lebensmittelquellen: Kresse (0,13 mg), Blumenkohl (0,20 mg), Kohl (0,16 mg), Paprikaschoten (0,17 mg), Bananen (0,51 mg), Sommerkürbis (0,14 mg), Brokkoli (0,21 mg), Spargel (0,15 mg), Linsen (0,11 mg), Rote Kidneybohnen (0,44 mg), Rosenkohl (0,28 mg), Zwiebeln (0,10 mg), Nüsse (unterschiedlich).

Beste Zusatzform: Pyridoxin. Pyridoxal-5-phosphat, jedoch nur mit magensaftresistentem Überzug (siehe die Angaben auf der Packung).

Helfer: Arbeitet zusammen mit anderen Vitaminen des B-Komplexes sowie Zink und Magnesium. Wird am besten zu den Mahlzeiten und mit Zink genommen.

Räuber: Alkohol, Rauchen, Anti-Baby-Pille, hoher Proteinkonsum, denaturierte Nahrungsmittel.

B_{12} (Cyanocobalamin)

Wirkung: Notwendig für die Proteinverwertung. Unterstützt den Sauerstofftransport im Blut, daher unentbehrlich für die Energie. Notwendig für die DNS-Synthese. Unentbehrlich für die Nerven. Reduziert die Schädlichkeit von Zigarettenrauch und anderen Toxinen.

Anzeichen eines Mangels: Schlechtes Haarbild, Ekzeme oder Dermatitis, Mund überempfindlich gegenüber Hitze oder Kälte. Reizbarkeit, Angst oder Anspannung, Energiemangel, Verstopfung, empfindliche oder schmerzende Muskeln, blasse Haut.

Menge:

Offiziell empfohlen: Kinder 1–3 µg, Erwachsene 3 µg

Optimal: Kinder 2 µg, Erwachsene 2–3 µg

Therapeutische Anwendung: Kinder 2,5–25 µg, Erwachsene 5– 100 µg

Toxizität: Bei oraler Einnahme keine berichtet. Sehr selten kommt es zu allergischen Reaktionen auf Injektionen.

Beste Lebensmittelquellen: Austern (15 µg), Sardinen (28 µg), Thunfisch (5 µg), Lamm (Spuren), Eier (1,7 µg), Shrimps (1 µg), Hüttenkäse (5 µg), Milch (0,3 µg), Truthahn und Hühnchen (2 µg), Käse (1,5 µg).

Beste Zusatzform: Cyanocobalamin.

Helfer: Arbeitet mit Folsäure zusammen. Wird am besten als B-Komplex zu den Mahlzeiten genommen.

Räuber: Alkohol, Rauchen, Mangel an Magensäure.

Biotin

Wirkung: Besonders wichtig in der Kindheit. Hilft dem Körper, essentielle Fettsäuren zu verwerten. Fördert eine gesunde Haut, Haare und Nerven.

Anzeichen eines Mangels: Trockene Haut, schlechtes Haarbild, vorzeitig graues Haar, empfindliche oder schmerzende Muskeln, Appetitmangel oder Übelkeit, Ekzeme oder Dermatitis.

Menge:

Offiziell empfohlen: Kinder und Erwachsene 20–100 µg

Optimal: Kinder und Erwachsene 50–200 µg

Therapeutische Anwendung: Kinder 25–100 µg, Erwachsene 50–200 µg

Toxizität: Keine berichtet.

Beste Lebensmittelquellen: Blumenkohl (1,5 µg), Kopfsalat (0,7 µg), Erbsen (0,5 µg), Tomaten (1,5 µg), Austern (10 µg), Trauben (1,0 µg), Wassermelone (4,0 µg), Zuckermais (6,0 µg), Kohl (1,1 µg), Blumenkohl (17,0 µg), Mandeln (20 µg), Kirschen (0,4 µg), Hering (10,0 µg), Milch (2,0 µg), Eier (25 µg).

Beste Zusatzform: Biotin.

Helfer: Arbeitet mit anderen B-Vitaminen, Magnesium und Mangan zusammen. Wird am besten als Teil eines Vitamin-B-Komplex-Präparates zu den Mahlzeiten genommen.

Räuber: Rohes Eiweiß (enthält Avidin, das in gekochtem Eiweiß nicht signifikant ist), gebratene Speisen.

C (Ascorbinsäure)

Wirkung: Stärkt das Immunsystem, bekämpft Infektionen. Stellt Kollagen her. Sorgt dafür, daß Knochen, Haut und Gelenke fest und stark bleiben. Antioxidanz – beseitigt Schadstoffe und schützt vor Krebs und Herzkrankheiten. Trägt dazu bei, Antistreßhormone aufzubauen, und wandelt Nahrung in Energie um.

Anzeichen eines Mangels: Häufige Erkältungen, Energiemangel, häufige Infektionen, blutendes oder entzündetes Zahnfleisch, schnell blaue Flecken, Nasenbluten, langsame Wundheilung, rote Pusteln auf der Haut.

Menge:

Offiziell empfohlen: Kinder 55–75 mg, Erwachsene 75 mg

Optimal: Kinder 150 mg, Erwachsene 400–1000 mg

Therapeutische Anwendung: Kinder 150–1000 mg, Erwachsene 1000–10 000 mg

Toxizität: Kann bei extrem hoher Aufnahme zu weichem Stuhl führen. Dies ist jedoch kein Zeichen für Toxizität und hört schnell auf, wenn die Dosis reduziert wird.

Beste Lebensmittelquellen: Paprikaschoten (100 mg), Kresse (60 mg), Kohl (60 mg), Brokkoli (110 mg), Blumenkohl (60 mg), Erdbeeren (60 mg), Zitronen (80 mg), Kiwis (85 mg), Erbsen (25 mg), Melonen (25 mg), Orangen (50 mg), Grapefruit (40 mg), Limetten (29 mg), Tomaten (60 mg).

Beste Zusatzform: Vitamin C ist Ascorbinsäure. Diese wirkt im Verdauungstrakt leicht säurebildend und bekommt in hoher Dosierung (5 g oder mehr) nicht jedem. Die Ascorbatform (zum Beispiel Calciumascorbat, Magnesiumascorbat) ist leicht alkalisch und wird besser vertragen. Wenn Sie jedoch bei einer Mahlzeit eine hohe Dosis nehmen, kann es sein, daß dadurch die für die Proteinverdauung notwendige Magensäure neutralisiert wird. Die Ascorbatform bietet sich an, wenn Sie auch den Mineralstoff, an den sie gebunden ist, einnehmen wollen. Vitamin C arbeitet mit Bioflavonoiden zusammen. Die besten Produkte enthalten auch diese. Auch Ester C ist eine gute Zusatzform.

Helfer: Bioflavonoide in Obst und Gemüse verstärken die Wirkung. Arbeitet mit B-Vitaminen bei der Energieproduktion zusammen. Arbeitet mit Vitamin E als Antioxidanz zusammen.

Räuber: Rauchen, Alkohol, Schadstoffe, Streß, gebratene Speisen.

D (Ergocalciferol, Cholecalciferol)

Wirkung: Trägt dazu bei, daß die Knochen stark und gesund bleiben, indem es das Kalzium in den Knochen hält.

Anzeichen eines Mangels: Schmerzende oder steife Gelenke, Rükkenschmerzen, Karies, Muskelkrämpfe, Haarausfall.

Menge:

Offiziell empfohlen: Kinder und Erwachsene 5 µg

Optimal: Kinder und Erwachsene 10–20 µg

Therapeutische Anwendung: Kinder 5–12 µg, Erwachsene 10–25 µg (400–1000 IE)

Toxizität: 1250 µg sind potentiell toxisch.

Beste Lebensmittelquellen: Hering (22,5 µg), Makrele (17,5 µg), Lachs (12,5 µg), Austern (3 µg), Hüttenkäse (2 µg), Eier (1,75 µg).

Beste Zusatzform: Cholecalciferol (tierischer Herkunft), Ergocalciferol (aus Hefe).

Helfer: Ausreichender Aufenthalt in der Sonne, denn Vitamin D wird in der Haut hergestellt. In diesem Fall braucht Vitamin D nicht über die Ernährung zugeführt zu werden. Die Vitamine A, C und E schützen D.

Räuber: Fehlendes Sonnenlicht, gebratene Speisen.

E (d-alpha-Tocopherol)

Wirkung: Antioxidanz. Schützt die Zellen vor Schäden, auch Krebs. Trägt dazu bei, daß der Körper Sauerstoff verwerten kann. Verhindert Blutgerinnsel, Thrombosen, Atherosklerose. Verbessert die Wundheilung und die Fruchtbarkeit. Gut für die Haut.

Anzeichen eines Mangels: Fehlender Sexualtrieb, Erschöpfung nach leichtem Sport. Schnell blaue Flecken, langsame Wundheilung, Krampfadern. Verlust des Muskeltonus, Unfruchtbarkeit.

Menge:

Offiziell empfohlen: Kinder 6–12 mg, Erwachsene 12 mg

Optimal: Kinder 70 mg, Erwachsene 100–1000 mg

Therapeutische Anwendung: Kinder 70–100 mg, Erwachsene 100–1000 mg

Toxizität: Keine berichtet für Dosierungen unter 2000 mg d-alpha-Tocopherol bei langfristiger Verwendung und 35 000 mg bei kurzfristiger Verwendung.

Beste Lebensmittelquellen: Unraffiniertes Maisöl (83 mg), Sonnenblumenkerne (52,6 mg), Erdnüsse (11,8 mg), Sesam-Samen (22,7 mg), andere »Samen«-Lebensmittel – zum Beispiel Bohnen (7,7 mg), Erbsen (3,3 mg) –, Weizenkeime (27,5 mg), Thunfisch (6,3 mg), Sardinen (2,0 mg), Lachs (1,8 mg), Süßkartoffeln (4,0 mg).

Beste Zusatzform: d-alpha-Tocopherol (nicht: synthetisches d1-alpha-Tocopherol).

Helfer: Arbeitet mit Vitamin C und Selen zusammen.

Räuber: Kochen bei hoher Temperatur, besonders Braten. Luftverschmutzung, Anti-Baby-Pille, extrem hoher Verzehr von raffinierten oder industriell bearbeiteten Fetten und Ölen.

Folsäure

Wirkung: Entscheidend in der Schwangerschaft für die Entwicklung des Gehirns und der Nerven des Fötus. Auch ansonsten immer unentbehrlich für die Funktion des Gehirns und der Nerven. Notwendig für die Verwertung des Proteins und zur Bildung roter Blutkörperchen.

Anzeichen eines Mangels: Anämie, Ekzeme, rissige Lippen, vorzeitig graues Haar, Angst oder Anspannung, schlechtes Gedächtnis, Energiemangel, Appetitmangel, Magenschmerzen, Depressionen.

Menge:

Offiziell empfohlen: Kinder 120–300 µg, Erwachsene 300 µg

Optimal: Kinder 300 µ, Erwachsene 400–1000 µg

Therapeutische Anwendung: Kinder 25–300 µg, Erwachsene 400–1000 µg

Toxizität: Selten berichtet, aber in Dosierungen von über 15 mg sind Magen-Darm- und Schlafprobleme aufgetreten.

Beste Lebensmittelquellen: Weizenkeime (325 µg), Spinat (140 µg), Erdnüsse (110 µg), Sprossen (110 µg), Spargel (98 µg), Sesam-Samen (97 µg), Haselnüsse (72 µg), Brokkoli (130 µg), Cashewnüsse (69 µg), Blumenkohl (39 µg), Walnüsse (66 µg), Avocados (66 µg).

Beste Zusatzform: Folsäure.

Helfer: Arbeitet mit anderen B-Komplex-Vitaminen zusammen, besonders B_{12}. Wird am besten als Teil eines B-Komplex-Präparats zu den Mahlzeiten genommen.

Räuber: Hohe Temperatur, Licht, die industrielle Bearbeitung von Nahrungsmitteln, Anti-Baby-Pille.

K (Phylloquinon)

Wirkung: Reguliert die Blutgerinnung.

Anzeichen eines Mangels: Hämorrhagie (Blutungsneigung).

Menge:

> *Offiziell empfohlen:* Kinder 15–50 µg, Erwachsene 60–80 µg
>
> *Optimal:* Kinder 45 µg, Erwachsene 55–80 µg
>
> *Therapeutische Anwendung:* Ausreichende Mengen werden von der Darmflora hergestellt. Eine zusätzliche Zufuhr ist nicht erforderlich.

Toxizität: Keine.

Beste Lebensmittelquellen: Blumenkohl (3600 µg), Rosenkohl (1888 µg), Kopfsalat (135 µg), Kohl (125 µg), Bohnen (290 µg), Brokkoli (200 µg), Erbsen (260 µg), Kresse (56 µg), Spargel (57 µg), Kartoffeln (80 µg), Maisöl (50 µg), Tomaten (5 µg), Milch (1 µg).

Beste Zusatzform: Eine zusätzliche Zufuhr ist nicht erforderlich.

Helfer: Eine gesunde Darmflora – dann ist eine Zuführung über die Ernährung nicht notwendig.

Räuber: Antibiotika. Bei Babys: Fehlendes Stillen.

Mineralstoffe

Chrom

Wirkung: Bestandteil des Glukosetoleranzfaktors zur Regulierung des Blutzuckers. Trägt dazu bei, den Hunger zu normalisieren und Eßgelüste zu vermindern. Verlängert die Lebensdauer, trägt dazu bei, DNS und RNS zu schützen. Unentbehrlich für die Herzfunktion.

Anzeichen eines Mangels: Starkes oder kaltes Schwitzen, Schwindel oder Reizbarkeit nach sechs Stunden ohne Nahrungsaufnahme, Bedürfnis nach häufigen Mahlzeiten, kalte Hände, Bedürfnis nach viel Schlaf oder Schläfrigkeit tagsüber, starker Durst, Sucht nach Süßem.

Menge:

Offiziell empfohlen: keine Angabe

Optimal: Kinder 35–50 µg, Erwachsene 100 µg

Therapeutische Anwendung: Kinder 35–50 µg, Erwachsene 20–200 µg

Toxizität: Zwischen nützlicher und schädlicher Dosis liegt eine große Sicherheitsmarge. Eine Toxizität tritt nur bei über 1000 mg ein, was 5000 Mal über dem höchsten therapeutischen Wert liegt.

Beste Nahrungsmittelquellen: Bierhefe (112 µg), Brot aus Vollmehl (42 µg), Roggenbrot (30 µg), Austern (26 µg), Kartoffeln (24 µg), Weizenkeime (23 µg), grüne Paprikaschoten (19 µg), Eier (16 µg), Hühnchen (15 µg), Äpfel (14 µg), Butter (13 µg), Pastinaken (13 µg), Maismehl (12 µg), Lamm (12 µg), Schweizer Käse (11 µg).

Beste Zusatzform: Chrom-Polynicotinat/Picolinat, Bierhefe.

Helfer: Vitamin B_3 und drei Aminosäuren – Glycin, Glutaminsäure und Cystein – bilden zusammen den Glukosetoleranzfaktor. Gesunde Ernährung und Sport.

Räuber: Reichlicher Verzehr von weißem Zucker und Weißmehl, Fettleibigkeit, Nahrungsmittelzusätze, Pestizide, Petroleumprodukte, Fertiggerichte, toxische Metalle.

Eisen

Wirkung: Bestandteil des Hämoglobins, transportiert Sauerstoff zu den Zellen hin und Kohlendioxyd von ihnen weg. Komponente von Enzymen, unentbehrlich für die Energieproduktion.

Anzeichen eines Mangels: Anämie, d. h. blasse Haut, schmerzende Zunge, Müdigkeit, Lustlosigkeit, Appetitverlust, Übelkeit, Kälteempfindlichkeit.

Menge:

Offiziell empfohlen: Kinder 8–15 mg, Erwachsene 10–15 mg

Optimal: Kinder 7–10 mg, Erwachsene 15 mg

Therapeutische Anwendung: Kinder 7–10 mg, Erwachsene 15–25 mg

Toxizität: Nicht unter 1000 mg

Beste Lebensmittelquellen: Kürbiskerne (11,2 mg), Petersilie (6,2 mg), Mandeln (4,7 mg), Dörrpflaumen (3,9 mg), Cashewnüsse (3,6 mg), Trauben (3,5 mg), Brasilnüsse (3,4 mg), Walnüsse (3,1 mg), Datteln (3,0 mg), Schweinefleisch (2,9 mg), gekochte getrocknete Bohnen (2,7 mg), Sesam-Samen (2,4 mg), Pekannüsse (2,4 mg).

Beste Zusatzform: An eine Aminosäure gebundenes Eisen wird dreimal besser resorbiert als Eisensulfat oder -oxid.

Helfer: Vitamin C (verbessert die Eisenresorption), Vitamin E, Kalzium (nicht zu viel), Folsäure, Phosphor, Magensäure.

Räuber: Oxalate (Spinat und Rhabarber), Tannin (Tee), Pytate (Weizenkleie), Phosphate (Softdrinks mit Sprudel, Nahrungsmittelzusätze), Antazida (= säureneutralisierende Mittel), Sojaprotein, hohe Zinkaufnahme.

Kalium

Wirkung: Sorgt dafür, daß Nährstoffe in die Zellen hinein und Abfallprodukte aus den Zellen heraus gelangen. Fördert gesunde Nerven und Muskeln. Hält das Flüssigkeitsgleichgewicht im Körper aufrecht. Entspannt die Muskeln. Unterstützt die Sekretion von Insulin zur Regulierung des Blutzuckers, so daß eine konstante Energie erreicht wird. Beteiligt am Stoffwechsel. Unterstützt die Herzfunktion. Regt die Darmbewegung an und fördert so eine angemessene Ausscheidung.

Anzeichen eines Mangels: Schneller, unregelmäßiger Herzschlag, Muskelschwäche, Kribbeln auf der Haut, Reizbarkeit, Übelkeit, Erbrechen, Durchfall, aufgeblähter Bauch, Cellulite, niedriger Blutdruck aufgrund eines Ungleichgewichts des Kalium-Natriumverhältnisses, Verwirrtheit, geistige Apathie.

Menge:

Offiziell empfohlen: Kinder 1000–1900 mg, Erwachsene 2000 mg

Optimal: Kinder 1600 mg, Erwachsene 2000 mg

Therapeutische Anwendung: Kinder 200–1600 mg, Erwachsene 200–3500 mg

Toxizität: Bei etwa 18 000 mg kann es zu einem Herzstillstand kommen.

Beste Lebensmittelquellen: Kresse (329 mg), Endivien (316 mg), Kohl (251mg), Sellerie (285 mg), Petersilie (540 mg), Zucchini (248 mg), Radieschen (231 mg), Blumenkohl (355 mg), Pilze (371 mg), Winterkürbis (339 mg), Melasse (2925 mg).

Beste Zusatzform: Natriumgluconat/Chlorid, langsam resorbiertes Kalium, Algen, Bierhefe.

Helfer: Magnesium unterstützt den Verbleib des Kaliums in den Zellen.

Räuber: Zuviel Natrium aufgrund von Salz, Alkohol, Zucker, Diuretika, Abführmitteln, Corticosteroiden, Medikamenten, Streß.

Kalzium

Wirkung: Fördert ein gesundes Herz, läßt das Blut gerinnen. Fördert gesunde Nerven, zieht die Muskeln zusammen, verbessert die Haut-, Knochen- und Zahngesundheit. Lindert Muskel- und Knochenschmerzen. Sorgt für ein korrektes Säure-Basen-Gleichgewicht. Vermindert Menstruationskrämpfe und Muskelzittern.

Anzeichen eines Mangels: Muskelkrämpfe oder -zittern, Schlaflosigkeit oder Nervosität, Gelenkschmerzen oder Arthritis, Karies, Bluthochdruck.

Menge:

Offiziell empfohlen: Kinder 600–1000 mg, Erwachsene 800–1200 mg

Optimal: Kinder 600–800 mg, Erwachsene 800–1200 mg

Therapeutische Anwendung: Kinder 600–800 mg, Erwachsene 800–1200 mg

Toxizität: Probleme durch eine übermäßige Kalzium-Aufnahme entstehen durch andere Faktoren, zum Beispiel eine extrem hohe Vitamin-D-Zufuhr (über 25 000 IE pro Tag). Zuviel Kalzium beeinträchtigt die Resorption anderer Mineralstoffe, insbesondere wenn der Körper damit leicht unterversorgt ist. Kann zu Kalkablagerungen in Nieren, Herz und anderen Weichteilen führen (Nierensteine).

Beste Lebensmittelquellen: Schweizer Käse (925 mg), Cheddarkäse (750 mg), Mandeln (234 mg), Bierhefe (210 mg), Petersilie (203 mg), Maistortillas (200 mg), Artischocken (51 mg), Dörrpflaumen (51 mg), Kürbiskerne (51 mg), gekochte getrocknete Bohnen (50 mg), Kohl (4 mg), Winterweizen (46 mg).

Beste Zusatzform: Kalzium wird in jeder Form gut resorbiert. Die besten Zusatzformen sind Calcium-Aminosäurenchelat oder -citrat, die etwa doppelt so gut resorbiert werden wie Calciumcarbonat.

Helfer: Wirkt gut in einem Kalzium-Magnesium-Verhältnis von 3:2 und einem Kalzium-Phosphor-Verhältnis von 2:1. Außerdem Vitamin D und Bor. Sport.

Räuber: Hormonstörungen, Alkohol, fehlende Bewegung, Koffein, Tee. Fehlende Magensäure und zuviel Fett oder Phosphor beeinträchtigen die Resorption. Streß vermehrt Ausscheidung.

Magnesium

Wirkung: Kräftigt Knochen und Zähne. Fördert die Gesundheit der Muskeln, denn es unterstützt deren Entspannung – wichtig für das prämenstruelle Syndrom, den Herzmuskel und das Nervensystem. Unentbehrlich für die Energieproduktion. Als Co-Faktor an vielen Enzymen im Körper beteiligt.

Anzeichen eines Mangels: Muskelzittern oder Spasmen, Muskelschwäche, Schlaflosigkeit oder Nervosität, Bluthochdruck, unregelmäßiger Herzschlag, Verstopfung, epileptische Anfälle oder unkontrollierte Bewegungen, Hyperaktivität, Depression, Verwirrtheit, Appetitmangel, Kalziumablagerungen in weichen Geweben (Nierensteine).

Menge:

Offiziell empfohlen: Kinder 80–310 mg, Erwachsene 300–350 mg

Optimal: Kinder 200–375 mg, Erwachsene 375–500 mg

Therapeutische Anwendung: Kinder 400–800 mg, Erwachsene 400–800 mg

Toxizität: Nicht unter 1000 mg

Beste Lebensmittelquellen: Weizenkeime (490 mg), Mandeln (270 mg), Cashewnüsse (267 mg), Bierhefe (231 mg), Buchweizenmehl (229 mg), Brasilnüsse (225 mg), Erdnüsse (175 mg), Pekannüsse (142 mg), gekochte Bohnen (37 mg), Knoblauch (36 mg), Trauben (35 mg), grüne Erbsen (35 mg), Kartoffelschale (34 mg), Krabben (34 mg).

Beste Zusatzform: Magnesiumaminosäurenchelat und -citrat werden doppelt so gut resorbiert wie Magnesiumcarbonat oder -sulfat.

Helfer: Vitamine B_1, B_6, C und D, Zink, Kalzium, Phosphor.

Räuber: Große Mengen Kalzium in Milchprodukten, Proteine, Fette, Oxalate (Spinat, Rhabarber), Pytate (Weizenkleie, Brot).

Mangan

Wirkung: Unterstützt den Aufbau von gesunden Knochen, Knorpeln, Geweben und Nerven. Aktiviert über 20 Enzyme, u. a. ein antioxidatives Enzymsystem. Stabilisiert den Blutzucker. Sorgt für gesunde DNS und RNS, unentbehrlich für die Fortpflanzung und die Synthese der roten Blutkörperchen. Wichtig für die Insulinproduktion, reduziert Zellschäden, notwendig für die Funktion des Gehirns.

Anzeichen eines Mangels: Muskelzucken, Wachstumsschmerzen in der Kindheit, Schwindel oder schlechtes Gleichgewichtsgefühl, epileptische Anfälle, unkontrollierte Bewegungen, schmerzende Knie, Gelenkschmerzen.

Menge:

Offiziell empfohlen: Kinder 1–5 mg, Erwachsene 2–5 mg

Optimal: Kinder 2,5 mg, Erwachsene 5 mg

Therapeutische Anwendung: Kinder 2,5–5 mg, Erwachsene 2,5–15 mg

Toxizität: Nicht erwähnenswert

Beste Lebensmittelquellen: Kresse (0,5 mg), Ananas (1,7 mg), Okraschoten (0,9 mg), Endiviensalat (0,4 mg), Brombeeren (1,3 mg), Stachelbeeren (1,1 mg), Kopfsalat (0,15 mg), Trauben (0,7 mg), Limabohnen (1,3 mg), Erdbeeren (0,3 mg), Hafer (0,6 mg), Rote Bete (0,3 mg), Sellerie (0,14 mg).

Beste Zusatzform: Manganaminosäurenchelat, -citrat, -gluconat.

Helfer: Zink, Vitamine E, B₁, C, K.

Räuber: Antibiotika, Alkohol, denaturierte Nahrungsmittel, Kalzium, Phosphor.

Molybdän

Wirkung: Unterstützt die Beseitigung der Abfallprodukte des Proteinstoffwechsels, zum Beispiel der Harnsäure. Kräftigt die Zähne und kann dazu beitragen, das Karies-Risiko zu reduzieren. Entgiftet den Körper von freien Radikalen, petrochemischen Stoffen und Sulfiten.

Anzeichen eines Mangels: Nicht bekannt, es sei denn, Kupfer oder Sulfat beeinträchtigen die Verwertung. Bei Tieren treten Atemschwierigkeiten und neurologische Störungen auf.

Menge:

Offiziell empfohlen: Keine Angaben

Optimal: Keine Angaben

Therapeutische Anwendung: Kinder: Nicht bekannt, Erwachsene 100–1000 µg

Toxizität: Bei einer Einnahme von 10–15 mg/Tag kommt es häufig zu gichtähnlichen Symptomen, die mit dem hohen Harnsäurespiegel zusammenhängen.

Beste Lebensmittelquellen: Tomaten, Weizenkeime, Schweinefleisch, Lammfleisch, Linsen, Bohnen.

Beste Zusatzform: Eine zusätzliche Zufuhr von Molybdän wird nicht empfohlen.

Helfer: Protein, auch schwefelhaltige Aminosäuren, Kohlenhydrate, Fette.

Räuber: Kupfer, Sulfate.

Natrium

Wirkung: Sorgt für einen konstanten Wasserhaushalt im Körper, verhindert Dehydratation. Unterstützt die Nervenfunktion. Wird benötigt für die Kontraktion von Muskeln einschließlich des Herzmuskels sowie die Energieproduktion. Trägt dazu bei, die Nährstoffe in die Zellen zu transportieren.

Anzeichen eines Mangels: Schwindel, Erschöpfung bei Hitze, niedriger Blutdruck, schneller Puls, geistige Apathie, Appetitmangel, Muskelkrämpfe, Übelkeit, Erbrechen, Gewichtsabnahme, Kopfschmerzen.

Menge:

Offiziell empfohlen: Kinder 300–550 mg, Erwachsene 550 mg

Optimal: Kinder 1900 mg, Erwachsene 2400 mg

Therapeutische Anwendung: 1600 mg

Toxizität: Möglich bei reichlichem Verzehr von denaturierten Nahrungsmitteln und geringer Wasseraufnahme; es kommt zu Ödemen, Bluthochdruck, Nierenkrankheiten.

Beste Lebensmittelquellen: Sauerkraut (664 mg), Oliven (2020 mg), Shrimps (2300 mg), Miso (2950 mg), Rote Bete (282 mg), Schinken (1500 mg), Sellerie (875 mg), Kohl (643 mg), Krabben (369mg), Hüttenkäse (405 mg), Kresse (45 mg), Rote Nierenbohnen (327 mg).

Beste Zusatzform: Eine zusätzliche Zufuhr von Natrium ist nicht erforderlich, weil es in der Nahrung reichlich vorhanden ist.

Helfer: Vitamin D.

Räuber: Kalium und Chlor neutralisieren Natrium, damit im Körper Gleichgewicht herrscht.

Phosphor

Wirkung: Aufbau und Erhalt von Knochen und Zähnen. Notwendig für die Milchbildung. Baut Muskelgewebe auf. Ist ein Bestandteil von DNS und RNS. Trägt dazu bei, daß der pH-Wert des Körpers konstant bleibt. Unterstützt den Stoffwechsel und die Energieproduktion.

Anzeichen eines Mangels: Ein ernährungsbedingter Mangel ist unwahrscheinlich, weil es in fast allen Nahrungsmitteln enthalten ist. Eine Unterversorgung ist möglich bei langfristiger Anwendung von Antazida (= säureneutralisierende Mittel) oder Belastungen, zum Beispiel einem Knochenbruch. Zu den Anzeichen eines Mangels gehören allgemeine Muskelschwäche, Appetitverlust und Knochenschmerzen, Rachitis, Knochenerweichung.

Menge:

Offiziell empfohlen: Kinder 800–1500 mg, Erwachsene 1200–1500 mg

Optimal: Keine Angaben

Therapeutische Anwendung: Eine zusätzliche Zufuhr ist nicht erforderlich.

Toxizität: Keine Fälle bekannt; kann jedoch zu Kalzium-Mangel, verstärkter neuraler Erregbarkeit und unkontrollierten Bewegungen führen.

Beste Lebensmittelquellen: Kommt in fast allen Lebensmitteln vor.

Beste Zusatzform: Kalziumphosphat, Lecithin, Mononatriumphosphat.

Helfer: Ein korrektes Kalzium-Phosphor-Gleichgewicht, Lactose, Vitamin D.

Räuber: Eisen, Magnesium, Aluminium.

Selen

Wirkung: Die antioxidativen Eigenschaften tragen dazu bei, vor freien Radikalen und Karzinogenen zu schützen. Vermindert Entzündungen, regt das Immunsystem an, so daß Infektionen bekämpft werden. Fördert die Herzgesundheit, unterstützt die

Wirkung von Vitamin E. Erforderlich für das männliche Fort-
pflanzungssystem und den Stoffwechsel.

Anzeichen eines Mangels: Krebsfälle in der Familie, Anzeichen vorzeitigen Alterns, grauer Star, Bluthochdruck, häufige Infektionen.

Menge:

   Offiziell empfohlen: Kinder 10–100 µg, Erwachsene 20–100 µg

   Optimal: Kinder 50 µg, Erwachsene 100 µg

   Therapeutische Anwendung: Kinder 30–50 µg, Erwachsene 25–
   100 µg

Toxizität: Nicht unter 750 µg. Wenn Selen die normale Struktur und
die Funktion des Proteins in Haaren, Nägeln und Haut beeinträchtigt, kann es zum sogenannten »Knoblauchatem« kommen.

Beste Lebensmittelquellen: Thunfisch (0,116 mg), Austern (0,65 mg),
Melasse (0,13 mg), Pilze (0,13 mg), Hering (0,61 mg), Hüttenkäse (0,023 mg), Kohl (0,003 mg), Rinderleber (0,049 mg), Zucchini (0,003 mg), Heilbutt (0,029 mg), Hühnchen (0,027 mg).

Beste Zusatzform: Selenomethionin, Selenocystein.

Helfer: Vitamine E, A und C.

Räuber: Denaturierte Nahrungsmittel, moderne Anbaumethoden.

Zink

Wirkung: Bestandteil von über 200 Enzymen im Körper. Bestandteil der DNS und der RNS. Unentbehrlich für das Wachstum,
wichtig für die Heilung. Steuert die Hormone (Botenstoffe von
den Organen, zum Beispiel Hoden und Eierstöcken). Unterstützt eine effiziente Streßbewältigung. Fördert die Gesundheit
von Nervensystem und Gehirn, besonders beim heranwachsenden Fötus. Unterstützt den Knochen- und Zahnaufbau und das
Haarwachstum. Unentbehrlich für konstante Energie.

Anzeichen eines Mangels: Schlechter Geschmacks- und Geruchssinn, weiße Flecken auf mehr als zwei Fingernägeln, häufige In-

fektionen, Schwangerschaftsstreifen, Akne oder fettige Haut, geringe Fruchtbarkeit, blasse Haut, Tendenz zu Depressionen, Appetitverlust.

Menge:

Offiziell empfohlen: Kinder 7–15 mg, Erwachsene 12–15 mg

Optimal: Kinder 7 mg, Erwachsene 15–20 mg

Therapeutische Anwendung: Kinder 5–10 mg, Erwachsene 15–50 mg

Toxizität: 2 g oder mehr können zu einer Reizung des Magen-Darm-Trakts, Erbrechen, Anämie, vermindertem Wachstum, steifen Gelenken, vermindertem Appetit und dem Tod führen. Zink ist Patienten jahrelang in einer Menge verabreicht worden, die zehnmal über den offiziellen Empfehlungen lag, ohne daß nachteilige Wirkungen eingetreten sind; allerdings sollte der Kupferspiegel überwacht werden.

Beste Lebensmittelquellen: Austern (148,7 mg), Ingwerwurzel (6,8 mg), Lamm (5,3 mg), Pekannüsse (4,5 mg), Schälerbsen (4,2 mg), Schellfisch (1,7 mg), grüne Erbsen (1,6 mg), Shrimps (1,5 mg), weiße Rüben (1,2 mg), Brasilnüsse (4,2 mg), Eigelb (3,5 mg), Vollweizenkörner (3,2 mg), Roggen (3,2 mg), Hafer (3,2 mg), Erdnüsse (3,2 mg), Mandeln (3,1 mg).

Beste Zusatzform: Zink-Aminosäurenchelat, -Citrat und -Picolinat sind besser als Zink-Sulfat oder -Oxid.

Helfer: Magensäure, Vitamine A, E und B$_6$, Magnesium, Kalzium, Phosphor.

Räuber: Pytate (Weizen), Oxalate (Rhabarber und Spinat). Hohe Kalziumaufnahme, Kupfer, geringe Proteinaufnahme, sehr hohe Zuckeraufnahme, Streß; Alkohol verhindert die Aufnahme.

Semi-essentielle Nährstoffe

Bioflavonoide

Wirkung: Unterstützen die Wirkung von Vitamin C, stärken die Kapillaren. Beschleunigen die Heilung von Wunden, Verstauchungen und Muskelverletzungen. Antioxidativ.

Anzeichen eines Mangels: Leicht blaue Flecken, Krampfadern, häufige Verstauchungen.

Menge:

Offiziell empfohlen: Keine Angaben

Optimal: Keine Angaben

Therapeutische Anwendung: 50–1000 mg

Toxizität: Keine bekannt

Beste Lebensmittelquellen: Beeren, Kirschen, Zitrusfrüchte.

Beste Zusatzform: Zitrusbioflavonoide, Hagebuttenextrakt, Beerenextrakte.

Helfer: Vitamin C.

Räuber: Freie Radikale.

Cholin

Wirkung: Lecithinkomponente, die die Aufspaltung der Fette in der Leber unterstützt. Erleichtert den Transport von Fetten in die Zellen und die Synthese der Zellmembranen im Nervensystem. Schützt die Lunge.

Anzeichen eines Mangels: Entwicklung von Anomalitäten bei Neugeborenen. Hoher Cholesterin- und Fettspiegel, Fettleber, Nervendegeneration, Bluthochdruck, Atherosklerose, Altersdemenz, verminderte Infektresistenz.

Menge:

Offiziell empfohlen: Keine Angaben

Optimal: Keine Angaben

Therapeutische Anwendung: Kinder 12,5–75 mg, Erwachsene 25–150 mg.

Toxizität: Nicht bekannt

Beste Lebensmittelquellen: Lecithin, Eier, Fisch, Leber, Sojabohnen, Erdnüsse, Vollkorngetreide, Nüsse, Hülsenfrüchte, Zitrusfrüchte, Weizenkeime, Bierhefe.

Beste Zusatzform: Lecithin.

Helfer: Vitamin B_5, Lithium.

Räuber: Alkohol, Anti-Baby-Pille.

Co-Enzym Q 10

Wirkung: Zentrale Rolle im Energiestoffwechsel. Verbessert die Herzfunktion und andere Funktionen im Körper. Trägt dazu bei, den Blutdruck zu normalisieren. Erhöht die sportliche Leistungsfähigkeit. Antioxidanz, stärkt das Immunsystem.

Anzeichen eines Mangels: Energiemangel, Herzkrankheiten, Abneigung gegen körperliche Bewegung, schlechte Abwehrkraft.

Menge:

Offiziell empfohlen: Keine Angaben

Optimal: Keine Angaben

Therapeutische Anwendung: 10 –90 mg pro Tag

Toxizität: Keine bekannt

Beste Lebensmittelquellen: Sardinen (6,4 mg), Makrelen (1,3 mg), Schweinefleisch (2,4–4,1 mg), Spinat (1,0 mg), Sojaöl (9,2 mg), Erdnüsse (2,7 mg), Sesam-Samen (2,3 mg), Walnüsse (1,9 mg).

Beste Zusatzform: Co-Enzym Q 10 auf Fettbasis (unterstützt die Resorption).

Helfer: B-Komplex, Eisen.

Räuber: Stimulanzien, Zucker.

Inositol

Wirkung: Nötig für Zellwachstum, Gehirn, Wirbelsäule und die schützende Schicht um die Nerven herum. Leichter Tranquilizer. Sorgt für gesundes Haar. Vermindert den Cholesterinspiegel im Blut.

Anzeichen eines Mangels: Reizbarkeit, Schlaflosigkeit, Nervosität, Hypererregbarkeit, vermindertes Nervenwachstum und Regenerationsfähigkeit, niedriger HDL-Spiegel.

Menge:

    Offiziell empfohlen: Keine Angaben

    Optimal: Keine Angaben

    Therapeutische Anwendung: Kinder 12,5–75 mg, Erwachsene 25–150 mg

Toxizität: Nicht bekannt

Beste Lebensmittelquellen: Lecithingranulat, Hülsenfrüchte, Sojamehl, Eier, Fisch, Leber, Zitrusfrüchte, Melonen, Nüsse, Weizenkeime, Bierhefe.

Beste Zusatzform: Lecithingranulat oder -kapseln.

Helfer: Cholin.

Räuber: Phytate, Antibiotika, Alkohol, Tee, Kaffee, die Anti-Baby-Pille, Diuretika.

Proteine

Das Protein in Nahrungsmitteln ist in puncto Quantität und Qualität verschieden. Die Übersicht auf der folgenden Seite zeigt Ihnen, wieviel Protein in den aufgeführten Nahrungsmitteln enthalten ist (Prozentsatz der Kalorien als Protein), wieviel von diesem Nahrungsmittel Sie essen müßten, um 20 g Protein aufzunehmen, und wie »verwertbar« das Protein bei isolierter Aufnahme ist. Weniger gut »verwertbare« Proteinquellen können absolut verwertbar werden, wenn Sie sie mit anderen Nahrungsmitteln kombinieren (siehe S. 75). Die meisten Menschen brauchen nicht mehr als 35 g Protein pro Tag: Wenn Sie von zwei der aufgeführten Lebensmittel je eine Portion essen, genügt dies also. Bei hochwertigem Protein reichen unter Umständen auch 1½ Portionen. Wer schwanger ist, sich von einer Operation erholt, Sport treibt oder schwer körperlich arbeitet, braucht möglicherweise drei Portionen täglich.

Fette und Öle

Qualität und Quantität des in Nahrungsmitteln enthaltenen Fetts sind verschieden. Eine perfekte Ernährung stellt nicht mehr als 20 % der Kalorien in Form von Fett zur Verfügung. Noch wichtiger jedoch ist die Art des Fetts. Mehrfach ungesättigte Fettsäuren –

Proteinquantität und -qualität

Nahrungsmittel	*Prozentsatz der Kalorien als Protein*	*Benötigte Menge*	*Qualität*
Getreide/Hülsenfrüchte			
Quinoa	16 %	100 g/1 Tasse Trockengewicht	sehr gut
Mais	41 %	500 g/3 Tassen	befriedigend
Weißer Reis	8 %	338 g/2,5 Tassen	befriedigend
Vollreis	5 %	400 g/3 Tassen	sehr gut
Kidneybohnen	26 %	99 g/0,66 Tassen	schlecht
Kichererbsen	22 %	109/0,66 Tassen	befriedigend
Sojabohnen	54 %	60 g/1 Tasse	befriedigend
Tofu	40 %	275 g/1 Paket	sehr gut
Baked Beans	18 %	430 g/1 große Dose	befriedigend
Weizenkeime	24 %	132 g/2 Tassen	befriedigend
Linsen	28 %	92 g/1/3 Tasse	schlecht
Fisch/Fleisch			
Thunfisch in Öl (Dose)	61 %	84 g/1 kleine Dose	sehr gut
Kabeljau	60 %	35 g/1 kleines Stück	sehr gut
Sardinen in Dosen	49 %	100 g/1 Portion	sehr gut
Kammuschel	15 %	133 g/1 Portion	sehr gut
Austern	11 %	182 g/0,5 Tassen	sehr gut
Lammkotelett	24 %	110 g/1 kleines	befriedigend
Rindfleisch	52 %	80 g/2 Scheiben	sehr gut
Hühnchen	63 %	71 g/1 kleines Brustfilet	sehr gut
Nüsse/Samen			
Sonnenblumen-kerne	15 %	188 g/1 Tasse	befriedigend
Kürbiskerne	21 %	70 g/0,5 Tassen	befriedigend
Cashewnüsse	12 %	112 g/1 Tasse	befriedigend
Erdnüsse	17 %	90 g/0,5 Tassen	befriedigend
Mandeln	13 %	110 g/1 Tasse	befriedigend

Nahrungsmittel	Prozentsatz der Kalorien als Protein	Benötigte Menge	Qualität
Eier/Milchprodukte			
Eier	34 %	169 g/2 mittlere	sehr gut
Joghurt, natürliches	22 %	440 g/3 kleine Becher	sehr gut
Cheddar-Käse	25 %	84 g	sehr gut
Hüttenkäse	49 %	120 g/1 kleiner Becher	sehr gut
Milch, Vollfett	20 %	600 ml/2 Tassen	sehr gut
Edamer-Käse	28 %	70 g	sehr gut
Camembert	25 %	110 g/2 Ecken	sehr gut
Gemüse			
Erbsen, tiefgefroren	26 %	259 g/2 Tassen	befriedigend
grüne Bohnen	20 %	200 g/2 Tassen	befriedigend
Brokkoli	50 %	600 g	befriedigend
Spinat	49 %	390 g	befriedigend
Kartoffeln	11 %	350 g/4 große	befriedigend

bzw. Öle, denn mehrfach ungesättigte Fettsäuren sind immer flüssig – sind lebenswichtig, einfach ungesättigte und gesättigte Fettsäuren nicht. Bei einer idealen Ernährung ist daher der größere Teil des Fetts mehrfach ungesättigt.

Die Übersicht auf S. 519 zeigt, welche fetthaltigen Nahrungsmittel Sie meiden und welche Sie vermehrt zu sich nehmen sollten. Die fettgedruckten Nahrungsmittel werden am besten vermieden oder eingeschränkt, weil sie überwiegend entbehrliche Fette und viele gesättigte Fettsäuren enthalten und insgesamt sehr fettreich sind.

Es gibt verschiedene Familien ungesättigter Fettsäuren. Unentbehrlich sind die Omega-6- und die Omega-3-Fettfamilie. Im

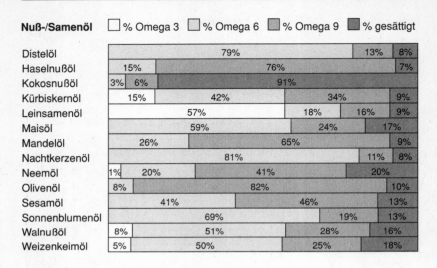

Nuß-/Samenöl	☐ % Omega 3	☐ % Omega 6	▨ % Omega 9	■ % gesättigt
Distelöl		79%	13%	8%
Haselnußöl	15%	76%		7%
Kokosnußöl	3% 6%	91%		
Kürbiskernöl	15%	42%	34%	9%
Leinsamenöl	57%		18% 16%	9%
Maisöl	59%		24%	17%
Mandelöl	26%	65%		9%
Nachtkerzenöl	81%		11%	8%
Neemöl	1% 20%	41%		20%
Olivenöl	8%	82%		10%
Sesamöl	41%	46%		13%
Sonnenblumenöl	69%		19%	13%
Walnußöl	8% 51%		28%	16%
Weizenkeimöl	5% 50%		25%	18%

Fette und Öle – welche Omega-Familie?

Idealfall sollte Ihre Ernährung etwa gleiche Mengen dieser beiden Fettfamilien aufweisen. Ursprung der Omega-9-Familie ist die einfach ungesättigte Ölsäure, für die Olivenöl eine gute Quelle ist. Die Omega-9-Öle sind nicht lebenswichtig, aber auch nicht schädlich, es sei denn, Sie nehmen zu viel davon zu sich. Die Tabelle oben zeigt, welche kaltgepreßten Öle welche ungesättigten Fettsäuren enthalten.

Kohlenhydrate

Der größte Teil Ihrer Ernährung sollte aus Kohlenhydraten bestehen: Sie sollten zwei Drittel der Gesamtkalorienzufuhr ausmachen. Da sowohl Protein als auch Fett pro Gramm mehr Kalorien enthalten, bedeutet dies, daß in puncto Gewicht Kohlenhydrate mehr als zwei Drittel Ihrer Ernährung ausmachen sollten.

% Fett

	% Fett	% mehrfach ungesättigt	% einfach ungesättigt	% gesättigt
Butter	100	10%	29%	61%
Olivenöl	100	13%	37%	14%
Pflanzenmargarine	98	55%	20%	25%
Kabeljau	8	57%	16%	27%
Schellfisch	7	45%	21%	34%
Thunfisch	32	40%	40%	20%
Scholle	22	34%	38%	28%
Makrele	63	32%	41%	27%
Lachs	42	30%	43%	27%
Sardinen	62	22%	57%	21%
Brasilnüsse	85	40%	35%	25%
Erdnüsse	73	30%	50%	20%
Mandeln	74	20%	72%	8%
Sonnenblumenkerne	73	67%	21%	12%
Sesam-Samen	73	45%	40%	15%
Avocados	80	8%	80%	12%
Hüttenkäse	40	63%	11%	25%
Cheddar-Käse	74	33%	21%	47%
Camembert	73	33%	21%	47%
Vollmilch	49	5%	30%	65%
Magermilch	5	5%	30%	65%
Milchschokolade	36	3%	34%	63%
Schokoladenplätzchen	47	8%	39%	53%
Hühnchen	71	17%	48%	35%
Schweinefleisch	65	10%	48%	42%
Bacon	80	9%	48%	43%
Würstchen	77	9%	48%	43%
Lammfleisch	76	7%	41%	52%
Rindfleisch	32	6%	49%	45%

☐ % mehrfach ungesättigt   ☐ % einfach ungesättigt   ▨ % gesättigt

Die Zusammensetzung der Fette in Nahrungsmitteln

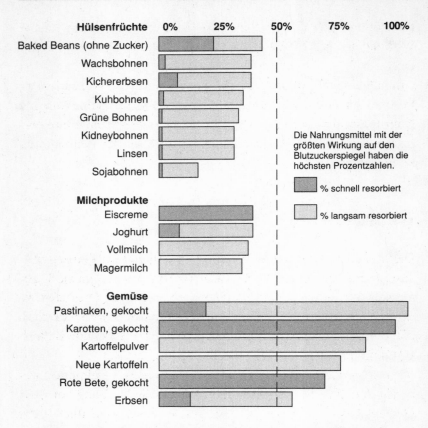

**Welche Nahrungsmittel erhöhen den Blutzuckerspiegel,
und welche Kohlenhydrate werden langsam resorbiert?**

Genauso wichtig wie die Menge ist die Art der Kohlenhydrate. Kohlenhydrate werden als »komplex« (Stärke) oder »einfach« (Zucker) klassifiziert. Die meisten einfachen Kohlenhydrate werden schnell resorbiert, das heißt, sie lassen den Blutzuckerspiegel schnell in die Höhe schießen. Fruktose jedoch, die in rohem Obst vorherrschende Zuckerart, wird langsam resorbiert. Die Tabelle oben zeigt, wie hoch der Anteil an langsam bzw. schnell resorbierten Kohlenhydraten in Lebensmitteln ist und welche allgemeine Wirkung sie auf den Blutzuckerspiegel haben (glykämischer Index).

Im allgemeinen ist es besser, langsam resorbierte Nahrungsmittel zu essen, deren Wert unter 5 % liegt. Wenn Sie kleine Mengen Nahrungsmittel essen, die schnell resorbierte Kohlenhydrate enthalten, sollten Sie sie mit langsam resorbierten Kohlenhydraten kombinieren.

Ballaststoffe

Die Menge an Ballaststoffen und deren Qualität in Nahrungsmitteln ist unterschiedlich. Die Qualität wird unter anderem daran gemessen, wieviel Wasser eine Faser absorbieren kann. Dies zeigt, inwieweit sie den Stuhl weicher und voluminöser machen kann, so daß er den Verdauungstrakt leichter passiert. Eine ideale Ballaststoffaufnahme liegt bei mindestens 35g pro Tag.

Die folgende Tabelle zeigt, wieviel von einem bestimmten Lebensmittel 10 g Ballaststoffe liefern (bzw. die Wirkung von 10 g Getreidefaser erzielen, wenn die Art der Faser wesentlich mehr Wasser absorbiert und die benötigte Menge deshalb vergleichsweise geringer ist). Alle Angaben beziehen sich auf rohe oder getrocknete Lebensmittel. Bitte beachten Sie, daß Kochen den Ballaststoffgehalt von Lebensmitteln vermindert. Vier Portionen der aufgelisteten Lebensmittel bilden also eine ideale Ballaststoff-Zufuhr. Falls nicht anders angegeben, sind alle Nahrungsmittel roh.

10 g Ballaststoffe werden zur Verfügung gestellt von ...

Nahrungsmittel	Menge (entspricht 10 g Getreidefasern)
Weizenkleie	23 g/0,5 Tassen
Kleie, Mehrkorn	37 g/0,5 Tassen
Aprikosen, getrocknet	42 g/1 Tasse
Feigen, getrocknet	54 g/0,3 Tassen
Hafer	75 g/1 Tasse
Erbsen	83 g/1 Tasse
Cornflakes	91 g/3,5 Tassen
Mandeln	107 g/0,8 Tassen
Vollkornbrot	115 g/5 Scheiben
Erdnüsse	125 g/1 Tasse
Baked Beans	137 g/kleine Dose
Dörrpflaumen	146 g/1 Tasse
Sonnenblumenkerne	147 g/1 Tasse
Roggenbrot	160 g/6 Scheiben
Reiscrispies	225 g/8 Tassen
Haferflockenplätzchen	250 g/10 Stück
Linsen, gekocht	270 g/2 Tassen
Grünkohl	302 g/1 großer Kopf
Karotten	310 g/3 Stück
Brokkoli	358 g
Weißbrot	370g/15 Scheiben
Ofenkartoffeln (mit Schale)	400g/1 große
Kohlsalat	400g/1 große Portion
Orangen	450g/3 Stück
Weißkohl	466g/1 mittlerer
Blumenkohl	475g/1 großer
Äpfel	500g/3–4 Stück
Neue Kartoffeln, gekocht	500g/7 Stück
Reiswaffeln	580g/25 Stück
Bananen	625g/3 Stück
Pfirsiche	625g/6 Stück

Den Säure-Basen-Haushalt ins Gleichgewicht bringen

Wenn Nahrungsmittel im Körper vom Stoffwechsel verarbeitet werden, bleibt ein Rest, der die Azidität bzw. die Alkalinität des Körpers verändern kann. Je nach chemischer Zusammensetzung dieses Rests werden Nahrungsmittel als »säurebildend« oder als »basenbildend« bezeichnet. Dies darf nicht mit dem Säuregehalt des Nahrungsmittels selbst verwechselt werden. Orangen zum Beispiel sind wegen ihres Gehalts an Zitronensäure sauer. Die Zitronensäure wird jedoch vollständig verstoffwechselt, und unter dem Strich macht der Verzehr einer Orange den Körper alkalischer. Deshalb werden Orangen als basenbildend klassifiziert. Basenbildende Nahrungsmittel sollten rund 80 % Ihrer Ernährung ausmachen, säurebildende 20 %. Die Tabelle unten zeigt, welche Nahrungsmittel säure- und welche basenbildend sind.

Säurebildende, basenbildende und neutrale Lebensmittel

SÄUREBILDEND		NEUTRAL	BASENBILDEND	
stark	mäßig		mäßig	stark
	Brasilnüsse		Mandeln	
	Walnüsse		Kokosnüsse	
Edamer	Cheddar-Käse	Butter	Milch	
Eier	Stilton-Käse	Margarine		
Mayonnaise			Bohnen	Avocado
		Kaffee	Weißkohl	Rote Bete
Fisch	Hering	Tee	Sellerie	Karotten
Schalentiere	Makrele	Zucker	Linsen	Kartoffeln
		Sirup	Kopfsalat	Spinat
Schinken	Roggen		Pilze	
Rindfleisch	Haferflocken		Zwiebeln	
Hühnchen	Weizen		Wurzelgemüse	
Leber	Reis		Tomaten	

SÄUREBILDEND		NEUTRAL	BASENBILDEND	
stark	*mäßig*		*mäßig*	*stark*
Lammfleisch				
Kalbfleisch	Pflaumen		Aprikosen	Trockenobst
	Preiselbeeren		Äpfel	Rhabarber
	Oliven		Bananen	
			Beeren	
			Kirschen	
			Feigen	
			Grapefruit	
			Trauben	
			Zitronen	
			Melonen	
			Orangen	
			Pfirsiche	
			Birnen	
			Stachelbeeren	
			Mandarinen	
			Dörrpflaumen	

Danksagungen

Ohne die Hilfe und Unterstützung vieler Menschen wäre dieses Buch nicht zustande gekommen. Ich danke Kate Neil für ihren Beitrag zu Teil II, Antony Haynes für seinen Beitrag zu Kapitel 24, Susan Clift und Eleanor Burton für ihre Recherchen, Jonathan Phillips, Chris Quayle, Rodney Paull und Dick Vine für ihre Abbildungen und Tabellen, Heather James für die Zusammenstellung der Zahlen, Jan Shepheard für das Korrekturlesen und Heather Rocklin für ihre Hilfe und Empfehlungen als Herausgeberin.

526

Anmerkungen

Die hier aufgeführten Quellenangaben beziehen sich auf die wichtigsten zitierten Forschungsarbeiten. Sie bilden nur einen Bruchteil der wissenschaftlichen Literatur, die in die Abfassung dieses Buches eingegangen ist.

1 Stephens, N. et al., »Randomised controlled trial of Vitamin E in patients with coronary disease: Cambridge Heart Antioxidant Study (CHAOS)«, in: *Lancet*, S. 347 (23. März 1996).
2 Bergkvist, L. et al., »The risk of breast cancer after estrogen and estrogen-progestin replacement«, *N. England J. Med.*, Bd. 32, S. 293–297 (1989).
3 Rodriguez, C. et al., »Estrogen replacement therapy and fatal ovarian cancer«, in: *Am. J. Epidemiology,* Bd. 141:9, S. 828–835, (1995).
4–5 »The Aquatic Ape«, in: *Nutrition and Health,* Bd. 9:3 (1993).
6 Cheraskin, E., »The breakfast/lunch/dinner ritual«, in: *J. orthomolecular Med.,* Bd. 8, S. 6–10 (1993).
7 Popper, H. und Steigmann, F. J., in: *Am. Med. Assoc.,* Bd. 123, S. 1108–1114 (1943).
8 Hoffer, A., & Osmond, H., »Treatment of Schizophrenia with Nicotinic Acid«, in: *Acta. Psych. Scand.,* Bd. 40, S. 171–189, (1964) & Hoffer, A., »Chronic Schizophrenic Patients Treated Ten Years or More«, in: *J. Orthomol. Med.,* Bd. 9:1, S. 1–37 (1994).
9 Barker, H., MRC Environmental Epidemiology Unit, Southampton, GB.
10 Bryce-Smith, D., »Pre-natal zinc deficiency«, in: *Nursing Times* (1985).
11 Schoenthaler, S. et al., »Controlled trial of vitamin-mineral supplementation on intelligence and brain function«, in: *Person. Individ. Diff.* Bd. 12:4, S. 343–350 (1991). Schoenthaler, S. et al., »Controlled trial of vitamin-mineral supplementation: Effects on intelligence and performance«, in: *Person. Individ. Diff.,* Bd. 12:4, S. 351–362 (1991).
12 *Am. J. Clin. Nutr.,* Bd. 64, S. 190–196 (1996).
13 Bartus, R. T. et al., »Profound effects of combining cholin and piracetam on memory enhancement and cholinergic function in aged rat«, in: *Neurobiology of Ageing,* Bd. 2. S. 105–111 (1981).
14 Schectman, G. et al., »Ascorbic acid requirements for smokers: Analysis of an population survey«, in: *Am. J. Clin. Nutr.,* Bd. 53:6, S. 1466–1470 (Juni 1991).
15 Ash, J., »Investigation into the mechanisms of the effects of azo dyes on hypercative children«, Abschlußjahr-Projekt, School of Biological Sciences, Universität von Surrey, Guildford, GB. Kopie bei Dr. Neil Ward.
16 Dickerson, J. W. T. et al., »Disease patterns in individuals with different eating patterns«, in: *J. of Royal Soc. of Health,* Bd. 105, S. 191–194 (1985).
17 Dosch, H. M., »Interview with Hans-Michael Dosch – An update of the Ig-G-mediated cow's milk and insulin-dependant diabetes connection, part 2«, in: *The Immuno. Review,* Bd. 2:3, (Frühjahr 1994).

18 Davies, S., »The myth of the balanced diet«, Power of Prevention Conference 1993. Erhältlich bei ION – Kassette T 16 – »The Myth of the balanced diet«.

19 »A square meal for Britain?« Forschungsstudie der Bateman Catering Organisation (veröffentlicht 1981).

20 *The Vitamin Controversy,* ION (1987).

21 Cheraskin, E. et al., »Establishing a suggested optimum nutrition allowance (SONA)«, (1994). »What is optimum?«, in: *Optimum Nutrition Magazine,* Bd. 7.2, S. 46–47, (1994).

22 Hemila, H. et al., »Vitamin C and the common cold: a retrospective analysis of Chalmers' review«, in: *J. Am. College Nutrition,* Bd. 14:2, S. 116–123 (1995).

23 Cheraskin, E., »Antioxidants in health and disease: The big picture«, in: *J. orthomolecular Med.,* 10:2, S. 89–96.

24 Cheraskin, E. et al., »The ideal daily Vitamin C intake«, in: *Med. Assoc. Of the State of Alabama,* 46:12, S. 39–40 (Juni 1977).

25 Enstrom, J., und Pauling, L., »Mortality among health-conscious elderly Californians«, in: *Proc. Natl. Sci.,* Bd. 79: S. 6023–6027 (1982).

26 Davies, S., »The myth of the balanced diet«. Power of Prevention Conference 1993. Erhältlich bei ION – Kassette T 16 – »The Myth of the balanced diet«.

27 *Reader's Digest* (Dez. 1995).

28 *Reader's Digest* (Dez. 1995).

29 Kotulak, R. und Gorner, P. (Hrsg.), »Aging on Hold – Secrets of Living Younger Longer«, Kap. 5 von R. Walford, 51–73; Tribune Publishing, USA (1992).

30 Aaman, Z. et al., »Plasma concentrations of vitamins A and E and carotenoids in Alzheimer's Disease«, in: *Age and Ageing,* Bd. 21:2, S. 91–94 (März 1992).

31 Jacques, P. F., »Relationship of Vitamin C status to cholesterol and blood pressure«, in: *Annals of the New York Academy of Sciences,* Bd. 669, S. 205–214 (1992).

32 Robertson, J. M. et al., »Vitamin E intake and risk of cataracts in humans«, in: *Annals of the New York Academy of Sciences,* Bd. 570, S. 372–382 (1989).

33 Bond, G. et al., »Dietary Vitamin A and lung cancer: Results of a case-control study among chemical workers«, in: *Nutrition and Cancer,* Bd. 9:2, 3, S. 109–121 (1987).

34 Mayne, S. T., »Dietary beta carotene and lung cancer risk in U. S. non-smokers«, in: *J. Nat. Cancer Institute.*

35 Garwal, H. S. et al., »Response of oral leukoplakia to beta carotene«, in: *J. of Clin. Oncology,* Bd. 8, S. 715–1720 (1990).

36 Manson, J. E. et al., »A prospective study of antioxidant vitamins and incidence of coronary heart disease in women«, in: *Abstract in Circulation,* Bd. 84:4, S. 11–546 (1991).

37 Osilesi, O. et al., »Blood pressure and plasma lipids during ascorbic acid supplementation in borderline hypertensive and normotensive adults«, in: *Nutrition Research,* Bd. 11, S. 405–412 (1991).

38 Zhang, Y. et al., »A major inducer of anticarcinogenic protective enzymes from broccoli: Isolation and elucidation of structure«, in: *Natl. Acad. Sci.* USA 89, S. 2399–2403 (März 1992).

39 *New England J. Med.*, S. 1444–1449 (20. Mai 1993).

40 *New England J. Med.*, S. 1450–1455 (20. Mai 1993).

41 Mullins, K., »The blood pressure project« (1990). Kopie bei der ION-Bibliothek, London, Tel. 00 44 181 877 9993.

42 Wie berichtet in *The New Super-Nutrition* von Richard Passwater, veröffentlicht bei Pocket Books (1991).

43 Zeitschrift *Optimum Nutrition*, Bd. 8.2, S. 8–9 (Herbst 1995).

44 Cheraskin, E., »If high blood cholesterol is bad – is low good?«, in: *J. Orthomolecular Med.*, Bd. 1:3, S. 176–183 (3. Quartal 1986).

45 Colgan, M., »Effects of nutrient supplements on athletic performance«, Arbeit für das US-NAVY Research and Development Center, San Diego (April 1983).

46 Saynor, R. et al., »The long-term effect of dietary supplementation with fish lipid concentrate on serum lipids, bleeding time, platelets and angina«, in: *Atherosclerosis*, Bd. 50, S. 3–10 (1984).

47 Pauling, L. und Rath, M., »A unified theory of human cardiovascular disease leading the way to the abolition of this disease as a cause for human mortality«, in: *J. Orthomolecular Med.*, Bd. 7:1, S. 5–12 (1992).

48 Harakeh, S., Jariwalla, R. und Pauling, L., »Suppression of human immunideficiency virus replication by ascorbate in chronically and acutely infected cells«, in: *Proc. Natl. Acad. Sci.* USA 87, S. 7245–7249 (September 1990).

49 Goeffrey Cannon, *Super Bug*.

50 Keicolt-Glaser, J. K et al., »Modulation of cellular immunity in medical students«., in: *J. Beh. Med.*, Bd. 9:5 (1986).

51 Chandra, R. K., »Study of multivitamin/mineral supplementation in elderly«, in: *Lancet* (1992).

52 Allen, L. N. et al., »Protein-induced hypercalcuria: A longer term study«, in: *Am. J. Clin. Nutr.*, Bd. 32, S. 71–749 (1979).

53 Anand, C. R. et al., »Effect of protein intake on calcium balance of young men given 500 mg calcium daily«, in: *J. of Nutrition*, Bd. 104, S. 695–700 (1974).

54 Kubula, A. J., *Gen. Psych.*, 96 S. 343–352 (1960).

55 Rimland, B., *Am. J. Psych.*, 135:4, S. 472–475 (1978).

56 Needleman, H. N., *Eng. J. Med.*, 300, S. 689–695 (1979).

57 Benton, D., »Effect of Vitamin And mineral supplementation on intelligence of a sample school children«, in: *Lancet* (23. Jan. 1988).

58 Schoenthaler, S. et al., »Controlled trial of vitamin-mineral supplementation: Effects on intelligence and performance«, in: *Person. Indiv. Diff.*, Bd. 12:4, S. 351–362 (1991).

59 Harrel, R., in: *Proc. Nat. Acad. Sci.*, USA, 78:1, S. 574–578 (1981).

60 Pepeu, G. et al., »Neurochemical actions of Nootropic Drugs«, in: *Advances in Neurology*, Bd. 51: *Alzheimer's Disease*, New York: Raven Press Ltd (1990).

61 Bartus, R. T. et al., »Profound effects of combining choline and piracetam on memory enhancement and cholinergic function in aged rats«, in: *Neurobiology of Ageing*, Bd. 2, S. 105–111 (1981).

62 Colgan, M., »Effects of nutrient supplements on athletic performance«, Arbeit für das US-NAVY Research and Development Center, San Diego (April 1983).

63 Kotulak, R. und Gorner, P., *Aging on Hold – Secrets of Living Younger Longer,* Kap. 5 von R. Walford, S. 51–73. Tribune Publishing, USA (1992).

64 *Am J. Clin. Nutr.,* Bd. 64:190–196 (1996).

65 Huang, L. A. et al., »Treatment of acute promyelocytic leukemia with all-trans retinoic acid: a five-year experience«, in: *Chin. Med. J.,* Bd. 106:10, S. 743–748 (Okt. 1993).

66 Lippman, S. M. et al., »Molecular epidemiology and retinoid chemoprevention of head and neck cancer«, in: *J. Natl. Cancer Inst.,* Bd. 89:3, S. 199–211 (5. Feb. 1997). Lippman, S. M. und Hong, W. K., »13-cis-retinoic acid plus interferon-alpha in solid tumors: keeping the cart behind the horse (Vorwort)«, in: *Ann. Oncol.,* (Niederlande), Bd. 5:5, S. 391–393 (Mai 1994).

67 Hirayama, T., »A large scale cohort study on cancer risks by diet – With special reference to the risk reducing effects of green-yellow vegetable consumption«, in: *Princess Takamatsu Symp.,* (USA), Bd. 16, S. 41–53 (1985).

68 Omenn, G. et al., New Eng. J. med., Bd. 334, S. 1150–1155 (1996).

69 Cameron, E. und Pauling, L., »Supplemental ascorbate in the supportive treatment of cancer: Prolongation of survival times in terminal human cancer«, in: *Proc. Nat. Academy Sci.,* Bd. 73, S. 685–3689, (1976); und Cameron, E. und Pauling, L., »Supplemental ascorbate in the supportive treatment of cancer: Prolongation of survival times in terminal human cancer«, in: *Proc. Nat. Academy Sci.,* Bd. 75, S. 4538–4542 (1978).

70 *Am. J. Clin. Nutr.,* Bd. 64, S. 190–196 (1996).

71 Salonen, J. T., »Risk of cancer in relation to serum concentrations of selenium and Vitamin A and E«, Brit. Med. J., Bd. 209, S. 417–420 (9. Feb. 1985).

72 Yu, S. Y. et al., »Chemoprevention trial of human hepatitis with selenium supplementation in China.« in: *Biol. Trace Glem. Res.,* April-Mai 20:1–2, S. 15–22 (1989).

73 Chang, K. J. et al., »Influences of percutaneous administration of estradiol and progesteron on human breast epithelial cell cycle in vivo«, in: Fertility and Sterility, Bd. 63:4, S. 785 (April 1995).

74 Hirayama, T., »A large scale cohort study on cancer risks by diet – with special reference to the risk reducing effects of green-yellow vegetable consumption«, in: *Princess Takamatsu Symp.,* (USA), Bd. 16, S. 41–53 (1985).

75 You, W. C. et al., in: *Natl. Cancer Inst.,* Bd. 81:2, S. 162–164 (18. Jan 1989), in: *J. of the Nat. Med. Assoc.,* Bd. 80(4), 88, S. 439–445.

76 Peters, R. K. et al., »Cancer Causes and Control«, Bd. 3, S. 457–473 (1992) und Golkin, B. R. und Gorbach, S. L., J.N.C.L., Bd. 64, S. 255–261 (1980).

77 Zakay-Rones, Z. et al., »Inhibition of several strains of influenza virus in vitro and reduction of symptoms by an elderberry extract (Sambucus nigra L.) during an outbreak of influenza B panama«, in: *J. Alt. and Comp. Med.,* Bd. 1:4, S. 361–369 (1995).

78 Bendle, S., »The effect of konjac fibre on weight loss« (1991). Beim ION London, Tel. 00 44 181 877 9993 erhältliche Arbeit.
79 Casper und Prasad (1980).
80 Safai-Kutti, in: *J. Clin. Nut.*, Bd. 44, S. 581–582 (1986).
81 Katz, et al., in: *Adol. Health Care*, Bd. 8, S. 400–406 (1987).
82 Birmingham et al., in: *Int. J. Eat Disord.*, Bd. 15:3, S. 251–255 (1994).
83 Hoffer, A. & Osmond, H., »Treatment of Schizophrenia with Nicotinic Acid«, in: *Acta. Psych. Scand.*, Bd. 40, S. 171–189 (1964), und Hoffer, A., »Chronic Schizophrenic Patients Treated Ten Years or More«, in: *J. Orthomol. Med.*, Bd. 9:1, S. 1–37 (1994).
84 Wittenborn, J. R. et al., »Niacin in the Long-Term Treatment of Schizophrenia«, in: *Arch. Gen. Psychiatry*, Bd. 28 (März 1973).
85 Turkel, H. et al., »Intellectual Improvement of a Retarded Patient Treated with the ›U‹ Series«, in: *J. Orthomol. Psychiatry*, Bd. 13:4, S. 272–276 (1984).
86 Libby, A. F. und Stone, I., »The Hypoascorbemia-Kwashiorkor Approach to Drug Addiction Therapy: Pilot study«, in: *Orthomolecular Psychiatry*, Bd. 6:4, S. 300–308 (1977).
87 Godrey, P. S. A., Reynolds, E. H. und al., »Enhancement of recovery from psychiatric illness by methylfolate«, in: *Lancet*, Bd. 336, S. 392–295 (1990).
88 Hargreave, T. B. et al., »Randomised trial of mesterolone versus Vitamin C for male infertility«, in: *Br. J. Urol.*, Bd. 56:6, S. 740–744 (1984) und Abel, B. J. et al., »Randomised trial of clomiphene citrate treatment and Vitamin C for male infertility«, in: *Br. J. Urol.*, Bd. 54:6, S. 780–784 (1982).
89 Milunsky, A. et al., »Multivitamin/folicacid supplementation in early pregnancy reduces the prevalence of neural tube defects«, in: *JAMA* 262:20, S. 2847–2852 (24. Nov. 1989).
90 Brush, M. G., »Nutritional approaches to the treatment of premenstrual syndrome«, in: *Nutrition and Health*, Bd. 2:3/4, S. 203–209 (1983).
91 Abraham, G. E. et al., »Effect of Vitamin B6 on premenstrual symptomatology in women with premenstrual tension syndromes: a double-blind crossover study«, in: *Infertillty 3*, S. 155–165 (1980).
92 Horrobin, D. F., »Gamma linolenic acid: An intermediate in essential fatty acid metabolism with potential as an ethical pharmaceutical and as a food«, in: *Rev. Contemp. Pharmacother 1*, S. 1–45 (1990).
93 Flynn, A. M., Brooks, M., »Manual of Natural Family Planning«, Thomsons/Harper Collins, London 1990.
94 Cooper, J., »Vitamin E – Its benefit in menopause«, Arbeit erhältlich über die Bibliothek des ION, London, Tel. 0044-181-877-9993.
95 Purdy, C., »The effects of calcium, magnesium, Vitamin D and Vitamin E on menopausal symptoms«, Arbeit erhältlich über die Bibliothek des ION London, Tel. 0044-181-877-9993.

Nützliche Adressen

- Institute for Optimum Nutrition (ION)
  Blades Court
  Deodar Road
  GB-London SW15 2NV
  Tel. 0044-208-877-99 93, Fax 0044-208-877-99 80
  (Für Informationen zu Kursen, Beratungen und Veröffentlichungen
  bitte einen adressierten Rückumschlag beilegen.)

*Vereinigungen zur Förderung
der Orthomolekularen Medizin:*

- Deutsche Gesellschaft für Orthomolekulare Medizin (DGOM)
  Sittardstraße 21, 41061 Mönchengladbach
  Tel. 0 21 61 / 20 97 29
- Forum Orthomolekulare Medizin (FOM)
  Elvirastraße 29, 80636 München
  Tel. 0 89 / 12 00 00 05, Fax 0 89 / 12 00 00 06
  Internet: www.f-o-m.de
- Münchner Gesellschaft zur Förderung
  der orthomolekularen Medizin (GOMM)
  Zur Bergwiese 7, 82152 Planegg (bei München)
  Tel. 0 89 / 54 76 30 20, Fax 0 89 / 54 76 30 21
  E-Mail: Hannes.Kapuste@T-online.de
- HiLife e.V.
  Kuhstraße 45, 47533 Kleve
  Tel. 0 28 21 / 1 36 76, Fax 0 28 21 / 1 38 02
- Verein zur Förderung der klinischen Ökologie
  und Orthomolekularmedizin – Reichel
  Thuneggerstraße 8, A-5020 Salzburg
  Tel. 00 43-6 62-82 19 63

Journal für Orthomolekulare Medizin:
* Ralf Reglin Verlag
  Silkestraße 3, 50999 Köln
  Tel. 0 22 36 / 96 39 03, Fax 0 22 36 / 96 39 04

Und noch eine Zeitschrift:
* Länger und gesünder leben
  Koblenzer Straße 99, 53095 Bonn
  Tel. 02 28 / 9 55 04 00, Fax 02 28 / 35 90 42

Orthomolekulare Produkte:
Die umfassendste Bandbreite an Nahrungsergänzungsmitteln, die mit den Empfehlungen in diesem Buch übereinstimmen, können bei dem englischen Hersteller Higher Nature im Direktversand bestellt werden. Ihr Angebot enthält unter anderem einige Nahrungsergänzungsmittel, die von Patrick Holford formuliert wurden: Advanced Optimum Nutrition Formula, Immune C, AGE Antioxidant Protection, Advanced Brain Food und Get Up & Go. Für den Higher-Nature-Katalog mit Informationen über diese Produkte und eine Reihe weiterer Vitamine, Mineralien, Kräuter und essentieller Öle wählen Sie bitte Tel. 030-6 91 27 38, Fax 030-69 81 94 48 für Deutschland und Tel. 01-9 26 57 48 für die Schweiz.

Weitere orthomolekulare Produkte:
* Da Vinci Zentrum Aachen
  Laurensbergerstraße 222, 52074 Aachen, Tel. 0 24 07 / 1 74 06
* Logistik Konzept
  Bahnhofstraße 8, 74933 Neidenstein
  Tel. 0 72 63 / 42 14, Fax 0 72 63 / 91 00 30
  (Anbieter von Krallendorn in Kapseln und in Pulverform für Tees)
* Köhler Vertrieb Pharma GmbH
  Neue Bergstraße 3–7, 64665 Alsbach-Hähnlein
  Tel. 0 62 57 / 6 10 31, Fax 0 62 57 / 77 90

- Life Plus Europe Lts.
  Vertreter Deutschland: Gerhard Spohler
  Further Straße 115c, 40699 Düsseldorf
  Tel. 02 11 / 7 40 49 21
- WÖRWAG Pharma GmbH & Co. KG
  Calwer Straße 7, 71034 Böblingen
  Tel. 0 70 31 / 6 20 40
  (Die Produkte sind in Apotheken erhältlich.)

Info über Psychocalisthenic:
- Psychocalisthenics
  Squire's Hill House
  Tilford, Surrey GU10 2AD
  Großbritannien
  Tel. 0044-1252-78 26 61, Internet: www.pcals.com

Info über natürliches Progesteron:
- NPIS
  PO Box 24
  Buxton SK17 9FB
  Großbritannien
  (Bitte frankierten Rückumschlag beilegen.)

Register

Wollten Sie schon immer besser informiert sein?

Wenn Sie immer auf dem laufenden sein möchten über die neuesten und spannendsten Informationen zum Thema Gesundheit und Ernährung, dann gibt es nichts Besseres, als Patrick Holfords Newsletter »100 % Health« zu abonnieren. Seine Stimme gilt als eine der wichtigsten und angesehensten Stimmen auf dem alternativen Gesundheitssektor. In seinem Newsletter legt er die allerneuesten Entdeckungen so dar, daß jeder in der Lage ist, sie in sein Leben einzubauen. Es ist mehr eine Entdeckungsreise als ein Journal, und mit jeder Ausgabe erhalten Sie ein weiteres Teil im Puzzle von 100 %iger Gesundheit.

Erste Ausgabe frei! Steigen Sie jetzt ein, Ihre erste Ausgabe erhalten Sie umsonst. Wenn Sie weiterhin abonnieren möchten, beginnt Ihr Abonnement 60 Tage später. Sie zahlen 10 £ plus 15 % Porto pro Jahr und erhalten 4 Newsletters. Falls Sie den Newsletter nicht weiter beziehen möchten, haben Sie 60 Tage Zeit, uns Bescheid zu geben.

Um zu abonnieren, wählen Sie 0044-208-8 71 29 49 und hinterlassen Sie Name und Kreditkarteninformation oder besuchen Sie uns im Internet unter www.patrickholford.com

100 % Health Seminare

Machen Sie den ersten Schritt zur Gesundheit, und nehmen Sie an einem von Patrick Holfords weltweiten Seminaren und Workshops teil. Es gibt Abendworkshops und Tagesseminare, die ein breites Feld an Themen abdecken, außerdem 4-Tagesseminare für Ärzte und andere im Gesundheitswesen Tätige. Einen Tourkalender können Sie im Internet finden unter www.patrickholford.com oder telefonisch anfordern unter 0044-208-8 71 29 49.

100 % Health Beratungen

Informationen über schriftliche oder telephonische Beratungen oder Beratungen in England finden Sie im Internet unter www.patrickholford.com

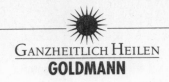
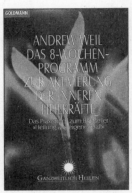
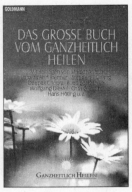
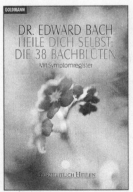
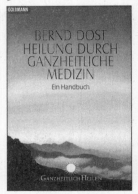